Atlas Colorido de
DOENÇAS DA BOCA

Atlas Colorido de
DOENÇAS DA BOCA

Quarta Edição

ROBERT P. LANGLAIS, DDS, MS, FACD, FICD
Professor
Department of Dental Diagnostic Science
University of Texas Health Science Center at San Antonio
School of Dentistry
San Antonio, Texas

CRAIG S. MILLER, DMD, MS, FACD
Professor of Oral Medicine
Department of Oral Health Practice and Department of Microbiology,
Immunology and Molecular Genetics
College of Dentistry, College of Medicine
University of Kentucky
Lexington, Kentucky

JILL S. NIELD-GEHRIG, RDH, MA
Dean Emeritus, Division of Allied Health
Asheville-Buncombe Technical Community College
Asheville, North Carolina

Revisão Técnica
RICARDO R. FIGUEIREDO
Médico-Otorrinolaringologista
Mestrado em Cirurgia Geral – ORL pela Universidade Federal do Rio de Janeiro
Professor-Adjunto e Chefe do Serviço de ORL da Faculdade de Medicina de Valença, RJ

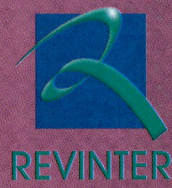

REVINTER

Atlas Colorido de Doenças da Boca, Quarta Edição
Copyright © 2010 by Livraria e Editora Revinter Ltda.

ISBN 978-85-372-0311-8

Todos os direitos reservados.
É expressamente proibida a reprodução
deste livro, no seu todo ou em parte,
por quaisquer meios, sem o consentimento
por escrito da Editora.

Tradução:
RAchel Kopit Cunha (Caps. 1 ao 3 e 5)
Tradutora, MG
Nelson Gomes de Oliveira (Cap. 4)
Médico, RJ
Nancy dos Reis Juozapavicius (Caps. 6 ao 8)
Tradutora, SP
Úrsula Guirro (Caps. 9 e 10)
Médica, PR
Lilian Brogna STaniscia (Caps. 11 e 12)
Tradutora, SP

Revisão Técnica:
Ricardo R. Figueiredo
Médico-Otorrinolaringologista
Mestrado em Cirurgia Geral – ORL pela Universidade Federal do Rio de Janeiro
Professor-Adjunto e Chefe do Serviço de ORL da
Faculdade de Medicina de Valença, RJ

Nota: A medicina é uma ciência em constante evolução. À medida que novas pesquisas e experiências ampliam os nossos conhecimentos, são necessárias mudanças no tratamento clínico e medicamentoso. Os autores e o editor fizeram verificações junto a fontes que se acredita sejam confiáveis, em seus esforços para proporcionar informações acuradas e, em geral, de acordo com os padrões aceitos no momento da publicação. No entanto, em vista da possibilidade de erro humano ou mudanças nas ciências médicas, nem os autores e o editor nem qualquer outra parte envolvida na preparação ou publicação deste livro garantem que as instruções aqui contidas são, em todos os aspectos, precisas ou completas, e rejeitam toda a responsabilidade por qualquer erro ou omissão ou pelos resultados obtidos com o uso das prescrições aqui expressas. Incentivamos os leitores a confirmar as nossas indicações com outras fontes. Por exemplo e em particular, recomendamos que verifiquem as bulas em cada medicamento que planejam administrar para terem a certeza de que as informações contidas nesta obra são precisas e de que não tenham sido feitas mudanças na dose recomendada ou nas contraindicações à administração. Esta recomendação é de particular importância em conjunto com medicações novas ou usadas com pouca frequência.

Título original:
Color Atlas of Common Oral Diseases, Fourth Edition
Copyright © 2009 by Lippincott Williams & Wilkins, a Wolters Kluwer business

Livraria e Editora REVINTER Ltda.
Rua do Matoso, 170 – Tijuca
20270-135 – Rio de Janeiro – RJ
Tel.: (21) 2563-9700 – Fax: (21) 2563-9701
livraria@revinter.com.br – www.revinter.com.br

*Para nossas esposas,
Denyse, Sherry e Dee.*

Prólogo

Cuidados dentais higiênicos e abrangentes são fundamentados no modelo ADPIE *(assessment, diagnosis, planning, implementation, evaluation* – avaliação, diagnóstico, planejamento, implementação e exame). A base deste modelo focaliza a informação obtida mediante o processo de avaliação, que estabelece a orientação das fases que ainda restam para os cuidados dentais. A principal tarefa do clínico deve ser a de discernir o normal do anormal e, então, documentar e descrever estes achados na íntegra. Como nas edições prévias do *Atlas Colorido de Doenças da Boca*, esta é uma grande ajuda no processo de avaliação, porque propicia uma visão geral dos marcos orais anatômicos normais, tanto clínicos como radiográficos. Adicionalmente, foram incluídos novos diagramas redesenhados e exemplos fotográficos que ilustram diagnósticos básicos e terminologia descritiva. Outro destaque é o novo conjunto de diagramas que representam diversas mudanças histológicas nos tecidos orais.

Uma vez completa a avaliação, inicia-se a fase de diagnóstico de cuidados. Embora o dentista faça o diagnóstico definitivo, o dentista higienista desempenha um papel integral ao juntar dados e alertar o dentista para sinais de doença ou outras anormalidades na cavidade oral. A definição atualizada deste livro constitui um excelente recurso para orientar o dentista que já atua durante todo o processo diagnóstico, apresentando aspectos clínicos e radiográficos das doenças mais comuns encontradas na cavidade oral, de acordo com a localização, cor, mudança na superfície e aparência radiográfica. Além disto, há partes do livro dedicadas a tipos específicos de lesões, como anomalias dentárias, cáries, distúrbios da gengiva e periodontais, doenças sexualmente relacionadas e condições orais que afetam bebês e crianças. A apresentação da informação é bem organizada, sucinta e acompanhada de fotografias de alta qualidade, tornando este atlas extremamente útil como uma referência e um instrumento de educação do paciente. Esta quarta edição também introduz muitas fotografias não incluídas nas anteriores e vários tópicos novos como má-oclusão, distúrbios temporomandibulares, lesões orais relacionadas com medicamentos e reabsorção dentária.

Com a adição da coautora Jill Nield-Gehrig, esta obra teve seu projeto significativamente refeito para melhor satisfazer as necessidades dos alunos. Agora, cada seção começa com uma lista de objetivos de aprendizagem direcionados especificamente para alunos de odontologia e de higiene dentária. Seções em cores e palavras-chave em destaque facilitam a aprendizagem, ajudando o leitor a organizar a informação e a centrar-se em fatos importantes. A mudança mais notável, a adição de estudos de caso no fim de cada seção, estimula os estudantes a se engajarem em um processo ativo de aprendizagem, promovendo o raciocínio clínico e propiciando uma oportunidade para aplicar o conhecimento fundamental para situações clínicas reais. Com ênfase crescente em teste de casos nos exames do *Dental and Dental Hygiene National Board*, estes estudos de caso propiciam um recurso adicional na preparação para os exames.

Este atlas deve satisfazer as necessidades de educadores da área odontológica e de higiene dental, que podem usá-lo para coordenar palestras com recursos *on line*, com amplo banco de imagens de todas as figuras clínicas e radiográficas do livro. As imagens são facilmente adaptáveis ao *PowerPoint* e fornecem exemplos atraentes de características típicas de doenças orais comuns, oferecendo um recurso inestimável que, de outra forma, poderia não ser acessível a muitos educadores.

Embora enfocado principalmente na patologia oral, o *Atlas Colorido de Doenças da Boca* será útil ao longo de todo o curso. A abrangência dos tópicos incluídos faz com que este atlas constitua um suplemento ideal em diversos cursos, tais como radiologia, anatomia dental, anatomia do pescoço e da cabeça, e periodontologia. Tal utilização interdisciplinar estimula o ensino cooperativo no corpo docente e, em troca, fortalece o processo de aprendizagem.

Como característica essencial, a edição mais recente deste livro permanece como *Atlas Colorido de Doenças da Boca* definitivo; contudo, evoluiu para ser um recurso amplo e ilustrado para dentistas, higienistas dentais, assistentes, alunos de odontologia e de assistência dental e educadores, o que faz dele um instrumento de valor tanto na sala de aula quanto na clínica.

PATRICIA A. MCGINLEY, RDH, MS ED
ADJUNT FACULTY
DEPARTMENTS OF DENTAL HYGIENE
LAKELAND COMMUNITY COLLEGE
KIRTLAND, OHIO
AND
CUYAHOGA COMMUNITY COLLEGE
CLEVELAND, OHIO

Prefácio

A quarta edição do *Atlas Colorido de Doenças da Boca* mais uma vez apresenta diversas melhorias evolucionais significativas e uma cobertura maior quando comparada às nossas edições anteriores. É com referência a esta afirmação que os coautores dão as boas-vindas à nossa mais nova coautora, Jill Nield-Gehrig, uma importante autora no campo da higiene dental. Os leitores verão a sua influência e contribuição em praticamente todas as páginas deste livro.

As mudanças mais significativas a serem descobertas nesta edição são, talvez, os progressos que abrangem o projeto, o conteúdo, o apoio do diretor de curso e as atividades com base na *web*. Primeiramente, foi desenvolvido um formato novo, mais atraente e contemporâneo. Cada seção inclui, agora, objetivos para os estudantes de odontologia, assim como para os de higiene dental. As seções têm um código de cor com quadros na margem externa da página para facilitar a localização das doenças e dos distúrbios. Esta mesma cor é usada para identificar os títulos na página do lado esquerdo dentro de cada seção, de forma que os leitores identificarão facilmente a seção em que estão. Além disto, destacamos em cor as palavras-chave por todo o livro. Estas ajudarão o aluno a examinar importantes conceitos e informação crítica. Os coautores também aumentaram significativamente o Glossário ao final do livro e, onde foi possível, simplificaram definições por toda a obra. O texto, além de ter sido atualizado com as mais recentes informações científicas, foi revisado amplamente para ser lido com mais facilidade e compreendido por alunos de todos os níveis nas diversas escolas de odontologia e higiene dental, e em programas de assistência dental.

Em termos de conteúdo, esta é uma das nossas maiores revisões. Incluímos **nove** páginas completas de texto e ilustrações, e *vinte e dois novos* estudos de caso instigantes. Assim, a obra agora contém 696 imagens coloridas e radiográficas. As novas páginas incluem os seguintes tópicos: terminologias diagnóstica e descritiva, oclusão, articulação temporomandibular, reabsorção, lesões radiopacas/radiotransparentes, lâmina dura e espaço de membrana periodontal e lesões relacionadas com uso de medicamentos (p. ex., "meth mouth" e osteonecrose de bisfosfonato). Os autores e editores supervisionaram a qualidade de reprodução das imagens existentes e fizeram inúmeras correções de cor. Em diversos casos, as imagens foram consideradas não muito adequadas aos altos padrões dos autores e editores, e, assim, foram substituídas. Novas figuras também foram acrescentadas, substituindo exemplos redundantes e acrescentando imagens para ilustrar novas variações ou o acréscimo de tópicos a parágrafos já existentes. Por exemplo, em vez de duas radiografias de suprairrupção, temos uma radiografia e uma imagem clínica. Em outra situação, removemos fotos redundantes de cálculos para acrescentar exemplos ilustrativos de recessão gengival. A fim de conseguir a mais alta qualidade, os autores tiveram todos os diagramas da terminologia diagnóstica e descritiva redesenhados para melhor ilustrar o tópico para o aproveitamento do aluno. Vários outros diagramas existentes também foram revisados para melhorar o formato e para correções de conteúdo. O leitor irá notar que a maior parte das fotografias de pacientes foram niveladas eletronicamente e colocadas contra um fundo mais agradável e consistente.

Maior adição de conteúdo para esta edição é a inclusão de aplicações de questões com base em estudos de caso que ajudarão os alunos a se preparar para os exames e provas de títulos. Para maximizar a utilidade deste novo conteúdo, consultamos educadores, estudamos as orientações curriculares e liberamos os exames do *National Board*. Este material envolve mais de 20 fotos ou radiografias ou ambas de alta qualidade. Estas foram colocadas no fim de cada seção, de forma que os casos podem ser revistos assim que o material é completado. Os casos clínicos são colocados de tal forma que os alunos podem rever a informação e, além disto, (1) descrever a lesão; (2) determinar se é normal, variante de normal, ou uma doença; (3) citar uma lista de outras doenças que apresentam similaridades (isto é, diagnóstico diferencial); (4) propiciar uma avaliação de plano de trabalho e (5) propiciar um plano de gerenciamento para cada caso. Para acomodar as muitas revisões e, ao mesmo tempo, limitar o tamanho do texto, reformatamos os Apêndices e os renomeamos "Aplicações e Recursos Clínicos", com informações sobre prescrição de medicamentos em um formato mais condensado.

O apoio dos diretores de cursos permanece como um foco importante para os autores e para o editor. A partir de comentários feitos por muitos participantes em nossos *workshops* de verão, compreendemos que muitas instituições e professores não dispõem de material de patologia oral de alta qualidade, casos ou informação disponível para dar apoio às necessidades do corpo de professores. Para satisfazer a esta necessidade de forma totalmente inédita e "abrangente", criamos um "grupo de especialistas técnicos e educacionais". Este grupo inclui os três autores, um especialista em higiene dental independente, nosso editor e mais um representante da editora. Em conjunto, nossa equipe criou e disponibilizou palestras em *PowerPoint* para cada capítulo. Aqueles altamente especializados neste campo específico incorporaram a informação em texto às apresentações em *PowerPoint*. Diretores de curso e instrutores que adotam este texto podem acessar o pacote em *PowerPoint* sem qualquer ônus no *site* da editora – http://thePoint.lww.com/Langlais4e. Além disto, os diretores de curso e instrutores podem acrescentar ou excluir informações e ilustrações de acordo com suas necessidades, acessando o banco de imagens do Atlas no mesmo *site*.

Os autores também incorporaram a internet a este livro para Educação Continuada e recursos de informações. As respostas aos Estudos de Caso serão protegidas por senhas e disponíveis *on line* para uso dos diretores de cursos, que podem melhor desafiar seus alunos, não incluindo as respostas no livro. Além disto, materiais de referências múltiplas serão relacionados para um rápido acesso tanto de alunos quanto de professores. À medida que o tempo passar, os autores e o editor irão expandir a diversidade do suporte pela internet. Permanecemos comprometidos em propiciar oportunidades de educação continuada para nossos leitores e professores em *workshops* de verão, seminários e apresentações em encontros nacionais e locais. Para obter uma lista dos locais onde estaremos apresentando o *workshop* de verão, visite o nosso *site:* http://thePoint.lww.com/ Langlais-4e.

Robert P. Langlais, DDS, MS, FACD, FICD
Craig S. Miller, DMD, MS, FACD
Jill Nield-Gehrig, RDH, MA

Agradecimentos

Somos extremamente gratos a muitos de nossos colegas que forneceram material para publicação neste Atlas. Sem suas contribuições, este texto de alta qualidade não teria sido possível. Somos gratos, também, a todos os dentistas e médicos que nos recomendaram a pacientes durante anos, por meio do *Department of Dental Diagnostic Science Referral Clinic*.

À Jill Nield-Gehrig, que revisou este texto integralmente, agradecemos os valiosos comentários e contribuições. Além disto, somos também gratos pelos objetivos e sugestões que ela propiciou para cada seção.

Marnie Palacios, Christopher McKee, Sam Newman e David Baker da Seção de Serviços Fotográficos de Recursos Educacionais do *Health Science Center* da Universidade do Texas recebem um agradecimento especial, por seu excelente trabalho de cortar, ajustar o fundo e recriar o equilíbrio adequado de cores em nossas ilustrações.

Queremos expressar nossa gratidão às seguintes pessoas, por terem contribuído com fotografias e radiografias clínicas usadas neste texto:

Dr. Kenneth Abramovitch
Dr. A.M. Abrams
Dr. Marden Alder
Dr. Robert Arm
Dr. Ralph Arnold
Dr. Tom Aufdemorte
Dr. Bill Baker
Dr. Douglas Barnett
Dr. Pete Benson
Dr. Howard Birkholz
Dr. Steve Bricker
Dr. Dale Buller
Dr. James Cecil
Dr. Israel Chilvarquer
Dr. Jerry Cioffi
Dr. Laurie Cohen
Dr. John Coke
Dr. Walter Colon
Dr. Herman Corrales
Dr. James Cottone
Dr. Robert Craig, Jr
Dr. Stephen Dachi
Dr. Douglas Damm
Dr. Maria de Zeuss
Dr. Anna Dongari
Dr. S. Brent Dove
Dr. David Freed
Dr. Franklin Garcia-Godoy
Dr. Birgit Glass
Dr. Tom Glass
Dr. Michael Glick
Dr. Kirsten Gosney
Dr. Ed Heslop
Dr. Michaell Huber
Dr. Sheryl Hunter
Dr. Ce.E. Hutter
Dr. J.L. Jenses
Dr. Ron Jorgenson
Dr. Jerald Katz
Dr. George Kaugers
Dr. Gary Klasser
Dr. Tom Kluemper
Dr. Eric Kraus
Dr. Olaf Langland
Dr. Al Lugo
Dr. Curt Lundeen
Dr. Carson Mader
Dr. Nancy Mantich
Dr. Tom McDavid
Dr. John McDowell
Dr. Monique Michaud
Dr. Dale Miles
Dr. John Mink
Dr. David F. Mitchell
Dr. David Molina
Dr. Charles Morris
Dr. Rick Myers
Dr. Stanley Nelson
Dr. Christoffel Nortjé
Dr. Pirkka Nummikoski
Dr. D. Nugyyen
Dr. Linda Otis
Dr. Garnet Pakota
Dr. Joe Petrey
Dr. Roger Rao
Dr. Tom Razmus
Dr. Spencer Redding
Dr. Terry Rees
Dr. Elias Romero
Dr. Michele Saunders
Dr. Stanley Saxe
Dr. Tom Schiff
Dr. James Scuibba
Dr. Jack Sherman
Dr. Sol Silverman
Dr. Larry Skoczylas
Dr. D.B. Smith
Dr. John Tall
Dr. George Taybos
Dr. Geza Terezhalmy
Dr. Mark Thomas
Dr. Nathaniel Triester
Dr. Martin Tyler
Dr. Margot Van Dis

Dr. Michael Vitt
Dr. Elaine Winegard
Dr. Donna Wood
Dr. John Wright
Dr. Jim Zettler

Gostaríamos, também, de expressar nosso reconhecimento aos seguintes educadores por participarem dos nossos *workshops* de verão e oferecer sugestões úteis, com relação ao formato e ao conteúdo deste texto:

Dr. William Batson
Dr. Suzzane M. Beatty
Dr. G. David Byers
Michael Campo
Janita D. Cope
Nancy Cuttic
Leslie A. DeLong
Dr. Robert C. Dennison
Dr. Art DiMarco
Kathy Duff
Dr. Robert S. Eldridge
Dr. Marie English
Diana Cooke Gehrke
Deborah Goldstein
Dr. Joel Grand
Jane Gray

Donna Hamil
Rosemary Herman
Dr. Stanley L. Hill
Debbie Hughes
Brenda Knutson
Susan Luethge
Debbie Lyon
Mattie Marcum
Joan McClintock
Patty McGinley
Julie Mettlen
Dr. John A. Olsen
Polly Pope
Carol Roberton
Donna Rollo
Donna Thibodeau
Dana Wood
Mary Ellen Young
Anita Weaver
Karen Sue Williams

Finalmente, agradecemos a nossas esposas, Denyse e Sherry, por seu contínuo apoio durante todo este projeto. A autoria de um texto de alta qualidade exige inúmeras horas extras de trabalho e, sem a compreensão destas duas pessoas importantes em nossas vidas, este trabalho nunca poderia ter sido finalizado.

Revisores

SHARON BARBIERI, RDH, MS
Associate Professor
Department of Dental Hygiene
The University of Texas Health Science Center at San Antonio
San Antonio, Texas

MARIA A. COPETE, DDS, MS
Associate Professor
College of Dentistry
University of Saskatchewan
Saskatoon SK S7N 5E4 Canada

RICHARD FOSTER, DMD
Dental Director
Guilford Technical Community College
Jamestown, North Carolina

KENNETH HOROWITZ, DMD
Professor
Department of Dental Hygiene
Foothill College
Los Altos Hills, California

DEBBY KURTZ-WEIDINGER, RDH, MEd
Assistant Professor
Arizona School of Dentistry and Oral Health
Mesa, Arizona

BETH MONNIN, RDH, MSEd
Instructor
Department of Dental Hygiene
James A. Rhodes State College
Lima, Ohio

JILL S. NIELD-GEHRIG, RDH, MA
Allied Health & Public Service Education
Asheville-Buncombe Technical Community College
Asheville, North Carolina

BARBARA RINGLE, RDH, MEd
Assistant Professor
Department of Dental Hygiene
Cuyahoga Community College
Cleveland, Ohio

Créditos das Figuras

Fig. 1.5	Dr. Kirsten Gosney
Fig. 2.2	Dr. James Cottone
Fig. 2.8	Dr. Linda Otis
Fig. 3.3	Dr. Kirsten Gosney
Fig. 3.4	Dr. Kirsten Gosney
Fig. 3.7	Dr. Ralph Arnold
Fig. 4.1	Dr. Jim Zettler
Fig. 4.2	Dr. Jim Zettler
Fig. 4.3	Dr. Jim Zettler
Fig. 4.4	Dr. Tom Kluemper
Fig. 4.5	Dr. Tom Kluemper
Fig. 4.6	Dr. Tom Kluemper
Fig. 4.7	Dr. Joe Petrey
Fig. 4.8	Dr. Joe Petrey
Fig. 4.9	Dr. Joe Petrey
Fig. 4.10	Dr. Tom Kluemper
Fig. 4.11	Dr. Tom Kluemper
Fig. 4.12	Dr. Tom Kluemper
Fig. 7.3	Dr. Stanley Nelson
Fig. 7.4	Dr. Stanley Nelson
Fig. 7.5	Dr. Stanley Nelson
Fig. 13.4	Dr. Michael Huber
Fig. 13.8	Dr. John Wright
Fig. 13.9	Dr. Nancy Mantich
Fig. 15.1	Dr. Sheryl Hunter
Fig. 15.2	Dr. Christoffel Nortjé
Fig. 15.4	Dr. Ron Jorgenson
Fig. 15.5	Dr. Franklin Garcia-Godoy
Fig. 15.6	Dr. Ron Jorgenson
Fig. 15.7	Dr. Ron Jorgenson
Fig. 15.8	Dr. Al Lugo
Fig. 15.10	Dr. Barney Olsen
Fig. 16.6	Dr. Kenneth Abramovitch
Fig. 17.3	Dr. Rick Myers
Fig. 17.6	Dr. Ralph Arnold
Fig. 17.8	Dr. Israel Chilvarquer
Fig. 19.8	Dr. John Mink
Fig. 20.3	Dr. Ralph Arnold
Fig. 20.7	Dr. Geza Terezhalmy
Fig. 21.3	Dr. Jerry Katz
Fig. 21.7	Dr. Pirkka Nummikoski
Fig. 21.8	Dr. Pirkka Nummikoski
Fig. 22.2	Dr. Charles Morris
Fig. 23.6	Dr. Ralph Arnold
Fig. 23.8	Dr. David Molina
Fig. 24.3	Dr. Birgit Glass
Fig. 24.7	Dr. Terry Rees
Fig. 27.5	Dr. C.E. Hutton
Fig. 27.6	Dr. David F. Mitchell
Fig. 28.7	Dr. Birgit Glass
Fig. 29.3	Dr. Ralph Arnold
Fig. 31.1	Dr. Kenneth Abramovitch
Fig. 31.6	Dr. Garnet Pakota
Fig. 32.3	Dr. Robert Arm
Fig. 32.8	Dr. Christoffel Nortjé
Fig. 34.1	Dr. Israel Chilvarquer
Fig. 34.2	Dr. Elias Romero
Fig. 34.4	Dr. Pirkka Nummikoski
Fig. 34.10	Dr. D. Nugyyen
Fig. 36.3	Dr. Charles Morris
Fig. 36.4	Dr. Tom McDavid
Fig. 36.5	Dr. Ralph Arnold
Fig. 36.8	Dr. Mark Thomas
Fig. 40.3	Dr. Curt Lundeen
Fig. 40.5	Dr. James Cottone
Fig. 40.6	Dr. Pete Benson
Fig. 41.7	Dr. Jack Sherman
Fig. 41.8	Dr. Tom Aufdemorte
Fig. 42.1	Dr. Kenneth Abramovitch
Fig. 42.3	Dr. James Cottone
Fig. 42.7	Dr. Anna Dongari
Fig. 43.3	Dr. Maria de Zeuss
Fig. 43.4	Dr. Stanley Saxe
Fig. 43.5	Dr. Ralph Arnold
Fig. 43.6	Dr. Ralph Arnold
Fig. 44.1	Dr. Monique Michaud
Fig. 44.2	Dr. Monique Michaud
Fig. 44.5	Dr. Roger Rao
Fig. 44.6	Dr. Roger Rao
Fig. 44.7	Dr. Larry Skoczylas
Fig. 45.4	Dr. Kenneth Abramovitch
Fig. 45.7	Dr. Sol Silverman
Fig. 45.8	Dr. Michael Huber
Fig. 46.2	Dr. Bill Baker
Fig. 46.8	Dr. Pete Benson
Fig. 47.5	Dr. Jerry Cioffi
Fig. 47.6	Dr. Jerry Cioffi
Fig. 47.7	Dr. Tom Aufdemorte
Fig. 48.3	Dr. Curt Lundeen
Fig. 49.1	Dr. Nancy Mantich
Fig. 49.6	Dr. Christoffel Nortjé
Fig. 49.8	Dr. John McDowell
Fig. 50.1	Dr. Linda Otis
Fig. 50.8	Dr. Geza Terezhalmy
Fig. 52.2	Dr. Dale Miles
Fig. 52.3	Dr. Geza Terezhalmy
Fig. 52.4	Dr. Olaf Langland
Fig. 52.7	Dr. Dale Miles
Fig. 53.1	Dr. Tom McDavid
Fig. 53.2	Dr. Dale Buller
Fig. 53.3	Dr. J.L. Jensen
Fig. 53.4	Dr. S. Brent Dove
Fig. 53.5	Dr. James Cottone
Fig. 53.7	Dr. Stephen Dachi
Fig. 54.7	Dr. Geza Terezhalmy
Fig. 56.10	Dr. Michael Vitt
Fig. 57.2	Dr. Bill Baker
Fig. 57.4	Dr. Dale Miles
Fig. 57.8	Dr. Ken Abramovitch
Fig. 59.7	Dr. Spencer Redding
Fig. 59.8	Dr. James Cottone
Fig. 60.5	Dr. Linda Otis
Fig. 60.6	Dr. Es Heslop
Fig. 60.7	Dr. Tom Razmus
Fig. 61.3	Dr. Magot Van Dis
Fig. 61.4	Dr. Magot Van Dis
Fig. 61.5	Dr. Magot Van Dis
Fig. 61.6	Dr. Larry Skoczylas
Fig. 62.3	Dr. Robert Craig, Jr.
Fig. 62.4	Dr. Robert Craig, Jr
Fig. 63.2	Dr. Birgit Glass
Fig. 63.5	Dr. Tom Razmus
Fig. 64.2	Dr. James Cottone
Fig. 64.3	Dr. James Cottone
Fig. 65.2	Dr. Geza Terezhalmy
Fig. 65.6	Dr. James Cottone
Fig. 65.8	Dr. Ken Abramovitch
Fig. 66.2	Dr. David Freed
Fig. 66.3	Dr. Linda Otis
Fig. 66.4	Dr. Linda Otis
Fig. 67.3	Dr. Dale Miles
Fig. 67.4	Dr. Curt Lundeen
Fig. 67.5	Dr. Nancy Mantich
Fig. 67.6	Dr. Tom McDavid
Fig. 67.7	Dr. Geza Terezhalmy
Fig. 67.8	Dr. Michael Vitt

Fig. 68.6	Dr. Tom McDavid	Fig. 75.5	Dr. Tom McDavid	Fig. 80.3	Dr. James Cottone
Fig. 68.7	Dr. Charles Morris	Fig. 75.7	Dr. Terry Rees	Fig. 80.4	Dr. James Cottone
Fig. 68.8	Dr. Charles Morris	Fig. 75.8	Dr. Eric Kraus and Dr. Herman Corrales	Fig. 80.5	Dr. Geza Terezhalmy
Fig. 69.6	Dr. Tom McDavid			Fig. 80.6	Dr. Geza Terezhalmy
Fig. 70.4	Dr. Birgit Glass	Fig. 76.1	Dr. Eric Kraus	Fig. 80.7	Dr. Laurie Cohen and Dr. John Coke
Fig. 70.5	Dr. Jerry Cioffi	Fig. 76.3	Dr. Tom McDavid and Dr. Martin Tyler		
Fig. 71.1	Dr. Curt Lundeen	Fig. 76.4	Dr. Tom McDavid and Dr. Martin Tyler	Fig. 81.3A	Dr. Walter Colon
Fig. 71.2	Dr. Tom McDavid			Fig. 81.4	Dr. Michael Vitt
Fig. 72.1	Dr. James Cottone	Fig. 76.6	Dr. Kenneth Abramovitch	Fig. 81.7	Dr. Ed Heslop
Fig. 72.2	Dr. Linda Otis	Fig. 77.3	Dr. Donna Wood	Fig. 81.8	Dr. Ed Heslop
Fig. 72.3	Dr. Charles Morris	Fig. 77.5	Dr. Tom Schiff	Fig. 82.1	Dr. Jerry Cioffi
Fig. 73.5	Dr. Birgit Glass and Dr. Tom Glass	Fig. 77.7	Dr. Donna Wood	Fig. 82.3	Dr. Michael Huber
		Fig. 78.5	Dr. Geza Terezhalmy	Fig. 82.4	Dr. Michael Glick
Fig. 73.6	Dr. Birgit Glass and Dr. Tom Glass	Fig. 78.6	Dr. Tom McDavid	Fig. 82.7	Dr. Michael Huber
		Fig. 78.7	Dr. Geza Terezhalmy	Fig. 82.8	Dr. George Kaugers
Fig. 73.7	Dr. Birgit Glass and Dr. Tom Glass	Fig. 78.8	Dr. Geza Terezhalmy	Fig. 83.1	Dr. James Cecil and Dr. Douglas Damm
Fig. 73.8	Dr. Birgit Glass and Dr. Tom Glass	Fig. 79.1	Dr. Howard Birkholz		
		Fig. 79.2	Dr. Michael Huber	Fig. 83.2	Dr. Gary Klasser
Fig. 74.1	Dr. Michelle Saunders	Fig. 79.4	Dr. Robert Craig, Jr	Fig. 83.3	Dr. Nathaniel Triester
Fig. 74.2	Dr. Carson Mader	Fig. 79.5	Dr. Tom McDavid	Fig. 83.4	Dr. Nathaniel Triester
Fig. 74.8	Dr. Steve Bricker	Fig. 79.6	Dr. Tom McDavid	Fig. 83.5	Dr. James Scuibba
Fig. 75.1	Dr. Sol Silverman	Fig. 79.7	Dr. Monique Michaud	Fig. 83.6	Dr. James Scuibba
Fig. 75.2	Dr. Tom McDavid	Fig. 79.8	Dr. Jerry Cioffi	Fig. 83.7	Dr. James Scuibba
		Fig. 80.1	Dr. James Cottone	Fig. 83.8	Dr. George Taybos
Fig. 75.4	Dr. Tom McDavid	Fig. 80.2	Dr. Marden Alder	Fig. 83.9	Dr. Walton Colon

Sumário

SEÇÃO 1 Marcos Anatômicos — 1

MARCOS DA CAVIDADE ORAL — 2
Lábios; Mucosa Labial e Bucal; Papila do Ducto Parotídeo; Assoalho da Boca; Palato Duro; Palato Mole; Orofaringe e Tonsilas Palatinas

MARCOS DA LÍNGUA E VARIANTES DO NORMAL — 4
Anatomia da Língua Normal; Língua Fissurada (Língua Pregueada, Língua Escrotal); Anquiloglossia; Varicosidade Lingual (Flebectasia)

MARCOS DO PERIODONTO — 6
Periodonto; Mucosa Alveolar e Ligamentos do Freio; Junção Mucogengival; Gengiva Inserida e Gengiva Marginal Livre

OCLUSÃO E MALOCLUSÃO — 8
Oclusão de Classe I; Oclusão de Classe II; Oclusão de Classe III

MARCOS RADIOGRÁFICOS: MAXILA — 10
Região Média Anterior; Região Lateral Anterior; Região Canina; Região Pré-Molar; Região Molar; Região da Tuberosidade

MARCOS RADIOGRÁFICOS: MANDÍBULA — 12
Região do Incisivo Canino; Regiões Pré-Molar e Molar; Região Pré-Molar; Aspecto Bucal da Região Molar; Aspecto Lingual da Região Molar; Aspecto Interno da Região Molar

ARTICULAÇÃO TEMPOROMANDIBULAR — 14
Anatomia Normal; Abertura Normal; Desvio na Abertura; Mordida Aberta Posterior–Desvio da Linha Média–Mordida Cruzada; Mordida Aberta Anterior; Mordida Cruzada

ESTUDOS DE CASO — 16

SEÇÃO 2 Terminologia Diagnóstica e Descritiva — 17

TERMINOLOGIA DIAGNÓSTICA E DESCRITIVA — 18
Mácula; Mancha; Erosão; Úlcera

TERMINOLOGIA DIAGNÓSTICA E DESCRITIVA — 20
Seropápula Urticariana; Cicatriz; Fissura; Seio

TERMINOLOGIA DIAGNÓSTICA E DESCRITIVA — 22
Pápula; Placa; Nódulo; Tumor

TERMINOLOGIA DIAGNÓSTICA E DESCRITIVA — 24
Vesícula; Pústula; Bolha; Cisto

TERMINOLOGIA DIAGNÓSTICA E DESCRITIVA — 26
Normal; Hipotrofia e Atrofia; Hipertrofia; Hipoplasia

TERMINOLOGIA DIAGNÓSTICA E DESCRITIVA — 28
Hiperplasia; Metaplasia; Displasia; Carcinoma

ESTUDOS DE CASO — 30

SEÇÃO 3 Condições Orais que Afetam Bebês e Crianças — 31

CONDIÇÕES ORAIS QUE AFETAM BEBÊS E CRIANÇAS — 32
Fissuras nas Comissuras Labiais; Fissuras Labiais Paramedianas; Lábio Fissurado; Fenda Palatina; Úvula Bífida

CONDIÇÕES ORAIS QUE AFETAM BEBÊS E CRIANÇAS — 34
Epúlide Congênita; Tumor Melanótico Neuroectodérmico da Infância; Cistos da Lâmina Dental; Dentes Natais; Cisto de Irrupção (Irrupção Gengival de Cisto, Hematoma de Irrupção); Linfangioma Congênito; Thrush (Candidíase, Moniliáse); Abscesso (Bolha na Gengiva)

ESTUDOS DE CASO — 36

SEÇÃO 4 Anomalias Dentais — 37

ALTERAÇÕES NA MORFOLOGIA DENTAL — 38
Microdontia; Macrodontia; Dentes Invaginados (*Dens in dente*); Cúspide de Carabelli; Dente Evaginado (Tubérculo de Leong); Protoestiloide (Protostylid); Cúspide Talão

ALTERAÇÕES NA MORFOLOGIA DENTAL — 40
Introdução; Fusão; Geminação; Duplicação *(Twinning)*; Concrescência; Sulco Palatogengival

ALTERAÇÕES NA MORFOLOGIA DENTAL — 42
Raízes Supranumerárias; Esmalte Ectópico: Pérola de Esmalte; Esmalte Ectópico: Extensões Cervicais do Esmalte; Dilaceração; Raiz Bulbosa; Hipercementose; Taurodontismo; Síndrome do Incisivo em Forma de Pá

ALTERAÇÕES NO NÚMERO DE DENTES: HIPODONTIA   44

Hipodontia; Hipodontia Adquirida; Anquilose; Displasia Ectodérmica

ALTERAÇÕES NO NÚMERO DE DENTES: HIPERDONTIA   46

Hiperdontia; Displasia Cleidocranial; Síndrome de Gardner

ALTERAÇÕES NA ESTRUTURA E COR DO DENTE   48

Hipoplasia do Esmalte; Hipoplasia do Esmalte: Tipos Ambientais; Dente de Turner; Fluorose ou Esmalte Mosquitado; *Amelogenesis Imperfecta*

ALTERAÇÕES NA ESTRUTURA E COR DO DENTE   50

Dentinogênese Imperfeita (Dentina Opalescente Hereditária) e Displasia da Dentina; Odontodisplasia Regional (Dentes Fantasmas)

ALTERAÇÕES NA COR DO DENTE   52

Descoloração Intrínseca (Manchas); Dentes não Vitais; Manchas de Tetraciclina; Fluorose; Manchas Extrínsecas

ERUPÇÃO DENTAL E ALTERAÇÕES NA POSIÇÃO DO DENTE   54

Dente Rotacionado; Inclinação Axial; Irrupção Ectópica; Movimento Ortodôntico do Dente; Transposição; Translocação; Deslocamento Distal; Migração; Irrupção Parcial (Atrasada); Suprairrupção (Extrusão)

DEFEITOS ADQUIRIDOS DE DENTES: PERDA DA ESTRUTURA DO DENTE NÃO CARIADO   56

Atrição; Abrasão; Abfração; Erosão

ALTERAÇÃO NA ESTRUTURA DA RAIZ   58

Reabsorção; Reabsorção Falsa; Reabsorção Externa; Reabsorção de Raiz Externa Relacionada com a Irrupção; Reabsorção Externa Inflamatória

ALTERAÇÃO NA ESTRUTURA DA RAIZ   60

Reabsorção Radicular Externa Ortodôntica; Reabsorção de Raiz Externa em Dentes Reimplantados e Transplantados; Reabsorção Coronal Externa; Reabsorção Cervical; Reabsorção Cervical Múltipla de Hiperparatireoidismo; Reabsorção Coronal Interna; Reabsorção de Raiz Interna Inflamatória; Substituição/Reabsorção da Raiz Interna Metaplásica

ESTUDOS DE CASO   62

SEÇÃO 5   Cárie Dentária   63

CÁRIE DENTÁRIA   64

Cárie; Cárie Classe I; Cárie Classe II; Cárie Classe III

CÁRIE DENTÁRIA   66

Cárie Classe IV; Cárie Classe V; Cárie Classe VI; Cárie Radicular; Cárie Recorrente (Cárie Secundária)

CÁRIE DENTÁRIA E SEQUELAS   68

Progressão da Cárie; Pólipo Pulpar; Inflamação Periapical (Periodontite Apical); Abscesso Periapical

ESTUDOS DE CASO   70

SEÇÃO 6   Lesões Mandibulares Radiotransparentes e Radiopacas   71

LESÕES MANDIBULARES RADIOTRANSPARENTES E RADIOPACAS: CISTOS   72

Cistos Mandibulares; Cisto no Ducto Nasopalatino (Cisto no Canal Incisivo); Cisto Lateral Periodontal; Cisto Periodontal Lateral Botrioide; Cisto Dentígero; Queratocisto Odontogênico; Síndrome de Carcinoma Celular Basal Nevoide (Síndrome de Gorlin-Goltz); Cisto Paradental (Cisto de Bifurcação Bucal); Cisto Ósseo Simples (Traumático)

LESÕES RADIOTRANSPARENTES MANDIBULARES: TUMORES   74

Ameloblastoma Unicístico (Mural); Tumor Odontogênico Adenomatoide; Tumor Odontogênico Epitelial Calcificante *(Pindborg)*; Fibro-Odontoma Ameloblástico; Odontomeloblastoma (Odontoma Ameloblástico); Ameloblastoma; Mixoma; Granuloma Celular Gigante Central

LESÕES RADIOTRANSPARENTES MANDIBULARES: LESÕES ÓSSEAS   76

Exostose; Toros Mandibulares; Toros Palatais; Osteoma; Exostose Subpontina Reativa (Hiperostose); Esclerose Alveolar

RADIOPACIDADES DA RAIZ E PERIAPICAIS   76

Osteoesclerose Idiopática (Enostose); Osteíte Condensante

LESÕES MANDIBULARES RADIOTRANSPARENTES-RADIOPACAS   78

Odontoma; Odontoma Composto; Odontoma Complexo; Displasias Cemento-Ósseas; Displasia Cemento-Óssea Periapical (Displasia Cementária Periapical, Cementoma); Displasia Cemento-Óssea Focal; Displasia Cemento-Óssea Florida; Cementoblastoma; Fibroma Ossificante

ESTUDOS DE CASO   80

SEÇÃO 7   Distúrbios na Gengiva e Periodontais   81

DOENÇAS PERIODONTAIS: PLACA, CÁLCULOS E MUDANÇAS REGRESSIVAS   82

Placa; Cálculo; Recessão Gengival; Deiscência e Fenestração

GENGIVITE   84

Gengivite; Gengivite Causada por Respiração pela Boca; Gengivite Ulcerativa Necrosante; Gengivite Actinomicótica; Gengivite de Irrupção Focal; Gengivite por Pasta Profilática (Corpo Estranho)

PERIODONTITE   86

Periodontite; Periodontite Leve; Periodontite Moderada; Periodontite Avançada; Abscesso Periodontal

CARACTERÍSTICAS RADIOGRÁFICAS DA DOENÇA PERIODONTAL — 88

Fatores Locais: Excesso; Fatores Locais: Contato Aberto e Contorno de Restauração Ruim; Perda Óssea: Localizada; Perda Óssea: Generalizada; Defeitos Ósseos (Infraósseo); Defeito Infraósseo de uma Parede; Defeito Infraósseo de Duas Paredes; Defeito Infraósseo de Três Paredes e Defeito na Fossa Oval

ALTERAÇÕES RADIOGRÁFICAS DE LIGAMENTO PERIODONTAL E LÂMINA DURA — 90

Espaço do Ligamento Periodontal e Lâmina Dura; Periodontite Apical Aguda; Periodontite; Oclusão Traumática e Movimento Ortodôntico do Dente; Esclerodermia; Defeito Periodontal Relacionado com Doença Maligna; Anquilose; Displasia Fibrosa; Doença de Paget e Hiperparatireoidismo

LESÕES GENGIVAIS LOCALIZADAS — 92

Granuloma Piogênico; Granuloma Celular Gigante Periférico; Fibroma Ossificante Periférico; Fibroma Irritativo; Fibroma Odontogênico Periférico; Fibroma Desmoplásico

LESÕES GENGIVAIS LOCALIZADAS — 94

Parúlia (Abscesso Gengival); Pericoronite (Operculite); Abscesso Periodontal; Epúlide Fissurada; Carcinoma Gengival

DILATAÇÕES GENGIVAIS GENERALIZADAS — 96

Fibromatose Gengival; Crescimento Gengival Induzido por Drogas; Gengivostomatite Herpética Primária

DILATAÇÕES GENGIVAIS ASSOCIADAS A CAUSAS ENDÓCRINAS — 98

Gengivite Hormonal (Gengivite da Gravidez); Gengivite Diabética; Edema Gengival de Hipotireoidismo

SANGRAMENTO GENGIVAL ESPONTÂNEO — 100

Gengivite Leucêmica; Agranulocitose (Neutropenia); Neutropenia Cíclica; Púrpura Trombocitopática e Trombocitopênica

ESTUDOS DE CASO — 102

SEÇÃO 8 Anormalidades por Localização — 103

CONDIÇÕES PECULIARES À LÍNGUA — 104

Língua (*Scalloped* ou *Crenated Tongue*); Macroglossia; Língua Pilosa (*Língua Villosa*, *Coated Tongue*); Leucoplasia Pilosa

CONDIÇÕES PECULIARES À LÍNGUA — 106

Língua Geográfica (Glossite Benigna Migratória, *Erythema Migrans*); Estomatite Geográfica (*Areata Erythema Migrans*); Anemia; Língua Fissurada

CONDIÇÕES PECULIARES À LÍNGUA — 108

Cisto de Blandin-Nuhn (Fenômeno de Retenção de Muco Lingual); Glossite Romboide Mediana; Tumor Celular Granular; Tireoide Lingual; *Piercing* Corporal (Bijuterias Orais)

CONDIÇÕES PECULIARES AOS LÁBIOS — 110

Queilose Actínica (Queilite Actínica); Queilite por *Candida*; Queilite Angular (*Perlèche*); Queilite Esfoliativa

NÓDULOS NOS LÁBIOS — 112

Mucocele (Fenômeno de Extravasamento de Muco); Tumor nas Glândulas Salivares Acessórias; Cisto Nasolabial (Cisto Nasoalveolar); Cisto de Implantação (Cisto de Inclusão Epitelial); Nódulos e Tumores Mesenquimais

LESÕES EDEMATOSAS DOS LÁBIOS — 114

Angioedema; Queilite Glandular; Granulomatose Orofacial (Queilite Granulomatosa); Trauma; Celulite

INCHAÇOS DO ASSOALHO DA BOCA — 116

Cisto Dermoide; Rânula (Mucocele da Glândula Sublingual); Ducto Salivar; Cálculos Salivares (Sialólitos); Mucocele (Fenômeno de Retenção de Muco)

TUMEFAÇÕES DO PALATO — 118

Toro Palatino (*Torus Palatinus*); Lipoma; Cisto do Ducto Nasopalatino (Cisto do Canal do Incisivo); Abscesso Periapical; Abscesso Periodontal; Hiperplasia Linfoide; Linfoma

TUMEFAÇÕES DO PALATO: LESÕES SALIVARES E GLANDULARES — 120

Sialadenite; Sialometaplasia Necrosante; Neoplasma Glandular Salivar Acessório Benigno; Neoplasma Maligno da Glândula Salivar Acessória

EDEMAS DA FACE — 122

Infecção Odontogênica; Infecção do Espaço Bucal; Infecção no Espaço Massetérico (Mastigador); Infecção no Espaço Infraorbital; Angina de Ludwig

TUMEFAÇÕES DA FACE — 124

Sialadenose; Tumor de Warthin (Papiloma Cistoadenoma Linfomatoso); Síndrome de Sjögren; Doença e Síndrome de Cushing; Hipertrofia do Masseter; Neurofibromatose (Doença de von Recklinghausen); Higroma Cístico (Linfoangioma); Sarcoma de Ewing

CONDIÇÕES PECULIARES À FACE — 126

Angioedema; Enfisema; Sangramento Pós-Operatório; Paralisia de Bell

ESTUDOS DE CASO — 128

SEÇÃO 9 Achados Intraorais por Mudanças de Coloração — 129

LESÕES BRANCAS — 130

Grânulos de Fordyce; Linha Alba; Leucoedema; Morsicatio Buccarum

LESÕES BRANCAS — 132

Nevo Branco Esponjoso (Displasia Familiar Branca Pregueada); Lesões Brancas Traumáticas; Leucoplasia

LESÕES BRANCAS ASSOCIADAS AO TABACO 134
Ceratose do Tabagista; Estomatite Nicotínica (Palato do Fumante); Mancha do Aspirador de Rapé (Lesão do Mastigador de Tabaco, Ceratose do Rapé); Carcinoma Verrucoso (de Ackerman)

LESÕES VERMELHAS 136
Púrpura (Petéquia, Equimose e Hematoma); Varicosidade (Varizes); Trombo; Hemangioma

LESÕES VERMELHAS 138
Telangiectasia Hemorrágica Hereditária (Síndrome de Osler-Weber-Rendu); Angiomatose de Sturge-Weber (Síndrome de Sturge-Weber ou Síndrome Encefalotrigeminal)

LESÕES VERMELHAS E BRANCO-AVERMELHADAS 140
Eritroplasia; Eritroleucoplasia e Eritroplasia Salpicada; Carcinoma de Células Escamosas

LESÕES VERMELHAS E BRANCO-AVERMELHADAS 142
Líquen Plano; Mucosite Liquenoide (Reação/Irrupção Liquenoide à Droga)

LESÕES VERMELHAS E BRANCO-AVERMELHADAS 144
Lúpus Eritematoso; Irrupções Liquenoides Similares ao Lúpus (Lupus-Like) Associada a Drogas

LESÕES VERMELHAS E BRANCO-AVERMELHADAS 146
Candidíase Pseudomembranosa (Sapinho); Candidíase Hiperplásica Crônica; Candidíase Eritematosa; Candidíase Atrófica Aguda (Ferimento Bucal por Antibiótico); Queilite Angular; Candidíase Atrófica Crônica (Estomatite Associada à Prótese)

LESÕES PIGMENTADAS 148
Melanoplasia (Pigmentação Fisiológica); Tatuagem; Efélides (Sardas); Melanose do Tabagista (Pigmentação Associada ao Tabagismo)

LESÕES PIGMENTADAS 150
Mácula Melanótica Oral (Melanose Focal); Nevus; Melanoma

LESÕES PIGMENTADAS 152
Síndrome de Peutz-Jeghers (Polipose Intestinal Hereditária); Doença de Addison (Insuficiência Suprarrenal Cortical); Pigmentação por Metais Pesados

ESTUDO DE CASO 154

SEÇÃO 10 Achados Intraorais pelas Mudanças da Superfície 155

NÓDULOS 156
Papila Retrocúspide; Cisto Oral Linfoepitelial; Toro, Exostose e Osteoma

NÓDULOS 158
Fibroma Irritativo; Fibroma Odontogênico Periférico; Fibroma de Célula Gigante; Lipoma; Fibrolipoma; Neuroma Traumático; Neurofibroma

PAPULONÓDULOS 160
Papiloma Escamoso Oral (Papiloma); Verruga Vulgar; Hiperplasia Epitelial Focal (Doença de Heck); Condiloma Acuminado (Verruga Venérea); Linfangioma

LESÕES VESICULOBOLHOSAS 162
Gengivo-Estomatite Herpética Primária; Infecção Recorrente de Herpes Simples; Herpangina

LESÕES VESICULOBOLHOSAS 164
Varicela (Catapora); Herpes-Zóster (Herpes); Doença da Mão-Pé-e-Boca

LESÕES VESICULOBOLHOSAS 166
Reações Alérgicas; Anafilaxia Localizada; Anafilaxia Generalizada; Estomatite Alérgica; Angioedema; Hipersensibilidade Tardia; Estomatite de Contato; Gengivite Plasmocitária

LESÕES VESICULOBOLHOSAS 168
Eritema Multiforme; Eritema Multiforme Oral; Eritema Multiforme; Síndrome de Stevens-Johnson (Eritema Multiforme Major); Necrólise Epidérmica Tóxica

LESÕES VESICULOBOLHOSAS 170
Pênfigo Vulgar; Penfigoide (Bolhoso e Cicatricial)

LESÕES ULCERATIVAS 172
Úlcera Traumática; Estomatite Aftosa Recorrente (Afta Minor, Úlcera Aftosa); Pseudoafta

LESÕES ULCERATIVAS 174
Afta Major; Ulceração Herpetiforme; Síndrome de Behçet (Síndrome Óculo-Oral-Genital)

LESÕES ULCERATIVAS 176
Úlcera Granulomatosa; Carcinoma de Células Escamosas; Úlcera Induzida por Quimioterapia

ESTUDO DE CASO 178

SEÇÃO 11 Manifestações Orais das Doenças Sexuais e Tratamentos Sistêmicos 179

DOENÇAS SEXUALMENTE TRANSMITIDAS E DOENÇAS RELACIONADAS COM O SEXO 180
Doenças Traumáticas; Faringite Sexualmente Transmitida; Mononucleose Infecciosa; Sífilis

INFECÇÃO POR HIV E AIDS 182
Síndrome da Imunodeficiência Adquirida (AIDS); Infecções por Bactérias Orais; Gengivite Ulcerativa Necrosante; Periodontite Ulcerativa Necrosante (PUN); Infecções Fúngicas Orais; Eritema Gengival Linear; Candidíase Pseudomembranosa

INFECÇÃO POR HIV E AIDS — 184
Infecção Viral Oral; Vírus Varicela-Zóster (VVZ); Citomegalovírus (CMV); Vírus Epstein-Barr (EBV) e Leucoplasia Pilosa; Vírus do Papiloma Humano (HPV); Condiloma Acuminado; Malignidades Orais; Linfoma Não Hodgkin (NHL) e Carcinoma de Células Escamosas

EFEITOS ORAIS DE DROGAS E TERAPIAS — 186
Boca de Meth; Doença do Enxerto *versus* Hospedeiro; Osteonecrose Bisfosfonada; Hiperpigmentação Induzida por Drogas

ESTUDO DE CASO — 188

SEÇÃO 12 Aplicações Clínicas e Recursos — 189

ABREVIATURAS — 190

PRESCRIÇÕES E PROTOCOLOS TERAPÊUTICOS — 191

PROFILAXIA ANTIBIÓTICA — 192

TRATAMENTO ANTIBIÓTICO — 193

AGENTES ANTIMICROBIANOS TÓPICOS E ENXAGUATÓRIOS — 194

TRATAMENTO ANTIFÚNGICO — 195

TRATAMENTO ANTIVIRAL — 196

AGENTES ANESTÉSICOS ORAIS DE USO TÓPICO — 198

AGENTES ANSIOLÍTICOS — 199

TRATAMENTO COM FLUORETO — 200

MEDICAMENTOS PARA ÚLCERAS MUCOSAS — 201

TRATAMENTO PARA A DEFICIÊNCIA DE NUTRIENTES — 203

SUBSTITUTO DA SALIVA — 204

SEDATIVOS/HIPNÓTICOS — 205

CESSAÇÃO DO USO DE TABACO — 206

GUIA PARA DIAGNOSTICAR E ADMINISTRAR LESÕES ORAIS COMUNS — 207

GLOSSÁRIO — 227

ÍNDICE REMISSIVO — 239

Atlas Colorido de
DOENÇAS DA BOCA

SEÇÃO 1

Marcos Anatômicos

Objetivos Dentais e de Higiene Dental:
- Reconhecer, definir e descrever as estruturas de tecido mole e marcos da cavidade oral anterior e posterior.
- Reconhecer, definir e descrever as estruturas de tecido mole e marcos do assoalho da boca, língua e palato.
- Reconhecer, definir e descrever as estruturas de tecido mole e marcos periodontais.
- Reconhecer, definir e descrever as estruturas ósseas e marcos do maxilar, mandíbula e regiões adjacentes.
- Reconhecer, definir e descrever variantes comuns do normal.
- No ambiente clínico, identificar estruturas intraorais de tecido mole e marcos anatômicos na boca de um paciente.

MARCOS DA CAVIDADE ORAL

Lábios (Fig. 1.1) Os lábios formam a borda exterior da cavidade oral. São cobertos pela mucosa e uma camada superficial de paraqueratina. Abaixo desta há um tecido conectivo e rico suprimento vascular. Numa camada mais profunda estão os músculos que controlam o movimento dos lábios (*orbicularis oris*, levantador e *depressor oris*) Os lábios são rosa-avermelhados, mas podem variar na cor, dependendo da pigmentação do paciente, da exposição ao sol e de histórico de trauma. A junção dos lábios com a mucosa labial é a linha úmida, o ponto de contato do lábio superior com o lábio inferior. O vermelhão é a porção externa da linha úmida. A margem vermelha é a junção do lábio com a pele. Os lábios deveriam ser visualmente inspecionados e apalpados, virando-os (para dentro e para fora) durante o exame oral. O assoalho deverá ser liso e de cor uniforme; a margem deverá ser lisa e bem delineada.

Mucosa Labial e Bucal (Figs. 1.2 e 1.3) A mucosa labial é o revestimento interno dos lábios; a mucosa bucal é o revestimento interno das bochechas. Cada uma delas é coberta por epitélio fino, rosa paraqueratótico. A mucosa é geralmente rosa ou de um rosa-amarronzado, com pequenos capilares vermelhos que nutrem a região. Ductos de glândulas salivares menores esvaziam-se no assoalho da mucosa. O assoalho da mucosa labial é coberto por pequenos orifícios que emitem saliva mucinosa. A mucosa bucal é o aspecto interior das bochechas. Ela alarga bilateralmente a partir da mucosa labial para as papilas retromolares e rafe pterigomandibular. Depósitos de gordura dentro do tecido conectivo bucal podem fazê-lo parecer amarelo ou bronzeado. Glândulas salivares acessórias estão presentes nesta região e umedecem a mucosa oral. O caliculus angularis é uma pápula de cor rosa normal, localizado na comissura.

Papila do Ducto Parotídeo (Fig. 1.4) A papila do ducto parotídeo é uma papila triangular, levantada, de cor rosa na mucosa bucal adjacente aos primeiros molares bilateralmente. A papila forma o término do ducto de Stensen, o ducto excretor da glândula parótida. A glândula é explorada secando-se a papila com gaze, pressionando-se os dedos abaixo da mandíbula e estendendo a pressão para cima e acima da glândula. Com boa saúde, uma saliva clara deverá fluir do ducto.

Assoalho da Boca (Fig. 1.5) O assoalho da boca é a região abaixo da metade anterior da língua. É composta de epitélio paraqueratinizado fino, róseo, tecido conectivo, glândulas salivares e nervos e vasos sanguíneos associados. O assoalho da boca tem bordas em forma de um U limitado anterolateralmente pelo arco dental e posteriormente pelo assoalho ventral da língua. A porção anterior é lisa, uniforme e coberta pela mucosa. O freio lingual está localizado ao longo da linha medial da porção posterior. Entre as duas metades há uma área elevada sob a qual localiza-se o ducto de Wharton da glândula submandibular. A saliva dessa glândula saiu por uma papila elevada, denominada carúncula sublingual, para umedecer o assoalho da boca. Ao longo da porção posterior do carúnculo estão múltiplas pequenas aberturas, os "ductos de Ravinus" que conduzem a saliva da glândula salivar sublingual. Abaixo dessas estruturas, há um par de músculos milo-hióideos que funcionam no levantamento da língua e do osso hioide.

Palato Duro (Fig. 1.6) O palato duro forma o teto da cavidade oral. É composto por epitélio escamoso, tecido conectivo, glândulas salivares menores e ductos (apenas nos dois terços superiores), periósteo e processos palatinos da maxila. Anatomicamente, consiste de várias estruturas. A papila incisiva está diretamente atrás e entre os incisivos maxilares. É uma estrutura ovoide, elevada, de cor rosa, sobreposta ao forame nasopalatino. As pregas são dobras fibrosas localizadas ligeiramente atrás da papila incisiva, no terço anterior do palato. Elas correm lateralmente da linha média para vários milímetros adentro da gengiva dos dentes anteriores. Um pouco mais atrás estão os arcos laterais, ossos alveolares que apoiam os aspectos palatais dos dentes posteriores. No centro do palato duro está a rafe palatina mediana, uma faixa fibrosa branco-amarelada que aparece na junção dos processos palatinos direito e esquerdo.

Palato Mole (Fig. 1.7) O palato mole está localizado posteriormente ao palato duro. É diferente deste uma vez que não dispõe de suporte ósseo e tem mais glândulas salivares menores e tecidos linfoide e gorduroso. O palato mole funciona durante a mastigação e a deglutição. É elevado durante a deglutição pelo músculo levantador (do véu) palatino e pelo músculo tensor (do véu) palatino e inervado, do ponto de vista motor, pelos nervos cranianos IX e X. A rafe palatal mediana é mais proeminente e mais espessa no palato mole. Bem ao lado da rafe está a fóvea palatina. Esta constitui ductos de glândulas salivares menores que 2 mm. São marcos da junção entre os palatos duro e mole. Na linha média e no aspecto distal do palato mole localiza-se a úvula.

Orofaringe e Tonsilas Palatinas (Fig. 1.8) A orofaringe é a junção entre a boca e o esôfago. Os limites da orofaringe são a úvula do lado anterior, os dois pilares tonsilares (fossas), ao longo do aspecto anterolateral, e a parede faríngea na parte posterior. As tonsilas constituem-se de tecido linfoide localizado entre os dois pilares. O pilar tonsilar anterior é formado pelo músculo palatoglosso localizado abaixo, acima e à frente da base da língua. O pilar posterior é maior e está localizado posteriormente. É formado pelo músculo palatofaríngeo. As tonsilas palatinas são estruturas de tecido mole, em forma de domo, que têm em seu assoalho criptas e invaginações (pregas), que servem para capturar micróbios invasores. As tonsilas palatinas aumentam durante a adolescência (um período de crescimento linfoide) e durante processos infecciosos, inflamatórios e neoplásicos. Ilhas de tecidos tonsilares podem ser vistas no assoalho da parede faríngea posterior. O anel de Waldeyer é o anel de tecido linfoide, formado pelo tecido tonsilar, encontrado na língua posterior (tonsilas linguais), nasofaringe (tonsilas faríngeas) e fauces (pilares tonsilares).

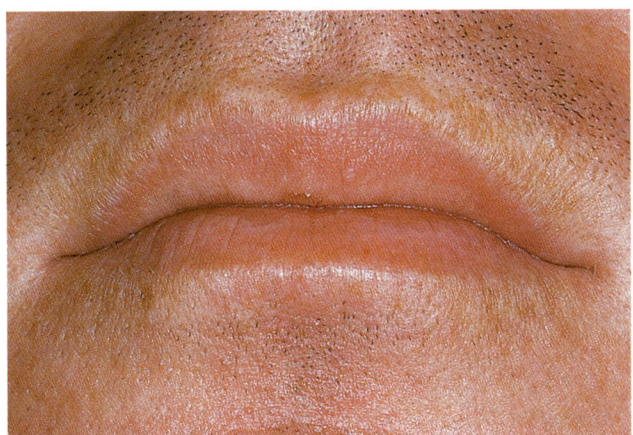
Fig. 1.1. **Lábios:** normais, aparência saudável.

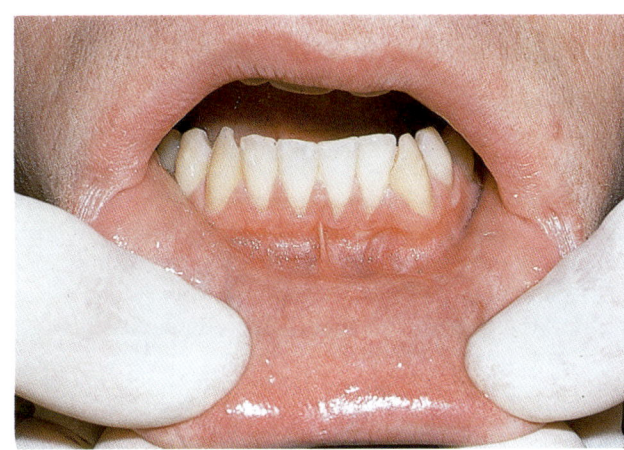
Fig. 1.2. **Mucosa labial:** revestimento interno dos lábios.

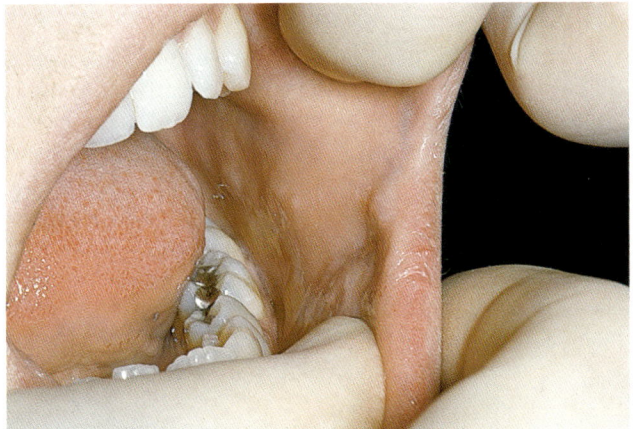
Fig. 1.3. **Mucosa bucal:** e calículo angular.

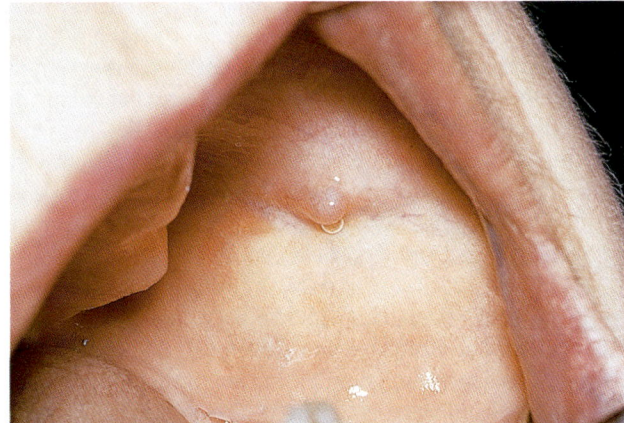
Fig. 1.4. **Papila do ducto parotídeo:** adjacente ao primeiro molar maxilar.

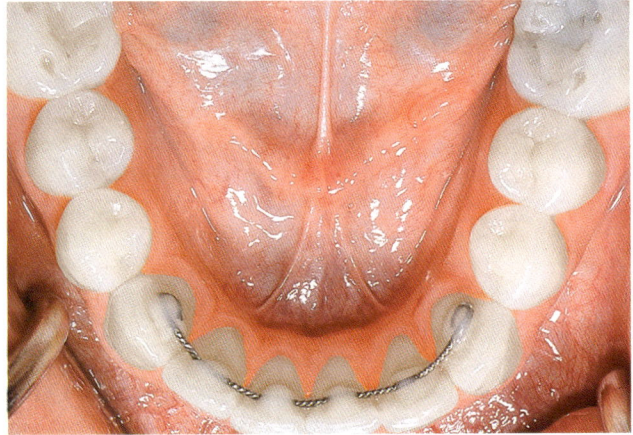
Fig. 1.5. **Assoalho da boca:** com o freio lingual central.

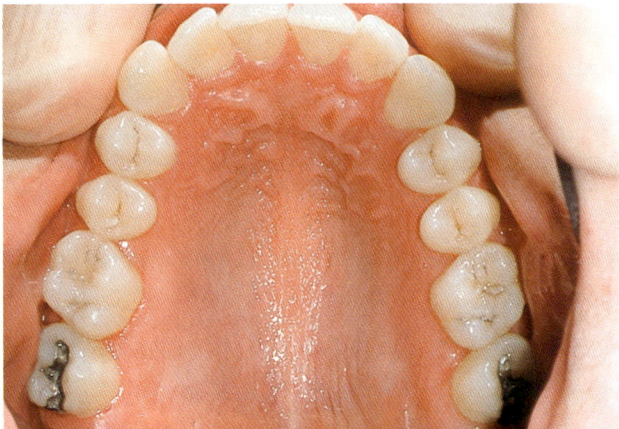
Fig. 1.6. **Palato duro:** papila incisiva e pregas no terço anterior.

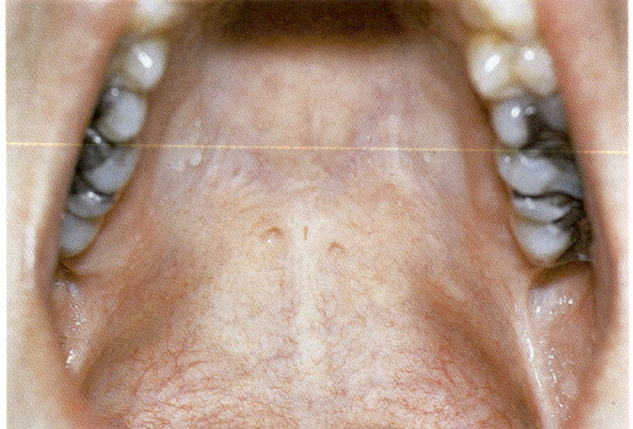
Fig. 1.7. **Palato mole:** fóvea palatinar e rafe palatal mediana.

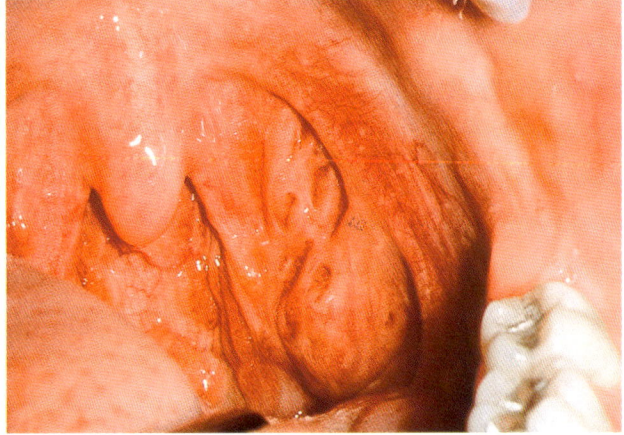
Fig. 1.8. **Orofaringe e pilares tonsilares.**

MARCOS DA LÍNGUA E VARIANTES DO NORMAL

Anatomia da Língua Normal (Figs. 2.1-2.5) A língua é um órgão compacto, composto de músculos esqueléticos que têm importantes funções no paladar, mastigação, engolição (deglutição) e na fala. O dorso (assoalho superior) da língua é coberto por uma camada protetora de epitélio escamoso, estratificado e por numerosas projeções que formam as papilas. Papilas filiformes são as menores, porém as mais numerosas. São finas como um pelo, hastes cornificadas que servem para proteger a língua. Parecem rosa em pacientes com boa higiene oral, mas podem ser vermelhas ou brancas, se irritadas ou inflamadas. As papilas fungiformes são papilas não cornificadas, redondas, com forma de cogumelo e encontradas intercaladas entre, e levemente elevadas acima das, papilas filiformes. São de um vermelho mais brilhante, mais largas e encontram-se em menor número (~300 a 500) do que as papilas filiformes. Cada papila filiforme contém de dois a quatro botões gustativos que lhe conferem a habilidade de sentir o gosto (salgado, doce, azedo e amargo). As papilas funfigormes são mais numerosas na borda lateral e na ponta anterior da língua, e podem ser coradas com corante azul e visualizadas. Algumas vezes, as papilas fungiformes contêm pigmentação marrom, especialmente em melanodérmicos.

As papilas maiores, as papilas circunvaladas, também contêm papilas gustativas. Há de 8 a 12 papilas circunvaladas dispostas numa fila em V na parte posterior do dorso da língua. Elas aparecem como elevações rosas de 2 a 4 mm, cercadas por um sulco estreito, o sulco terminal.

Um exame cuidadoso da margem lateral da região posterior da língua revela as papilas foliadas. Estas papilas são projeções com a forma de folhas, orientadas como em dobras verticais. As papilas foliadas são mais proeminentes em crianças e jovens adultos do que em adultos propriamente. O tecido linfoide hipertrófico, enrugado (tonsila lingual), que se estende nesta área a partir da raiz dorsal posterior da língua, pode, algumas vezes, ser incorretamente denominado de papila foliada.

No assoalho ventral (parte inferior) da língua encontram-se projeções lineares, conhecidas como prega fimbriata. Estas têm uma função pouco conhecida nos seres humanos, mas contêm papilas gustativas em recém-nascidos e outros primatas. Ocasionalmente, as *fimbriatas* são marrons em indivíduos de pele escura.

Língua Fissurada (Língua Pregueada, Língua Escrotal) (Fig. 2.6) Língua fissurada é uma variação da língua de anatomia normal que consiste de uma única fissura transversal, fissuras duplas ou múltiplas dos dois terços anteriores do assoalho dorsal da língua. Diversos padrões, comprimentos e profundidades de fissuras têm sido observados. A causa é geralmente desconhecida, mas frequentemente se desenvolve com a idade e em pacientes que têm xerostomia (boca seca). Cerca de 1 a 5% da população é afetada por essa condição. A frequência é igual em homens e mulheres. Ocorre comumente em pacientes com síndrome de Down e em combinação com a língua geográfica. A língua fissurada é uma componente da síndrome de Melkersson-Rosenthal (língua fissurada, queilite granulomatosa e paralisia unilateral do nervo facial).

Fissuras de língua podem se tornar uma inflamação secundária e causar halitose como resultado de impactação do alimento; assim, é recomendada a escovação da língua para manter as fissuras limpas. A condição é benigna e não causa dor.

Anquiloglossia (Fig. 2.7) O freio lingual é normalmente ligado à língua ventral e aos tubérculos geniais da mandíbula. Se o freio não estiver adequadamente ligado à língua e aos tubérculos geniais, mas, em vez disso, se fundir ao assoalho da boca ou à gengiva lingual e à ponta ventral da língua, a condição é chamada de anquiloglossia ou "língua presa". Essa condição congenital é caracterizada por (i) um freio lingual anormalmente curto, mal posicionado e grosso e (ii) uma língua que não pode ser estendida ou retraída. A fusão pode ser parcial ou completa. A parcial é mais comum. Se a condição for grave, a fala pode ser afetada. São necessárias correção cirúrgica e terapia da fala se a fala for defeituosa ou se planejar uma prótese dentária mandibular ou parcial. A frequência estimada de anquiloglossia é de um caso em 1.000 nascimentos.

Varicosidade Lingual (Flebectasia) (Fig. 2.8) As varicosidades linguais, veias aumentadas dilatadas no assoalho ventral da língua, constituem um achado comum em adultos idosos. A causa dessas dilatações vasculares é um bloqueio da veia por um corpo estranho interno, como uma placa aterosclerótica, ou a perda de elasticidade da parede vascular como resultado do envelhecimento. Varicosidades intraorais aparecem, com mais frequência, superficialmente no assoalho ventral dos dois terços anteriores da língua e podem se estender até a borda lateral e ao assoalho da boca. Homens e mulheres são igualmente afetados.

Varicosidades aparecem como pápulas flutuantes vermelho-azuis, rosas a púrpura ou nódulos. Varizes individuais podem ficar proeminentes e tortas ou pequenas e manchadas. A apalpação não causa dor, mas pode tirar o sangue temporariamente do vaso, tornando lisa a forma do assoalho. A diascopia (pressionar a lesão com um tubo plástico ou uma placa de vidro) faz com que as varizes fiquem esbranquiçadas. Quando muitas veias linguais estão proeminentes, a condição é denominada flebectasia lingual ou língua de caviar. O lábio e a comissura labial são outros lugares em que a flebectasia costuma surgir. O tratamento desta condição não é necessário, a não ser por razões cosméticas.

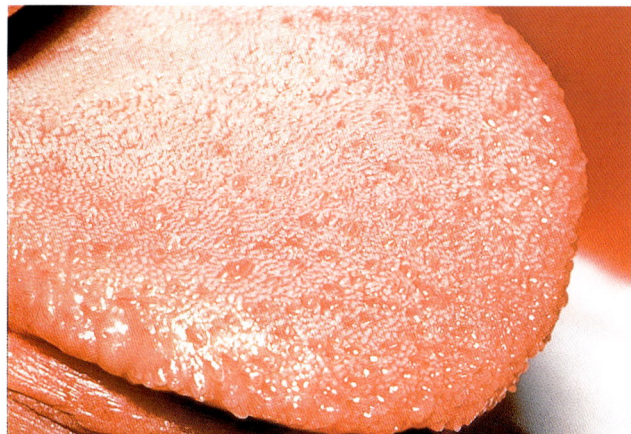
Fig. 2.1. Papilas filiformes e fungiformes da língua.

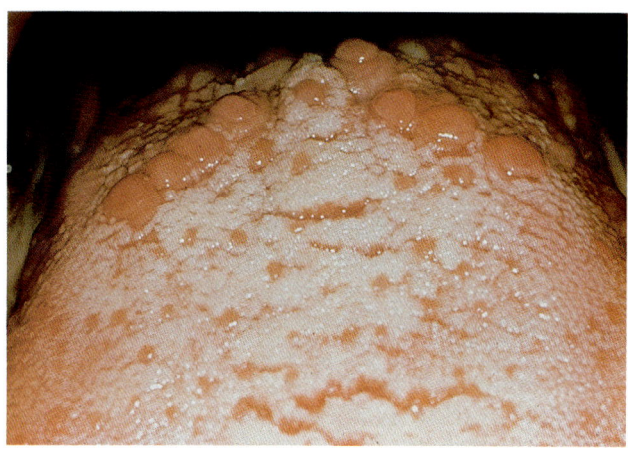
Fig. 2.2. Papilas circunvaladas formando uma fileira em forma de V.

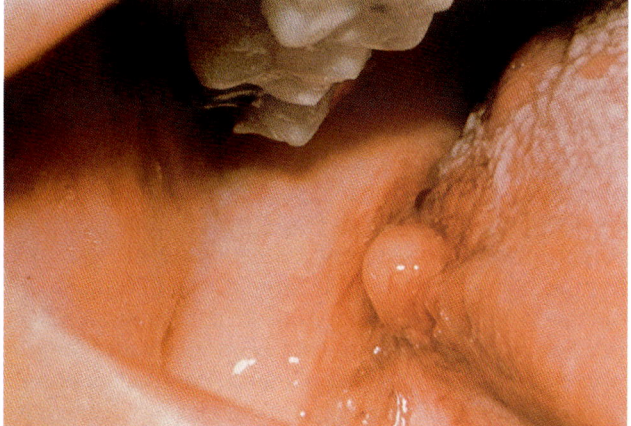
Fig. 2.3. Papila foliada: aspecto posterolateral da língua.

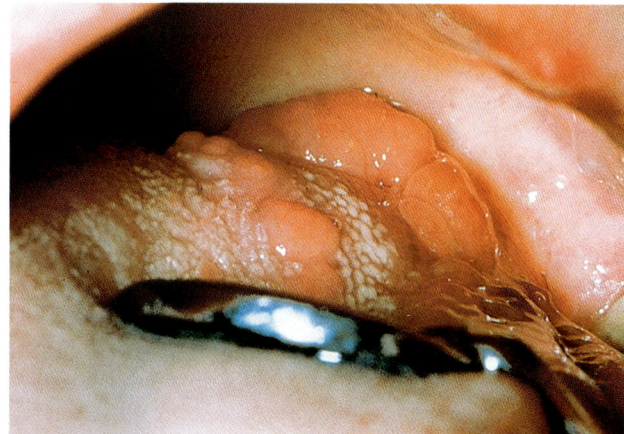
Fig. 2.4. Tonsila lingual numa posição dorsolateral da língua.

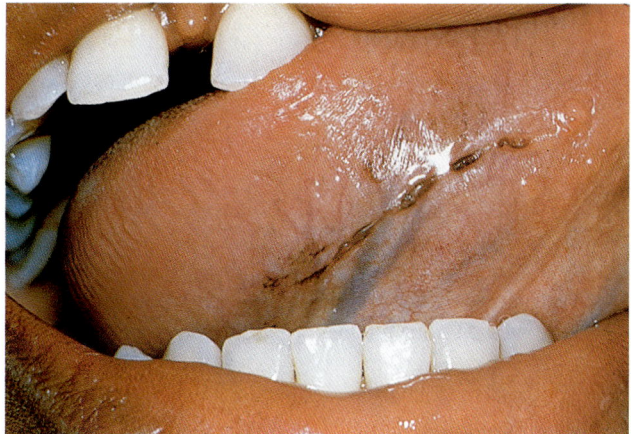
Fig. 2.5. Plica fimbriata em uma pessoa de cor.

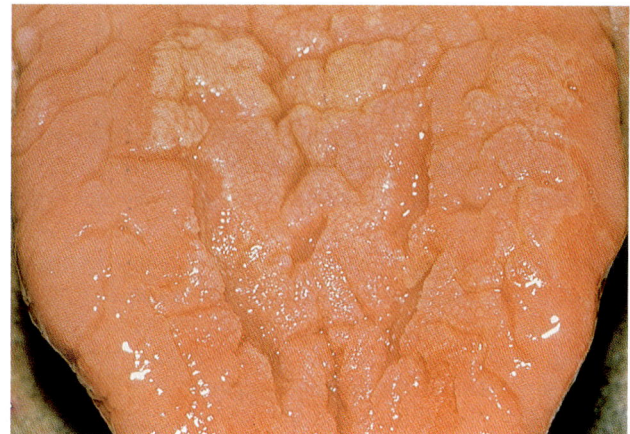
Fig. 2.6. Língua fissurada: aspecto dorsal.

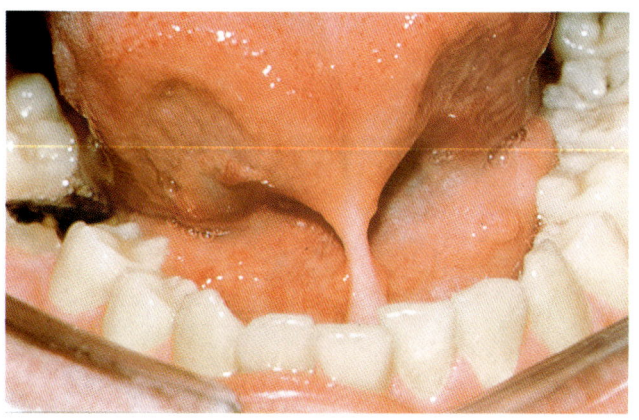
Fig. 2.7. Anquiloglossia: sem causar um problema na fala.

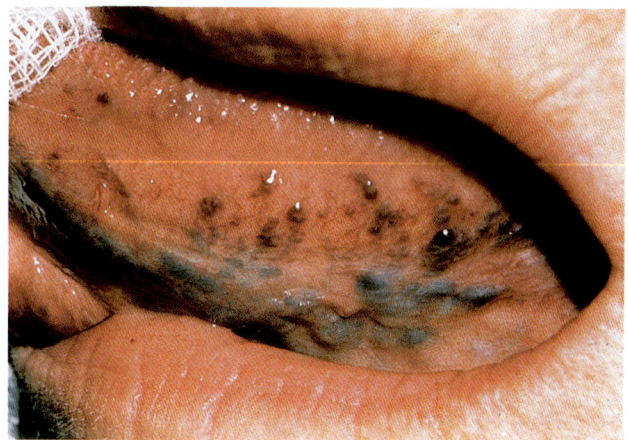
Fig. 2.8. Varicosidades linguais: na língua ventral.

MARCOS DO PERIODONTO

Periodonto (Figs. 3.1 e 3.2) O periodonto é o tecido que circunda imediatamente e apoia os dentes. Consiste do osso alveolar, do periósteo, ligamento periodontal, sulco gengival e gengiva; cada um desses componentes contribui para estabilizar o dente nas mandíbulas. O **osso alveolar** é composto de osso poroso ou esponjoso. Está localizado entre as placas corticais e é penetrado por vasos sanguíneos e espaços de medula. O **periósteo** é o tecido conectivo denso que faz a ligação e a cobertura do osso alveolar. Os dentes estão ancorados ao osso alveolar pelo ligamento periodontal que se liga ao cemento que cobre as raízes do dente. O **ligamento periodontal** circunda a raiz do dente e se estende do ápice da raiz à base do **sulco gengival**. O sulco gengival, o espaço entre a gengiva livre e o assoalho do dente, é alinhado internamente por uma fina camada de células epiteliais. A base do sulco é formada pelo **epitélio juncional**, um tipo especializado de epitélio que liga a gengiva à raiz. Esse epitélio propicia uma barreira para o ingresso de bactérias. Em condição de saúde, o sulco gengival tem menos do que 3 mm de profundidade, quando medido por uma sonda periodontal da **junção esmaltodentinária (JAC)** à base do sulco. A colonização de bactérias dentro do sulco promove uma inflamação que eventualmente leva à quebra da **ligação epitelial**. A prova de inflamação crônica é a extensão apical da ligação epitelial além de 3 mm. Embora o acúmulo da **placa bacteriana** seja o fator mais importante a influenciar a saúde do periodonto, a posição do dente dentro do arco, a carga oclusal, hábitos parafuncionais, aparelhos, drogas e ligações do freio também afetam a saúde periodontal e o desenvolvimento de bolsas periodontais.

Mucosa Alveolar e Ligamentos do Freio (Figs. 3.3 e 3.4)

Mucosa é o epitélio que cobre as glândulas secretoras de muco. A **mucosa alveolar** é a mucosa móvel sobreposta ao osso alveolar e limita a extensão apical do periodonto. É móvel porque não está limitada ao periósteo subjacente e ao osso. A mucosa alveolar é fina e altamente vascular. Consequentemente, parece ter uma cor rosa-avermelhada, vermelha ou vermelha brilhante. Sob um exame rigoroso, pequenas artérias e capilares podem ser vistos dentro da mucosa alveolar. Esses vasos fornecem nutrientes, oxigênio e células sanguíneas à região. A mucosa é geralmente identificada como **mucosa bucal** (se está localizada posteriormente) ou **mucosa labial** (se localizada na parte anterior).

Freios são ligamentos musculares do lábio e bochecha dentro da mucosa alveolar. Parecem como beiradas semelhantes a um arco de tecido fibroso flexível quando os lábios ou bochechas estão distendidos. Foram identificados seis freios orais. O **freio maxilar labial** está localizado na linha média entre os incisivos maxilares centrais, cerca de 4 a 7 mm apical à região interdental. O **freio mandibular labial** aparece semelhantemente abaixo e entre os incisivos mandibulares centrais dentro **da mucosa alveolar. Os dois freios maxilares** e os dois **mandibulares bucais** – estão localizados dentro da mucosa alveolar, próximo ao primeiro pré-molar dos lados direito e esquerdo. Embora os freios não contribuam diretamente para o apoio periodontal, aqueles que apresentam uma ligação de 3 mm da JAC de um dente podem tracionar os tecidos periodontais e contribuir para o desenvolvimento de recessão gengival.

Junção Mucogengival (Fig. 3.5) A **junção mucogengival** é um marco anatômico que representa o limite entre a mucosa alveolar livre e a gengiva inserida. A junção é de 3 a 6 mm, abaixo da JAC e estende-se em volta dos aspectos bucais e linguais dos arcos. A visibilidade da junção depende da diferença na vascularidade e cor dos dois tecidos. É facilmente distinguida quando a mucosa alveolar está vermelha, e a gengiva inserida está rosa.

Gengiva Inserida e Gengiva Marginal Livre (Figs. 3.6-3.8)

A gengiva inserida e a gengiva marginal livre cobrem o aspecto exterior do sulco gengival. A **gengiva inserida** estende-se coronalmente da mucosa alveolar até a gengiva marginal livre. É coberta por epitélio queratinizado, está presa ao periósteo e não pode ser movida. Em condição de saúde, a gengiva inserida é rosa e tem uma largura de 2 a 7 mm. Seu assoalho é ligeiro, convexo e granulado, como a casca de uma laranja. Os **sulcos interdentais** podem ser vistos na gengiva inserida como sulcos verticais ou depressões estreitas localizadas entre as raízes dos dentes.

A **gengiva marginal** propicia o colar gengival que envolve o colo do dente. É rosa e queratinizada como a gengiva inserida, com uma borda arredondada e lisa. Diferentemente da gengiva inserida, a gengiva marginal não está inserida no periósteo, nem é granulada. Sua natureza livremente móvel permite que uma sonda periodontal seja passada sob ela, durante avaliação da profundidade da bolsa. Da mesma forma, é também denominada **gengiva marginal livre**. A junção entre a gengiva marginal e a gengiva inserida é chamada de **sulco gengival livre**.

A **papila interdental** é a projeção triangular de gengiva marginal que se estende de forma incisiva entre dentes adjacentes. A papila tem um assoalho bucal, um assoalho lingual e uma região interdental (o **colo**) côncava, deprimida e coberta pela gengiva marginal livre. Em condição saudável, as papilas são rosas e têm a borda estreita, dificilmente podem ser movidas pela sonda periodontal e estendidas até próximo da região de contato. A presença de inflamação e doença (isto é, gengivite) alteram a cor, contorno e consistência da gengiva marginal livre e das papilas interdentais, fazendo com que a gengival marginal pareça roxa, macia, inchada e delicada, e as papilas se distanciem do dente.

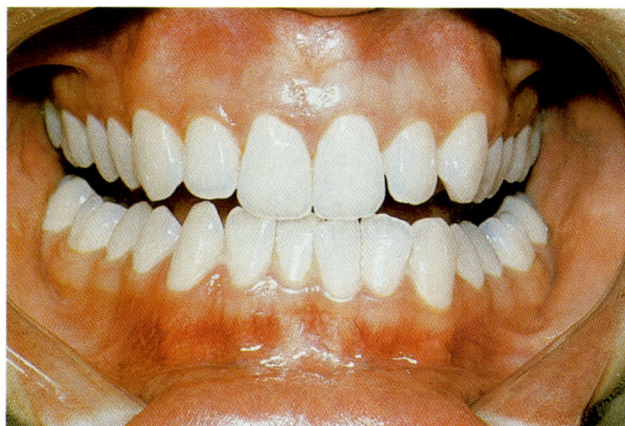
Fig. 3.1. **Periodonto saudável:** visto de frente.

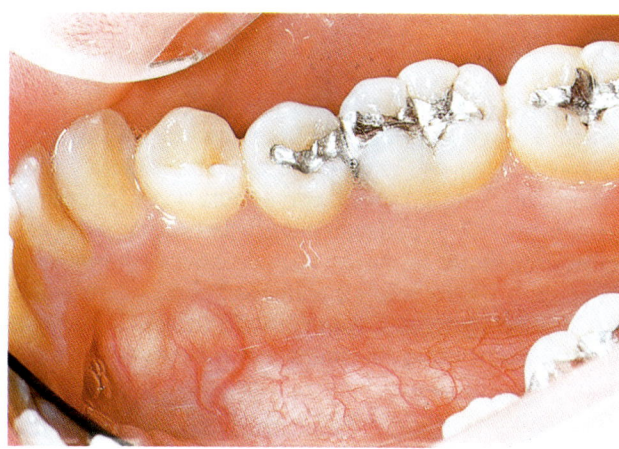
Fig. 3.2. **Periodonto saudável:** aspecto lingual.

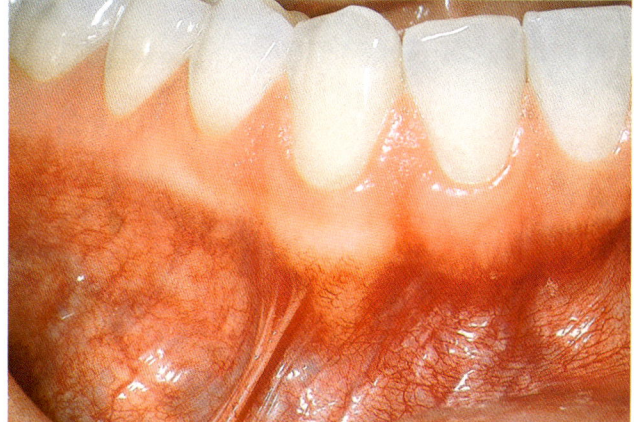
Fig. 3.3. **Periodonto saudável e freio bucal.**

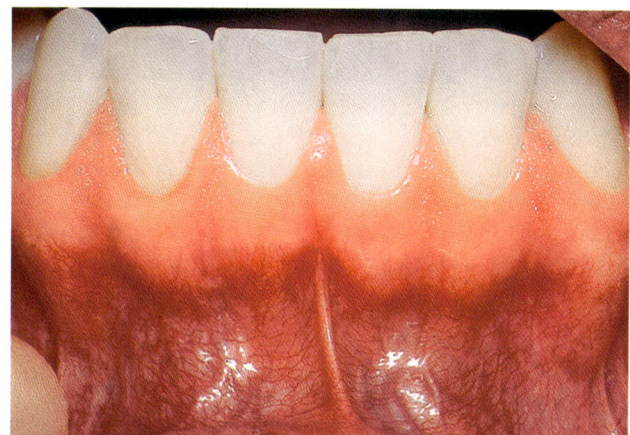
Fig. 3.4. **Mucosa alveolar vermelha e freio labial.**

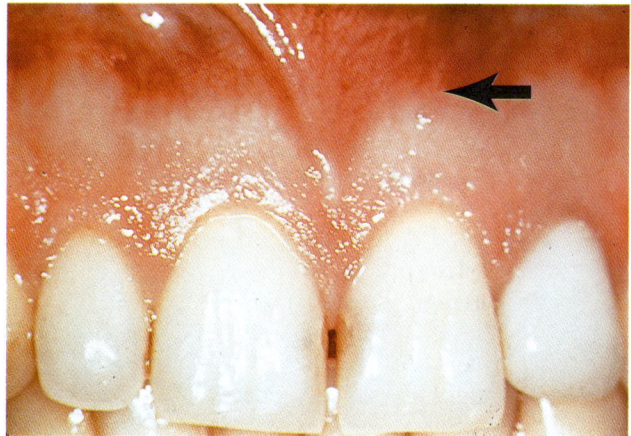
Fig. 3.5. **Junção mucogengival:** identificada por seta.

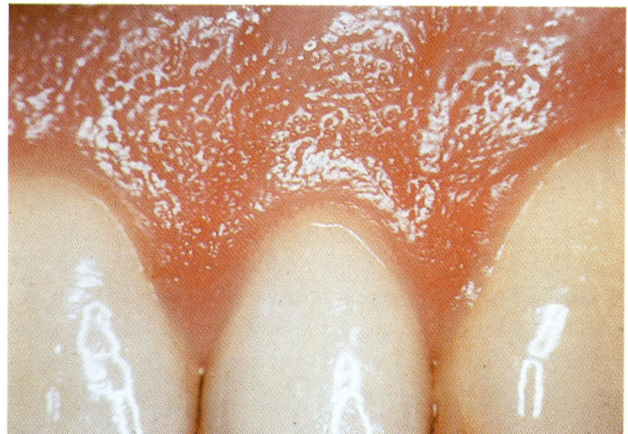
Fig. 3.6. **Gengiva inserida:** textura granulada.

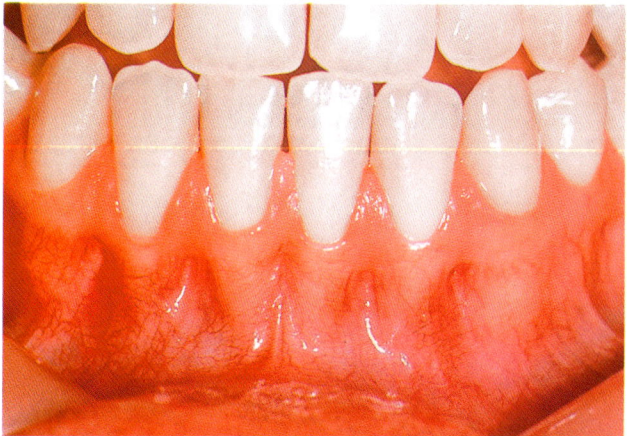
Fig. 3.7. **Sulcos gengivais.**

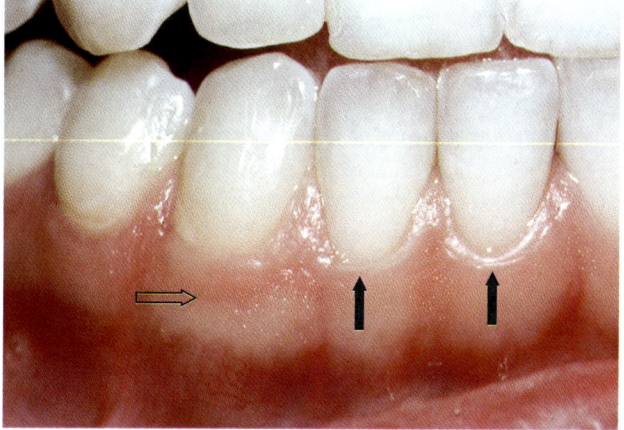
Fig. 3.8. **Gengiva marginal e sulco gengival,** seta aberta.

OCLUSÃO E MALOCLUSÃO

Oclusão é a relação dos dentes maxilares e mandibulares durante o contato funcional. O termo é usado para descrever a maneira como os dentes estão alinhados e se ajustam. Numa oclusão ideal, todos os dentes maxilares se ajustam ligeiramente acima dos dentes mandibulares, as cúspides dos molares superiores se ajustam nos sulcos bucais dos molares inferiores, e a linha média é alinhada. Poucas pessoas têm uma oclusão perfeita, e a **maloclusão** (relação posicional anormal) é uma razão comum para que pacientes busquem tratamento ortodôntico. Embora a maioria das maloclusões não exija tratamento, a correção de uma maloclusão pode melhorar a aparência do paciente e a habilidade de limpar os dentes, além de reduzir o risco de desenvolver doença oral.

A maloclusão é, em geral, hereditária. Resulta da desproporção entre a mandíbula superior e inferior no tamanho, quando o tamanho dos dentes é muito grande ou pequeno para as mandíbulas, ou quando o espaçamento/irrupção dentária é anormal. Segue um sumário da classificação modificada de oclusão, estabelecida primeiramente pelo ortodontista Edward Hartley Angle, que baseou sua classificação (**classificação de Angle**) nas relações oclusais dos primeiros molares permanentes.

Oclusão de Classe I (Figs. 4.1-4.3) A Classe I é considerada a oclusão ideal (normal) e relação anteropostural das mandíbulas. Na oclusão de Classe I, a cúspide mesobucal dos primeiros maxilares permanentes oclui (se ajusta) com o sulco bucal do primeiro molar mandibular permanente. Também, o canino maxilar oclui no espaço interproximal entre o canino mandibular e o primeiro pré-molar.

Oclusão de Classe II (Figs. 4.4-4.9) A oclusão de Classe II ocorre quando os dentes maxilares aparecem antes da relação normal com os dentes mandibulares. Na oclusão de Classe II, a cúspide mesobucal do primeiro molar maxilar permanente oclui o sulco mesial bucal (anterior) do primeiro molar mandibular permanente. Variantes incluem **Classe II Divisão 1**, em que os incisivos maxilares centrais são protrusos (labioversão), e o primeiro molar maxilar está anterior à relação normal, e a **Classe II Divisão 2**, em que os incisivos maxilares singulares centrais são protrusos (linguoversão), e o primeiro molar maxilar está anterior à relação normal.

Oclusão de Classe III (Figs. 4.10-4.12) Esses pacientes tipicamente têm um perfil prognático (a mandíbula inferior projeta-se para frente). A cúspide mesobucal do primeiro molar maxilar permanente oclui distal (posterior) ao sulco bucal do primeiro molar mandibular permanente. Uma maloclusão de Classe III é encontrada em cerca de 3% da população norte americana.

- **Sobremordida**: A sobreposição vertical dos dentes maxilares sobre os dentes mandibulares quando os dentes posteriores ficam em contato, em oclusão cêntrica.
- **Overjet**: A sobreposição horizontal (protrusão) dos dentes maxilares anteriores/posteriores além dos dentes mandibulares quando a mandíbula está em oclusão cêntrica.
- **Subdivisão**: Uma condição unilateral apenas do lado esquerdo ou direito.

Nota: pacientes podem ter diferentes classes de maloclusão nos lados direito e esquerdo.

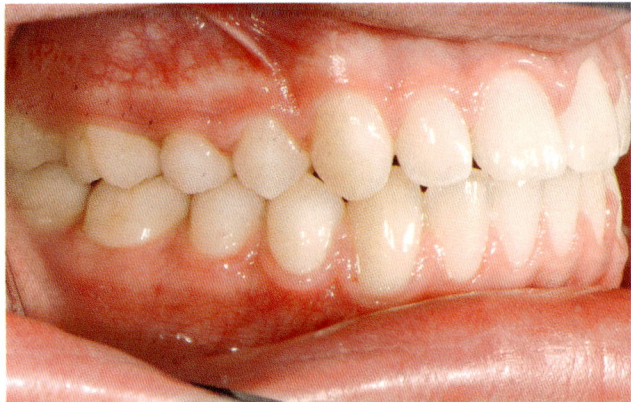

Fig. 4.1. Ângulo classe I: oclusão normal, à direita.

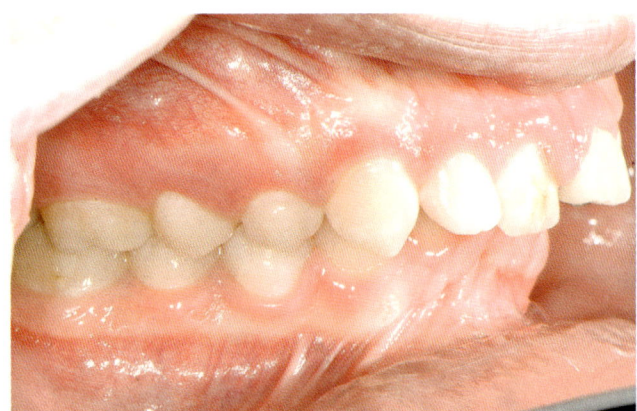

Fig. 4.4. Ângulo classe II divisão 1: maloclusão, à direita.

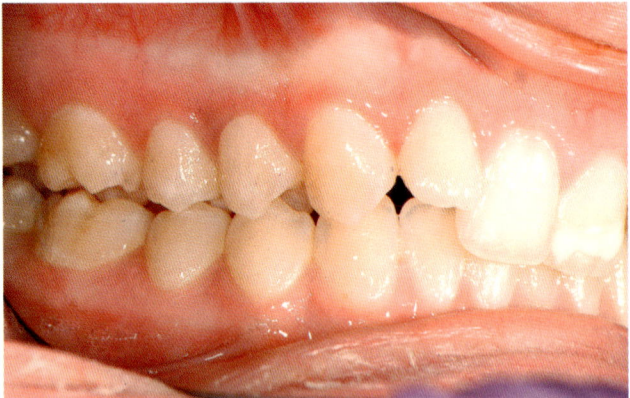

Fig. 4.7. Ângulo classe II: divisão 2: maloclusão, à direita.

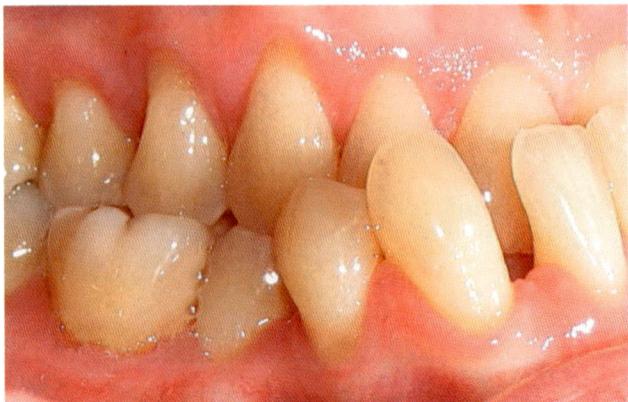

Fig. 4.10. Ângulo classe III: maloclusão, à direita.

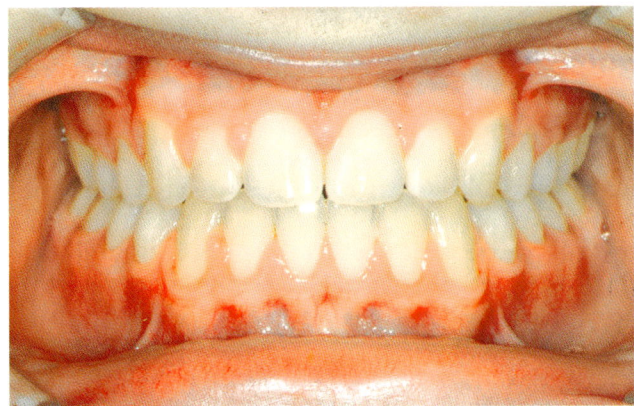

Fig. 4.2. Ângulo classe I: oclusão normal, no centro.

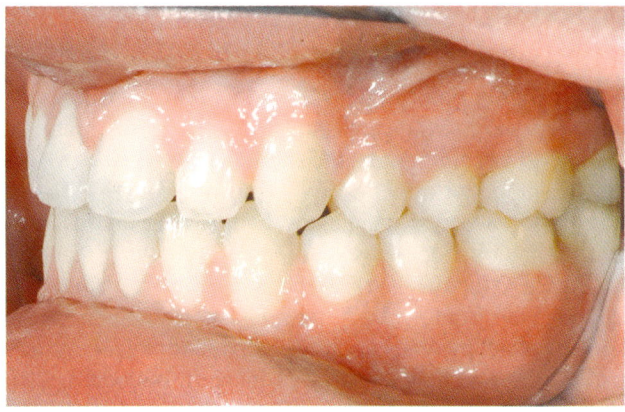

Fig. 4.3. Ângulo classe I: oclusão normal, à direita.

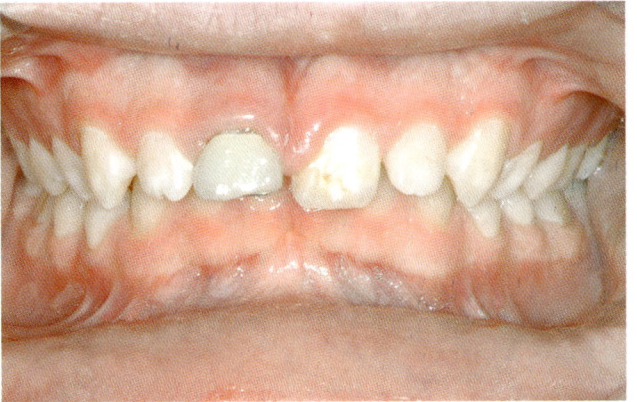

Fig. 4.5. Ângulo classe II divisão 1: maloclusão, no centro.

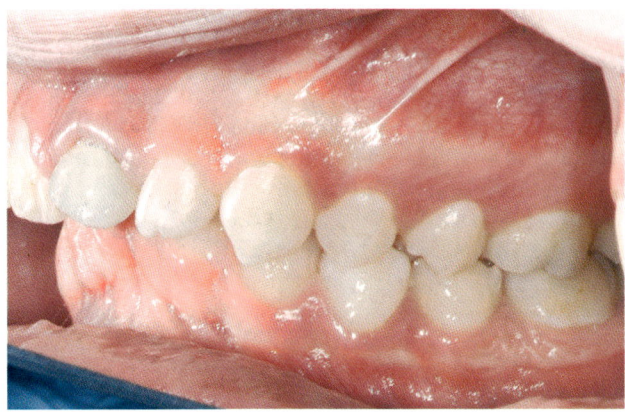

Fig. 4.6. Ângulo classe II divisão 1: maloclusão, à esquerda.

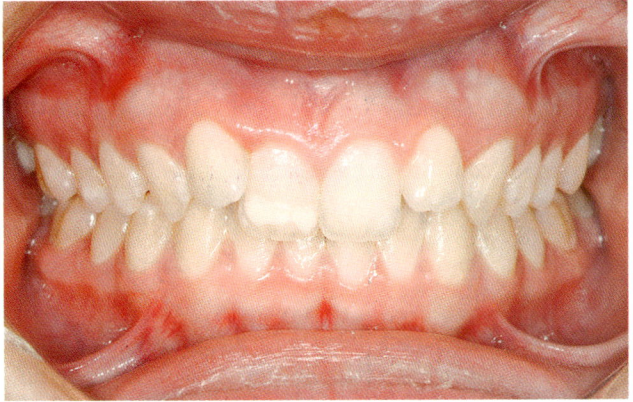

Fig. 4.8. Ângulo classe II: **divisão 2:** maloclusão, no centro.

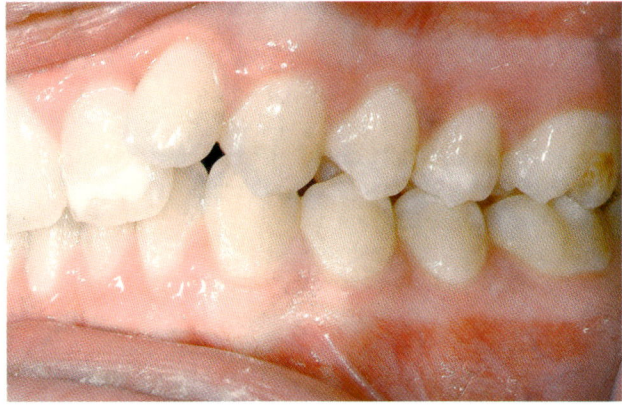

Fig. 4.9. Ângulo classe II: divisão 2: maloclusão, à esquerda.

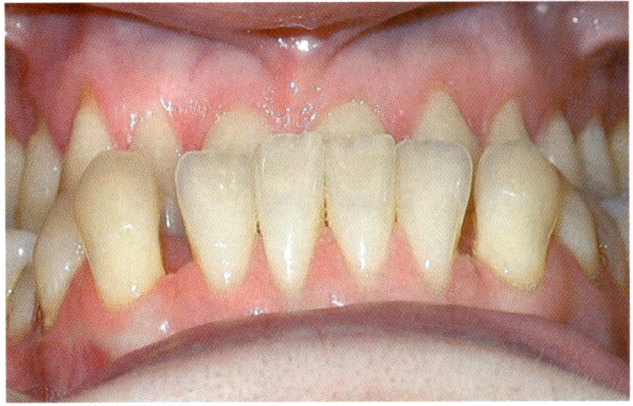

Fig. 4.11. Ângulo classe III: maloclusão, no centro.

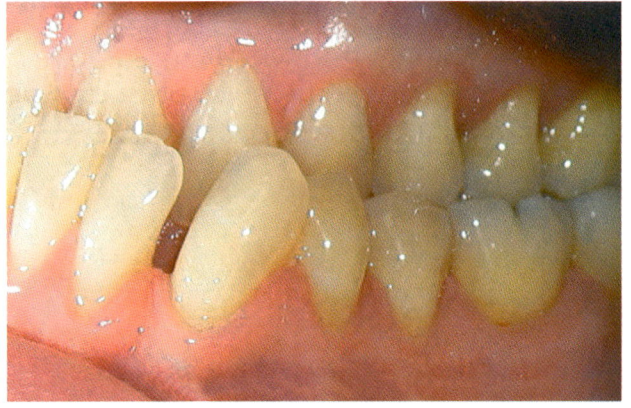

Fig. 4.12. Ângulo classe III: maloclusão, à esquerda.

MARCOS RADIOGRÁFICOS: MAXILA

Região Média Anterior (Figs. 5.1 e 5.2) A imagem do maxilar anterior contém diversos marcos e estruturas anatômicas importantes. O forame incisivo é uma depressão ovoide na linha média anterior do palato duro que contém o nervo nasopalatino e vasos sanguíneos. Radiograficamente, parece uma radiotransparência ovoide com uma fina margem radiopaca. O forame está sobreposto à sutura mediana palatal e está localizado entre as raízes dos incisivos centrais. A sutura palatal mediana aparece como uma linha radiotransparente média limitada por uma margem radiopaca. Está situada vertical e apicalmente entre as raízes dos incisivos centrais em relação à espinha nasal anterior em forma da letra V. O contorno do tecido mole do nariz estende-se aos ápices dos incisivos, e o tecido mole do esboço do lábio superior é geralmente visto como uma leve radiopacidade que bissecciona as coroas dos incisivos centrais. O osso alveolar nesta região aparece como uma trabécula que circunda espaços medulares. A junção esmaltodentinária (ED) ou linha cervical dos incisivos é vista como uma linha suave, arredondada, que delineia a coroa e a raiz do dente. Atipicamente, a JAC é uma linha arredondada mais sutil acima da coroa do osso alveolar. Na Fig. 5.2, a estrutura da raiz entre a JAC e a coroa alveolar não está coberta por um osso em virtude da destruição causada pela doença periodontal.

Região Lateral Anterior (Fig. 5.3) O forame superior do canal incisivo é visto como um marco radiotransparente arredondado dentro da fossa nasal e acima do ápice da raiz do incisivo central e da linha radiopaca que representa o assoalho da fossa nasal. O canal incisivo radiolucente corre verticalmente abaixo do forame incisivo. O contorno do tecido mole do nariz é visto bisseccionando as raízes dos incisivos centrais e laterais. O espaço de ligamento periodontal radiotransparente e a lâmina dura radiopaca contornam as raízes. As coroas demonstram uma camada exterior de esmalte radiopaco, um canal interior menos denso de dentina e uma câmara da polpa radiotransparente localizada centralmente. Cada raiz dental tem uma camada exterior de cemento que não é normalmente visível em radiografias, a não ser quando quantidades excessivas, denominadas hipercementoses, estão presentes. Abaixo do cemento está a dentina da raiz que aparece imediatamente adjacente ao espaço da membrana periodontal radiotransparente. Centralmente, dentro da raiz, localiza(m)-se o(s) espaço(s) da raiz do canal. Nos incisivos centrais e laterais, observa-se a linha cervical que cruza a junção entre a coroa e as raízes dos dentes. Em virtude do excesso de angulação vertical do raio neste exemplo, a linha cervical bucal está projetada para baixo, e a linha cervical lingual está projetada para cima. Distante do incisivo lateral localiza-se uma área levemente mais radiotransparente, denominada fossa lateral, que é uma depressão do osso labial entre as raízes laterais e caninas.

Região Canina (Fig. 5.4) O Y invertido é visto de forma proeminente na porção superior da imagem canina. É composto de duas estruturas: o assoalho da cavidade nasal (fossa) e a parede anterolateral do sinus maxilar. O braço mais anterior do Y invertido consiste da superfície da cavidade nasal (fossa); o braço curvado mais posterior é a parede anterolateral do sinus maxilar. O contorno do tecido mole da mucosa nasal está delineado por uma fina linha radiotransparente que representa o espaço de ar entre a concha e a mucosa nasais.

Região Pré-Molar (Fig. 5.5) O assoalho do seio maxilar está localizado acima das raízes do pré-molar e, em alguns casos, das raízes do molar. O assoalho normal do seio maxilar aparece como uma linha irregular, levemente ondulada. Acima do assoalho e na da parede lateral do sinus está a linha radiotransparente curvada que representa o canal do nervo alveolar superior posterior, artéria e veia. Observa-se que este canal tem margens radiopacas finas. Acima da raiz do segundo malar, está o processo radiopaco zigomático da maxila, algumas vezes citado como o processo malar. É a raiz anterior do arco zigomático. Algumas vezes, numa imagem pré-molar, a prega nasolabial bissecciona a raiz do primeiro molar. Observe a raiz palatal alongada do primeiro molar e as raízes bucais diminuídas causadas pelo posicionamento incorreto (angulação vertical excessiva) do dispositivo indicador do peixe durante a exposição da imagem.

Região Molar (Fig. 5.6) Um ponto de referência proeminente na imagem molar maxilar é a "sombra malar" radiopaca em forma de U, que é o processo zigomático da maxila. Ele delineia a extensão mais anterior do arco zigomático (osso malar). O arco zigomático é bucal e lateral à maxila e se estende horizontalmente pela porção superior da imagem molar. Nesse exemplo, ele se estende pela porção posterior do seio maxilar. Distal ao segundo molar está a tuberosidade maxilar – uma estrutura óssea coberta por tecido conectivo e mucosa.

Região da Tuberosidade (Figs. 5.7 e 5.8) Distal ao segundo molar localiza-se a tuberosidade maxilar, a placa pterigoide lateral e um pequeno processo hamular da placa pterigoide medial. Em posição superior e lateral a esta região está o arco zigomático. A metade anterior do arco zigomático está delineada a partir da porção posterior da sutura zigomaticotemporal (Fig. 5.7). O processo coronoide da mandíbula é visto como sobreposto à porção inferior desta região (Figs. 5.6-5.8).

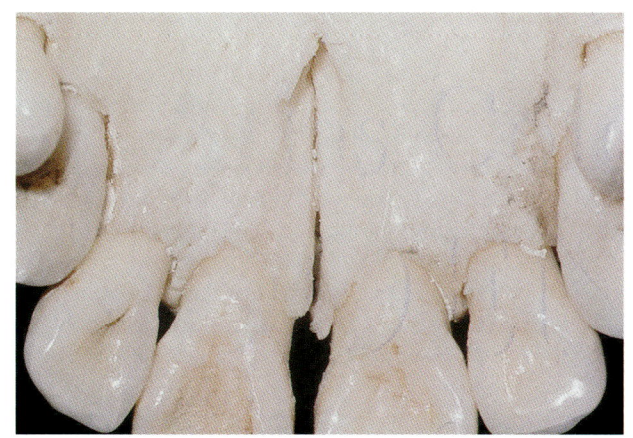

Fig. 5.1. Maxila: aspecto lingual da região do incisivo central.

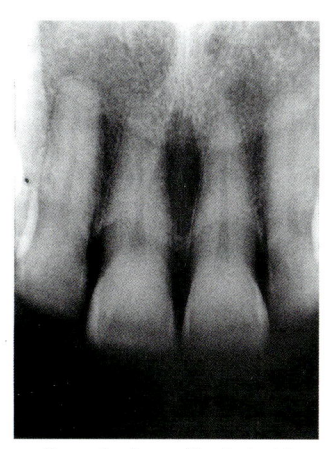

Fig. 5.2. Maxila: radiografia da região do incisivo central.

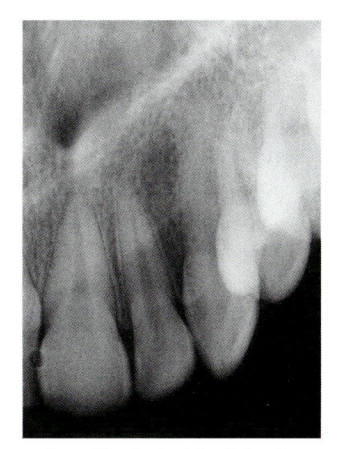

Fig. 5.3. Maxila: radiografia do incisivo lateral.

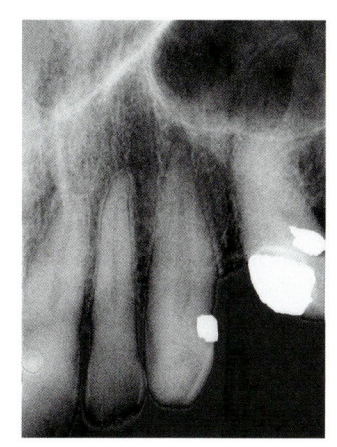

Fig. 5.4. Maxila: imagem periapical do canino.

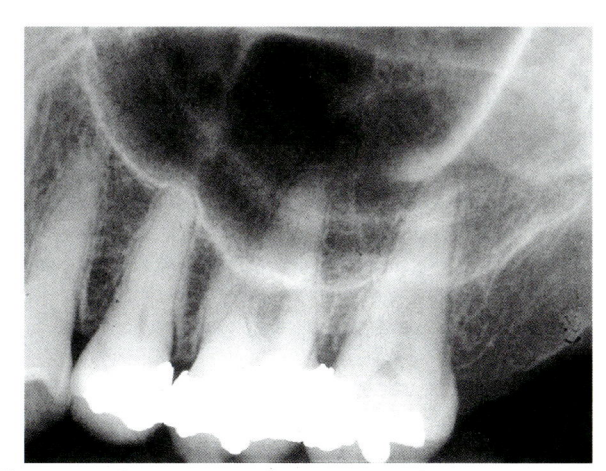

Fig. 5.5. Maxila: imagem periapical do pré-molar.

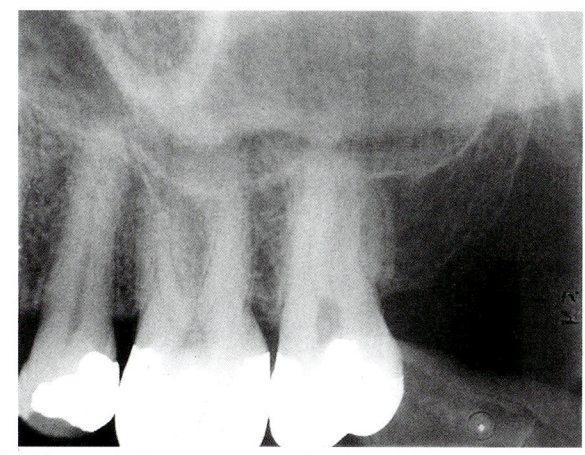

Fig. 5.6. Maxila: imagem periapical molar.

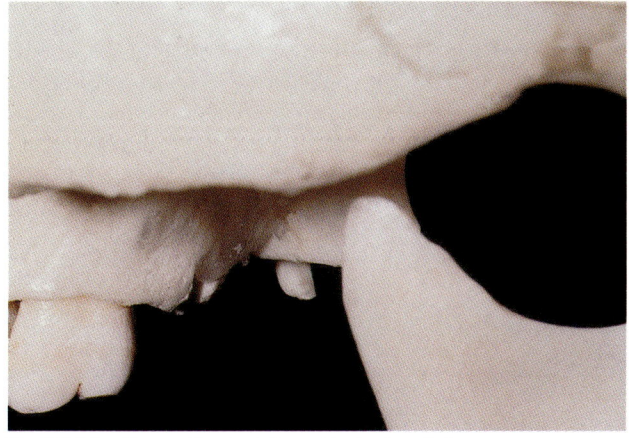

Fig. 5.7. Maxila: região de tuberosidade do crânio.

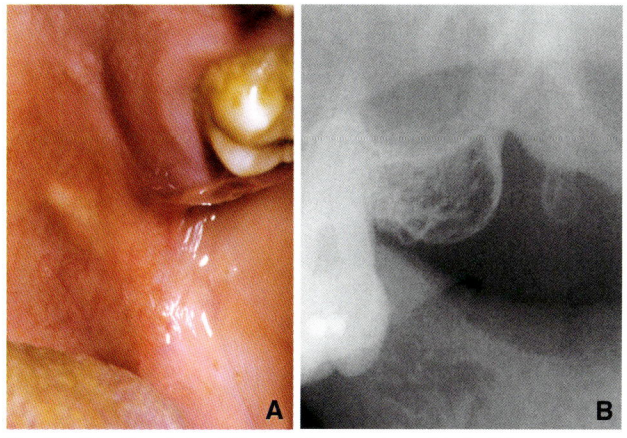

Fig. 5.8. Maxila: clínica (**A**) e região da tuberosidade (**B**).

MARCOS RADIOGRÁFICOS: MANDÍBULA

Região do Incisivo Canino (Figs. 6.1 e 6.2) No aspecto lingual da mandíbula, a imagem do incisivo revela o **forame lingual**, localizado vários milímetros abaixo dos ápices da raiz. Esse marco radiotransparente é cercado por quatro **tubérculos geniais**. Os tubérculos superiores sevem como local de ligação do **músculo genioglosso**, e o par inferior ancora o **músculo gênio-hióideo**. O **limite inferior** da mandíbula abaixo desta área é delineado por um córtex espesso (cobertura externa). Radiograficamente, os **tubérculos geniais** aparecem como radiopacidades com a forma redonda de um biscoito *(doughnut)*. Neste caso, o **canal lingual** estende-se inferiormente a partir desta região. Abaixo, situa-se o **córtex inferior** da mandíbula. A linha espessa invertida em forma de V ao longo dos ápices da raiz incisiva é o **sulco mental**, localizado no aspecto bucal da mandíbula.

Regiões Pré-Molar e Molar (Figs. 6.3 e 6.4) Nas fotografias do crânio, o **forame mental** está localizado próximo ao ápice da raiz do segundo pré-molar, e a **crista oblíqua externa** destaca-se distalmente ao segundo molar. Ambos são pontos de referência do aspecto bucal da mandíbula. No lado lingual da mandíbula, localiza-se a **crista oblíqua interna** ou **crista milo-hioide**. É anterior, mais horizontal e mais extensa do que a crista oblíqua externa. Abaixo da crista milo-hioide está a **fossa** ou **depressão** dentro da qual localiza-se a glândula salivar submandibular.

Região Pré-Molar (Fig. 6.5) Radiograficamente, o **forame mental** apresenta-se como uma radiotransparência arredondada ou ovoide, cerca de 2 a 3 mm em diâmetro à qual falta uma margem radiopaca cortical. Sua localização varia do aspecto distal do canino ao aspecto distal do segundo pré-molar na região apical. Nesta radiografia, um **padrão trabecular** misto é visto com um padrão mais denso (mais radiopaco) na área apical. Padrões indefinidos e densos dependem do número de trabéculos ósseos presentes na região. Nesta radiografia, a **lâmina dura** e o **espaço da membrana periodontal** são bem ilustrados no segundo pré-molar. O **osso alveolar da crista óssea** opaco entre os pré-molares é saudável. Quando o osso alveolar começa a reabsorver como resultado de doença periodontal, o osso da crista (linha radiopaca) é perdido. O material densamente radiopaco nas coroas do segundo pré-molar e do molar é o **amálgama**. Observe que as margens gengivais das restaurações são lisas e contínuas com a estrutura do dente que permanece nas áreas interproximais, o que ajuda a manter uma adequada saúde periodontal. Nesta visão, as cúspides bucais são ligeiramente mais altas do que as cúspides linguais, em virtude do excesso de angulação vertical negativa do BID (beam indicating device – dispositivo indicador do feixe) durante a exposição.

Aspecto Bucal da Região Molar (Fig. 6.6) A **crista oblíqua externa** e a **interna** são estruturas densamente radiopacas, algumas vezes paralela uma à outra. A área radiopaca lisa, arredondada na bifurcação do primeiro molar, é com frequência considerada incorretamente como de pérola de esmalte ou calcificação pulpar. Na realidade, é um artefato anatômico (em função da superposição da estrutura de raiz bucal e lingual na bifurcação) produzido por uma angulação horizontal incorreta do BID. O artefato desaparece quando é usada a angulação correta do BID – em casos nos quais não desapareça, deve-se suspeitar de uma pérola de esmalte ou calcificação pulpar.

Aspecto Lingual da Região Molar (Fig. 6.7) A **fossa submandibular** é uma ampla área radiotransparente imediatamente abaixo da crista milo-hioide e acima do **córtex inferior**. E vista com mais frequência, quando é usada uma angulação vertical negativa excessiva do BID.

Aspecto Interno da Região Molar (Fig. 6.8) O **canal alveolar inferior** – que contém o nervo alveolar inferior e vasos sanguíneos – aparece como um canal radiotransparente na imagem molar. O canal é contornado por linhas corticais radiopacas paralelas que representam as paredes do canal e podem permanecer em uma grande proximidade dos ápices molares ou aos terceiros molares em desenvolvimento. Um **padrão trabecular em forma de escadas** é algumas vezes visto entre as raízes dos primeiros molares mandibulares (e incisivos centrais). Isso usualmente representa uma variação do normal. Entretanto, se generalizada na aparência, pode indicar uma grave forma de anemia. Neste caso, os trabéculos são horizontais, localizam-se numa região limitada e apresentam-se mais ou menos paralelos uns aos outros. Observe o assoalho distal fraturado do primeiro molar, as cáries oclusais sutis no segundo molar e o terceiro molar em desenvolvimento.

Comentário do autor: Propositalmente, usamos imagens de tamanho nº 2 nestes exemplos, a fim de propiciar o maior número possível de pontos de referência no espaço limitado disponível. Algumas perspectivas nas séries radiográficas padrão foram omitidas em virtude das limitações de espaço. Pontos de referência similares podem ser vistos na imagem nº 1, mais estreita e popular. Também alguns marcos são vistos de forma variável, dependendo das diferenças do paciente individual e se são usadas técnicas de bissecção angular ou paralelas no BID. Pontos de referência e estruturas não são indicados por setas, pois estas podem esconder estruturas anatômicas adjacentes.

Lembre-se: o reconhecimento do normal é um pré-requisito absoluto para se reconhecer e identificar distúrbios e doenças. Como já observamos com frequência, a aprendizagem deve ser agradável, e esperamos que esta abordagem descritiva e ilustrativa possa ajudar.

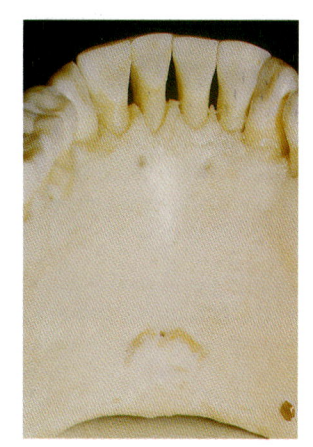

Fig. 6.1. Mandíbula: aspecto lingual da região do incisivo canino.

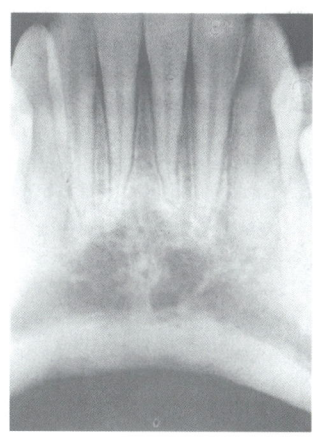

Fig. 6.2. Mandíbula: imagem periapical do incisivo canino.

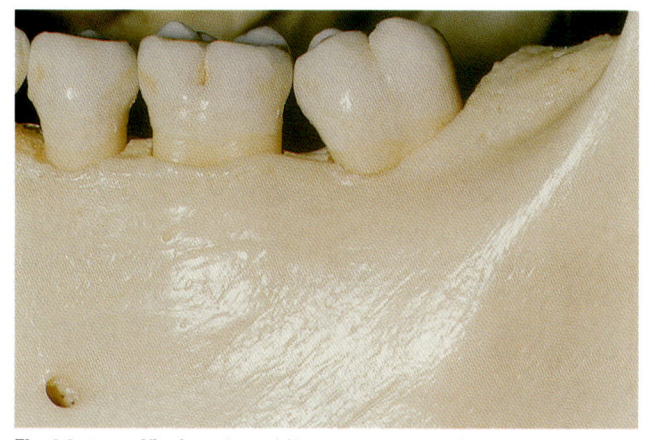

Fig. 6.3. Mandíbula: crista oblíqua externa; ver Fig. 6.6.

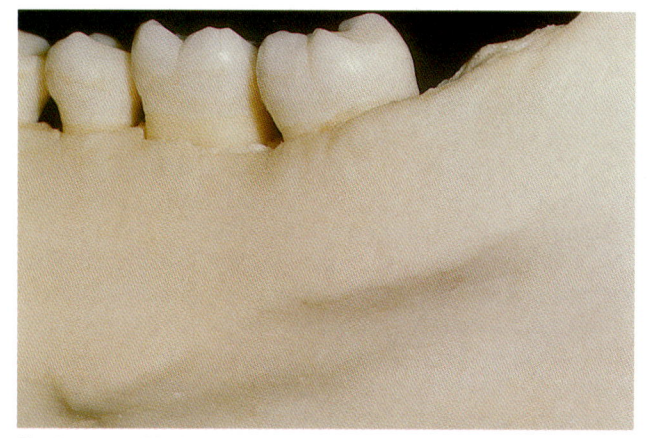

Fig. 6.4. Mandíbula: crista oblíqua interna; ver Fig. 6.6.

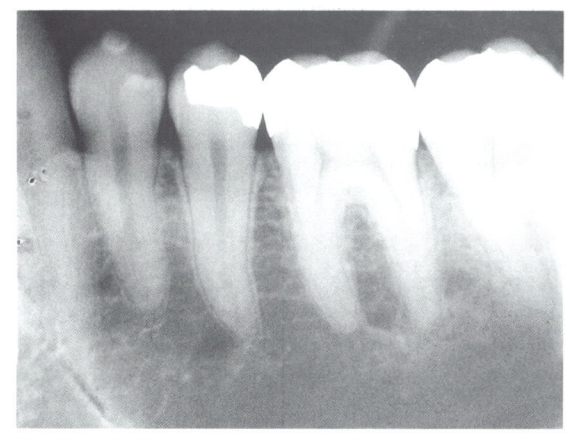

Fig. 6.5. Mandíbula: imagem periapical do pré-molar.

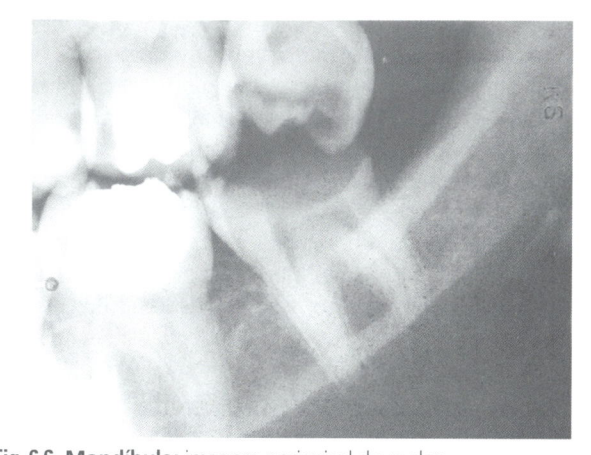

Fig. 6.6. Mandíbula: imagem periapical do molar.

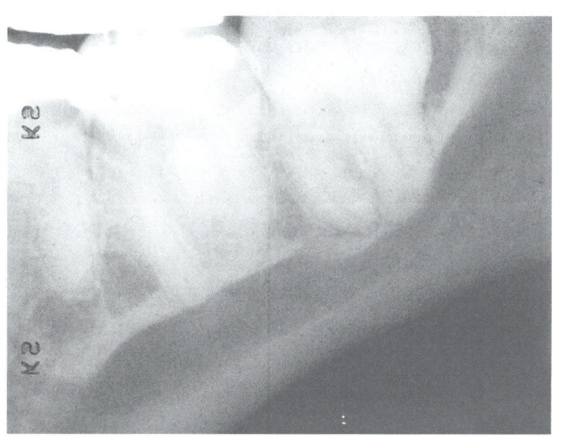

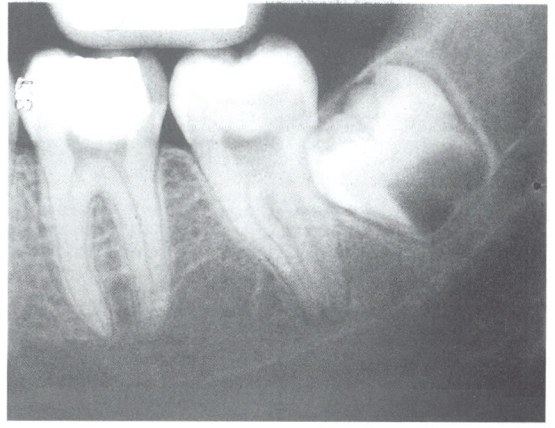

Fig. 6.7. Mandíbula: imagem periapical do molar.

Fig. 6.8. Mandíbula: imagem periapical do molar.

ARTICULAÇÃO TEMPOROMANDIBULAR

Anatomia Normal (Figs. 7.1 e 7.2) A articulação temporomandibular (ATM) é composta de várias estruturas de tecidos mole e duro. As estruturas ósseas (visíveis em imagens radiográficas) incluem a cabeça e o colo do côndilo. Os componentes do tecido mole, mostrados no diagrama (Fig. 7.1), e a amostra anatômica (Fig. 7.2) incluem o disco e a cápsula da articulação. O disco é composto por cartilagem fibrosa, tem forma de ampulheta e localiza-se acima do côndilo e abaixo da fossa glenoide. Está localizado dentro da cápsula da articulação que contém o líquido sinovial. O disco e o líquido sinovial amortecem o contato entre a cabeça do côndilo e os ossos da fossa glenoide. O disco divide a cápsula da articulação em espaços superior e inferior. Está ligado posteriormente à cápsula da articulação, superiormente ao osso temporal e anteriormente à cápsula e ao músculo pterigoide externo. Quando as mandíbulas estão fechadas, o côndilo fica centrado na fossa glenoide do osso temporal. Durante a abertura, o côndilo primeiro "rotaciona" na fossa glenoide e a seguir "translada" quando a boca se abre. No máximo da abertura normal, a cabeça condilar se aproxima da eminência articular da base do crânio.

Todos os componentes da ATM estão sujeitos à mudança funcional e/ou patológica. Algumas das principais características clinicamente observáveis da função ou disfunção ATM são ilustradas. Os principais sinais observáveis de distúrbios da ATM são edema na área da ATM; vermelhidão da pele sobrejacente; dor/sensibilidade à apalpação da ATM; atrofia, hipertrofia ou paralisia dos músculos da mastigação; dor na apalpação dos músculos da mastigação ou seus anexos; sons anormais audíveis, tais como estalos ou crepitação (ranger); assimetria facial; anormalidades oclusais, tais como mordida posterior unilateral aberta (apertognatia); mordida cruzada; mordida anterior aberta adquirida; uma mudança na linha média anterior; e mudanças radiográficas. Sintomas comuns eliciados com distúrbios da ATM incluem relatos de estalos (ou crepitação); dor quando em repouso, ou na abertura ou na mastigação; abertura limitada; zumbidos; dores de cabeça ou dores de ouvido; mudanças no rosto, tais como "meu rosto ou queixo parece dobrado ou inchado", inabilidade para mastigar ou comer de forma adequada e inabilidade de fechar a mandíbula completamente.

Abertura Normal (Fig. 7.3) A abertura normal máxima é expressa em termos do tamanho e quantidade de desvio. A "quantidade" é geralmente expressa em milímetros (mm) entre as bordas dos incisivos superior e central inferior. A abertura normal num adulto saudável é, em geral, de pelo menos 40 mm. Contudo, os pacientes variam muito em tamanho, e uma rápida e simples avaliação pode ser feita simplesmente se perguntando ao (à) paciente se ele ou ela pode abrir totalmente para acomodar três dedos (o indicador, o médio e o anular) entre as bordas incisivas dos dentes maxilares e mandibulares. A abertura limitada consiste de uma largura menor do que três dedos, mas raramente existem relatos funcionais, a não ser de que a abertura esteja fortemente restrita (< dois dedos).

Desvio na Abertura (Fig. 7.4) A avaliação de desvio é feita pela observação da relação da linha média mandibular (entre os incisivos centrais) e a linha média maxilar durante a abertura. Quando as linhas médias não se alinham durante a abertura, isso é chamado de desvio. O desvio pode ocorrer apenas para um lado, ou primeiro para um lado e depois para o outro.

Mordida Aberta Posterior–Desvio da Linha Média–Mordida Cruzada (Fig. 7.5) A mordida aberta posterior é também denominada apertognatia. O termo *apertognatia ipsolateral* é usado quando a mordida aberta está do mesmo lado que o distúrbio da ATM (usualmente, um tumor). O termo *apertognatia contralateral* é usado quando a mordida aberta está no lado oposto do problema da ATM. Isso pode acontecer depois de condilectomia ou fraturas da ATM. Na Figura 7.5, o paciente está em oclusão cêntrica; ele teve uma apertognatia ipsolateral, desvio da linha média em repouso, e uma mordida cruzada causada por osteocondroma em seu côndilo direito.

Mordida Aberta Anterior (Fig. 7.6) Os pacientes podem ter uma mordida aberta anterior a partir de hábitos infantis, tais como mostrar a língua ou chupar o dedo. Nesses casos, os mamelões dos incisivos podem persistir até a vida adulta. A mordida aberta anterior é também vista com certas anomalias em desenvolvimento da ATM e em condições que danificam o côndilo da ATM ou o pescoço condilar. Fraturas bilaterais dos côndilos ou condilectomias bilaterais constituem causas traumáticas de mordida aberta anterior. Uma das causas mais comuns da mordida aberta anterior em adultos em processo de envelhecimento é a reabsorção dos côndilos em virtude de doenças degenerativas, tais como artrite reumatoide. Com esta doença, o assoalho condilar superior é lentamente destruído, produzindo facetas de desgaste e perda de altura vertical da cabeça dos côndilos.

Mordida Cruzada (Figs. 7.7 e 7.8) Uma mordida cruzada pode constituir um sinal de uma anormalidade da ATM ou neoplasma. Na Figura 45.3, há uma mordida cruzada causada por um aumento unilateral da língua (hemi-hipertrofia). A hemi-hipertrofia de alguns pacientes envolve o pescoço condilar, tornando esta estrutura maior de um lado do que do outro. Nas Figuras 7.7 e 7.8, um déficit de crescimento resultou na mordida cruzada contralateral prontamente observada, o que contribuiu para a assimetria facial, especialmente evidente na região do terceiro molar inferior.

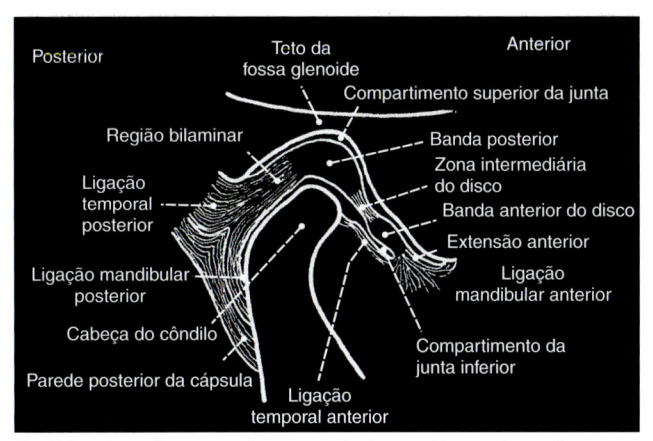

Fig. 7.1. ATM: diagrama da anatomia dos tecidos moles e duros.

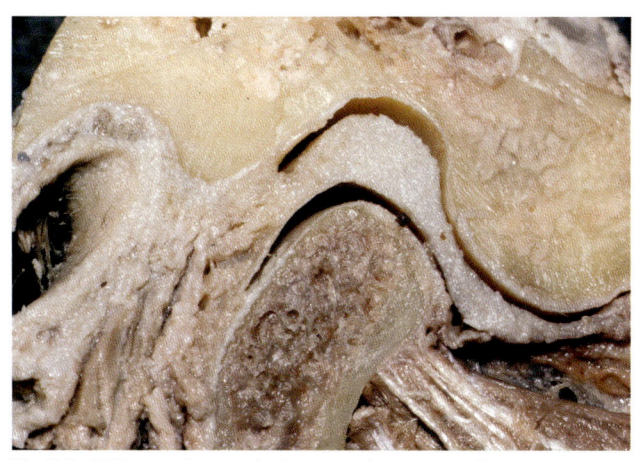

Fig. 7.2. ATM: secção anatômica; correlata com a Fig. 7.1.

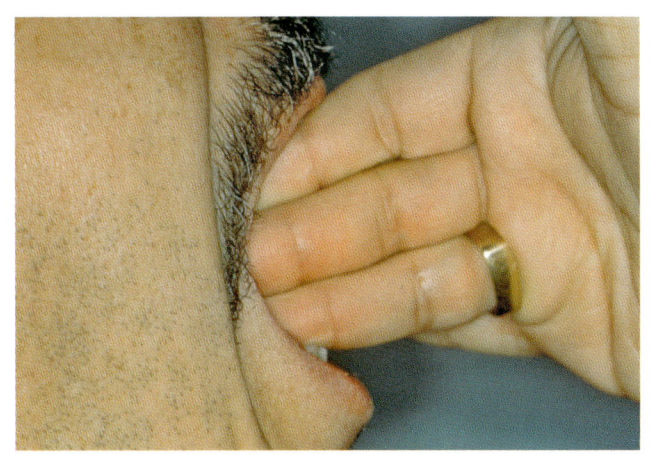

Fig. 7.3. ATM: abertura normal; três dedos do paciente.

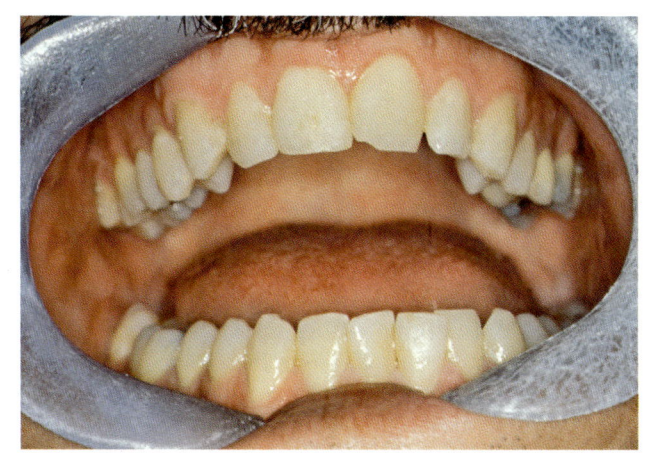

Fig. 7.4. ATM: abertura limitada com desvio significativo.

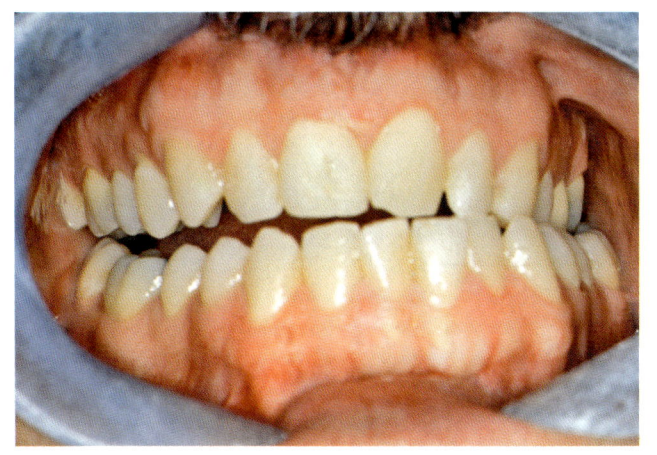

Fig. 7.5. ATM: aberta, desvio da linha e cruzada.

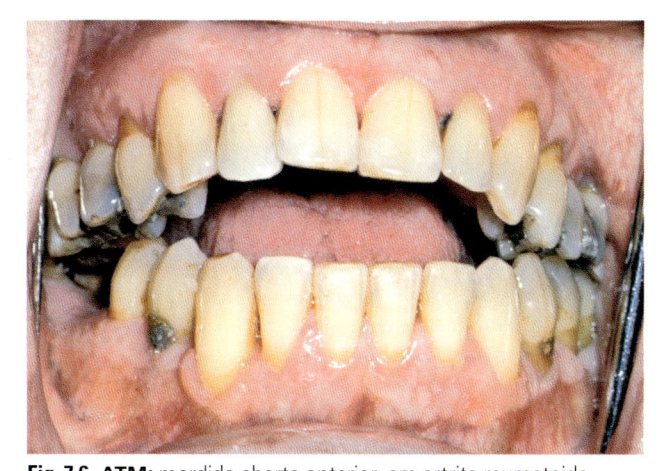

Fig. 7.6. ATM: mordida aberta anterior, em artrite reumatoide.

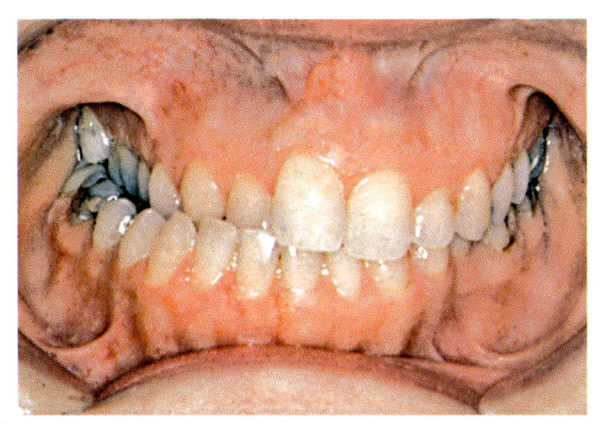

Fig. 7.7. ATM: em pescoço condilar longo.

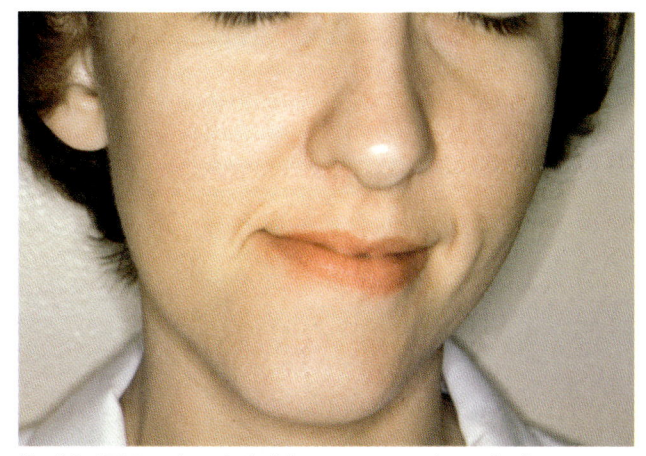

Fig. 7.8. ATM: assimetria facial no mesmo paciente da Fig. 7.7.

Estudos de Caso

CASO 1. (Fig. 7.9)

1. Identifique que região é mostrada nesta imagem periapical.
2. Identifique a estrutura marcada A.
3. Este é um achado normal da maxila?
4. Identifique as estruturas marcadas B e E.
5. Identifique a estrutura marcada C.
6. Identifique a estrutura marcada D.
7. Identifique a estrutura marcada pelas setas pretas.
8. Identifique as estrutura marcadas pelas setas amarelas.
9. Identifique as estruturas marcadas pelas setas verde e amarela.

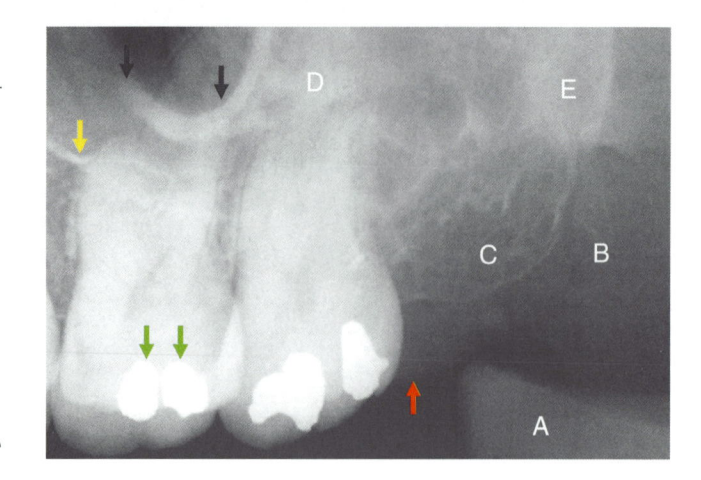

CASO 2. (Fig. 7.10) Esta jovem de 22 anos apresenta-se ao nosso consultório dentário para atendimento dentário de rotina.

1. Identifique a estrutura marcada A.
2. Identifique a estrutura marcada pelas setas amarelas.
3. Identifique a estrutura marcada pela seta verde. Esta estrutura é normal ou anormal, e como está contribuindo para a dentição?
4. Identifique o tecido gengival que está em cor marrom clara. Por que está marrom? Este é um achado normal, uma variante normal ou constitui doença?
5. Verdadeiro ou falso: A gengiva marginal nesta paciente é pigmentada.
6. Identifique a estrutura marcada pela seta preta.
7. Identifique a estrutura marcada pela seta vermelha. Esta estrutura está saudável ou doente?

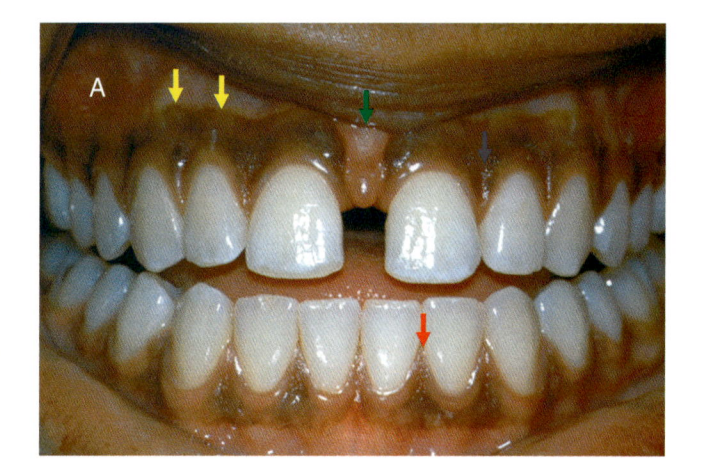

SEÇÃO 2

Terminologia Diagnóstica e Descritiva

Objetivos Dentais:
- Reconhecer, definir e usar termos diagnósticos que descrevam:
  a. Lesões coloridas ou texturadas que possam ocorrer na pele e na mucosa oral.
  b. Lesões que desnudem o epitélio.
  c. Lesões associadas a reações inflamatórias.
  d. Fissuras e cavidades dentro da pele e mucosa oral.
  e. Lesões sólidas que aparecem na pele e mucosa oral.
  f. Lesões preenchidas por fluido na pele e na mucosa oral.
- Reconhecer características clínicas da pele e da mucosa associadas à infecção e doença inflamatória.
- Reconhecer características clínicas de doenças benigna e maligna

Objetivos de Higiene Dental:
- Definir a terminologia descritiva apresentada nesta parte.
- Usar a terminologia descritiva desta parte para descrever com precisão e documentar achados extraorais e intraorais no ambiente clínico.

TERMINOLOGIA DIAGNÓSTICA E DESCRITIVA

Mácula (Figs. 8.1 e 8.2) Mácula é uma pequena área restrita de epiderme ou mucosa, distinguida pela cor do que está à sua volta. Por definição, tem menos de um centímetro em diâmetro. A mácula pode aparecer isoladamente ou em grupos como uma mancha vermelha, azul, marrom ou preta. Não é elevada nem rebaixada. Pode representar uma condição normal, uma variante do normal, ou doença local ou sistêmica. O termo *mácula* seria usado para descrever, clinicamente, as seguintes condições: mácula melanótica oral, efélide, amálgama, tatuagens India Ink ou a lápis e argirose focal. A cor ou forma da mácula ajuda no diagnóstico. Condições que parecem com máculas são discutidas mais detalhadamente no tópico "Lesões Pigmentadas" (Figs. 66.1-68.8)

Mancha (Figs. 8.3 e 8.4) Mancha é uma área circunscrita maior do que a mácula e diferenciada da epiderme à sua volta, por cor, textura ou ambas. Como a mácula, a mancha não é elevada nem rebaixada. Argirose focal, líquen plano, mancha mucosa de sífilis secundária e manchas de rapé representam lesões similares a manchas que podem ser vistas intraoralmente. Condições que aparecem como remendos são discutidas detalhadamente nos tópicos "Lesões Brancas" (Figs. 57.1-59.8), "Lesões Pigmentadas" (Figs. 66.1-68.8) e "Condições Sexualmente Transmissíveis" (Figs. 80.1-82.8).

Erosão (Figs. 8.5 e 8.6) Erosão é um termo clínico que descreve uma lesão de tecido mole em que a pele ou mucosa é removida (ou seja, o epitélio é desgastado ou destruído). As erosões são úmidas e levemente rebaixadas e, geralmente, resultam de uma vesícula rompida, corte no epitélio ou trauma. Na área erodida, o epitélio acima da camada de células basais (camada acima do tecido conectivo ou derme) é perdido. A cura raramente se dá com formação de cicatriz, porque a camada basal de epitélio permanece intacta. Pênfigo, líquen plano erosivo (gengivite descamativa) e eritema multiforme são doenças que produzem erosões mucocutâneas. Condições que aparecem como erosões são discutidas em detalhe no tópico "Lesões Vesiculobolhosas" (Figs. 72.1-76.8).

Úlcera (Figs. 8.7 e 8.8) Úlcera é uma lesão semelhante a uma cratera na pele ou na mucosa oral. É o termo usado para descrever uma ferida descoberta de tecido cutâneo ou mucoso. A margem de uma úlcera da mucosa é geralmente redonda, mas pode ser irregular. As úlceras se estendem mais profundamente do que as erosões, desde a camada basal do epitélio para a derme (tecido conectivo). A cura pode se dar com formação de cicatriz. As úlceras podem resultar de trauma; estomatite aftosa; infecção virótica, como herpes simples, varíola e varicela-zóster (caxumba e herpes-zóster); câncer ou doença granulomatosa. As úlceras são habitualmente dolorosas e, não raro, exigem terapia tópica ou uso sistêmico de drogas para o seu controle eficaz. Condições que aparecem como úlceras são discutidas detalhadamente nos tópicos "Lesões Vesiculobolhosas" (Figs. 72.1-76.8) e "Lesões Ulcerativas" (Figs. 77.1-79.8).

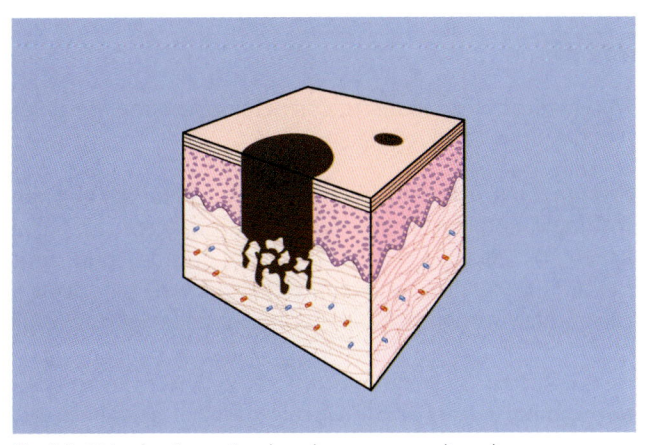

Fig. 8.1. Mácula: área não elevada com a cor alterada.

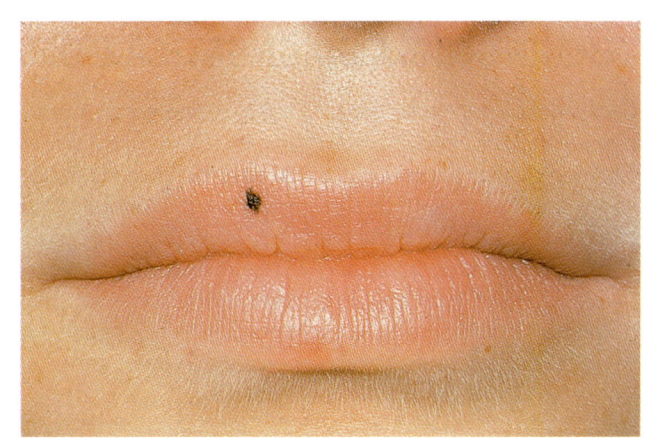

Fig. 8.2. Mácula melanótica oral no lábio.

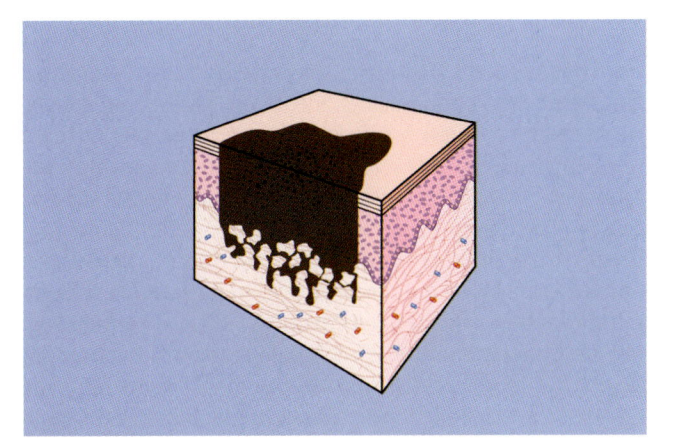

Fig. 8.3. Mancha: área pigmentada maior do que a mácula.

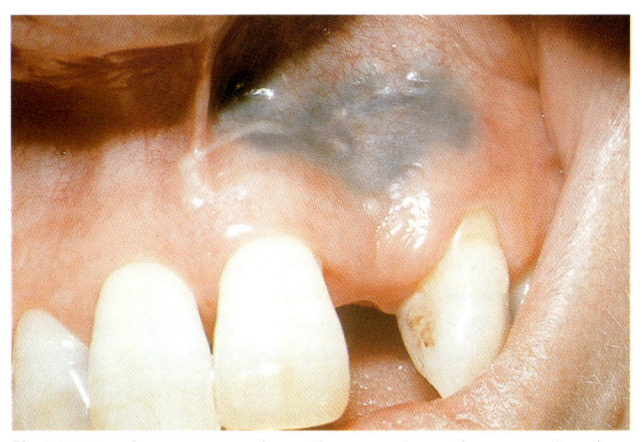

Fig. 8.4. Mancha: tatuagem de amálgama após amálgama retrógrado.

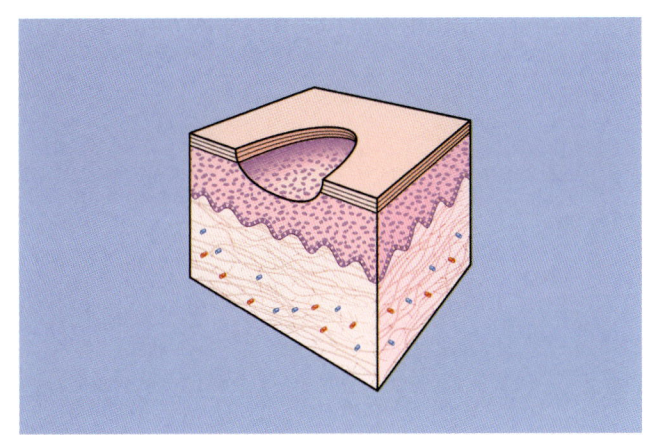

Fig. 8.5. Erosão: desnudamento acima da camada basal do epitélio.

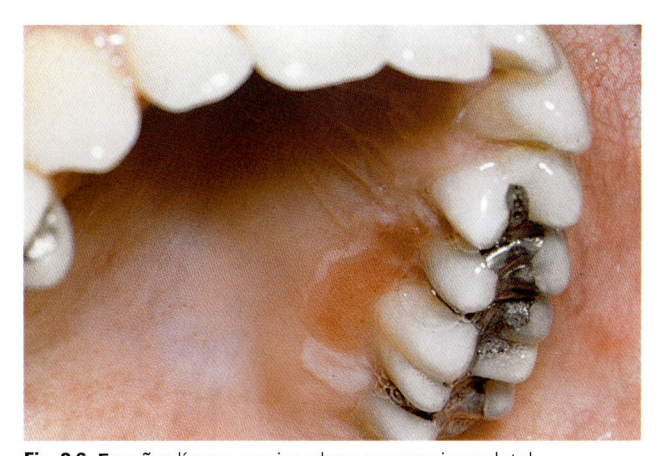

Fig. 8.6. Erosão: líquen erosivo pleno na gengiva palatal.

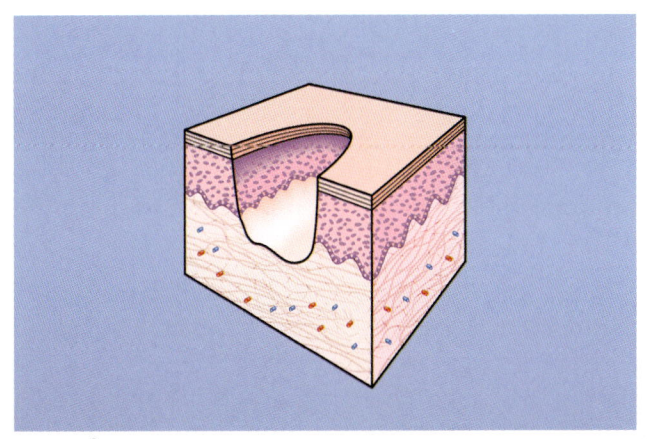

Fig. 8.7. Úlcera: desnudamento abaixo da camada basal do epitélio.

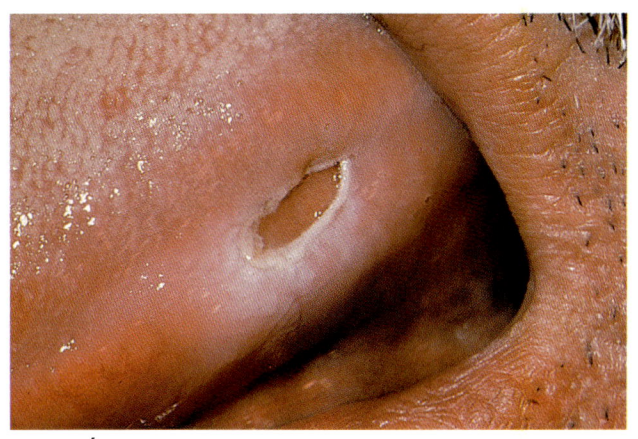

Fig. 8.8. Úlcera traumática na borda lateral da língua.

TERMINOLOGIA DIAGNÓSTICA E DESCRITIVA

Seropápula Urticariana (Figs. 9.1 e 9.2) Seropápula urticariana é uma área elevada de inchaço, localizado em um tecido (edema). Esta pápula ou placa de superfície lisa resulta do extravasamento agudo de soro na derme superficial. As urticárias apresentam-se geralmente em vermelho claro, pruriginosas e têm curta duração. Por definição, são apenas levemente elevadas e variam de tamanho. Ocorrem com mais frequência como resultado de liberação de histamina dos mastócitos ou da ativação do sistema de complemento. As urticárias são um sinal de uma reação alérgica que se desenvolve logo após picadas de insetos, o consumo de certos alimentos ou irritação mecânica (tais como aquelas que ocorrem em pacientes com dermografismo). Elas geralmente coçam muito. Condições que aparecem como urticárias são discutidas em detalhe nos tópicos "Reações Alérgicas" e "Lesões Vesiculobolhosas" (Figs. 74.1 -78.8).

Cicatriz (Figs. 9.3 e 9.4) Cicatriz é uma marca permanente que permanece após uma ferida curar. Essas lesões são sinais visíveis de reparo em feridas e indicam uma perturbação da integridade da epiderme e da derme e cura do epitélio com tecido fibroso (colágeno conectivo). As cicatrizes são, raramente, encontradas na cavidade oral, porque o tecido oral é elástico e menos propenso à formação de cicatrizes do que a pele. Quando ocorrem, podem ser de qualquer forma ou tamanho. Não são idênticas ao tecido adjacente. A cor de uma cicatriz intraoral é geralmente mais clara do que a cor da mucosa adjacente. Histologicamente, são mais densas do que o epitélio adjacente, faltam-lhe glândulas sudoríparas (ou salivares) e têm menos vasos sanguíneos. Cirurgias orais (isto é, periapicais), queimaduras ou traumas intraorais podem resultar numa cicatriz. As cicatrizes são discutidas detalhadamente no tópico "Lesões Brancas" (Figs. 58.3-58.6).

Fissura (Figs. 9.5 e 9.6) Fissura é um sulco normal ou anormal linear na epiderme (pele ou mucosa) que afeta a língua, os lábios e os tecidos periorais. A presença de uma fissura pode indicar uma condição que representa uma variante da condição normal ou doença. As fissuras associadas a doenças resultam quando organismos patogênicos infeccionam uma fissura, causando dor, ulceração e inflamação. A língua fissurada é um exemplo de uma variação do normal associada à boca seca e desidratação. A queilite angular e a queilite esfoliativa constituem exemplos de fissuras associadas a doenças, especificamente infecção com *Candida albicans*.

Seio (Figs. 9.7 e 9.8) O termo seio tem dois significados. Um significado comum sinusal é de um recesso ou cavidade normal, tal como o seio maxilar ou frontal. O termo é também usado para descrever como um trato anormal dilatado, cisto, canal ou fistula que leva a uma cavidade supurativa ou abscesso à superfície da epiderme. Um dente com abscesso geralmente produz um trato de sinus que vai do ápice da raiz infeccionada ao abscesso na gengiva, que é a extremidade terminal do trato. Nesta situação clínica, cones de guta-percha podem ser colocados profundamente no trato e depois se tira uma radiografia. O dente não vital é identificado localizando-se o ponto de guta-percha adjacente ao ápice da raiz não vital. A actinomicose é uma condição caracterizada clinicamente por diversos tratos de sinus amarelos que saem para a mucosa ou para superfície da pele.

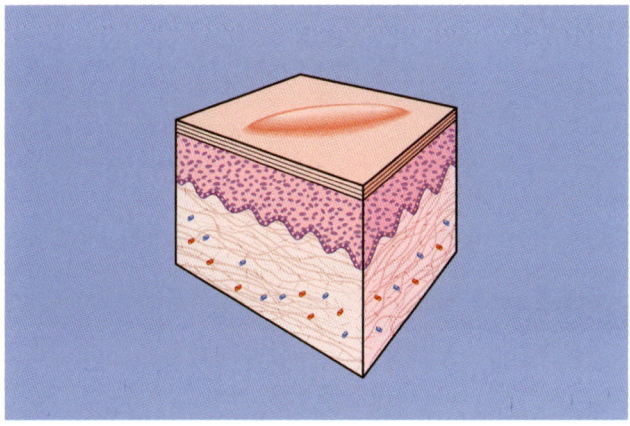

Fig. 9.1. Pápula urticariana: pápula ou placa cheia de soro.

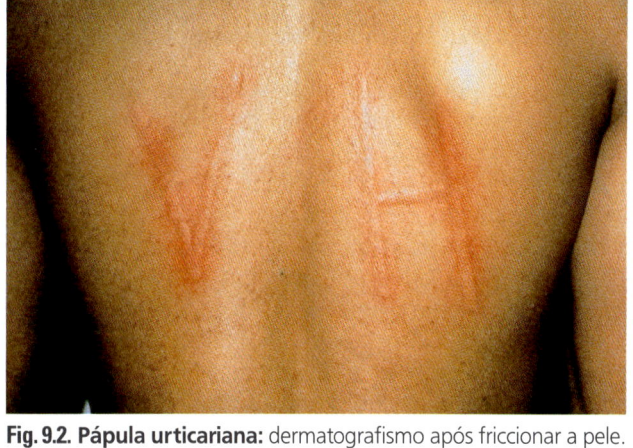

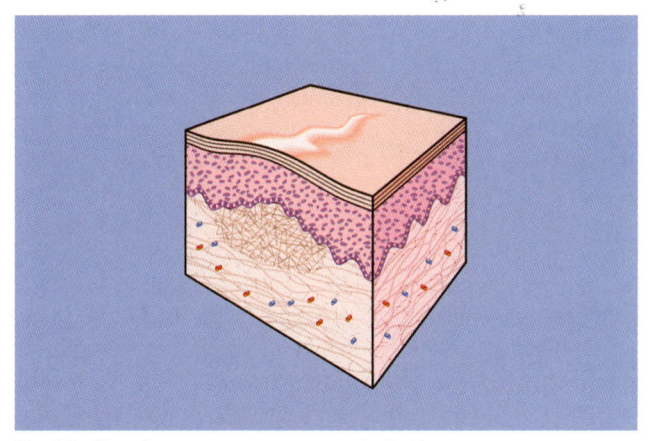

Fig. 9.2. Pápula urticariana: dermatografismo após friccionar a pele.

Fig. 9.3. Cicatriz: marca permanente de ferida.

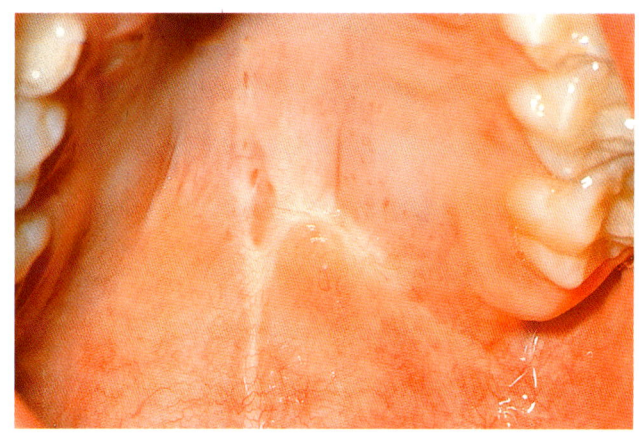

Fig. 9.4. Cicatriz: tecido fibrótico resultado de trauma.

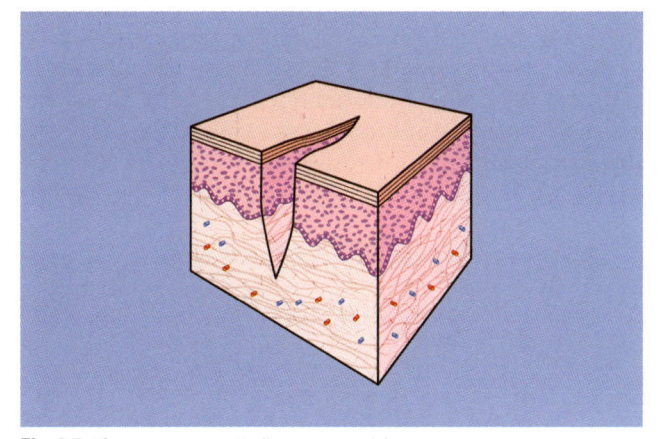

Fig. 9.5. Fissura: um corte linear na epiderme.

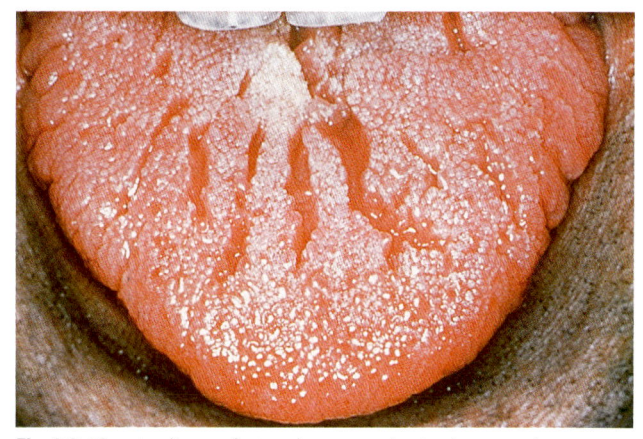

Fig. 9.6. Fissura: língua fissurada, uma variante do normal.

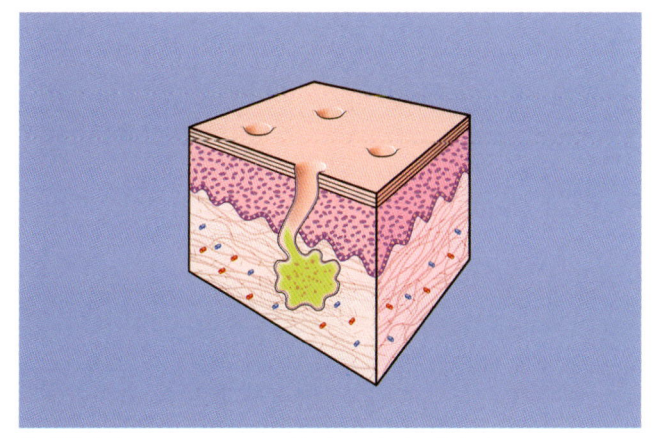

Fig. 9.7. Seio: um recesso, cavidade ou trato dilatado.

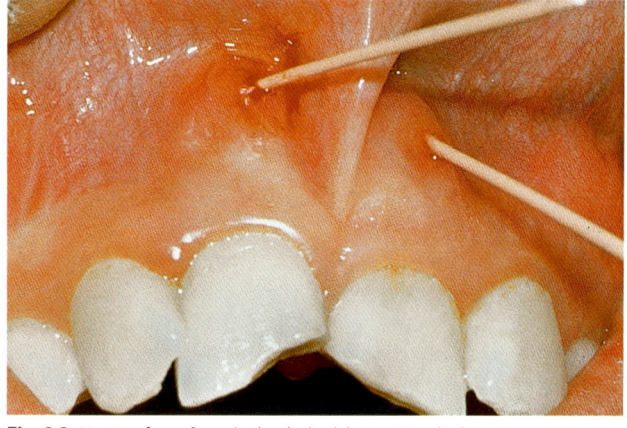

Fig. 9.8. Trato de seio saindo de incisivos não vitais.

TERMINOLOGIA DIAGNÓSTICA E DESCRITIVA

Pápula (Figs. 10.1 e 10.2) Pápula é uma lesão pequena, superficial, elevada e sólida ou uma estrutura que tem menos de 1 cm de diâmetro. As pápulas podem ser de qualquer cor e podem estar ligadas por um pedúnculo ou por uma base firme. Geralmente, representa uma lesão benigna ou de crescimento lento, causada por infecção, inflamação, hiperplasia ou neoplasia. Exemplos comuns de lesões benignas que aparecem como pápulas incluem condiloma acuminado, abscesso e papiloma escamoso. O carcinoma das células basais, um câncer de pele de crescimento lento, também pode aparecer como uma pápula. Condições que aparecem como pápulas são discutidas na seção sobre "Papulonódulos" [Figs. 71.1-71.8].

Placa (Figs. 10.3 e 10.4) Uma placa é uma área plana, sólida, elevada da pele ou muco, com um diâmetro superior a 1 cm. Embora essencialmente superficiais, as placas podem se estender mais profundamente na derme do que as pápulas. As bordas podem ser elevadas, e algumas vezes prolifera a queratina ao longo da superfície (uma condição conhecida como liquenificação). O líquen plano, a leucoplasia ou o melanoma podem aparecer, inicialmente, como uma placa. O líquen plano é discutido no tópico "Lesões vermelhas ou lesões vermelho-brancas" (Figs. 63.1-63.8). Como ocorre com muitos termos médico-dentários, placa tem mais do que uma definição. Na odontologia, a placa dental é o biofilme ou bactéria que se acumula nos dentes.

Nódulo (Figs. 10.5 e 10.6) Nódulo é um caroço sólido e elevado ou massa de tecido que tem a dimensão de profundidade. Como pápulas, essas lesões são menores do que l cm em diâmetro; entretanto, os nódulos situam-se mais profundamente na derme. O nódulo pode ser detectado por apalpação. A epiderme sobrejacente geralmente não está fixada e pode ser facilmente movimentada sobre a lesão. Os nódulos podem ser assintomáticos ou dolorosos e usualmente são de crescimento lento. Tumores mesenquimais benignos, tais como fibromas, lipomas, lipofibromas e neuromas, aparecem como nódulos orais. Outros exemplos de nódulos são discutidos no tópico "Nódulos" (Figs. 69.1-70.8).

Tumor (Figs. 10.7 e 10.8) Tumor é o termo usado para indicar uma massa sólida de tecido maior do que l cm em diâmetro que apresenta profundidade. O termo é também usado para representar um neoplasma – um crescimento novo, independente de tecido com multiplicação não controlada e progressiva de células que não têm nenhuma função fisiológica. Os tumores podem ter qualquer cor e podem estar localizados em qualquer tecido intraoral, mole ou duro. São classificados como benignos ou malignos. Os tumores benignos crescem mais lentamente e são menos agressivos do que tumores malignos. Tumores benignos geralmente aparecem como lesões elevadas, arredondadas que têm margens bem definidas (clínica e radiograficamente), mas não apresentam metástase. Tumores malignos são compostos de inúmeras células neoplásicas que têm núcleos com manchas escuras grandes (hipercromáticos). As células do tumor maligno invadem tecidos adjacentes e espalham-se rapidamente. Clínica e radiograficamente, apresentam, em geral, margens mal definidas. Tumores persistentes podem ser umbilicados ou ulcerados no centro. O termo tumor é, geralmente, usado para descrever uma massa de tecido benigno, tal como um neurofibroma, tumor celular granular ou tumor* gravídico. O termo carcinoma é reservado para cânceres malignos do tecido epitelial (Figs. 79.3 e 79.4). O termo sarcoma é reservado para um neoplasma maligno de tecido embriônico de origem conectiva, tal como o osteossarcoma, um neoplasma maligno do osso. Malignidades destroem o tecido por invasão direta e extensão e por se espalharem para lugares distantes por metástases pelo sangue, linfa ou superfícies serosas.

---

*O tumor de gravidez não é um câncer. É um crescimento nos lábios, sem nenhum dano significativo. Um pequeno número de mulheres apresenta esse crescimento, geralmente durante o segundo trimestre da gravidez. Tem uma cor vermelha ou roxa. O caroço sangra facilmente e pode formar uma ferida aberta ou ficar com uma casca. Variam de tamanho de alguns milímetros a dois ou três centímetros. Podem ser consequência de uma pobre higienização dental, acúmulo de tártaro, trauma, irritação ou mesmo mudanças hormonais.

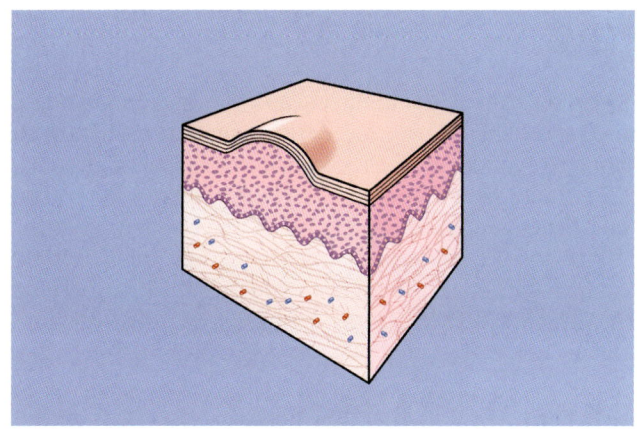

Fig. 10.1. Pápula: lesão elevada, sólida, com menos de 1 cm de largura.

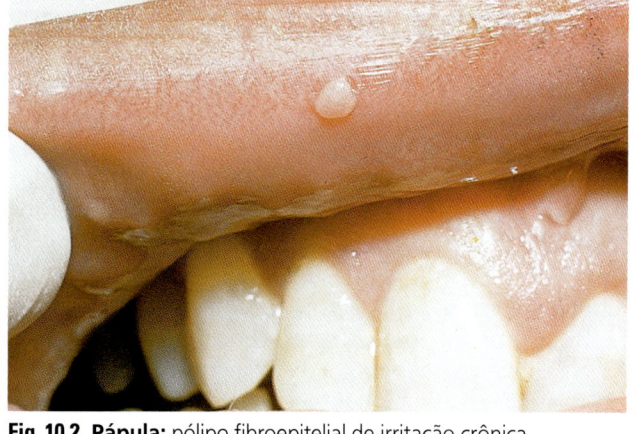

Fig. 10.2. Pápula: pólipo fibroepitelial de irritação crônica.

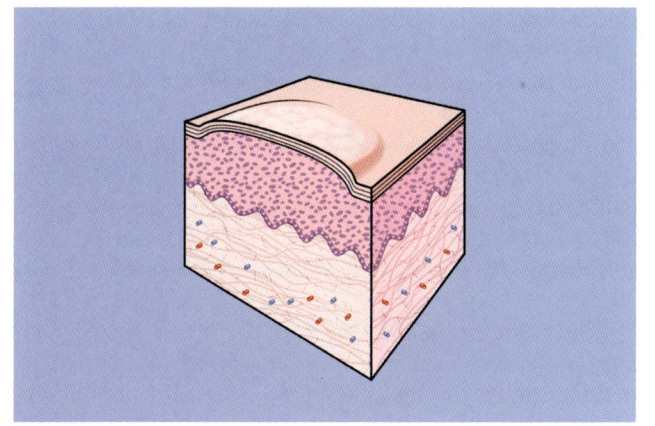

Fig. 10.3. Placa: área plana, levantada, com mais de 1 cm de largura.

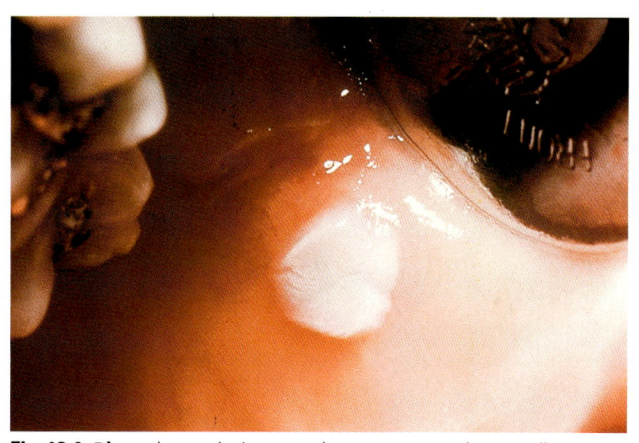

Fig. 10.4. Placa: leucoplasia causada por grampo de aparelho ortodôntico.

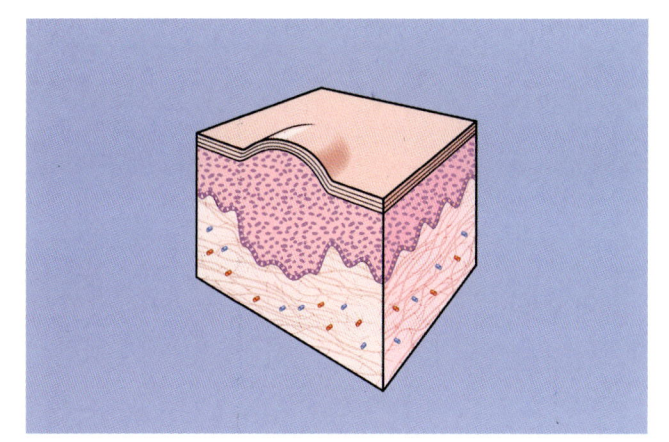

Fig. 10.5. Nódulo: massa profunda e levantada, com menos de 1 cm de largura.

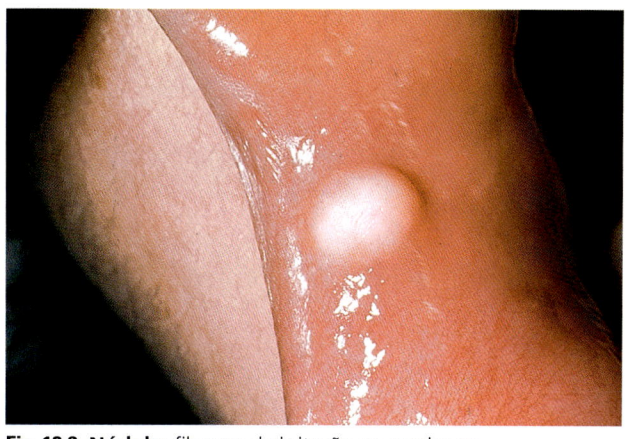

Fig. 10.6. Nódulo: fibroma de irritação na comissura.

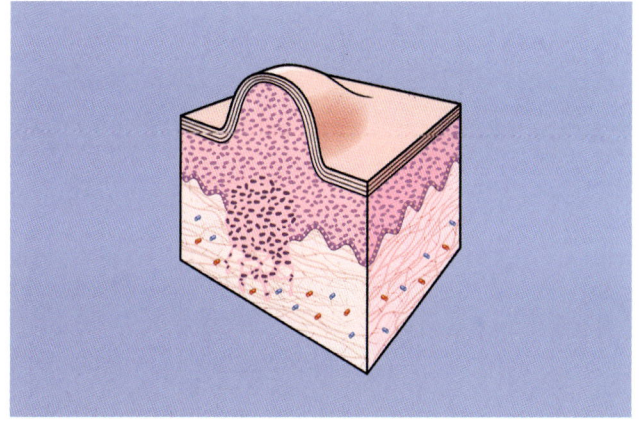

Fig. 10.7. Tumor: massa profunda e sólida, com mais de 1 cm de largura.

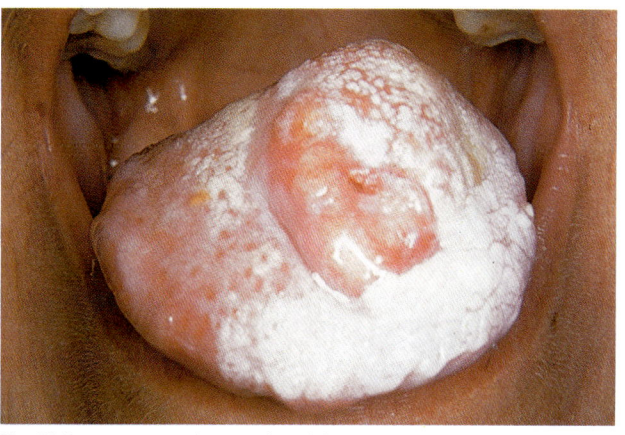

Fig. 10.8. Tumor: carcinoma de célula escamosa da língua.

TERMINOLOGIA DIAGNÓSTICA E DESCRITIVA

Vesícula (Figs. 11.1 e 11.2) Vesícula é uma elevação pequena, preenchida por fluido na epiderme (pele ou mucosa), com menos de 1 cm de diâmetro. O fluido de uma vesícula geralmente consiste de linfa ou soro, mas que pode conter sangue e agentes infecciosos. A linha epitelial de uma vesícula é fina e, eventualmente, se romperá, causando assim uma úlcera e escara (troca da superfície). As vesículas são um resultado comum de inflamações causadas por infecções virais, tais como herpes simples, herpes-zóster, varicela e varíola. Em infecções virais, a vesícula enche-se de vírus e é altamente infecciosa. Condições caracterizadas por vesículas são discutidas no tópico "Lesões Vesiculobolhosas" (Figs. 72.1-72.8).

Pústula (Figs. 11.3 e 11.4) Pústula é uma elevação circunscrita, cheia de pus – um exsudato purulento que consiste de uma mistura de células inflamatórias e líquidos – que resultam de uma infecção. As pústulas têm menos de 1 cm de diâmetro e podem ser precedidas por uma vesícula ou pápula. Tem uma cor branco-cremosa ou amarelada e são geralmente associadas com um poro epidérmico (isto é, espinha) ou glândula sudorípara. Dentro da boca, uma pústula é representada por um abscesso. O herpes-zóster também produz pústulas que eventualmente ulceram e causam intensa dor. Veja as discussões nos tópicos "Lesões gengivais localizadas" (Figs. 41.1 e 41.2), "Progressão de Cáries" (Fig. 30.8) e "Lesões Vesiculobolhosas" (Figs. 73.1-73.4) para exemplos de doenças que produzem pústulas.

Bolha (Figs. 11.5 e 11.6) Bolha é uma bolsa cheia de fluido, de mais 1 cm de tamanho. Esta condição sobrevém a partir da acumulação de fluido na junção epiderme-derme ou de uma rachadura na epiderme. Assim, a superfície é lisa com a forma arredonda e de fácil rompimento pelo menor trauma. Em virtude de seu tamanho, as bolhas representam uma doença mais grave do que condições associadas a vesículas. As bolhas são comumente vistas em pênfigo, queimaduras, traumas friccionais, na síndrome de Stevens-Johnson e na epidermólise bolhosa. Essas condições são discutidas no tópico "Lesões Vesiculobolhosas" (Figs. 76.1-76.8).

Cisto (Figs. 11.7 e 11.8) Cisto é um saco fechado, revestido por epitélio (conhecido como cápsula), localizado na derme, no tecido subcutâneo ou no osso. Os cistos resultam do aprisionamento do epitélio ou de remanescentes do epitélio que crescem, produzindo uma cavidade (a cavidade é conhecida como lúmen). Os cistos variam em diâmetro de alguns poucos milímetros a diversos centímetros. A aspiração de um cisto pode ou não produzir o fluido luminal, dependendo da natureza do cisto. Os cistos que contêm um fluido claro podem parecer rosas ou azuis, enquanto os cistos que contêm queratina são amarelos ou branco-cremosos. Alguns dos muitos tipos de cistos orais são cistos dermoides, cistos de irrupção, cistos de implantação, cistos de canal incisivo, cistos linfoepiteliais, cistos com retenção de muco, cistos nasoalveolares, cistos radiculares, queratocistos odontogênicos, cisto dentígero e o cisto periodontal lateral. A Fig. 11.8 mostra um cisto gengival, que é uma variante periférica do cisto periodontal lateral. Cistos ósseos são discutidos nos tópicos "Lesões Radiotransparentes das Mandíbulas: Cistos" e "Tumores" (Figs. 31.1-31.8).

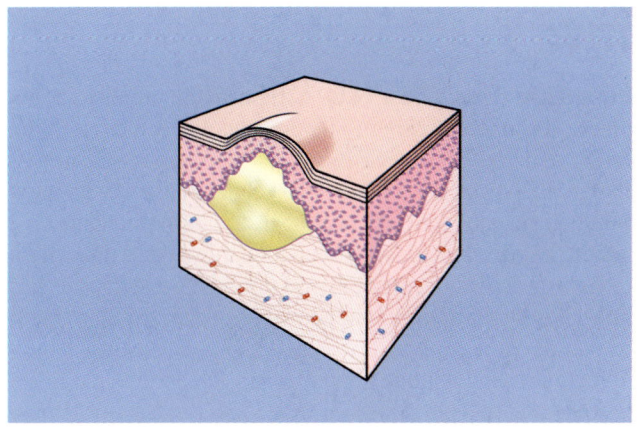

Fig. 11.1. Vesícula: pequena elevação da pele, cheia de fluido.

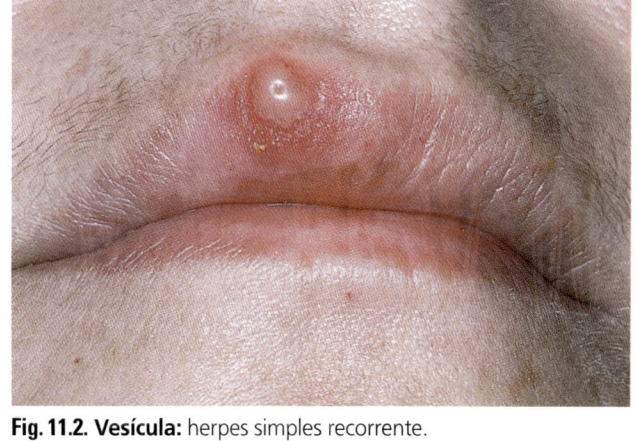

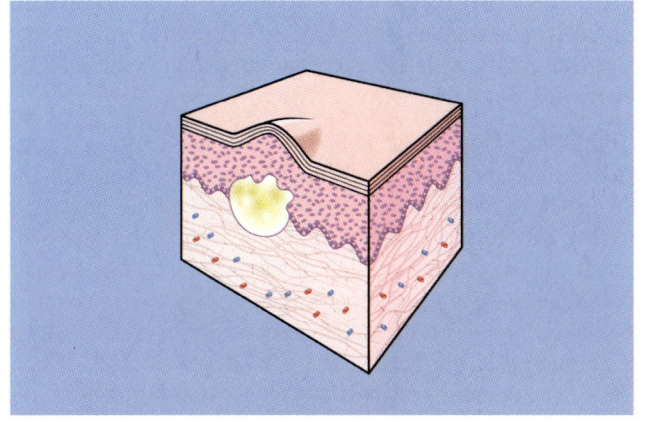

Fig. 11.2. Vesícula: herpes simples recorrente.

Fig. 11.3. Pústula: vesícula cheia de exsudato purulento.

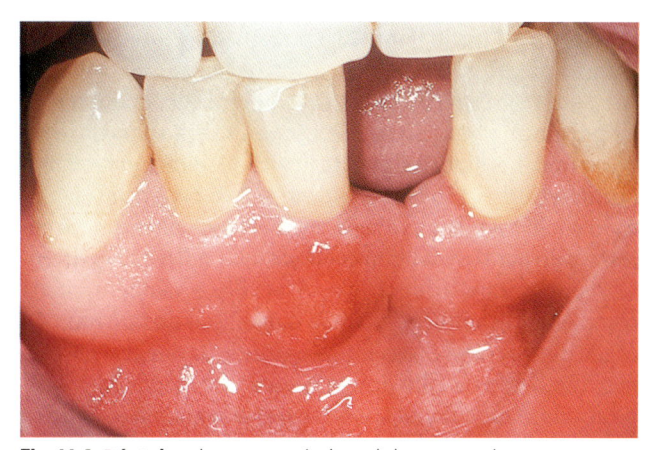

Fig. 11.4. Pústula: abscesso periodontal despontando.

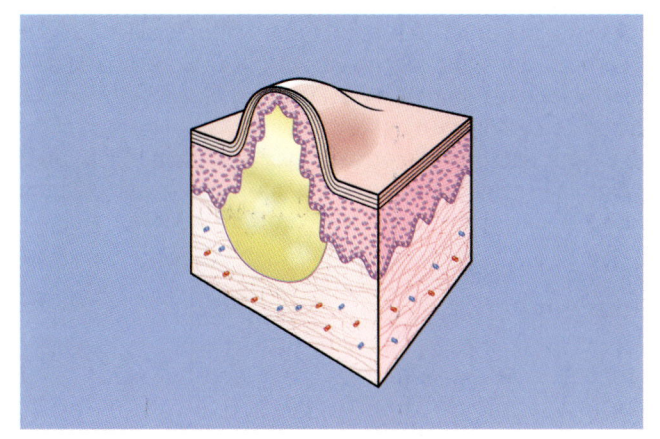

Fig. 11.5. Bolha: grande elevação mucocutânea cheia de fluido.

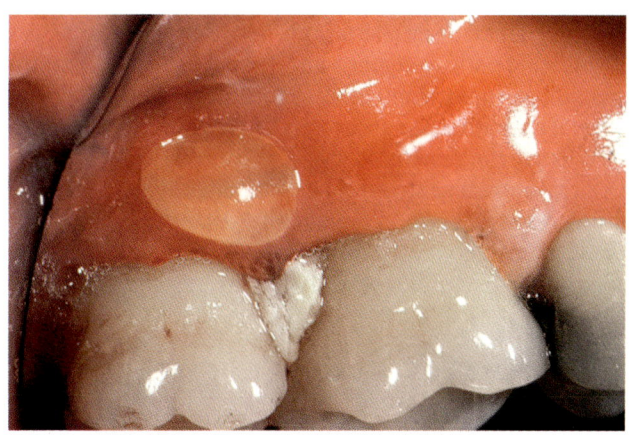

Fig. 11.6. Bolha: líquen plano bolhoso.

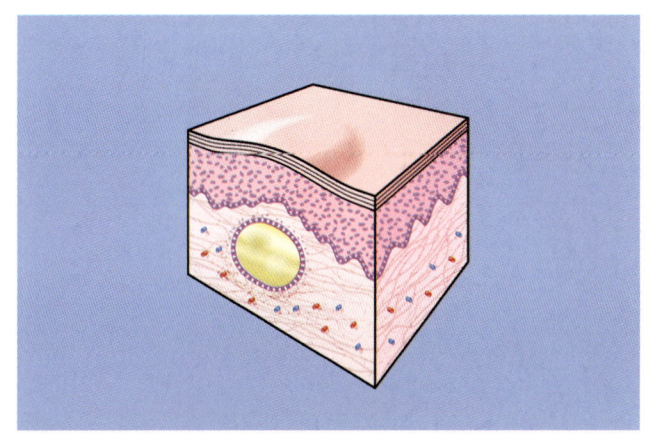

Fig. 11.7. Cisto: cavidade epitélio-linear.

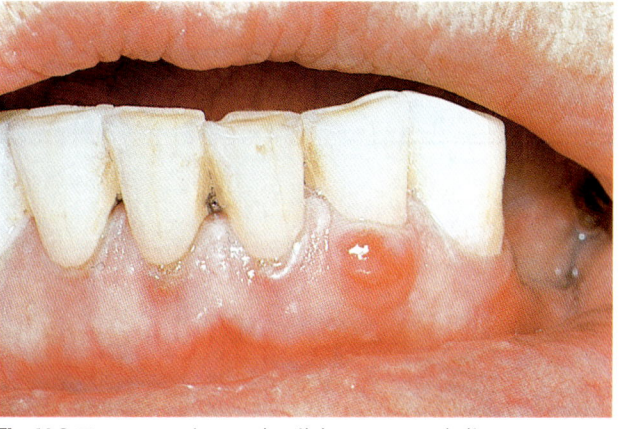

Fig. 11.8. Tumor: carcinoma de célula escamosa da língua.

TERMINOLOGIA DIAGNÓSTICA E DESCRITIVA

Normal (Figs. 12.1 e 12.2) Normal implica que em um tecido ou parte dele falte um desvio significativo da média. Em outras palavras, normal concorda com as características regulares estabelecidas para aparência e função. Aparência diz respeito à cor, forma, tamanho, topografia ou arquitetura, consistência e temperatura; histologicamente, também abrange características vistas em espécimes de tecido manchados. A função normal implica que células, tecido ou órgãos estejam desempenhando suas funções como deveriam. Por exemplo, a mucosa oral normal é de uma cor rosa claro, é geralmente úmida em virtude da presença da saliva e pode suportar as diversas funções normais da boca, sem ser lesionada ou sem qualquer outra mudança anormal.

Hipotrofia e Atrofia (Figs. 12.3 e 12.4) Hipotrofia é a degeneração progressiva de um órgão ou tecido causada pela *perda no tamanho da célula*. A condição advém quando há crescimento incompleto ou manutenção de nutrição para um tecido ou órgão. A hipotrofia causa uma diminuição no tamanho de um tecido, órgão ou parte destes. Atrofia tem um significado similar ao da hipotrofia, mas é geralmente um termo reservado para o resultado eventual de condições persistentes que levaram à hipotrofia. A atrofia é também citada como um "desperdício" ou uma diminuição no tamanho do órgão de um corpo ou tecido, em virtude da doença, falta de nutrição, lesão ou falta de uso. Seguem-se alguns exemplos de atrofia. A mucosa oral pode se tornar mais fina quando se desenvolve uma candidíase atrófica. Os músculos, tais como a língua ou os músculos da mastigação (masseter, temporal, pterigóideos interno e externo), podem ficar atrofiados como resultado de desuso (atrofia por desuso); a falta de uso do músculo pode se seguir a uma falta de inervação motora causada por um trauma ou depois de um acidente vascular encefálico (AVE). Após a extração de um dente, de vários ou de todos os dentes, o osso alveolar da mandíbula e/ou maxilar ficarão usualmente atrofiados (diminuirão de tamanho), propiciando menos apoio para próteses ou osso suficiente para um implante. A atrofia continuada do osso alveolar resulta em impacto de estruturas vitais, tais como o nervo mental ou do seio maxilar.

Hipertrofia (Figs. 12.5 e 12.6) A hipertrofia implica o aumento ou supercrescimento de uma célula, tecido ou órgão, ou parte destes, *em virtude de um aumento no tamanho de seus constituintes ou células,* sem divisão celular. A hipertrofia pode ser um processo reativo causado pela função aumentada ou é geneticamente induzida. A hipertrofia muscular é tipicamente vista na estrutura corporal, mas também pode ocorrer nos músculos da mastigação em pessoas que cerram ou rangem os dentes cronicamente (bruxismo). É também vista no côndilo mandibular, que pode aumentar em tamanho como resultado de artrite hipertrófica ou mudanças no desenvolvimento. A hipertrofia reativa é vista na glândula salivar contralateral após a remoção da glândula salivar oposta. Mudança genética predeterminada pode ser vista na hipertrofia bilateral do processo coronoide que ocorre em pacientes suscetíveis. Outro exemplo pode ser visto na hipertrofia hemifacial, tal como descrito neste texto.

Hipoplasia (Figs. 12.7 e 12.8) Hipoplasia refere-se a um tecido subdesenvolvido ou a algum órgão que *diminuiu em número de células ou à quantidade de substâncias que produz ou secreta.* Este termo é usado quando ocorre o subdesenvolvimento de um órgão ou tecido de uma forma tal que ele não consegue alcançar seu tamanho adulto integral. Um exemplo dental é a hipoplasia do esmalte. Esta condição está associada à quantidade insuficiente de esmalte ou à calcificação dentro dele. Amelogênese imperfeita é uma condição associada a diversas variações hipoplásticas que causam a presença de quantidade insuficiente de esmalte que poderá ser liso ou poroso. Outro exemplo é a hipoplasia dérmica focal (síndrome de Goltz-Gorlin). Nesta síndrome, a pele ou a face aparece deprimida em alguns lugares em virtude da hipoplasia da derme – a camada de tecido imediatamente abaixo da pele. A hipoplasia condilar é o terceiro exemplo. Neste caso, o côndilo da articulação temporomandibular é pequeno e, em geral, deformado como resultado de trauma ou defeitos congênitos que afetam o centro de crescimento cartilaginoso.

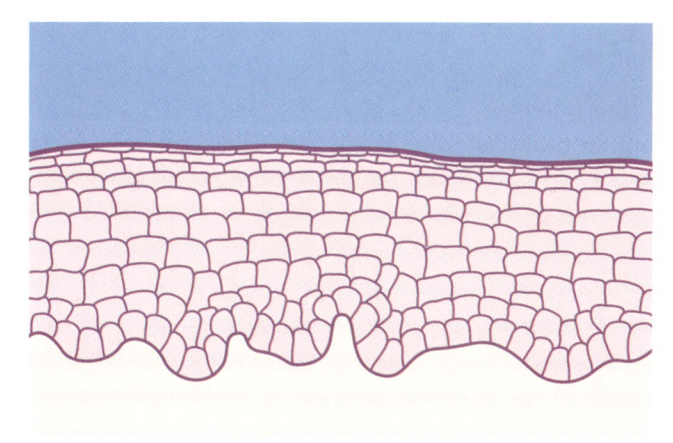

Fig. 12.1. Normal: aparência, número, tamanho, arquitetura.

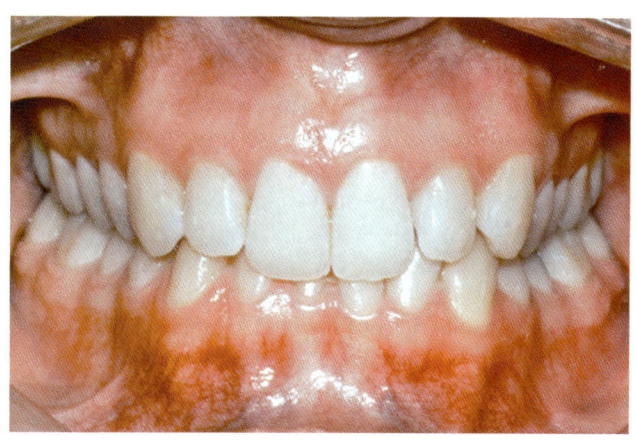

Fig. 12.2. Normal: tecidos moles, gengiva, dentes, oclusão.

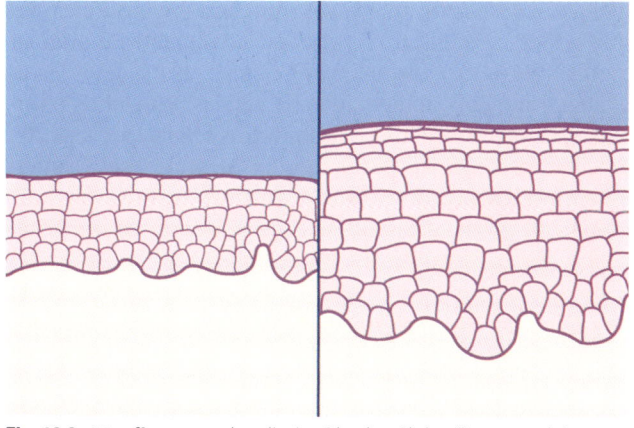

Fig. 12.3. Atrofia: tamanho diminuído de células (à esquerda), normal (à direita).

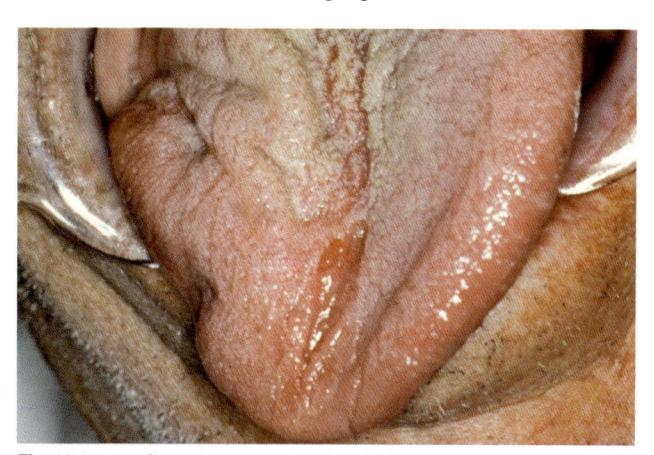

Fig. 12.4. Atrofia: pós-AVE; músculos da língua atrofiados.

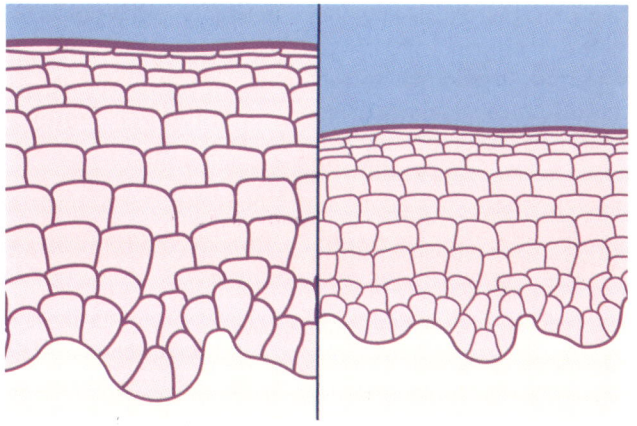

Fig. 12.5. Hipertrofia: tamanho aumentado das células (à esquerda), normal (à direita).

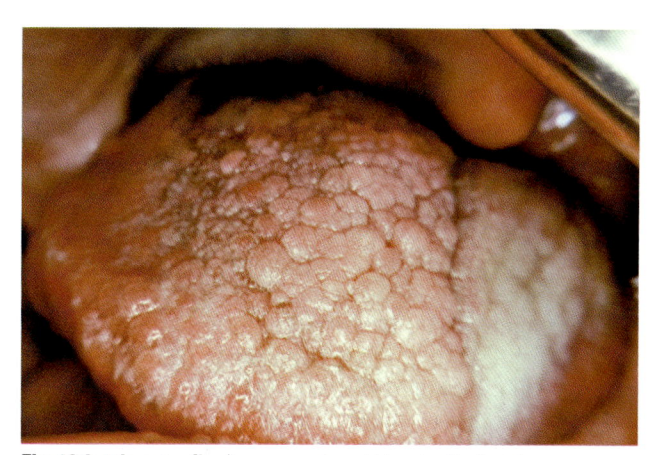

Fig. 12.6. Hipertrofia: língua em hemi-hipertrofia facial.

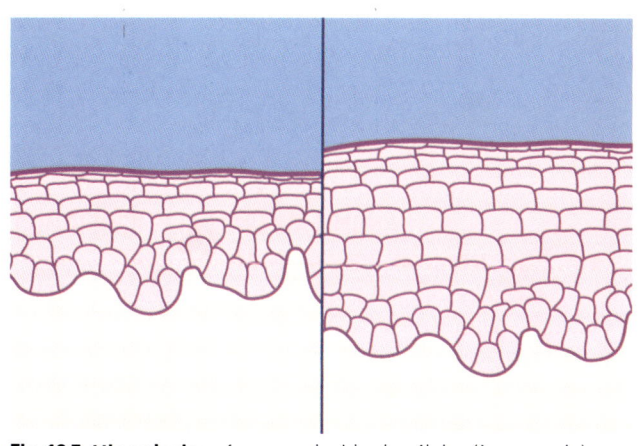

Fig. 12.7. Hipoplasia: número reduzido de células (à esquerda), normal (à direita).

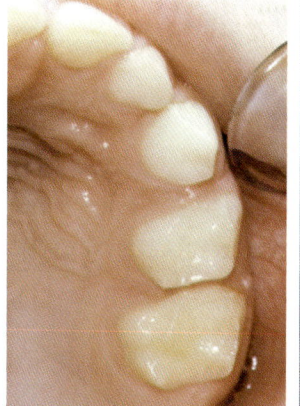

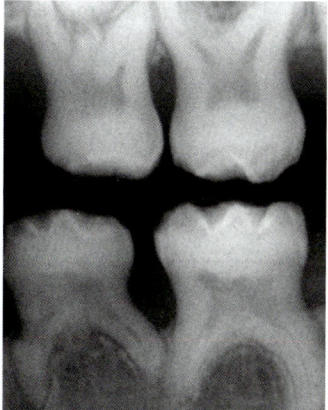

Fig. 12.8. Hipoplasia: amelogênese imperfeita; esmalte hipoplástico.

TERMINOLOGIA DIAGNÓSTICA E DESCRITIVA

Hiperplasia (Figs. 13.1 e 13.2) Hiperplasia é um *aumento no número de células normais* num tecido ou órgão que resulta num volume ou tamanho aumentado do tecido ou órgão. O termo implica que existe uma multiplicação anormal de células que são normais na aparência, arranjo e arquitetura. A hiperplasia é geralmente um processo reativo, secundário a algum estímulo ou fatores de crescimento. A puberdade é um estímulo fisiológico que aumenta o tamanho dos seios e tecido gonadal. Na cavidade oral, a hiperplasia inflamatória papilar é um crescimento reativo de tecido que se desenvolve sob a dentadura. Clinicamente, veem-se diversos crescimentos papilares no palato que representam o epitélio escamoso de tamanho aumentado. A pulpite hiperplástica crônica (um pólipo da pulpa, Fig. 30.2) é outro exemplo desta condição.

Metaplasia (Figs. 13.3 e 13.4) Metaplasia é a substituição de um tipo de célula adulta por outro tipo de célula adulta anormal para aquele tecido. Geralmente ocorre como uma forma de adaptação a um ambiente agressivo. Um dos exemplos mais comuns é a mudança metaplásica do epitélio colunar para epitélio escamoso em resposta à irritação crônica (fumar cigarro). Em outro exemplo, a sialometaplasia necrosante, há metaplasia escamosa (epitelial) das células que revestem os ductos das glândulas salivares acessórias, usualmente no palato duro ou mole. Isso quer dizer que o lúmen central normal do ducto desaparece e é substituído por células que agora parecem com pequenos amontoados de epitélio dentro do tecido conectivo em volta. Um outro tipo de metaplasia é visto no tecido cicatricial, que começa como um tecido conectivo denso, mas sofre mudança metaplásica para se tornar calcificado. As placas ateroscleróticas ou de coagulação sanguínea (trombos) dentro dos vasos sanguíneos podem sofrer mudança metaplásica e se calcificarem.

Displasia (Figs. 13.5 e 13.6) Displasia significa o crescimento desordenado e perda da maturação normal de células. Implica uma alteração no tamanho, forma e organização arquitetural de células adultas no tecido (mucosa oral). Essas mudanças são geralmente consideradas pré-malignas; contudo a displasia não progride necessariamente para o câncer. As mudanças celulares específicas vistas na displasia epitelial incluem as seguintes: nucléolos proeminentes, pleomorfismo nuclear, núcleos hipercromáticos que são anormalmente grandes para o tamanho da célula, mitose aumentada e anormal e multinucleação. Clinicamente, as mudanças displásicas geralmente aparecem com pigmentação vermelha e branca e lesões ulcerativas que afetam a mucosa oral. A condição pode também se manifestar como uma anormalidade de desenvolvimento em pessoas a ela suscetíveis. Alguns exemplos incluem displasia ectodérmica anidrótica, displasia cleidocranial e displasia da dentina. A displasia fibrosa é uma outra condição de desenvolvimento em que o osso normal é substituído pelo tecido conectivo fibroso, causando um enfraquecimento ósseo, além de uma distorção em sua forma e tamanho. Esses pacientes podem ter distúrbios de glândulas endócrinas e manchas café com leite na pele.

Carcinoma (Figs. 13.7 e 13.8) Carcinoma é um neoplasma maligno constituído de células epiteliais (pele ou mucosa) que podem se infiltrar nos tecidos circundantes e originar metástases (lesões distantes). As mudanças malignas vistas incluem números aumentados de células, tamanhos e formas variáveis de células e arquitetura celular anormal. Os carcinomas são a forma mais comum de câncer oral e clinicamente podem aparecer como vermelhos, brancos, pigmentados ou lesões ulcerativas. O prognóstico (chances de sobrevivência) torna-se pior quando o carcinoma está localizado num ponto mais distante da boca. O tipo mais comum de carcinoma é o constituído por células escamosas; outros tipos incluem o carcinoma verrucoso, geralmente encontrado na gengiva; carcinoma mucoepidermoide, que ocorre nas glândulas salivares principais e acessórias; e adenocarcinomas tal como observados no revestimento da mucosa do seio maxilar. Os carcinomas de células basais desenvolvem-se na pele da face (regiões expostas ao sol) e são localmente destrutivos, mas não causam metástase. Metástase é um processo pelo qual os carcinomas se espalham para locais distantes, geralmente pelo sistema linfático e algumas vezes pela corrente sanguínea. As células metastáticas estabelecem-se em lugares distantes – tais como o fígado, pulmões, cérebros, rins ou ossos mandibulares – e substituem aqueles tecidos, fazendo, em última análise, com que eles não funcionem. Mesmo metástases distantes podem ser tratadas atualmente por métodos, tais como quimioterapia, sendo alcançada a cura e a sobrevivência a longo prazo. Carcinoma *in situ* é um termo usado para descrever o tecido canceroso limitado ao epitélio que não se espalhou fora da junção entre o epitélio e o tecido conectivo subjacente. Para os carcinomas, o reconhecimento precoce e a biópsia seguida da iniciação rápida de tratamento podem levar à preservação da vida.

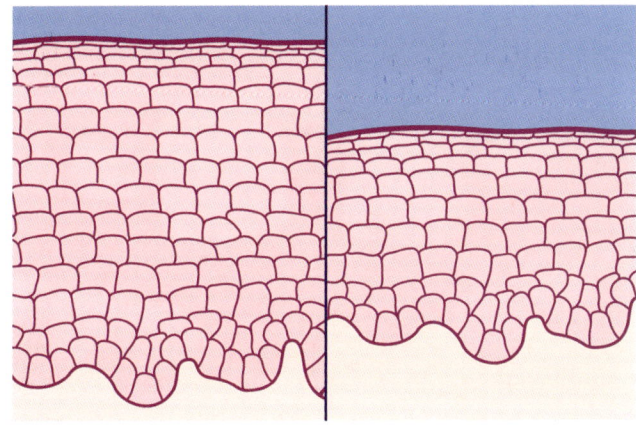

Fig. 13.1. Hiperplasia: número aumentado de células (à esquerda) normal (à direita).

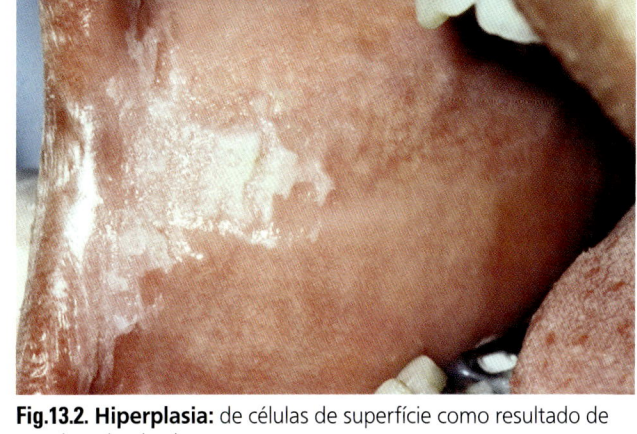

Fig. 13.2. Hiperplasia: de células de superfície como resultado de morder a bochecha.

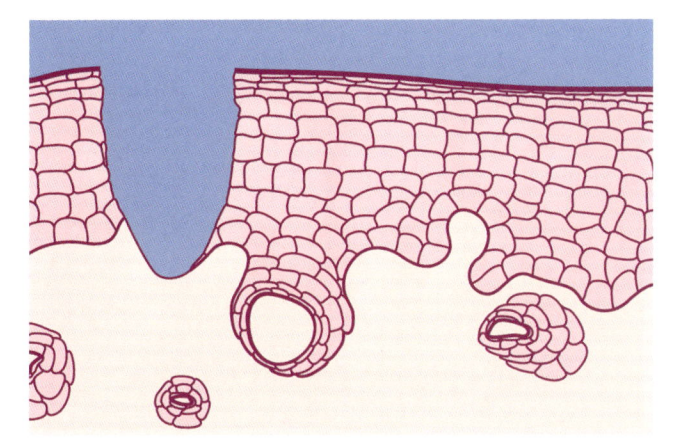

Fig. 13.3. Metaplasia: alteração no tipo de célula, número e arquitetura (à esquerda), normal (à direita).

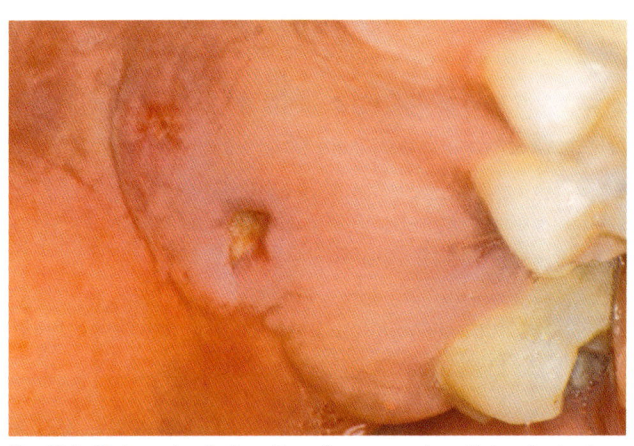

Fig. 13.4. Sialometaplasia: alteração menor das células do ducto da glândula salivar.

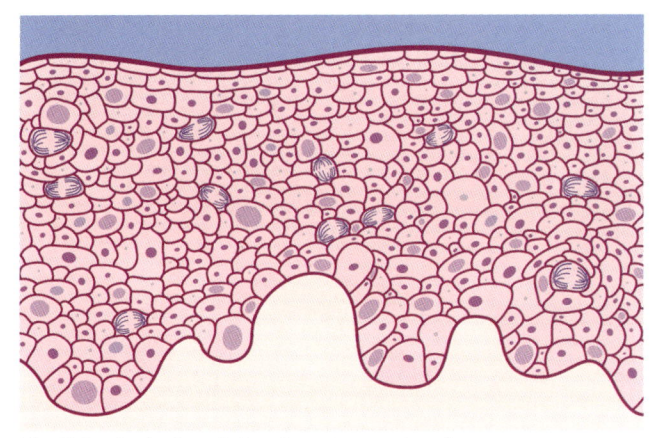

Fig. 13.5. Displasia: células alteradas e pré-malignas.

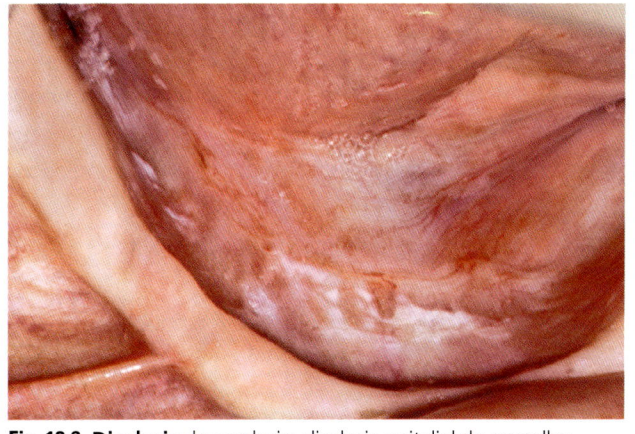

Fig. 13.6. Displasia: leucoplasia: displasia epitelial do assoalho bucal.

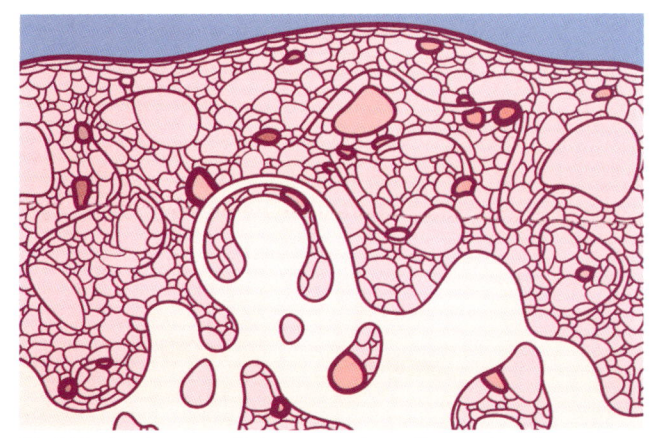

Fig. 13.7. Carcinoma: células anormais, malignas e invasivas.

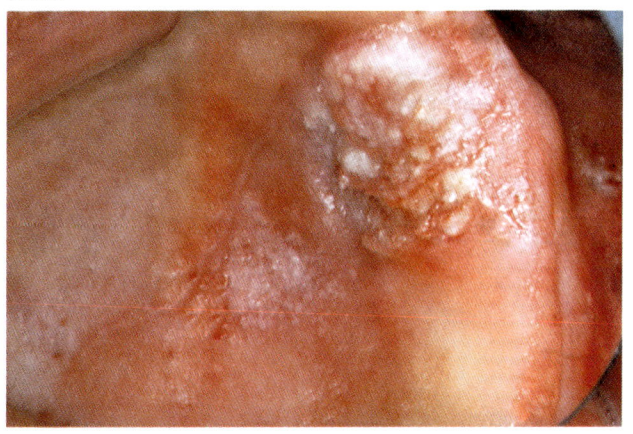

Fig. 13.8. Carcinoma: de células epiteliais do palato e da borda alveolar.

ESTUDOS DE CASO

CASO 3. (Fig. 13.9) Esta mulher de 53 anos veio à Clínica em virtude de sensação de queimação dolorosa na gengiva, já há alguns meses. Foi realizada uma biópsia funcional, e durante a incisão inicial, a gengiva começou a se destacar.

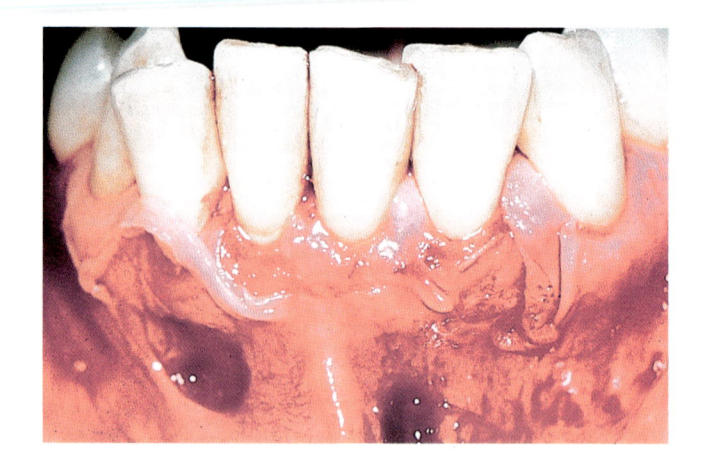

1. Descreva os achados clínicos.
2. Que termo melhor descreve esta lesão?
   A. Fissura.
   B. Vesícula.
   C. Bolha.
   D. Erosão.
3. Este é um achado normal, uma variante do normal ou uma doença?
4. Em que esta condição se difere de uma úlcera?
5. Você espera que esta seja uma condição sintomática?
6. Relacione as condições que você deveria considerar no diagnóstico diferencial, e observe qual condição seria, provavelmente, o diagnóstico mais correto.
7. Uma vez controlada esta condição, que precauções deveriam ser tomadas durante os procedimentos de desbridamento periodontal?

CASO 4. (Fig. 13.10) Esta jovem comparece ao consultório dentário com a língua ferida. Ela diz que a lesão apareceu há três dias, após ficar numa festa com amigos até tarde. Ela teve lesões semelhantes sob a língua no passado, mas essa é a maior que já teve. Está tomando pílulas anticoncepcionais e nenhum outro remédio a mais. Sua ficha médica não apresenta relato de nenhuma doença sistêmica.

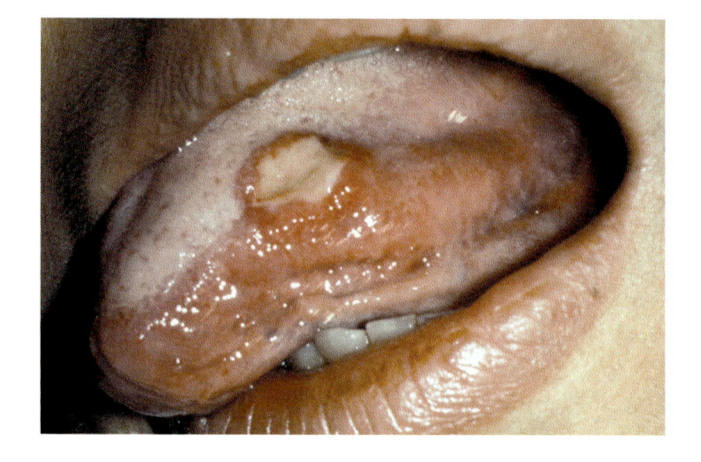

1. Descreva os achados clínicos. Inclua menção do tamanho, forma, cor, superfície, bordas e localização.
2. Como você pode determinar o tamanho da lesão a partir dos achados apresentados?
3. Que termo diagnóstico e descritivo melhor descreve esta lesão?
4. Você espera que esta seja uma condição sintomática? Por quê?
5. Este é um achado normal, uma variante do normal ou uma doença?
6. Verdadeiro ou falso: esta condição pode ser causada por cálculo subgengival.
7. Faça uma lista das condições que deveriam ser consideradas no diagnóstico diferencial para esta condição e observe que condição é, mais provavelmente, o diagnóstico correto.
8. Que aspectos clínicos você deverá considerar no diagnóstico diferencial para esta condição?
9. Qual das seguintes alternativas deve ser considerada a respeito da terapia de manutenção periodontal?

   A. É correto limpar os dentes dela, desde que medidas de higiene oral e evitação de alimentos sejam discutidas com a paciente.
   B. É correto limpar os dentes dela, e prestar cuidados para o lado contralateral.
   C. Deve-se fornecer terapia no quadrante afetado, porque há, provavelmente, um fenômeno de causa e efeito.
   D. A terapia deverá ser postergada até que ocorra a cura e a paciente se sinta mais confortável.

SEÇÃO 3

Condições Orais que Afetam Bebês e Crianças

Objetivos Dentais:
- Definir e identificar condições orais comuns em bebês e crianças.
- Reconhecer as causas e aspectos clínicos dessas condições.
- Usar o processo diagnóstico para distinguir anomalias de aparência semelhante em bebês e crianças.
- Descrever as consequências da progressão da doença com relação a essas condições.
- Recomendar tratamentos apropriados para condições orais comuns em bebês e crianças.

Objetivos de Higiene Dental:
- Definir e descrever a aparência clínica de condições orais comuns em bebês e crianças.
- Identificar condições discutidas neste capítulo que (1) exijam a atenção do dentista e/ou (2) afetem a liberação de desbridamento periodontal e medidas de higiene orais.

CONDIÇÕES ORAIS QUE AFETAM BEBÊS E CRIANÇAS

Fissuras nas Comissuras Labiais (Fig. 14.1) As **fissuras nas comissuras labiais** são invaginações de aparência semelhante a pintas nos cantos dos lábios. Podem ser unilaterais ou bilaterais, mas tendem a ocorrer no vermelhão. São geralmente inferiores a 4 mm de diâmetro, a exploração das fissuras revela uma depressão selada. As fissuras nas comissuras labiais representam uma falha na fusão dos processos embrionais maxilar e mandibular. As fissuras ocorrem mais frequentemente em homens do que em mulheres, e há uma diferença de ocorrência entre adultos e crianças. Por exemplos, fissuras labiais foram documentadas em menos de 1% de crianças, mas em até 10% de adultos. Essa prevalência sugere que as invaginações podem ser desenvolvidas. Entretanto, um padrão autossômico dominante de transmissão (padrão herdado) tem sido relatado em muitas famílias. Não é necessário tratamento.

Fissuras Labiais Paramedianas (Fig. 14.2) **Fissuras labiais paramedianas** são depressões congênitas que ocorrem no lábio mandibular, mais frequentemente em qualquer lado da linha média. Desenvolvem-se quando o sulco lateral do arco mandibular embriônico não consegue regredir durante a sexta semana no útero. As fissuras labiais paramedianas são geralmente depressões bilaterais, simétricas, com bordas elevadas e arredondadas. Entretanto, já foram descritas fissuras únicas e unilaterais. A inspeção revela uma depressão selada que pode expelir mucina. Fissuras labiais paramedianas são geralmente herdadas como um traço autossômico dominante em combinação com o lábio ou palato fissurado e hipodontia. Quando essas características ocorrem em conjunto, a condição é denominada **síndrome de van der Woude**. O gene responsável por lábios fissurados mostra uma penetração variável. Ou seja, alguns pacientes portadores do gene podem ter uma fissura menor ou submucosa ou não ter ainda uma fissura e passar a síndrome completa a seus filhos. Fissuras labiais paramedianas não exigem tratamento, a não ser de ordem estética. O clínico deverá investigar sobre os membros afetados da família e examiná-los com relação ao lábio e palato fissurados.

Lábio Fissurado (Figs. 14.3 e 14.4) O **lábio fissurado** é o resultado de um distúrbio de desenvolvimento dos lábios no útero. O lábio superior é o mais afetado em geral. O lábio palatino aparece quando o processo medial nasal não se funde com as porções laterais do processo maxilar do primeiro arco branquial (faringeal). A fusão normalmente ocorre durante a sexta e sétima semanas do desenvolvimento embrionário.

O lábio fissurado ocorre em cerca de 1 em 900 nascimentos e mais frequentemente em asiáticos e americanos nativos do que em caucasianos. A condição incide mais em homens do que em mulheres e é mais grave neles. Cerca de 85% dos lábios fissurados são unilaterais e não mediais; 15% são bilaterais. O lábio fissurado medial resulta da falha da fusão dos processos nasais mediais direito e esquerdo e é raro.

A gravidade do lábio fissurado varia. Uma pequena fenda que não envolve o nariz é chamada de **fenda incompleta**; geralmente ela aparece como um pequeno furo no lábio. Um **lábio fissurado completo** está geralmente associado à fenda palatina. O lábio e o palato fissurados podem resultar da expressão de padrões anormais de genes transmitidos por heranças autossômicas dominantes e recessivas, assim como por herança ligada ao cromossoma X. No presente, existem cerca de 400 síndromes herdadas associadas ao lábio ou palato fissurados. Drogas ingeridas durante a gravidez (álcool, fumaça de tabaco [nicotina], antiepiléticos) aumentam o risco de fendas. A baixa ingestão de vitamina B (ácido fólico) também contribui; portanto, suplementos de ácido fólico são recomendados durante a gravidez.

Fenda Palatina (Figs. 14.5-14.8) O palato se desenvolve a partir dos palatos primário e secundário. O palato (anterior) primário é formado pela fusão dos processos nasais mediais direito e esquerdo. É uma pequena massa triangular que abrange o osso, o tecido conectivo, o epitélio labial e palatal e os quatro botões dentários incisivos. O palato (posterior) secundário é formado pela fusão dos processos palatinos laterais ou cristas palatinas do processo maxilar. A fusão palatal é iniciada durante a oitava semana no útero, pela expansão da mandíbula; isso permite que a língua abaixe e permite que os processos palatais cresçam para dentro. As cristas palatinas fundem-se com o palato primário, e a fusão progride posteriormente. Exceto pelo palato mole e pela úvula, a fusão do palato é geralmente completada por volta da décima segunda semana de gestação.

Um distúrbio na fusão palatal leva à fenda. Uma **fenda do palato** pode envolver apenas o palato mole; apenas o palato duro; os palatos mole e duro; ou os palatos duro, mole, alvéolo e lábio. A fenda de palato sem o envolvimento do lábio pode ocorrer em cerca de 30% dos casos.

Úvula Bífida (Fig. 14.5) é uma fenda menor do palato posterior mole. Ocorre mais comumente em asiáticos e nativos americanos; a incidência geral é de cerca de uma para 250 pessoas. Pode ocorrer uma **fenda palatal na submucosa** com a úvula bífida. Ela se desenvolve quando os músculos do palato mole são fendidos, mas a superfície da mucosa permanece intacta. A região fendida é cortada em forma de v. Um **palato fendido incompleto** é uma pequena quebra no palato duro ou mole que permite a comunicação entre a cavidade oral e a nasal. **Um palato fendido completo** estende-se para frente e inclui o forame incisivo. A tríade de palato fendido, micrognatia (queixo pequeno) e retrognatia da mandíbula, e glossoptose (deslocamento posterior da língua) é denominada **síndrome de Pierre Robin**. Esta condição é caracterizada por dificuldades respiratórias e de deglutição.

O lábio e o palato fendidos estão geralmente associados à fenda no alvéolo, dentes mal posicionados e incompletos (ou hipodontia, mais comumente o incisivo lateral) e, ocasionalmente, dentes supranumerários. A fenda palatina causa dificuldade na alimentação e fala e uma maloclusão. O tratamento envolve uma equipe multidisplinar compreendida de pediatra, odontopediatra, cirurgião oral e plástico, ortodentista e fonoaudióloga. A cirurgia de fechamento do palato é geralmente realizada precocemente na vida da criança (depois dos 18 meses), enquanto a fenda palatina pode exigir diversos procedimentos cirúrgicos em virtude de considerações sobre o crescimento do palato.

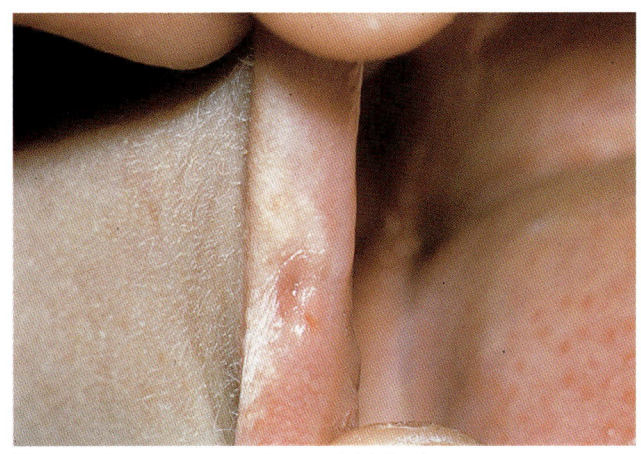

Fig. 14.1. Fissuras nas comissuras labiais: depressão na comissura.

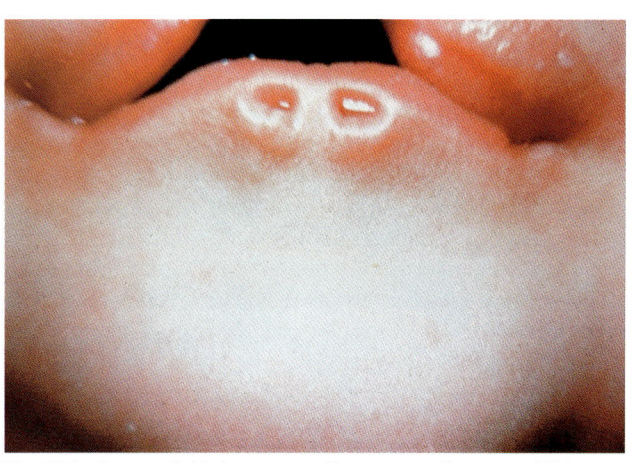

Fig. 14.2. Fissuras labiais paramedianas: com fissura no lábio e no palato.

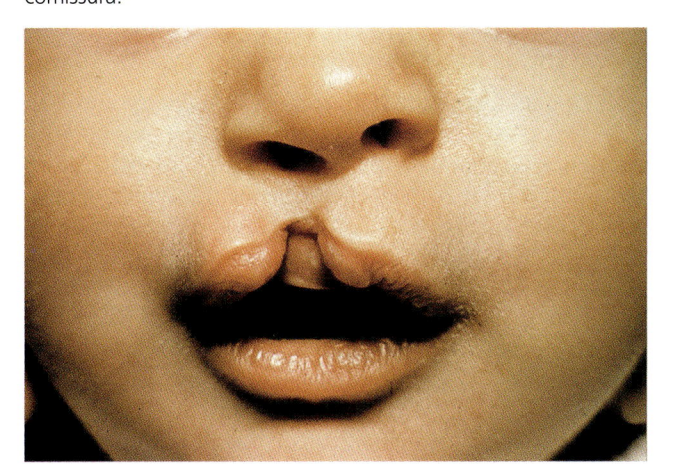

Fig. 14.3. Fissura labial incompleta: tipo raro de linha média.

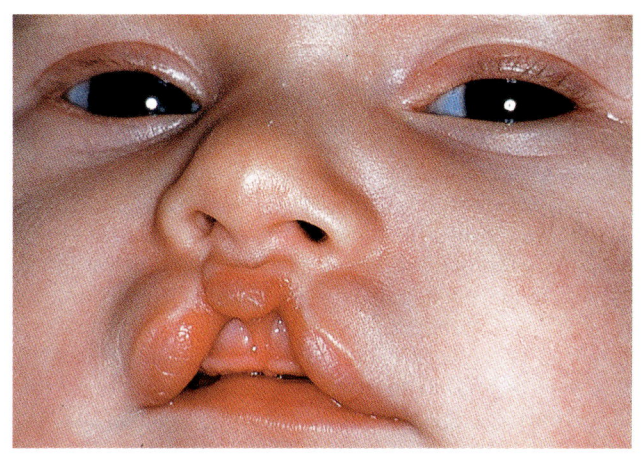

Fig. 14.4. Fissura labial bilateral.

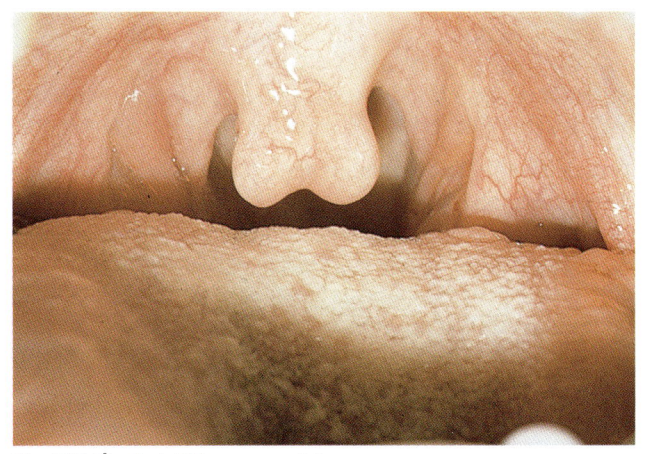

Fig. 14.5. Úvula bífida: caso médio.

Fig. 14.6. Úvula bífida: caso mais grave.

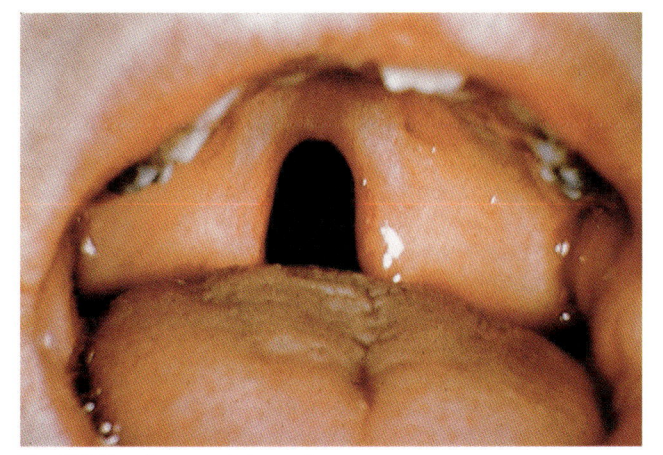

Fig. 14.7. Fenda no palato mole.

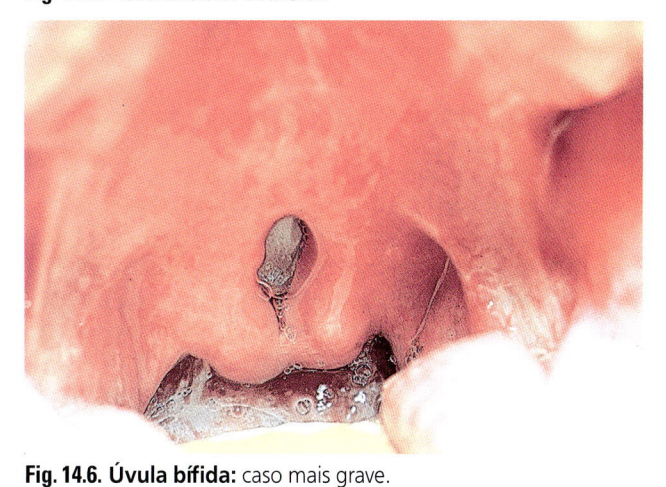

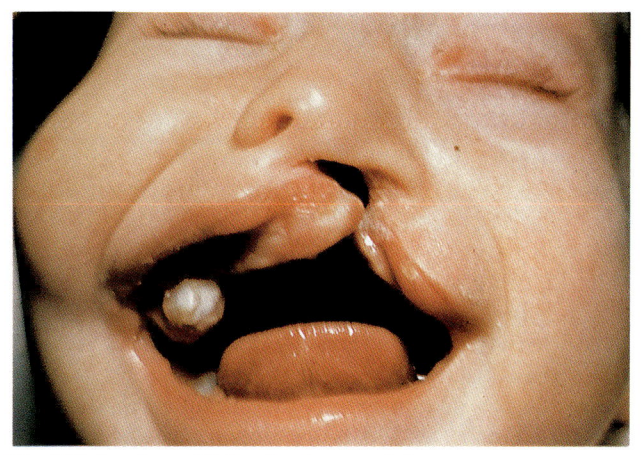

Fig. 14.8. Fenda no lábio e fenda no palato.

CONDIÇÕES ORAIS QUE AFETAM BEBÊS E CRIANÇAS

Epúlide Congênita (Fig. 15.1) A epúlide congênita é um crescimento de tecido mole, benigno, que surge exclusivamente em recém-nascidos a partir da edentulose do rebordo alveolar ou do palato. Desenvolve-se mais comumente na parte anterior do maxilar e tem uma probabilidade de ocorrer dez vezes maior em mulheres do que em homens. A lesão é um crescimento rosa de tecido mole, compressível. A superfície apresenta telangiectasia saliente, e a base é pedunculada (semelhante ao caule de uma planta) ou séssil (ampla). As lesões podem ser de vários centímetros em diâmetro e devem ser removidas. É improvável a recorrência. Histologicamente, numerosas células granulares são vistas. Múltiplas lesões estão presentes em 10% dos casos.

Tumor Melanótico Neuroectodérmico da Infância (Fig. 15.2) Este raro tumor benigno tipicamente aparece como uma massa de crescimento rápido no maxilar anterior, durante o primeiro ano de vida. O tumor provavelmente surge da crista das células neurais. Não demonstra predileção de sexo e começa como um pequeno nódulo rosa ou vermelho-púrpura que lembra um cisto de erupção. As radiografias geralmente mostram uma destruição localizada e irregular do osso alveolar subjacente e o broto de um dente primário flutuando numa massa de tecido mole. Níveis urinários de ácido vanilmandélico são elevados na ocorrência deste tumor. O tratamento é a remoção conservadora. O exame histológico geralmente mostra pigmentação por melanina. Recorrência e metástase são complicações raramente documentadas.

Cistos da Lâmina Dental (Fig. 15.3) A lâmina dental é um faixa de tecido epitelial vista em secções histológicas de um dente em desenvolvimento. Remanescentes da lâmina dental que não se desenvolve num botão dental podem degenerar e formar cistos (inclusão) de lâmina dental. Esses cistos são classificados de acordo com a localização clínica. Os cistos gengivais do recém-nascido são pequenos cistos cheios de queratina. São frequentemente múltiplos e esbranquiçados e diminuem quando o dente irrompe. Os cistos palatais do recém-nascido podem ser pérolas de Epstein ou nódulos de Bohn. As pérolas de Epstein surgem das inclusões epiteliais que ficam presas na rafe palatal mediana durante a fusão das cristas palatais embriônicas opostas. Os nódulos de Bohn surgem dos restos de glândulas salivares menores. As pérolas e os nódulos são, geralmente, pequenos, firmes, assintomáticos e esbranquiçados. Usualmente ocorrem em pequenos grupos, em qualquer lugar do palato duro. A maioria diminui espontaneamente depois de várias semanas, mas podem ser removidos cirurgicamente para propiciar a cura.

Dentes Natais (Fig. 15.4) Os dentes natais são dentes que estão presentes no nascimento ou que irrompem em 30 dias a partir do nascimento. Ocorrem em um em cada 3.000 nascimentos. Em geral, consistem de material cornificado e calcificado, não têm raízes e são móveis. Entretanto muitos dentes natais simplesmente representam erupção prematura dos dentes primários. Os dentes natais mais comuns são os incisivos mandibulares centrais; a mandíbula é afetada dez vezes mais do que o maxilar. Os dentes natais têm sido relatados como causadores de úlceras da língua ventral (doença de Riga-Fede) que resultam da irritação durante a amamentação. Neste caso, pode ser necessário o alisamento da borda incisiva ou extração.

Cisto de Irrupção (Irrupção Gengival de Cisto, Hematoma de Irrupção) (Fig. 15.5) O cisto de irrupção é um cisto de tecido mole que localiza-se em volta da coroa de um dente que ainda não irrompeu. Crianças menores de dez anos são mais comumente afetadas. Aparece como um inchaço pequeno, em forma côncava, translúcido, sobrejacente a um dente primário que está irrompendo. O cisto é margeado por epitélio odontogênico e preenchido por sangue ou soro. A presença de sangue produz uma aparência marrom, ou azul-acinzentada no cisto. Não é necessário tratamento porque o dente que está nascendo eventualmente rompe a membrana cística. A incisão na lesão permite a drenagem do líquido e pode aliviar os sintomas.

Linfangioma Congênito (Fig. 15.6) O linfangioma congênito é uma massa benigna de vasos linfáticos que pode se apresentar na boca de crianças. A língua, a borda alveolar e a mucosa labial são localizações comuns deste linfangioma. Menos comumente, a glândula parótida e a superfície da boca são afetadas. Há uma predileção de 2:1 para os homens, e 5% dos recém-nascidos afro-americanos têm um ou mais linfangiomas alveolares. Um linfangioma tipicamente produz um inchaço assintomático, compressível e negativo na diascopia. Quando superficial, o inchaço é composto de papulonódulos únicos ou múltiplos e discretos que podem ter a cor rosa ou vermelho-azulada escura. Tumores de inserção profunda produzem inchaços difusos sem alteração na cor do tecido, a não ser que ocorra hemorragia. Grandes linfangiomas do pescoço são denominados higromas císticos. Os linfangiomas intraorais podem regredir de forma espontânea, mas lesões persistentes devem ser removidas ou injetadas intralesionalmente com solução esclerosante.

Thrush (Candidíase, Moniliase) (Fig. 15.7) Candidíase pseudomembranosa aguda é um tipo de candidíase (infecção fúngica) de membranas mucosas, causada pela *Candida albicans*. As lesões aparecem como coalhos leitosos brancos na mucosa oral, principalmente a mucosa bucal, o palato e a língua. Os coalhos são facilmente removidos, deixando uma superfície vermelha, cruenta, dolorosa. Os recém-nascidos geralmente adquirem a infecção do canal vaginal da mãe durante o nascimento e mostram sinais clínicos de infecção nas primeiras semanas de vida. Febre e irritação gastrointestinal podem acompanhar o distúrbio. O tratamento consiste de aplicação tópica de agentes antifúngicos.

Abscesso (Bolha na Gengiva) (Fig. 15.8) O abscesso é uma resposta inflamatória a uma infecção bacteriana crônica de um dente não vital. Ocorre mais comumente em crianças, quando uma infecção da polpa se dissemina além da ramificação de um dente posterior e drena por uma fístula à superfície. A parúlia aparece como uma bolha pequena, elevada, flutuante, de cor amarelo-vermelha que surge próxima à junção mucogengival do dente afetado. A compressão da área resulta na descarga do pus do centro da lesão. A maioria dos casos são assintomáticos; entretanto ao se apalpar o dente ou as estruturas à sua volta pode-se eliciar a dor. A condição é curada, quando a infecção é eliminada. A falha em eliminar a infecção num dente primário pode afetar o desenvolvimento de seu sucedâneo (permanente).

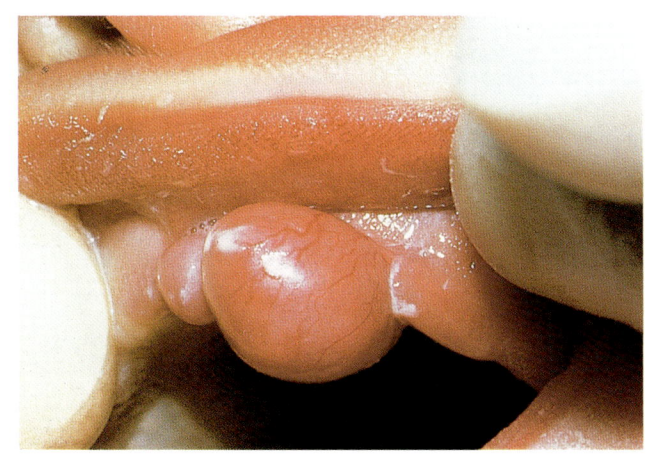

Fig. 15.1. Epúlide congênita do recém-nascido: um nódulo rosa.

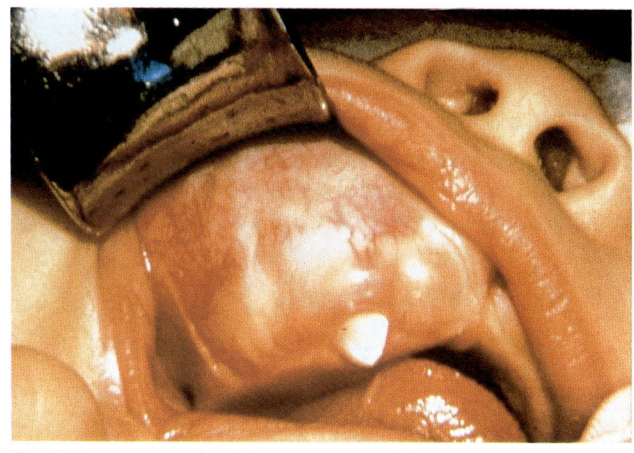

Fig. 15.2. Tumor melanótico neuroectodérmico da infância.

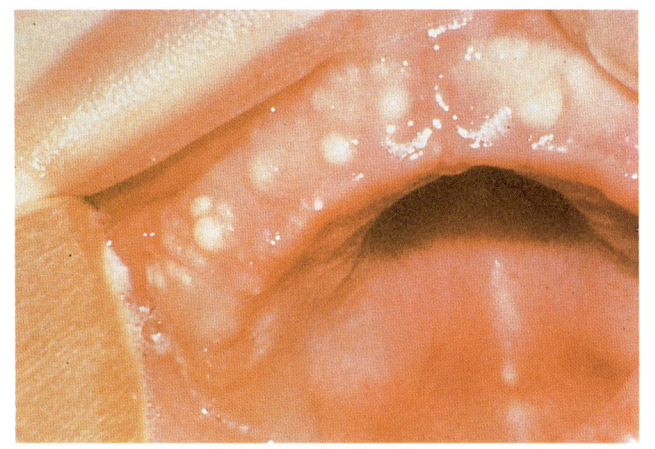

Fig. 15.3. Cistos da lâmina dental e **pérola de Esptein**.

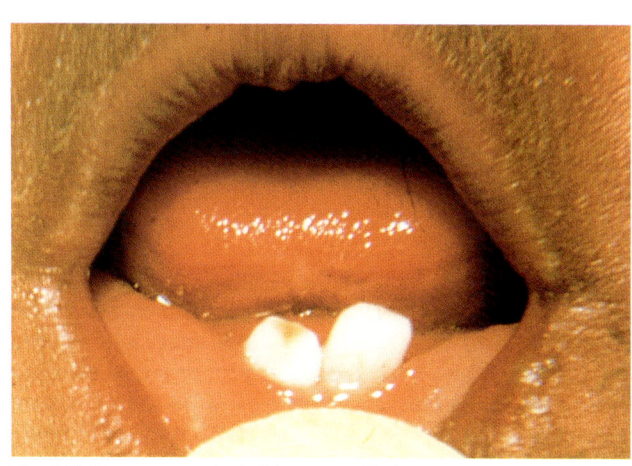

Fig. 15.4. Dentes natais: incisivos mandibulares num recém-nascido.

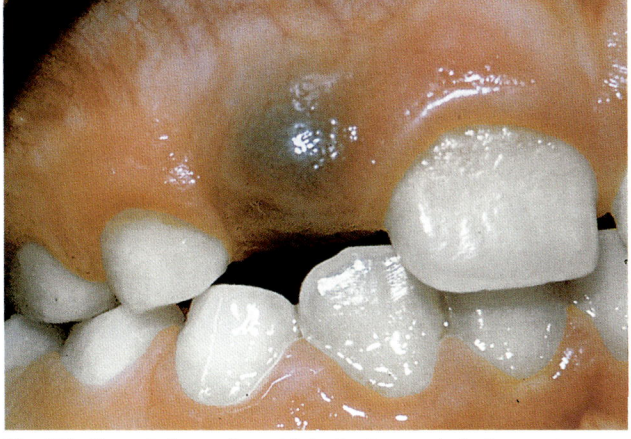

Fig. 15.5. Cisto de irrupção: nódulo de cisto azul, de forma côncava.

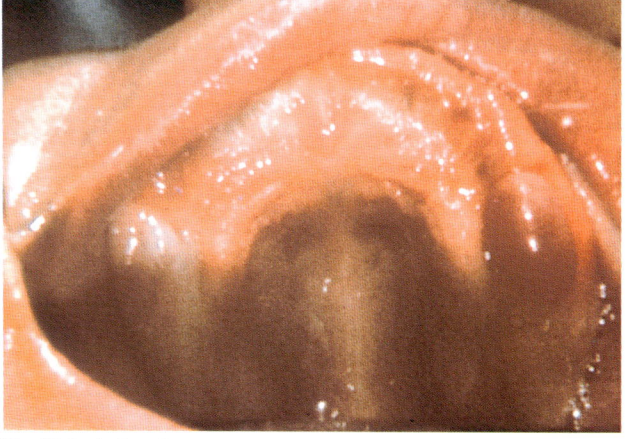

Fig. 15.6. Linfangioma congênito.

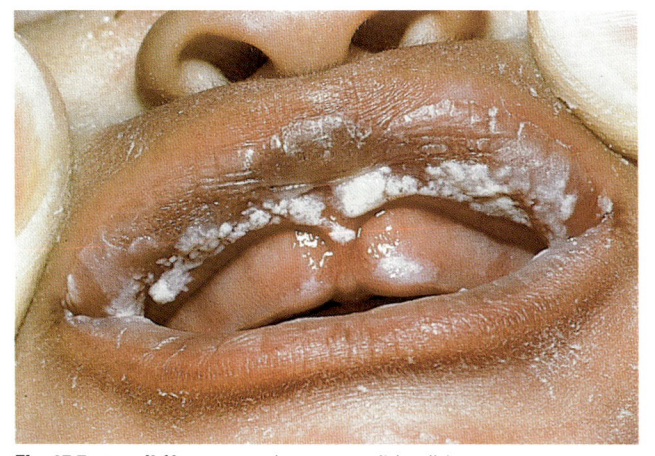

Fig. 15.7. Candidíase causada por *Candida albicans*.

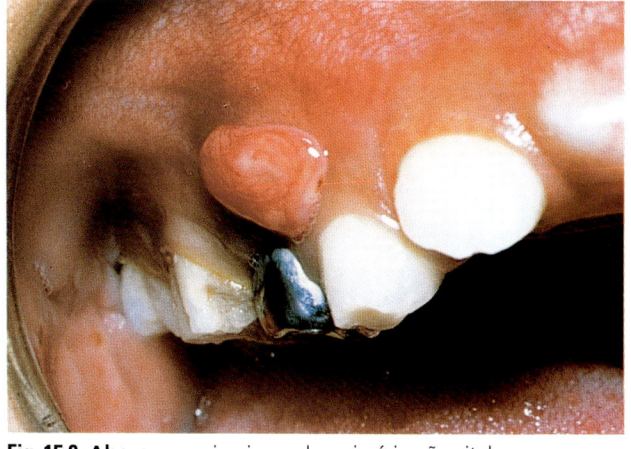

Fig. 15.8. Abscesso: primeiro molar primário não vital.

Estudos de Caso

CASO 5. (Fig. 15.9) Esta mulher de 26 anos apresenta-se com a condição mostrada na imagem clínica. A condição está presente desde a infância. Ela está interessada em conversar com o dentista sobre correção cirúrgica.

1. Descreva os achados clínicos.
2. Você espera ver achados similares ou quaisquer anormalidades no lábio superior?
3. Este é um achado normal, uma variante do normal ou uma doença? E qual é a gravidade desta condição?
4. Qual é a causa desta condição?
5. Você espera que esta condição seja sintomática?
6. Relacione as condições que você consideraria no diagnóstico diferencial e observe qual é, provavelmente, o diagnóstico correto.
7. Quais são as opções de tratamento para esta condição.

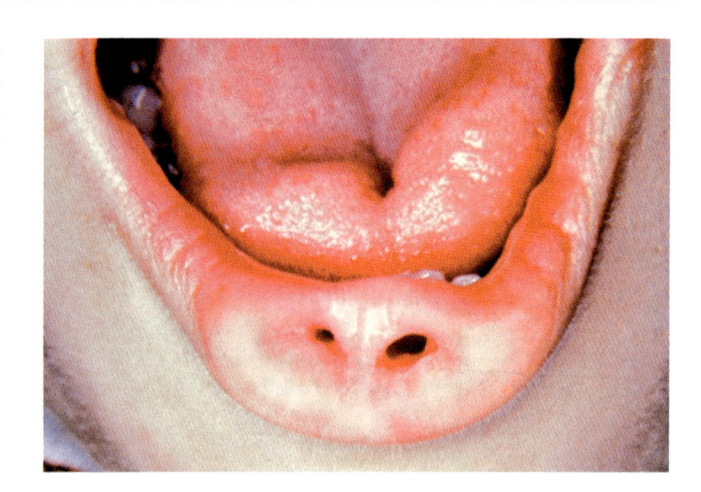

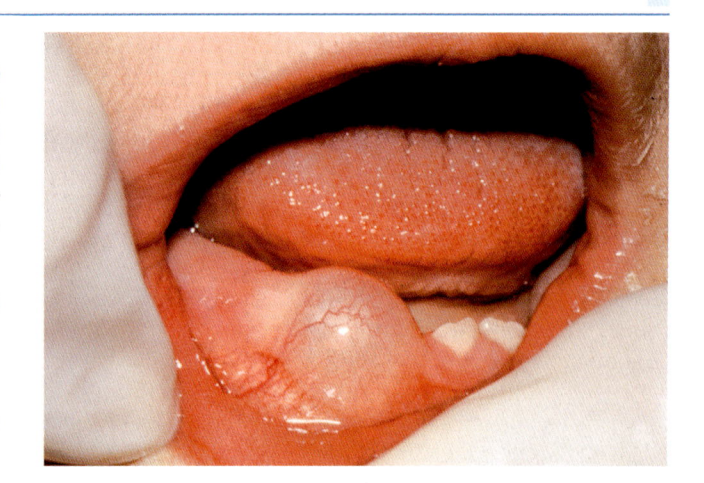

CASO 6. (Fig. 15.10) Uma jovem senhora traz seu filho ao consultório pela primeira vez. A criança tem uma massa notável na boca. A mãe argumenta que a massa surgiu há vários dias, mas está crescendo mais e mais a cada dia. Ela está preocupada porque o bebê está se alimentando menos e que esta ocorrência possa ser um tumor. Os dentes adjacentes não parecem estar afetados.

1. Descreva os achados clínicos e explique por que [esta ocorrência] aparece translúcida.
2. Qual é a idade do paciente?
3. Este é um achado normal, uma variante do normal ou uma doença? E qual é a gravidade desta condição?
4. Qual é a causa desta condição?
5. Você espera que esta condição seja sintomática?
6. Relacione as condições que você consideraria no diagnóstico diferencial e observe qual é, provavelmente, o diagnóstico correto.
7. Quais são as opções de tratamento para esta condição.

SEÇÃO 4

Anomalias Dentais

Objetivos Dentais:
- Definir e identificar anomalias dentais comuns (dente e raiz).
- Reconhecer as causas e aspectos clínicos dessas condições.
- Usar o processo diagnóstico para distinguir anormalidades de aparência semelhante.
- Descrever as consequências da progressão da doença com relação às anomalias dentais.
- Recomendar tratamentos apropriados para as anomalias dentais (dente e raiz).

Objetivos de Higiene Dental:
- Definir e descrever a aparência clínica de alterações comuns na morfologia do dente.
- Definir e descrever a aparência clínica de alterações comuns no número de dentes, na estrutura e cor do dente e na posição dental.
- Definir e descrever a aparência clínica e radiográfica dos diferentes tipos de reabsorção de raiz.
- Identificar condições discutidas nesta seção que (1) exijam a atenção do dentista e/ou (2) afetem o desbridamento periodontal e medidas de higiene

Nas legendas das figuras, (*) denota o mesmo paciente.

ALTERAÇÕES NA MORFOLOGIA DENTAL

Microdontia (Figs. 16.1 e 16.2) Microdontia refere-se a dentes que são menores do que os normais. Ocorre em cerca de 1% da população. A microdontia é usualmente bilateral e frequentemente associada a uma característica familiar (herdada) e hipodontia. Pode ocorrer como um achado isolado, uma condição relativa, ou num padrão generalizado. A forma mais comum ocorre como um achado isolado e envolve um dente permanente, usualmente o incisivo (maxilar) lateral permanente. O termo coniforme lateral é frequentemente usado para descrever esta variante, porque o dente tem a forma de cone ou de pino (peg). O terceiro molar é geralmente o segundo mais afetado por esta ocorrência. Quando ocorre microdontia num padrão generalizado, ela pode ser relativa ao tamanho das mandíbulas – isto é, os dentes são normais em seu tamanho, mas as mandíbulas são maiores do que o normal. A verdadeira microdontia generalizada é rara e ocorre quando as mandíbulas têm o tamanho normal, e o tamanho real dos dentes é pequeno. A microdontia generalizada pode estar associada a nanismo pituitário ou a uma síndrome herdada. Tratamentos de câncer (quimioterapia e radioterapia) durante o desenvolvimento dos dentes também podem causar a microdontia. Microdentes verdadeiros deverão ser distinguidos de dentes primários retidos.

Macrodontia (Fig. 16.3) Macrodontia, o oposto de microdontia, refere-se a um aumento anormal no tamanho do dente. É menos comum do que a microdontia. Pode afetar um, vários ou, raramente, todos os dentes. É vista mais frequentemente em incisivos e nos terceiros molares mandibulares e numa condição de desenvolvimento, conhecida como hemi-hipertrofia, em que o lado afetado, incluindo os dentes, é maior do que o lado não afetado. Um único dente grande ou mesmo dentes grandes em pares são raramente afetados pela fusão ou geminação e podem ser frequentemente citados como macrodentes até que uma condição mais específica seja determinada pelas radiografias. A verdadeira macrodontia generalizada é rara e pode ser vista no gigantismo pituitário.

Dentes Invaginados (*Dens in dente*) (Fig. 16.4) Dens in dente é uma profunda invaginação de superfície da coroa ou raiz alinhada pelo esmalte. É uma anomalia de desenvolvimento comum que ocorre em cerca de 1% da população. É assim denominada porque radiograficamente lembra um dente dentro de um dente. A condição se desenvolve embriologicamente na polpa da câmara da coroa, começando na fóssula da língua (lingual pit). Pode se estender por alguns ou por vários milímetros na direção apical. A condição é, geralmente, bilateral e pode ser relativamente leve ou grave com diversas invaginações em um dente. Os incisivos maxilares laterais são afetados com mais frequência, seguidos dos incisivos maxilares centrais, mesiodentes, cúspides, incisivos maxilares laterais e, raramente, um dente posterior. A fóssula lingual associada tem tendência a ter cáries, levando a uma pulpite precoce e inflamação periapical. Essas fóssulas exigem colocação profilática de selantes. Radiograficamente, camadas de esmalte em forma de gota de lágrima ou de bulbo e possivelmente dentina estendem-se apicalmente em direção a ou posteriormente à junção esmaltodentinária. A presença de cáries pode não estar evidente; entretanto, uma radiotransparência periapical, tal como um cisto globulo-maxilar, alerta o dentista para a perda da vitalidade do dente e para a necessidade de terapia do canal da raiz.

Cúspides Acessórias

Cúspide de Carabelli (Figs. 53.6 e 67.4) A cúspide de Carabelli é uma cúspide extra, localizada na metade da superfície lingual da cúspide mesiolingual dos molares maxilares, usualmente o primeiro molar permanente. Raramente os molares primários são afetados. É usualmente bilateral, comum nos caucasianos e rara nos asiáticos. Há, em geral, um sulco associado, entre a cúspide de Carabelli e a superfície lingual do dente. Este sulco tende a desenvolver manchas e cáries. Quando há uma boa higiene oral, e a dieta é rica em açúcar, recomenda-se o uso de selantes.

Dente Evaginado (Tubérculo de Leong) (Fig. 16.5) O dente evaginado é menos comum do que o invaginado e usualmente classificado como uma cúspide acessória. Consiste de uma elevação em forma de domo que emana do sulco central da superfície de oclusão ou de uma aresta lingual de uma cúspide bucal de um dente posterior permanente. Esta condição ocorre quase exclusivamente em pré-molares mandibulares. É especialmente comum em pessoas de origem asiática. É uma característica da síndrome do incisivo em forma de pá, comum em americanos nativos (Fig. 18.8). O tubérculo evaginado consiste de esmalte, dentina e uma câmara de polpa elevada, mas fina. A exposição patológica da polpa pode ocorrer após a fratura ou atrito ou de forma iatrogênica durante a preparação do dente.

Protoestiloide (Protostylid) (Fig. 16.6) O protoestiloide é uma cúspide acessória (extra) na superfície bucal de um dente; a cúspide mesiobucal de um molar é mais comumente afetada. *Pré-molarização* é um termo usado para descrever caninos afetados, e *molarização* para pré-molares afetados. Uma cúspide acessória em molares é, às vezes, denominada uma *cúspide paramolar*. A condição deverá ser distinguida do termo paramolar, usado para descrever um pequeno dente supernumerário que se desenvolve numa posição lingual ou bucal a um molar.

Cúspide Talão (Figs. 16.7 e 16.8) A cúspide Talão (*dens evaginatus*) é uma rara cúspide acessória num dente anterior que resulta num cíngulo lingual aumentado. Ocorre mais comumente em incisivos maxilares permanentes. Seu nome origina-se da semelhança com a garra de três pontas de uma águia. A cúspide Talão pode interferir com a oclusão. Também, a presença de uma fissura profunda de desenvolvimento pode levar a cáries linguais. Consequentemente, a fissura deverá ser tratada profilaticamente com um selante. Esta condição pode constituir um achado incidental ou pode ser encontrada em associação à síndrome de Rubenstein-Taybi, caracterizada por retardo mental, anomalias digitais e faciais, descida atrasada ou incompleta dos testes e idade óssea abaixo do percentil 50.

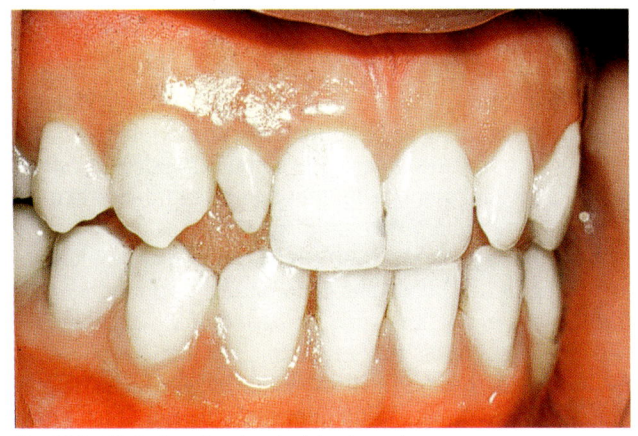

Fig. 16.1. Microdontia: pino incisivo lateral.

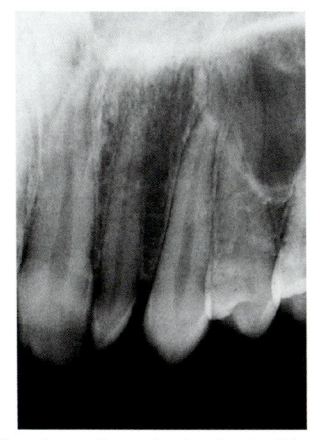

Fig. 16.2. Microdontia: radiografia do pino incisivo lateral.

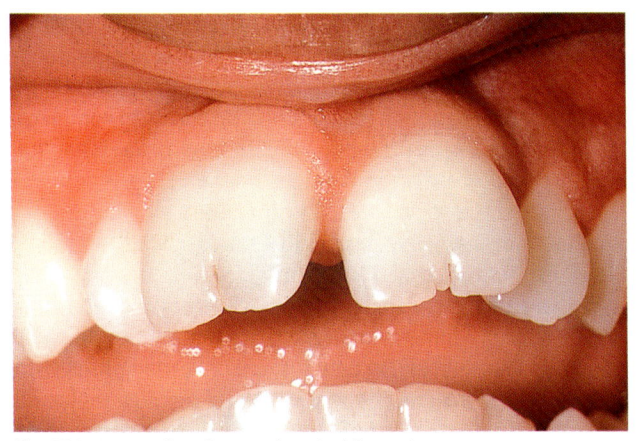

Fig. 16.3. Macrodontia: geminação bilateral

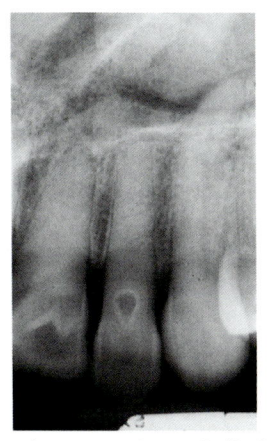

Fig. 16.4. *Dens invaginatus*: em forma de lágrima ou de bulbo.

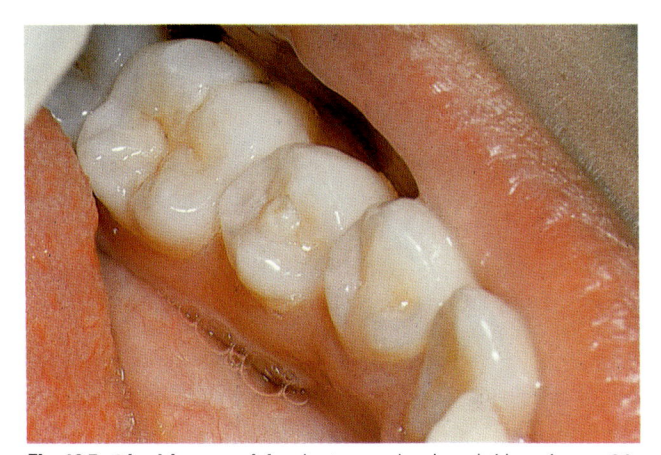

Fig. 16.5. Cúspide acessória: dente evaginado ocluído, número 20.

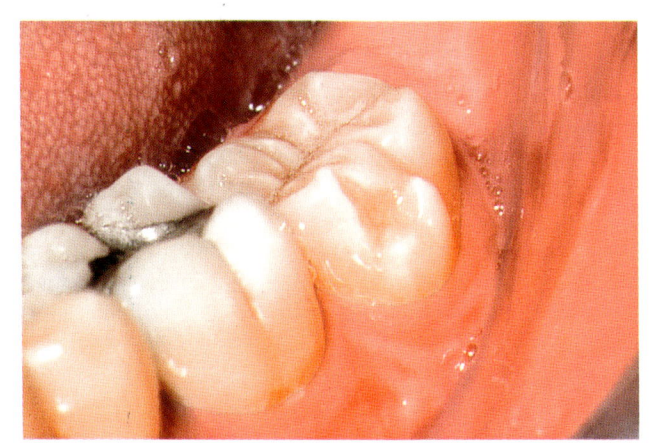

Fig. 16.6. Cúspide acessória: protoestiloide em segundo molar bucal.

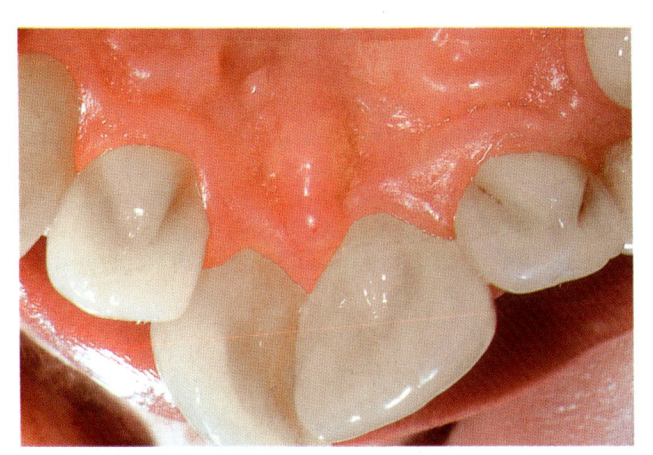

Fig. 16.7. Cúspides acessórias: cúspide talão em lingual de incisivos.*

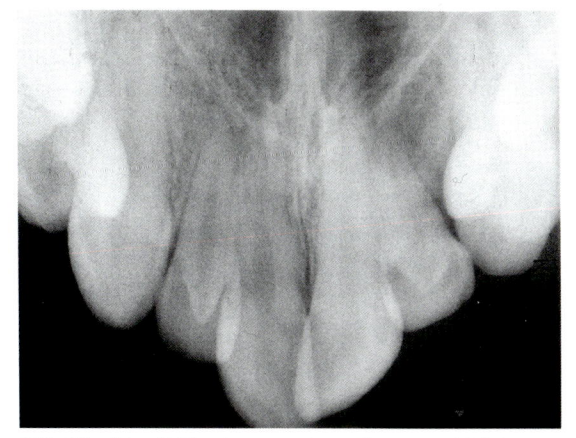

Fig. 16.8. Cúspides Talão: imagem de paciente em 16.7.*

ALTERAÇÕES NA MORFOLOGIA DENTAL

Introdução (Fig. 17.1) Fusão, geminação, duplicação e concrescência são anomalias de desenvolvimento explicadas nesta página. A Fig. 17.1 ilustra as diferenças essenciais entre essas condições similares. É importante observar que, às vezes, geminação e fusão são clinicamente indistinguíveis. Pode ser necessário questionar o paciente acerca de perda de dente, assim como radiografias em série para distinguir essas condições dos dentes supranumerários.

Fusão (Figs. 17.3 e 17.5) Na fusão, dois brotos separados de dente tentam se juntar. A porção que se funde usualmente consiste da dentina e, raramente, do esmalte. Relata-se que ocorre em menos de 1% da população e pode ser familiar. Os dentes primários são afetados cinco vezes mais do que os permanentes. Apresentações bilaterais são cerca de dez vezes menos comuns do que exemplos unilaterais. Os incisivos são os dentes mais comumente envolvidos. Um aspecto diferenciador é o número de dentes; quando os dentes fundidos são contados como um, há menos um dente do que o normal. Isso leva a uma outra característica: excesso de espaço interproximal. Há uma exceção quando um dente da dentição normal se funde a um dente adjacente supranumerário, criando a aparência de geminação. Dentes fundidos, como os dentes geminados, têm um sulco na superfície labial ou lingual e um corte na borda incisiva onde se fundem os dois dentes. Radiograficamente, dentes fundidos têm mais probabilidade de ter duas câmaras de polpa separadas e espaços para a raiz do canal. Entretanto, ocorrem variações, dependendo do grau de fusão presente. Dentes primários fundidos são geralmente seguidos de hipodontia dos dentes permanentes que se sucederão.

Geminação (Figs. 17.2, 17.4 e 17.5) Na geminação, um único broto dental tenta se dividir em dois dentes, mas a divisão fica incompleta. Ocorre em menos de 1% da população, pode ser familiar e envolve os dentes primários quase cinco vezes mais do que os permanentes. Os dentes mais comumente envolvidos são os incisivos mandibulares primários e os incisivos maxilares permanentes. A geminação bilateral é rara. Clinicamente, o problema mais difícil é distinguir geminação e fusão. Como a geminação envolve apenas um broto dental, o paciente terá o número normal de dentes; contudo, o dente afetado aparecerá maior (macrodente), e o apinhamento será evidente. A coroa poderá ter uma aparência normal, ou poderá ter um corte na borda incisiva ou uma fissura na superfície labial ou lingual. Radiograficamente, um dente geminado frequentemente tem uma única câmara de polpa aumentada, uma raiz aumentada e uma coroa aumentada ou bífida. Entretanto, são possíveis outras variações, como se pode verificar na Fig. 13.2.

Duplicação *(Twinning)* (Figs. 17.6 e 20.2) Twinning é a divisão completa de um único broto dental. A condição é considerada bastante rara. Os dentes divididos são vistos como completamente separados, sem conexão um com o outro, exceto pelo fato de que um tende a ser uma imagem espelhada do outro. São frequentemente menores do que o normal e poderiam ser descritos como microdentes. Quando os dentes são contados, observa-se um dente extra e pode haver apinhamento dos remanescentes. Para aumentar a confusão, esta condição é difícil, se não impossível, de se distinguir da circunstância em que há dois microdentes (um cone lateral e um incisivo microdôntico supranumerário) envolvendo dois brotos dentais separados. Por exemplo, na Fig. 20.2, seria difícil saber se o incisivo lateral supranumerário é o resultado da duplicação de um único broto dental ou se ele se desenvolveu a partir de um broto dental extra que irrompeu.

Concrescência (Fig. 17.7) Concrescência é a união entre dois dentes adjacentes nas superfícies de raízes pelo cemento dentário. A condição advém de fatores ambientais ou de desenvolvimento após a formação da raiz ter sido completada. Fatores que contribuem para esse fato incluem apinhamento durante o desenvolvimento dental, processo inflamatório causado pela infecção ou trauma em que o osso alveolar interdental é reabsorvido. Essa condição permite as raízes do dente adjacente se fundirem pela deposição de cemento entre elas. Isso pode ocorrer entre dois dentes normais, entre um dente normal e um supranumerário e entre dois supranumerários. A concrescência verdadeira é vista mais comumente entre o segundo e o terceiro molar na maxila, em virtude da falta de espaço. A concrescência adquirida ocorre após os dentes terem completado o seu desenvolvimento, mas são unidos pela hipercementose associada à inflamação crônica (geralmente processo inflamatório da polpa de um dos dentes) na região. A concrescência é importante na extração dental. Por exemplo, quando a concrescência afeta um terceiro e um segundo molar, a extração do terceiro molar pode resultar no movimento do segundo molar afetado. Pode ou não ser possível separar tais dentes cirurgicamente.

Sulco Palatogengival (Fig. 17.8) O sulco palatogengival é um defeito de desenvolvimento importante e fator de risco para a doença periodontal. Ocorre em cerca de 1 a 9% da população, mais comumente em pessoas de ascendência chinesa ou do leste da Índia, embora possa ser detectado em outras populações. O dente mais frequentemente afetado é o incisivo maxilar lateral, seguido pelo incisivo maxilar central. O sulco começa na junção do cíngulo e numa das bordas laterais marginais, e estende-se para a raiz palatal até vários milímetros. O sulco é um lugar frequente de um defeito periodontal insuspeito, porque o cemento não consegue cobrir o sulco, e o ligamento periodontal não consegue se ligar à raiz. O defeito periodontal é detectado com uma sonda periodontal, como parte do exame periodontal de rotina; então o sulco é detectado quando se investiga o aspecto palatal da raiz adjacente ao defeito. Quando presente, o prognóstico periodontal é limitado.

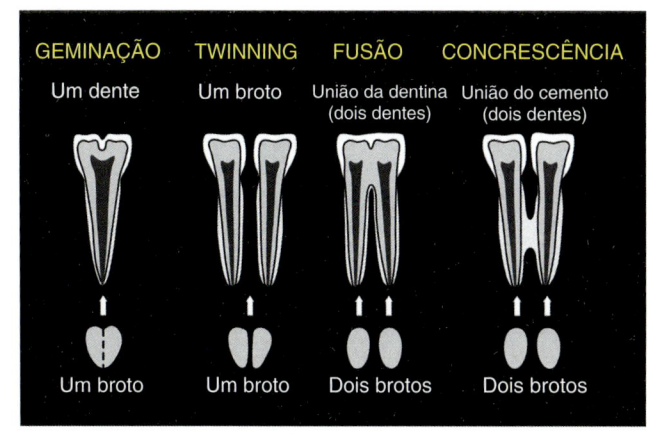

Fig. 17.1. Geminação, *twinning*, fusão e concrescência.

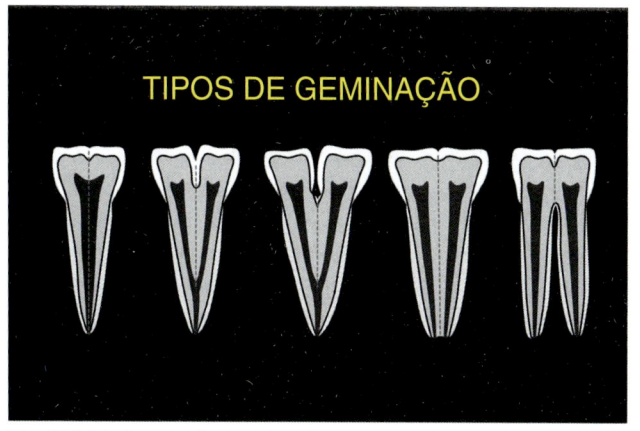

Fig. 17.2. Variantes de geminação.

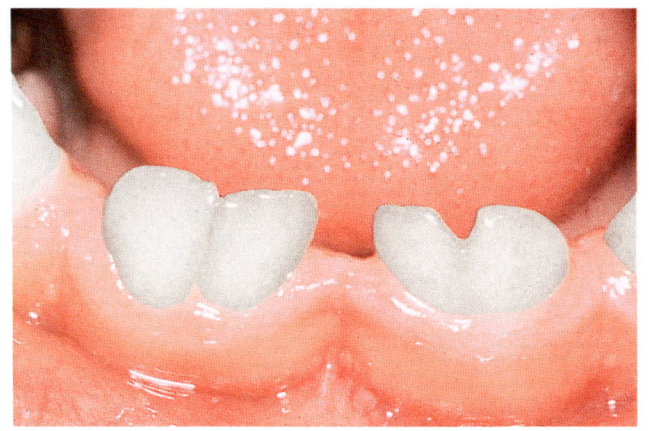

Fig. 17.3. Fusão: união de dois dentes pela dentina ou pelo esmalte; bilateral.

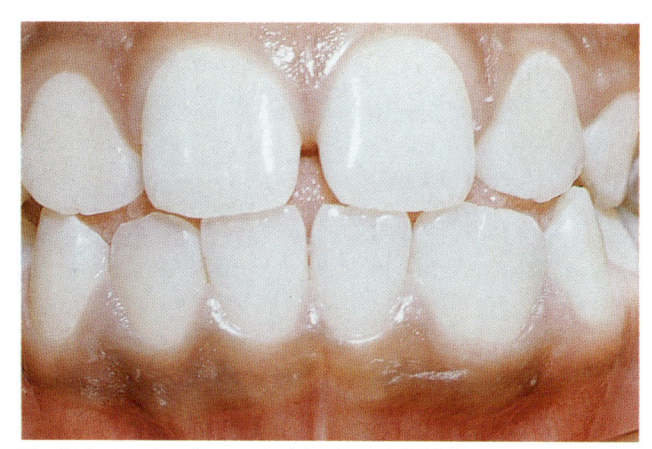

Fig. 17.4. Geminação: um incisivo lateral dividido.

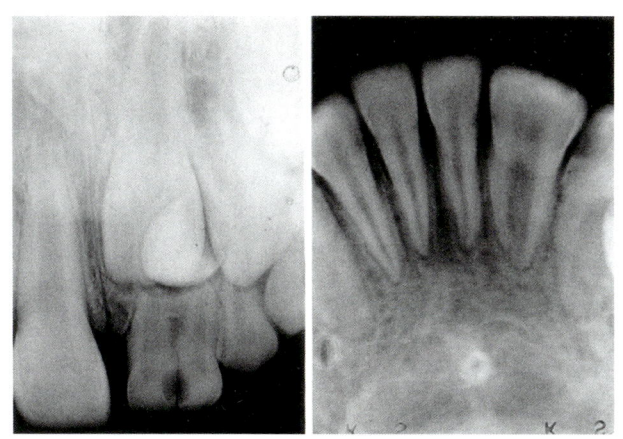

Fig. 17.5. Fusão (à esquerda), **geminação** (à direita).

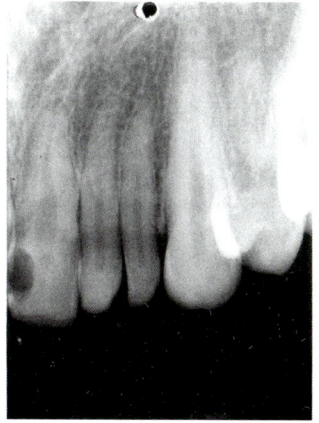

Fig. 17.6. Twinning: dente extra é um gêmeo.

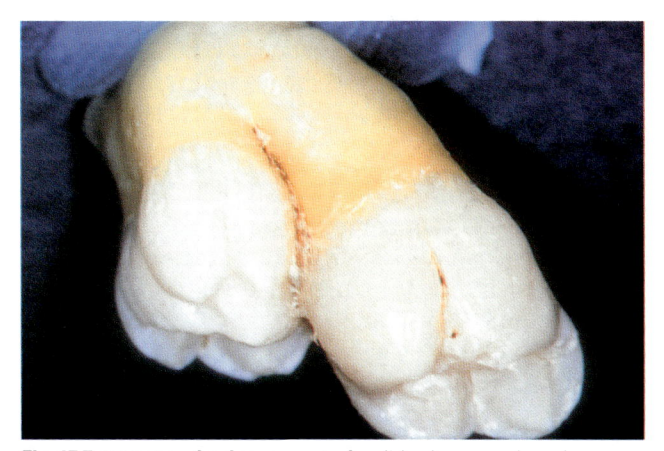

Fig. 17.7. Concrescência: cemento fundido do segundo e do terceiro molar.

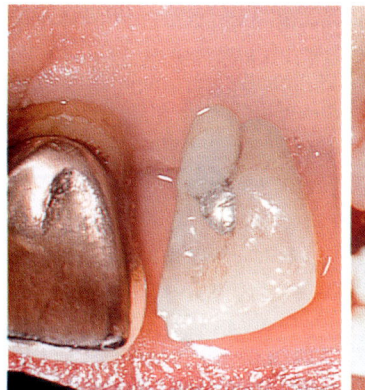

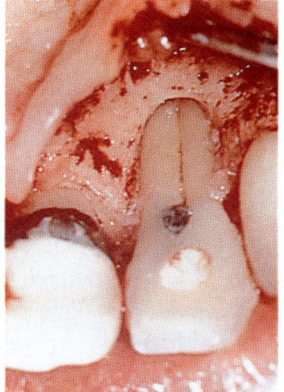

Fig. 17.8. Sulco palatogengival e distúrbio periodontal associado.

ALTERAÇÕES NA MORFOLOGIA DENTAL

Raízes Supranumerárias (Fig. 18.1) São raízes extras que surgem durante o desenvolvimento. Qualquer dente pode ser afetado. O número normal de raízes é uma nos incisivos, caninos, pré-molares mandibulares e segundos pré-molares maxilares; duas nos primeiros pré-molares maxilares e molares mandibulares; e três nos molares maxilares. Raízes supranumerárias ocorrem mais frequentemente nos terceiros molares permanentes, nos caninos mandibulares e nos pré-molares. Os molares mandibulares são afetados em 1% dos caucasianos, 20% dos descendentes de mongóis, e em cerca de 44% dos aleútes. Radiograficamente, pode-se suspeitar de raízes extras quando o espaço do canal da raiz diminui abruptamente em tamanho e se bifurca em dois canais separados. Esta ocorrência é importante na terapia de raiz de canal, extração, prótese e ortodontia.

Esmalte Ectópico: Pérola de Esmalte (Figs. 18.2 e 18.3)
Pérolas de esmalte são pequenos depósitos de esmalte, semelhante a pérolas, em lugares não usuais, geralmente na bifurcação dos molares. São mais comuns nos asiáticos, malaios e índios americanos e sete vezes mais comuns nos molares maxilares. Nos molares superiores, usualmente se localizam na superfície mesial ou distal da raiz; nos molares mandibulares, ocorrem na superfície bucal ou lingual. As pérolas de esmalte têm a forma arredondada, de 1 a 2 mm de tamanho, e raramente são múltiplas. Não contêm tecido da polpa. Podem estar associada à infecção periodontal crônica e podem impossibilitar a instrumentação periodontal. Na Fig. 8.3, a pérola se movimenta em direção oposta à orientação do feixe dos raios X; assim, a pérola está na superfície palatal do dente. Radiologicamente, pérolas falsas ocorrem nos molares inferiores (ver a Fig. 6.7).

Esmalte Ectópico: Extensões Cervicais do Esmalte (Fig. 18.4) As extensões cervicais do esmalte ocorrem na junção esmaltodentinária média bucal de molares e consistem de uma extensão lisa ou áspera do esmalte bucal que se projeta para a área de bifurcação. São mais comuns em pessoas de ascendência asiática e mais raras em caucasianos. Os molares mandibulares estão envolvidos com mais frequência do que os molares maxilares, sendo que o primeiro, o segundo e o terceiro molares são afetados em ordem descendente de frequência. A extensão cervical é dificilmente visível em radiografias, mas pode ser detectada com um explorador ou sonda periodontal. As extensões cervicais do esmalte são associadas à formação de bolsas periodontais e no envolvimento de bifurcação, assim como a um cisto inflamatório, conhecido como cisto bucal de bifurcação (Fig. 31.7). O cisto é uma área transparente, delineada por uma linha radiopaca fina, em forma crescente, sobreposta à superfície de raiz bucal do dente, algumas vezes se estendendo para a superfície distal. Complicações císticas tendem a se desenvolver em crianças e adolescente.

Dilaceração (Fig. 18.5) Dilaceração é uma curva aguda numa raiz – ou, menos frequentemente, na coroa de um dente – geralmente com angulação maior do que 20 graus. Causas comuns abrangem interferência com o caminho de erupção, como o resultado de apinhamento, trauma, lesões ósseas adjacentes ou tração ortodôntica. A dilaceração é comum no terceiro molar e nas raízes do incisivo maxilar lateral. A curva é, em geral, na direção distal, distobucal ou distolingual. Quando a dilaceração é bucal ou lingual, radiograficamente aparece como um olho de boi com o centro representando a polpa do canal. A dilaceração pode complicar a terapia do canal da raiz e a exodontia.

Raiz Bulbosa (Figs. 18.5 e 33.6) Uma raiz bulbosa é uma variação de desenvolvimento na morfologia da raiz em que o adelgaçamento apical normal é substituído por um alargamento localizado à raiz. Essa condição é mais geneticamente determinada do que resposta a fatores locais. A aparência bulbosa é o resultado do aumento da quantidade de dentina – não do cemento. Os dentes afetados são de extração mais difícil.

Hipercementose (Fig. 18.6) A hipercementose é o depósito excessivo de cemento secundário na (s) raiz (es) de qualquer dente. Ocorre em associação a fatores locais (suprarupção, infecção apical periodontal, trauma oclusal) e condições sistêmicas (doença de Paget, bócio tóxico da tireoide, acromegalia, gigantismo pituitário). Num estudo alemão de 22 mil pacientes, a incidência foi de 2%; molares mandibulares, segundos pré-molares e primeiros pré-molares foram os mais comumente afetados em ordem descendente de frequência; e os dentes mandibulares foram afetados duas vezes mais do que os maxilares. Radiograficamente, o esboço da raiz é aumentado e delineado pelo espaço da membrana periodontal e da lâmina dura. A hipercementose ocorre com mais frequência no terço apical da raiz; faz com que as extrações sejam mais difíceis.

Taurodontismo (Fig. 18.7) Taurodontismo (dentes semelhantes a touros, com corpo grande e pernas curtas) é uma condição que afeta dente ou dentes com multirraízes, causada por um gene defeituoso envolvido na odontogênese. É caracterizado por um assoalho pulpar e bifurcação alongados, raízes desproporcionalmente curtas e falta de constrição na junção esmaltodentinária. Dentes permanentes são afetados com mais frequência do que dentes primários, e molares mais do que pré-molares. A incidência varia de 0,5 a 5%. Pode ser classificada, de acordo com a gravidade, em hipo (médio), meso (moderado) e hipertaurodontismo (grave). Ocorre associado a condições herdadas, incluindo síndrome de Down, de Mohr, de Klinefelter e tricodento-óssea; alguns casos de amelogenesis imperfecta; e em crianças que recebem tratamento antineoplásico. Taurodontes são tratados como normais, embora a bifurcação seja mais profunda, e o espaço da polpa afete a terapia da raiz do canal.

Síndrome do Incisivo em Forma de Pá (Fig. 18.8) Esta síndrome herdada é vista em índios americanos, esquimós e hispânicos. As principais características são bordas marginais proeminentes (em forma de pá), fóssulas linguais acentuadas em incisivos maxilares, e raízes notavelmente curtas, especialmente nos pré-molares; *dens evaginatus* nos pré-molares inferiores e cáries classe VI nas pontas das cúspides. Os pacientes têm tendência à classe II e a cáries na fóssula lingual em incisivos maxilares.

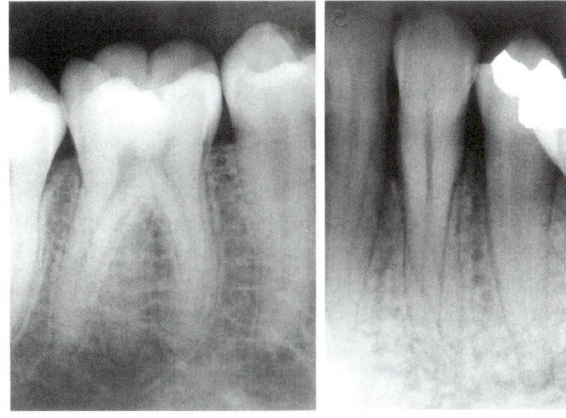

Fig. 18.1. Raiz supranumerária: primeiro molar (à esquerda), canino (à direita).

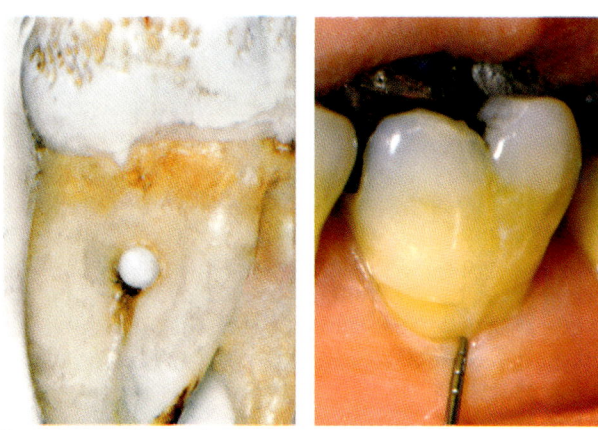

Fig. 18.2. Esmalte ectópico: pérolas do esmalte na bifurcação.

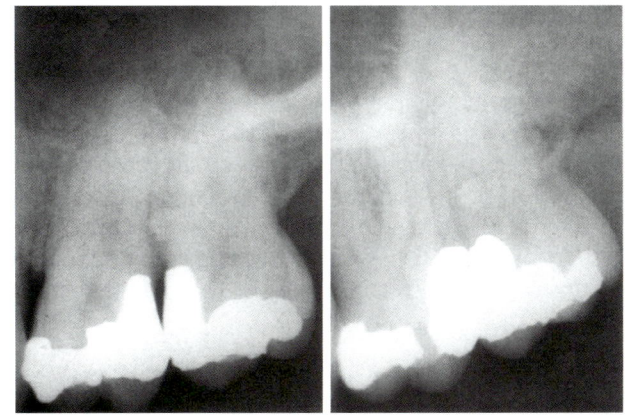

Fig. 18.3. Pérola do esmalte: superfície palatal e distúrbio na dentina.

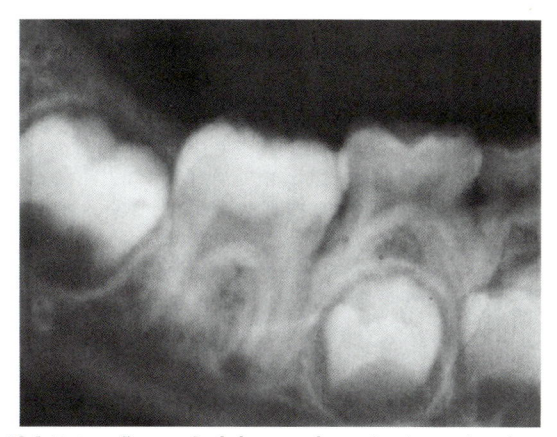

Fig. 18.4. Extensão cervical do esmalte: primeiro molar, cisto na bifurcação.

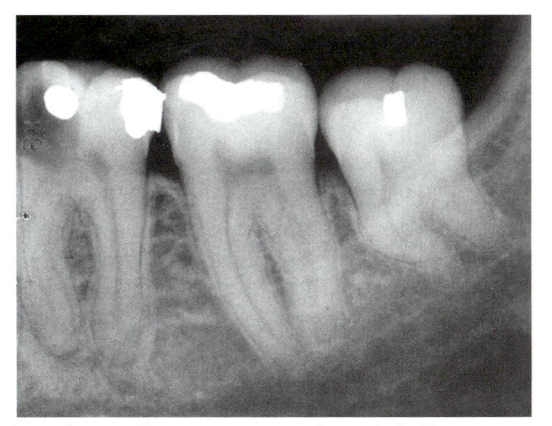

Fig. 18.5. Dilaceração no terceiro molar; raiz bulbosa no primeiro molar.

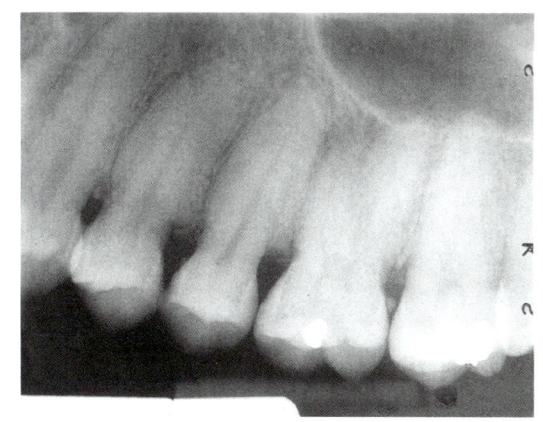

Fig. 18.6. Hipercementose: pré-molares.

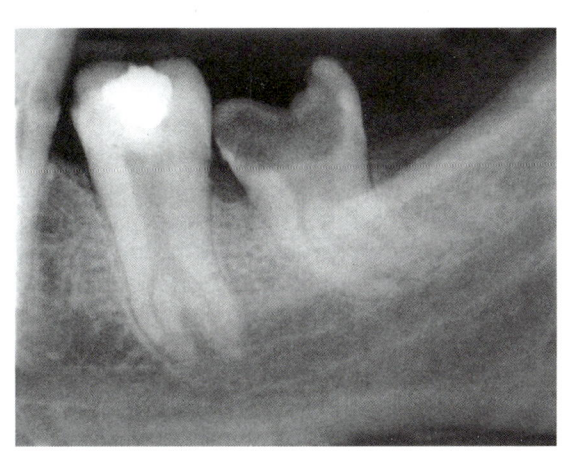

Fig. 18.7. Taurodontismo: hipertaurodonte.

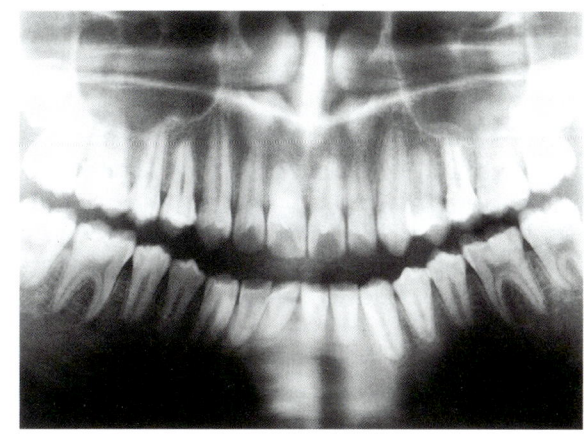

Fig. 18.8. Síndrome do incisivo em forma de pá.

ALTERAÇÕES NO NÚMERO DE DENTES: HIPODONTIA

Hipodontia (Figs. 19.1-19.3) Hipodontia é a ausência congênita de seis dentes ou menos em virtude da agenesia (falha no desenvolvimento). Semelhante no significado é o termo oligodontia, que se refere a *seis ou mais dentes* que faltam congenitamente. O termo anodontia é reservado para a rara condição em que *todos* os dentes estão ausentes. Quando faltam dentes, o paciente deve ser cuidadosamente questionado para se determinar a razão da hipodontia. Se a falta de dentes se dever à extração ou falta de irrupção, devem ser usados os termos hipodontia adquirida e retenção.

A agenesia dental e hipodontia resultam de distúrbios nos genes envolvidos na odontogênese, incluindo *MSX1* e *PAX9*. A hipodontia pode envolver os dois sexos, qualquer raça e dentes primários ou permanentes; entretanto, é mais comum na dentição permanente. Cerca de 5% da população é afetada; a prevalência é ligeiramente superior nas mulheres. Como a hipodontia é geralmente herdada, vários membros de uma mesma família com frequência não têm o mesmo dente. Os dentes que faltam congenitamente com mais frequência são os terceiros molares, os segundos pré-molares maxilares e os incisivos maxilares laterais. Sinais clínicos comuns de hipodontia são o espaçamento saliente entre os dentes, dentes primários retidos além do usual e microdentes. A contagem dos dentes e achados radiográficos confirmam a condição.

Fenda palatina e lábio e mais de 30 síndromes são associadas a faltas congênitas de dentes, incluindo a síndrome de Book, displasia condroectodérmica (síndrome de Ellis van Creveld), displasia ectodérmica, síndrome de Down, síndrome de Hajdu-Cheney (acro-osteólise), incontinência pigmentar, displasia otodental e síndrome de Rieger. Radioterapia na cabeça e no pescoço de bebês ou de crianças, além de rubéola durante a gravidez, também tem implicações. Pacientes que não têm os incisivos centrais, os primeiros molares ou diversos dentes e não apresentam uma razão aparente para esse fato, deverão ser avaliados pensando-se uma síndrome herdada ou um dos fatores predisponentes citados anteriormente.

Hipodontia Adquirida (Fig. 19.4) A hipodontia adquirida é a perda de dentes como resultado de trauma ou extrações. Acidentes com veículos e esportes constituem a fonte da maioria dos casos traumáticos, enquanto a doença periodontal, cáries e requisitos de espaço para ortodontia contribuem para extrações dentais e hipodontia adquirida. A perda de dentes produz excesso de espaço que pode resultar em desvio, inclinação, rotação e suprairrupção de dentes adjacentes ou opostos. Em particular, alargamento e espaçamento dos dentes anteriores constituem um resultado indireto da perda de dentes posteriores em virtude da distribuição da carga oclusal nos dentes anteriores remanescentes. Nesta condição, conhecida como colapso posterior da mordida, os dentes anteriores de uma única raiz são menos capazes de suportar a carga e inclinam-se anteriormente quando o apoio periodontal é fraco. A hipodontia adquirida pode produzir alterações na oclusão e na aparência que requerem terapia cirúrgica, ortodôntica, periodôntica e prostodôntica para restaurar a função e a estética. Quando todos os dentes forem extraídos, a condição é denominada edentulismo completo. Em contraste, o termo anodontia é usado quando todos os dentes são congenitamente ausentes.

Anquilose (Figs. 19.5 e 19.6) Anquilose é definida pela perda do ligamento periodontal e fusão do cemento com o osso alveolar. É frequentemente associada à hipodontia. A anquilose ocorre mais frequentemente quando o segundo molar mandibular primário não esfolia, em virtude da ausência do segundo pré-molar permanente, que não se desenvolve e não ocorre irrupção. Pode também afetar qualquer dente, após trauma, transplante, reimplante ou inflamação crônica. Um dente anquilosado está tipicamente em infraoclusão – submerso alguns milímetros abaixo das bordas marginais dos dentes adjacentes. Também, os dentes adjacentes estão inclinados para o dente anquilosado, e o dente oposto pode ficar suprairrompido. A percussão do dente anquilosado produz um som mais alto ou surdo quando comparado com os produzidos pelos dentes adjacentes. Os dentes anquilosados em geral permanecem na arcada durante muitos anos, mas podem esfoliar e criar um espaço edêntulo. A esfoliação é não raro precedida pelo mobilidade dental, formação de bolsas e mudanças radiográficas. O tratamento pode envolver uma coroa para restaurar a oclusão e a altura da borda marginal.

Displasia Ectodérmica (Figs. 19.7 e 19.8) A displasia ectodérmica é um grupo de mais de 150 doenças herdadas caracterizadas por hipoplasia ou aplasia (subdesenvolvimento ou ausência) de estruturas ectodérmicas, tais como os cabelos, as unhas, pele, glândulas sebáceas e dentes. Na sua mais bem conhecida forma hipoidrótica, apresenta-se uma herança recessiva ligada ao cromossoma X. Isso significa que o gene defeituoso localizado no cromossoma X é carregado pela mulher e manifestado clinicamente no homem. Formas mais raras de displasia ectodérmica causadas pelo autossoma dominante e pela transmissão autossômica recessiva têm sido relatadas em mulheres que demonstram um número menor de manifestações da síndrome. Cerca de 1 em 50.000 pessoas são afetadas. Esses pacientes têm pele fina e lisa; hipodontia; hipotricose (cabelo e sobrancelhas finas, esparsos e louros) e hipoidrose (ausência parcial ou completa de glândulas sudoríparas). Outros sinais incluem dorso nasal deprimido, supercílios pronunciados, pele periorbital com rugas finas e hiperpigmentada, compleição rude, lábios protuberantes, borda do vermelhão indistinta e graus variáveis de xerostomia. A maior parte dos pacientes apresenta oligodontia, e os dentes presentes, não raro, são pequenos, cônicos e estreitos. O canino é o dente mais comumente presente, enquanto os incisivos geralmente estão ausentes. Quando presentes, os molares mostram um diâmetro coronal reduzido. A anodontia algumas vezes ocorre. A maior parte dos pacientes não transpira e consequentemente sofre de intolerância ao aquecimento; em crianças, isso pode se apresentar como febre de origem indeterminada. O tratamento envolve um grupo de profissionais da saúde, aconselhamento genético, a não exposição ao calor, a construção de próteses parciais e/ou implantes. Os pacientes apresentam boa adaptação às próteses, mesmo numa idade jovem. Entretanto, novas próteses devem ser feitas, à medida que as mandíbulas crescem.

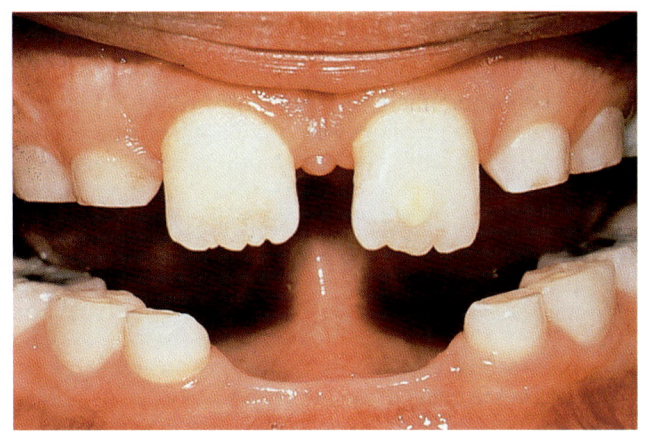

Fig. 19.1. Hipodontia: incisivos em falta congênita.

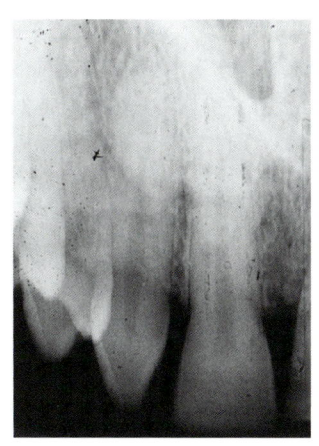

Fig. 19.2. Hipodontia: incisivo lateral em falta congênita.*

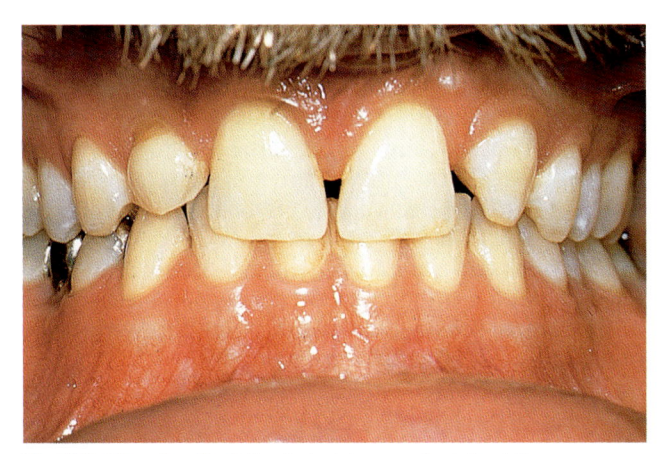

Fig. 19.3. Hipodontia: falta do incisivo maxilar lateral.*

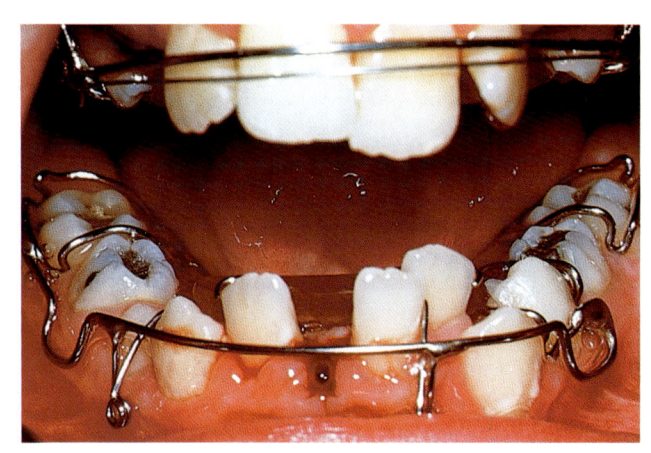

Fig. 19.4. Hipodontia adquirida: para espaço ortodôntico.

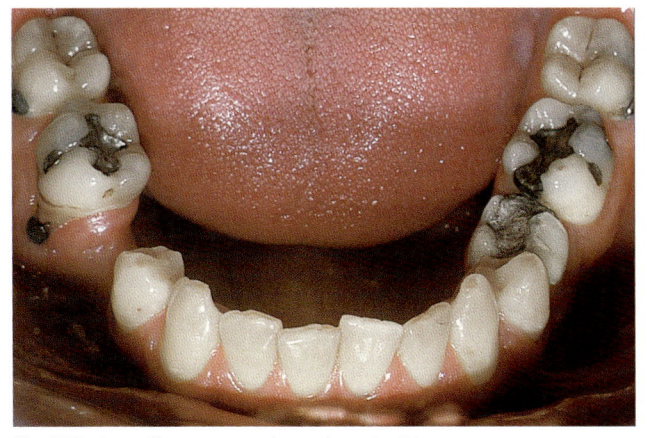

Fig. 19.5. Anquilose: segundo molar primário.

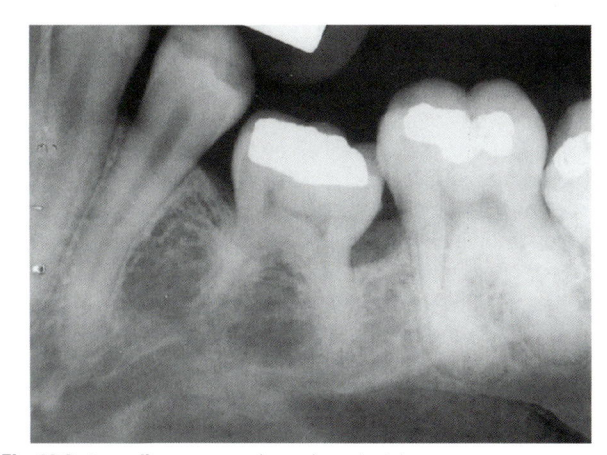

Fig. 19.6. Anquilose: segundo molar primário.

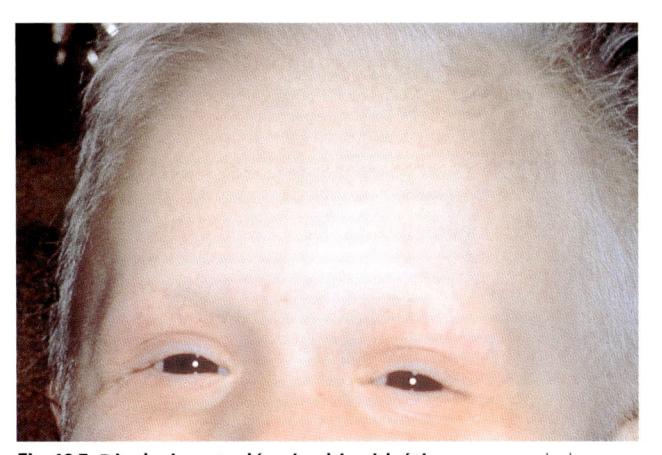

Fig. 19.7. Displasia ectodérmica hipoidrótica: pouco cabelo.

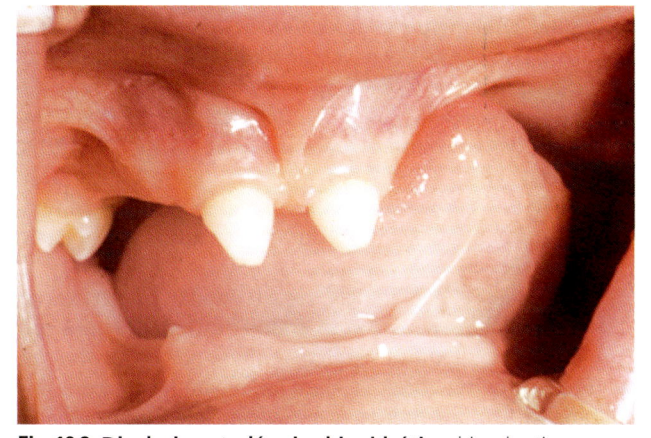

Fig. 19.8. Displasia ectodérmica hipoidrótica: hipodontia.

ALTERAÇÕES NO NÚMERO DE DENTES: HIPERDONTIA

Hiperdontia (Figs. 20.1-20.4) Hiperdontia é o termo para uma dentição com dentes extras, decíduos ou permanentes; o dente adicional é denominado *supranumerário*. Esta condição é associada à desregulação dos genes familiares RUNX e do supercrescimento focal da lâmina de desenvolvimento dental. Ocorre mais no maxilar do que na mandíbula (8:1), mais em homens do que em mulheres (2:1), mais nos dentes permanentes do que na dentição primária (1-3% da população, comparada com 0,5%), e mais frequentemente é unilateral do que bilateral. O dente supranumerário mais comum é o mesiodente; este dente está localizado, seja irrompido ou impactado, próximo à linha média entre os incisivos centrais superiores. Pode ser de tamanho e forma normal, mas em geral é pequeno, com uma raiz curta e tem a forma cônica que estreita incisivamente.

O segundo dente supranumerário mais comum é o quarto molar maxilar, que pode ser totalmente desenvolvido ou ser um microdente. Quando um quarto molar é bucal ou lingual em relação ao terceiro molar irrompido, usa-se o termo paramolar. Quando o quarto molar está posicionado atrás do terceiro molar, é usado o termo *distomolar*. Pré-molares mandibulares constituem o terceiro tipo de dente supranumerário mais comum. São usualmente mal posicionados (erupção ectópica) em virtude da erupção tardia na arcada.

Dentes supranumerários podem não irromper ou fazê-lo de maneira inadequada. Aqueles impactados na mandíbula têm a propensão a desenvolver cistos dentígeros. Tem-se relatado ocorrências de dentes supranumerários que irromperam na gengiva, no palato, em tuberosidade, na cavidade nasal e na borda orbital. Limitações de espaços na arcada geralmente forçam o dente supranumerário a não irromper ou a irromper bucal ou lingualmente. Tais dentes em geral são não funcionais e podem causar processos inflamatórios, impactação de alimento, interferência na irrupção de dentes e problemas estéticos e mastigatórios. Em geral, os dentes supranumerários deverão ser extraídos para permitir um crescimento, desenvolvimento e oclusão adequados.

Os dentes supranumerários surgem como ocorrências isoladas, mas mais frequentemente ocorrem em diversos membros de uma família. A presença de vários dentes supranumerários está associada a mais de 15 síndromes e é comumente associada à displasia cleidocranial e à síndrome de Gardner. Síndromes herdadas devem ser excluídas quando estão presentes dentes supranumerários.

Displasia Cleidocranial (Figs. 20.5 e 20.6) A displasia cleidocranial é um distúrbio autossômico dominante que afeta o rosto, o crânio e as clavículas, ligados a um defeito num gene conhecido como *RUNX2*. Este gene, também conhecido como *CBFA1*, mapeia para o cromossoma 6 e controla a formação de osso e dente. A maioria dos casos são herdados; entretanto, cerca de 40% dos casos resultam de mutação espontânea. A síndrome afeta mulheres e homens igualmente e é usualmente descoberta durante a infância ou no início da adolescência.

A displasia cleidocranial é caracterizada por ossificação defeituosa das clavículas e do crânio juntamente com distúrbios orais e algumas vezes distúrbios nos ossos longos. Aspectos proeminentes incluem o fechamento tardio das fontanelas frontais, parietais e occipitais do crânio, baixa estatura; protuberâncias frontais com *bossa;* seios paranasais de pequeno tamanho; maxilar subdesenvolvido/deprimido com um palato alto e estreito e prognatismo relativo da mandíbula. A cabeça parece grande quando comparada com o corpo curto; o pescoço parece longo, e os ombros parecem estreitos e baixos. As clavículas podem estar ausentes ou ser subdesenvolvidas, permitindo hipermobilidade dos ombros, de forma tal que os pacientes podem juntar os ombros na frente do peito.

As mudanças orais são dramáticas, particularmente como vistas numa imagem panorâmica. Esses achados podem levar a um diagnóstico precoce da condição. Os aspectos mais evidentes são muitos dentes supranumerários não irrompidos, especialmente nas áreas dos pré-molares e dos molares, e irrupção tardia dos dentes permanentes. O maxilar é subdesenvolvido, resultando geralmente numa arcada alta, estreita e algumas vezes em palato fendido. Há uma retenção prolongada dos dentes primários. Os dentes permanentes têm, em geral, raízes curtas e faltam a eles cemento celular (secundário), o que pode contribuir para o padrão de irrupção defeituoso. O tratamento é complexo e complicado pelo fato de que a extração dos dentes primários não garante a irrupção da dentição secundária. A exposição cirúrgica e ortodôntica de dentes não irrompidos e possivelmente terapia prostodôntica são necessárias para produzir uma oclusão funcional e estética.

Síndrome de Gardner (Figs. 20.7 e 20.8) A síndrome de Gardner é uma condição autossômica dominante causada por uma mutação no gene *polyposis coli adenomatoso* (*APC*) no cromossoma 5. Embora a maior parte dos casos seja herdada, um terço deles é o resultado de mutações espontâneas. Afeta uma em 15 mil pessoas. A síndrome tem aspectos orofaciais importantes, caracterizados por hiperdontia, dentes supranumerários impactados, odontomas e osteomas maxilares que se desenvolvem na puberdade. Além disso, os pacientes têm vários cistos epidérmicos, tumores dermoides e pólipos intestinais. Os osteomas ocorrem mais frequentemente no esqueleto craniofacial, em especial na mandíbula, no ângulo mandibular e nos seios paranasais. Entretanto, são também possíveis osteomas dos ossos longos. As radiografias não raro demonstram vários dentes supranumerários, muitos odontomas, muitos osteomas redondos e múltiplas enostoses difusas que conferem uma aparência de algodão à mandíbula. Quando superficiais na pele, esses tumores de crescimento lento são nódulos palpáveis de consistência endurecida como uma pedra. Os cistos de pele (epidermoides, dermoides ou sebáceos) são massas de superfície lisa. Muitos tumores de tecido mole (lipomas, fibromas, leiomiomas, tumores desmoides e tumores da tireoide/câncer) podem acompanhar este distúrbio.

A consideração mais séria da síndrome de Gardner é a presença de múltiplos pólipos que afetam a mucosa colorretal. Esses pólipos intestinais têm um potencial extremamente alto para transformação maligna, resultando em adenocarcinoma do cólon em 50% dos pacientes na faixa etária dos 30 anos e quase 100% dos pacientes por volta dos 40. O reconhecimento precoce das manifestações orofaciais implica em um rápido encaminhamento a um gastroenterologista e aconselhamento genético. Exames colorretais anuais são necessários; a colectomia profilática é usualmente recomendada. O osteoma facial pode ser cirurgicamente removido por razões estéticas.

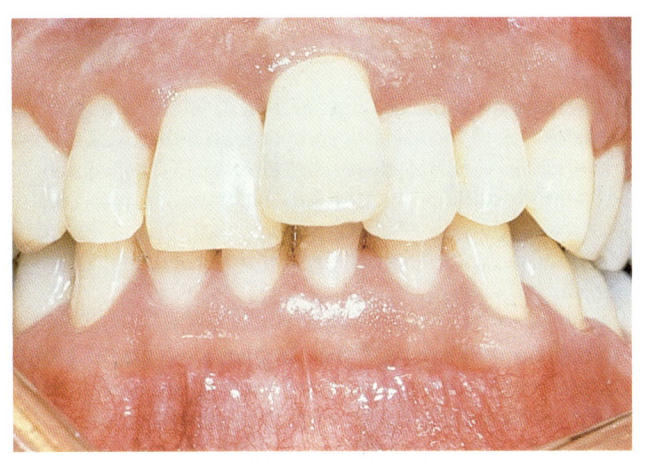

Fig. 20.1. Hiperdontia: mesiodente irrompido na linha média.

Fig. 20.2. Hiperdontia: incisivo maxilar lateral extra.

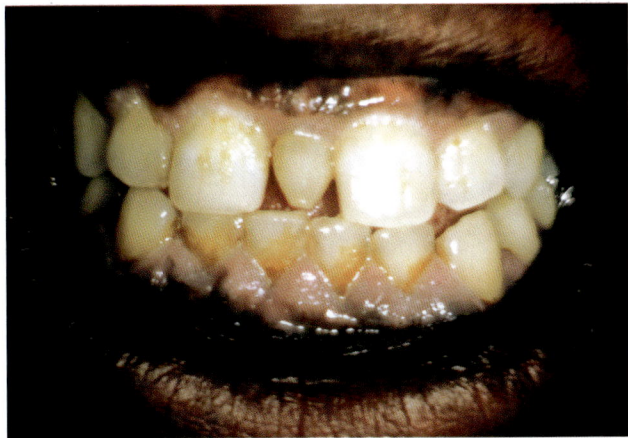

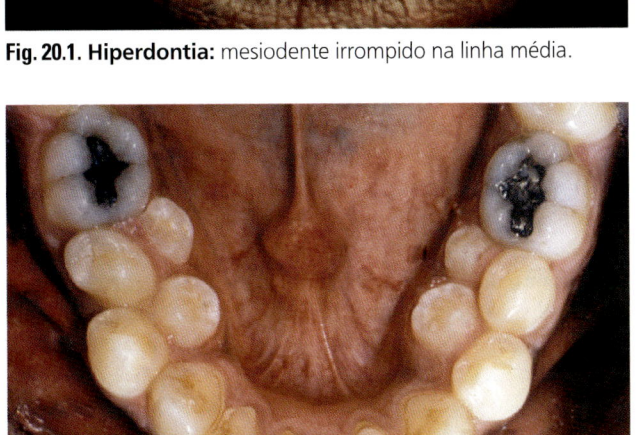

Fig. 20.3. Hiperdontia: pré-molares supranumerários.

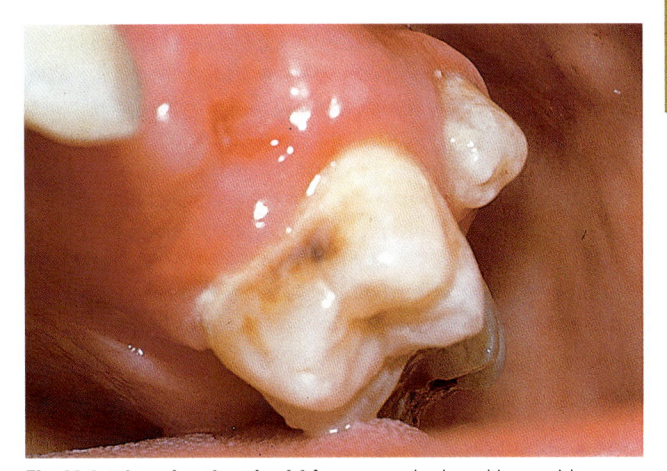

Fig. 20.4. Hiperdontia adquirida: paramolar bucal irrompido.

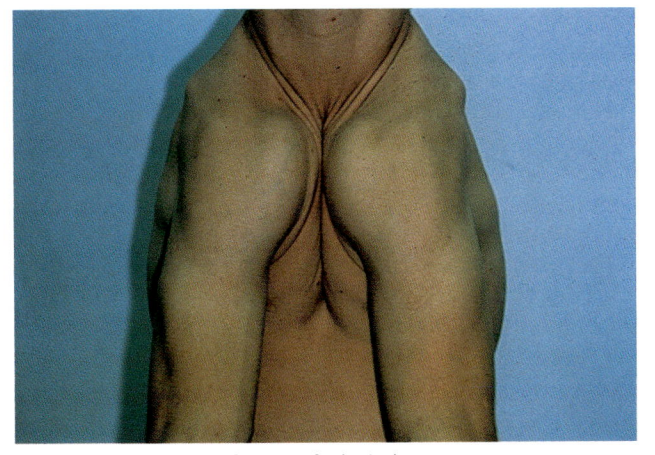

Fig. 20.5. Displasia cleidocranial: clavículas ausentes.

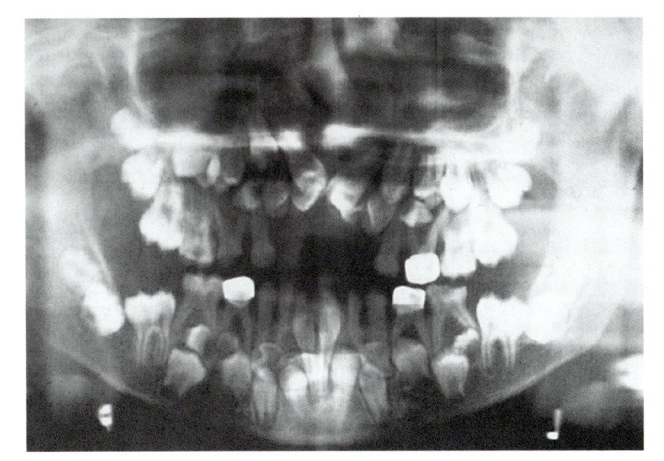

Fig. 20.6. Displasia cleidocranial: dentes primários retidos.

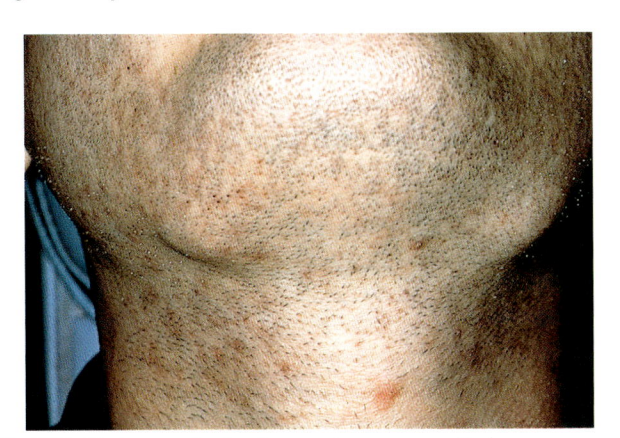

Fig. 20.7. Síndrome de Gardner: osteomas mandibulares.

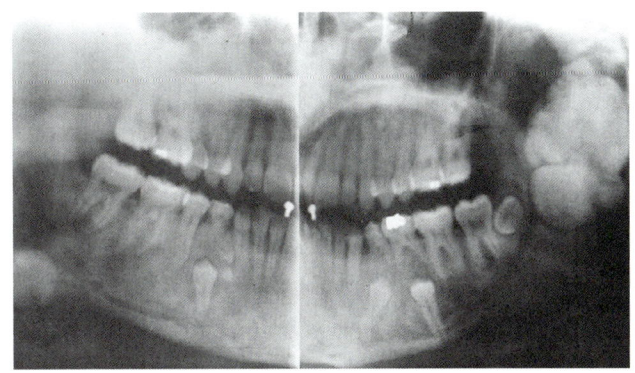

Fig. 20.8. Síndrome de Gardner: osteomas, dentes supranumerários.

ALTERAÇÕES NA ESTRUTURA E COR DO DENTE

Hipoplasia do Esmalte (Figs. 21.1-21.8) A hipoplasia do esmalte é uma formação incompleta ou defeituosa da matriz orgânica do esmalte de dentes primários ou permanentes como resultado de fatores que afetam a função ameloblástica. Há dois tipos: um causado por fatores ambientais, o outro causado por fatores hereditários, denominado amelogenesis imperfecta.

Hipoplasia do Esmalte: Tipos Ambientais (Figs. 21.1-21.3) Fatores ambientais que podem causar a hipoplasia do esmalte incluem deficiências nutricionais de vitaminas A, C e D; infecções (p. ex., sarampo, catapora, escarlatina); sífilis congênita; hipocalcemia; lesões de parto, doença hemolítica de Rh congênita; infecção local ou trauma; ingestão de químicos (fluoreto em excesso); radiação terapêutica das mandíbulas em idade jovem e causas idiopáticas. A localização do distúrbio no esmalte marca a data do distúrbio, como se vê na Fig. 21.1. A formação do esmalte começa incisalmente e continua cervicalmente; assim, os defeitos na Fig. 21.2 ocorreram por volta dos 3 anos de idade.

A hipoplasia relacionada com a febre ocorre em todos os dentes que estão passando pelo processo de mineralização durante a febre. Assim, dentes maxilares e mandibulares são igualmente afetados. Os defeitos variam de uma linha branca horizontal a fossas ou sulcos na coroa se a febre for rápida, as malformações graves, devidas à falta de esmalte. Áreas medianamente afetadas aparecem esbranquiçadas; casos mais graves são de cor amarelo mais escuro a marrom (Fig. 21.2).

A sífilis congênita resulta em anormalidades clínicas como a tríade de Hutchinson, consistindo de queratite intersticial da córnea, resultando em visão borrada; defeitos na orelha interna, resultando em perda de audição e hipoplasia do esmalte dos incisivos centrais, denominada incisivos de Hutchinson. Os incisivos afetados têm formato em "chave de fenda" com um nó na borda incisiva. Os molares afetados têm cúspides supranumerárias e assemelham-se a amoras (molares em amora).

Dente de Turner (Fig. 21.3) é um defeito do esmalte de um dente permanente, causado por processo inflamatório que envolve, ou trauma, a um dente primário. O dano resultante agride o esmalte em desenvolvimento do dente permanente. Os pré-molares são dentes comumente afetados; não raro, o resultado de dano causado por um molar primário com abscesso (Fig. 15.8). Tipicamente, o abscesso se localiza na bifurcação imediatamente acima da coroa do pré-molar em desenvolvimento. Quando os incisivos maxilares permanentes são afetados, causas comuns incluem abscesso ou trauma (de uma queda) que resulta na intrusão dos incisivos primários. Dentes afetados podem ter uma mancha branca, amarela ou marrom ou um defeito mais grave no esmalte.

Fluorose ou Esmalte Mosqueado (Fig. 23.4) é causada pela ingestão excessiva de flúor prescrito ou fluoreto contido naturalmente na água potável durante o desenvolvimento do dente. A concentração ideal na água é de cerca de 0,7 para uma parte por milhão (ppm). Níveis acima de 1,5 ppm podem induzir à fluorose. A gravidade aumenta com as concentrações maiores de flúor. Casos leves de fluorose produzem áreas brancas cor de giz ou pequenos caroços no esmalte de vários dentes; casos moderados a graves produzem manchas amarelas a marrom-escuro ou faixas horizontais em ambas as arcadas. Em dentes profundamente afetados, o esmalte amolece e pode fraturar ou se desgastar. Embora todos os dentes possam ser afetados, os incisivos mandibulares são os menos atingidos. A descoloração aumenta após a irrupção e pode ser removida por branqueamento ou coberta com compostos.

***Amelogenesis Imperfecta* (Figs. 21.4-21.8)** A *amelogenesis imperfecta* é um grupo de distúrbios herdados, caracterizado por um defeito em um dos três estágios da formação do esmalte (formação da matriz, mineralização e maturação). Afeta as dentições primárias e permanentes. A condição é dividida em quatro tipos principais (hipoplástica, hipomaturada, hipocalcificada e hipomaturação/hipoplasia com taurodontismo) e 15 subtipos de acordo com características clínicas, histológicas, radiográficas e genéticas. Formas autossômicas dominantes estão ligadas aos defeitos no esmaltamento e a um gene no cromossoma 4. Algumas formas de ligação X exibem mutações na codificação do código do gene.

Amelogenesis imperfecta hipoplástica (tipo I), a forma mais comum, é o resultado de matriz defeituosa do esmalte – o primeiro estágio da formação de esmalte. O esmalte que se forma é fino, bem mineralizado e não lasca. Há sete subtipos referenciados alfabeticamente que vão do tipo I A até G; quatro são autossômicos dominantes, dois autossômicos recessivos e um ligado ao cromossoma X dominante. Clinicamente, o esmalte demonstra padrões variáveis, desde fossas com formato de diminutos pontos centralizados ou localizadas, mais proeminentes na superfície bucal, até alterações lisas ou enrugadas com dentes chanfrados de coloração branca a amarelo-amarronzada.

Amelogenesis imperfecta hipoplástica hipomaturada (tipo II) tem quantidades relativamente normais de esmalte, mas a matriz está imatura, assim o esmalte tem consistência amolecida, descolorido e pouco mineralizado; assim, um explorador dental sob pressão irá marcar a superfície do esmalte. Neste tipo, o esmalte tem uma consistência de giz, áspera, arranhada e descolorida; é comum o esmalte fraturar. Na forma mais suave, os dentes parecem estar cobertos de neve; em casos mais graves, podem lembrar as preparações de coroa, com um espaçamento interdental excessivo. Há quatro subtipos de II, A a D, com herança autossômica recessiva do cromossoma X.

Amelogenesis imperfecta hipocalcificada (tipo III) tem a matriz do esmalte normal, mas não passa por uma mineralização significativa, resultando num grave defeito na classificação. Há dois subtipos, A (autossômica dominante) e B (autossômica recessiva). Os dentes em crescimento têm a forma normal, esmalte espesso, mas apresentam cor de mel escuro, incomum. Logo após a irrupção, o esmalte marrom é gravemente lascado, deixando uma superfície de dentina áspera, marrom, permanecendo um pouco do esmalte, especialmente na margem gengival. A mordida anterior aberta aparece frequentemente como resultado da perda da dimensão vertical posterior.

Amelogenesis imperfecta hipomaturada/hipoplástica (tipo IV) tem, predominantemente, subtipos A e B hipomaturados ou hipoplásticos. Os dentes mostram uma cor amarelada a opaca manchada, marcas bucais de fricção e taurodontismo. Ambos os subtipos são vistos na síndrome tricodento-óssea (unhas quebradiças e ossos escleróticos).

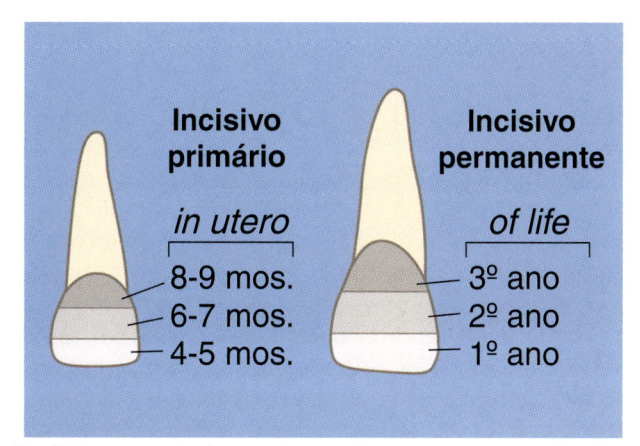

Fig. 21.1. Formação de esmalte no dente.

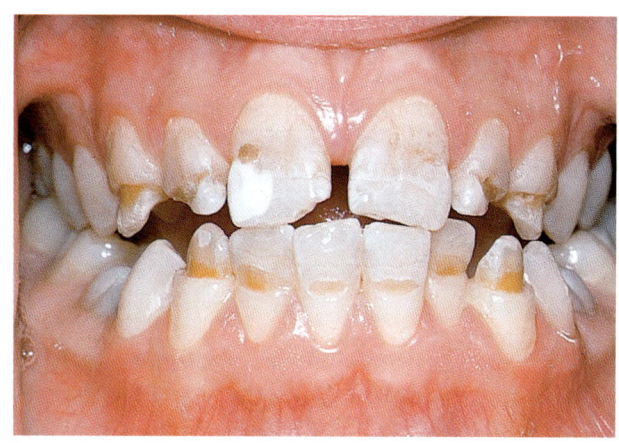

Fig. 21.2. Hipoplasia do esmalte: defeitos brancos e marrons no esmalte.

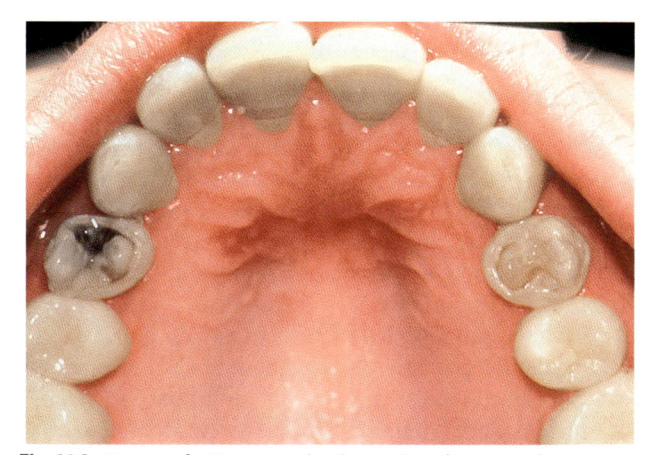

Fig. 21.3. Dentes de Turner: primeiros pré-molares maxilares.

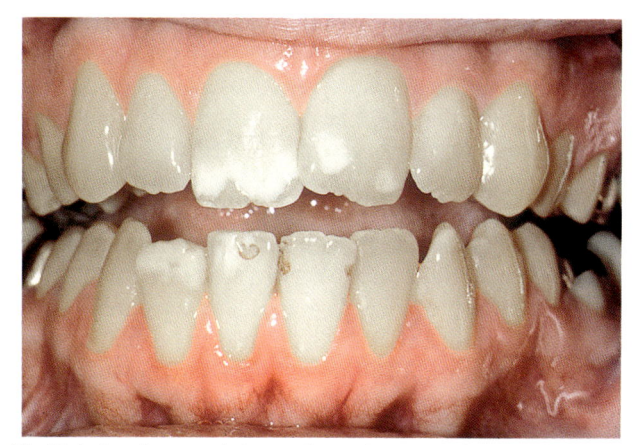

Fig. 21.4. Amelogenesis imperfecta tipo IIC: cobertura de neve (*snow cap*)

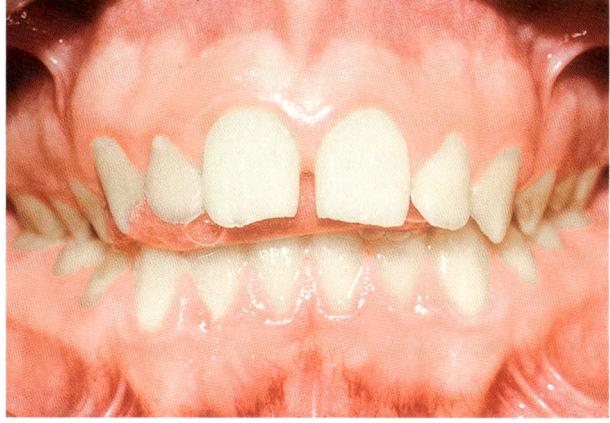

Fig. 21.5. Amelogenesis imperfecta tipo ID: incisivos adelgaçados.

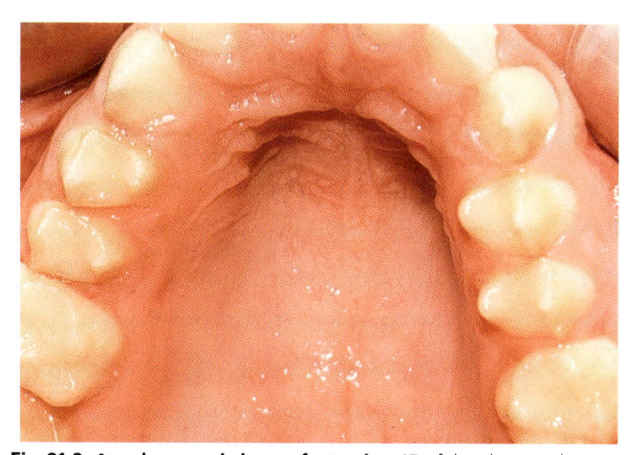

Fig. 21.6. Amelogenesis imperfecta tipo ID: falta de esmalte.

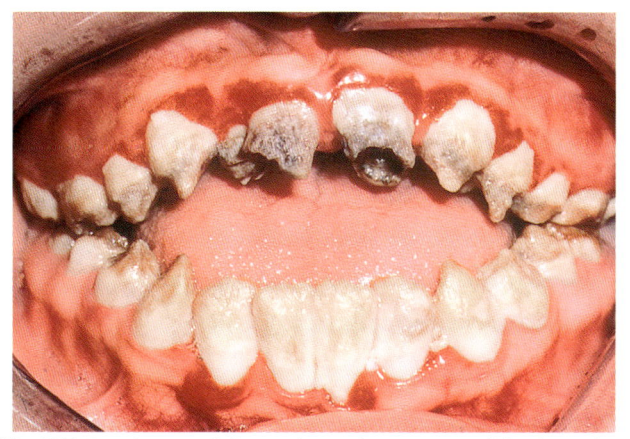

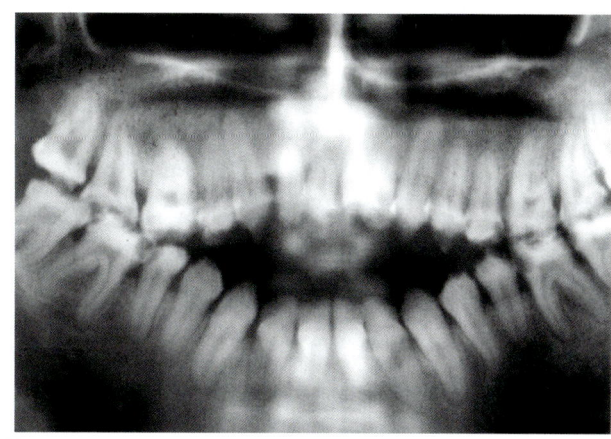

Fig. 21.7. Amelogenesis imperfecta tipo IIIB: mordida aberta.*

Fig. 21.8. Amelogenesis imperfecta tipo IIIB.*

ALTERAÇÕES NA ESTRUTURA E COR DO DENTE

Dentinogênese Imperfeita (Dentina Opalescente Hereditária; Figs. 22.1-22.3) e Displasia da Dentina (Figs. 22.4 -22.7)
Esses dois distúrbios autossômicos dominantes similares envolvem o desenvolvimento anormal da dentina dos dentes primários e permanentes. Durante décadas, estes distúrbios têm sido categorizados separadamente, usando-se o esquema de classificação de Shields, baseado em achados clínicos, radiográficos e histológicos. Este esquema reconhece três tipos de **dentinogênese imperfeita (tipos DI I, II e III)** e dois tipos de **displasia da dentina (tipos DD I e II)**. Achados genéticos recentes, entretanto, sugerem que os tipos DD tipo II, DI tipo II e DI tipo III representam níveis crescentes de gravidade de uma única doença; assim, podemos esperar, para um futuro próximo, uma transição do sistema de classificação de Shields para um novo sistema de base genética que utilize os dados genéticos para ajudar a classificar esses distúrbios. Até então, o sistema de Shields é o que se apresenta.

A DI ocorre em cerca de um entre oito mil recém-nascidos. A **DI Tipo I** é a característica dentária da **osteogênese imperfeita**, uma condição sistêmica que envolve fragilidade óssea, esclera azul, frouxidão articular e perda auditiva. É causada por defeitos no gene que codifica o colágeno tipo I, que resulta em graus variáveis de colágeno defeituoso nos ossos e na dentina. A **DI tipo II** resulta de um defeito num gene que regula a produção de sialofosfoproteína na dentina (DSP) – as principais proteínas não colágenas da dentina. A **DI tipo II** tem características dentinais semelhantes às da DI tipo I, mas não tem componentes ósseos. A **DI tipo III** – também conhecida como isolado de Brandywine e primeiramente descrito em grupos isolados de três raças do sul do estado de Maryland nos Estados Unidos – também resulta de um defeito herdado na produção de DSPP. É descrito como uma apresentação variável da DI tipo II e parece clinicamente semelhante a outros tipos de DI I e II, ou podem mostrar características ligeiramente mais graves (ver adiante).

Todos os três tipos de DI produzem túbulos de dentina deformados e desorientados. Os dentes primários são afetados mais gravemente do que os permanentes, sendo que os últimos dentes a sair são menos afetados. Os dentes afetados parecem clinicamente normais quando irrompem, mas, logo em seguida, ficam descoloridos, com uma coloração de âmbar a cinza-amarronzado ou transparentes. O esmalte lasca e se solta da dentina subjacente, resultando em fissuras e atritos significativos. As radiografias não raro mostram coroas bulbosas, raízes delgadas e obliteração progressiva do canal da raiz. Uma característica mais rara é denominada **dentes em concha**, que têm dentina extremamente fina e polpas muito aumentadas; esta característica foi descrita primeiramente com a DI tipo III. Os dentes da DI, especialmente os primários, são mais suscetíveis a fraturas da raiz e a múltiplas exposições da polpa.

Displasia da Dentina (DD) é menos comum do que a DI. É um distúrbio autossômico dominante raro, caracterizado pela desorganização da dentina, estreitamento da câmara da polpa, cálculos pulpares, raízes curtas e inúmeras radiotransparências periapicais. Há dois tipos: DD tipo I radicular e DD coronal tipo II. A causa do tipo I não é conhecida, mas a DD tipo II (como a DI tipos II e III) é causada por um efeito no DSPP.

DD Tipo I (**displasia radicular**) afeta, principalmente, as raízes dos dentes, tanto nas dentições primárias quanto nas permanentes. As coroas dos dentes parecem normais no tamanho, consistência e forma, mas podem ser de uma cor levemente âmbar ou translúcidas. São características as raízes extremamente curtas; podem causar atrasos na irrupção dos dentes, desalinhamento dos dentes, dentes móveis e esfoliação precoce após pequenos traumas. A classificação de O'Carroll (**Fig. 22.4**) divide o tipo I da DD em quatro subgrupos (de a a d), dependendo do grau de encurtamento da raiz. No tipo Ia, as raízes são quase inexistentes – **dentes sem raízes** (Fig. 22.5A). Nos tipos Ib e Ic, há, progressivamente, formação de raiz; as câmaras da polpa são quase fechadas e exibem uma ou diversas linhas finas radiotransparentes. No tipo Id, o tamanho da raiz é normal, entretanto, são notáveis grandes cálculos pulpares (Fig. 22.5B). As DDs dos tipos Ia, b e c desenvolvem, caracteristicamente, radiotransparências periapicais espontâneas em dentes não cariados. Estas se desenvolvem pelo ingresso de bactérias por meio de linhas microscópicas de remanescentes da polpa ou de um defeito periodontal associado a raízes encurtadas.

DD (coronal) Tipo II é menos comum do que o tipo I e afeta os dentes primários e permanentes. Os dentes primários têm características da DI tipo II (uma aparência âmbar, translúcida). Radiograficamente, as coroas são bulbosas, as raízes, finas e adelgaçadas, e há uma obliteração precoce dos espaços da polpa, exatamente como na DI. Os dentes permanentes são, em geral, normais em sua forma e cor; entretanto, as câmaras da polpa mostram deformidades em forma de tubos de haste fina e cálculos pulpares (Fig. 22.6). Histologicamente, as coroas são normais, exceto no terço pulpar, que apresenta áreas de dentina globular; as raízes são de tamanho e diâmetro normais, mas têm pedras de polpa nos espaços de canis e (espirais de) dentina tubular anormal. É pouco improvável a perda de dente, pois as raízes na DD tipo II são de tamanho e diâmetro normais e não estão associadas a lesões periapicais espontâneas.

Odontodisplasia Regional (Dentes Fantasmas) (Fig. 22.8)
A **odontodisplasia Regional** é uma anomalia rara no desenvolvimento, caracterizada pelo esmalte defeituoso (fino) e pela formação de dentina e calcificações dentro da polpa e do folículo dental. Embora a maioria dos casos ocorra idiopaticamente, alguns estão associados a síndromes e anormalidades vasculares e de crescimento. Microscopicamente, a dentina é interglobular e diminuída em quantidade, o esmalte é anormal, e estão presentes cálculos pulpares. Clinicamente, os dentes fantasmas apresentam cáries e são doloridos; em geral, são extraídos. Ocasionalmente, permanecem impactados. Os dentes afetados são bastante radiotransparentes, produzindo uma aparência fantasmagórica. A demarcação entre o esmalte e a dentina está ausente, as câmaras de polpa são anormalmente grandes, e a formação de raiz, mínima. Um ou mais dentes adjacentes podem ser afetados, daí o uso do termo regional. Esta figura é típica e de um paciente que tem hipoplasia dérmica focal (**síndrome de Goltz-Gorlin**).

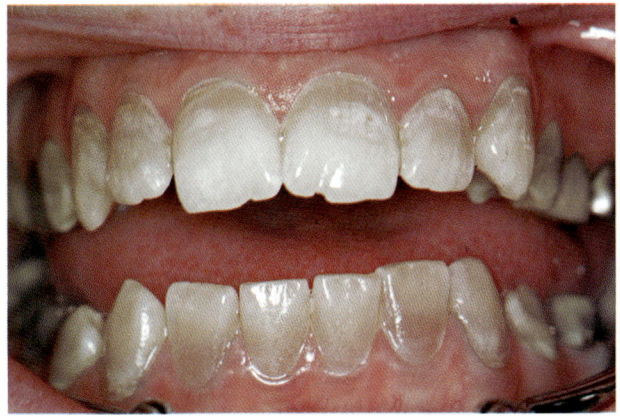

Fig. 22.1. Escudo protetor tipo I na dentinogênese imperfeita: esmalte lascado.

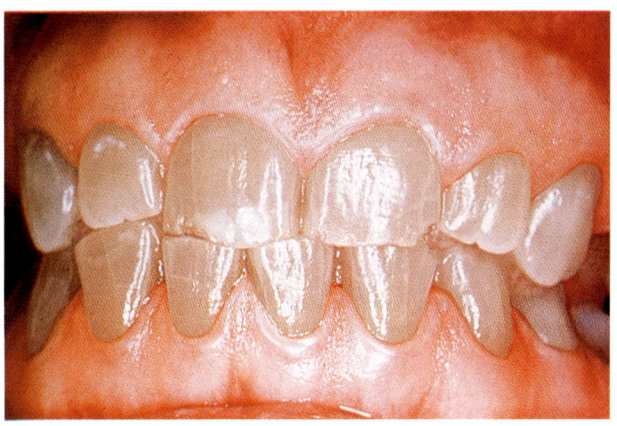

Fig. 22.2. Escudo protetor tipo II na dentinogênese imperfeita: âmbar.

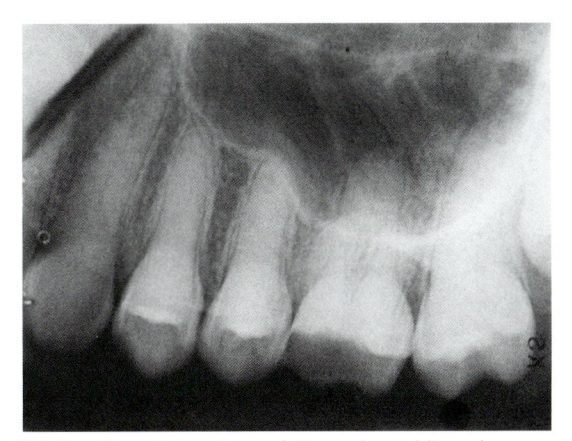

Fig. 22.3. Dentinogênese imperfeita: polpas obliteradas.

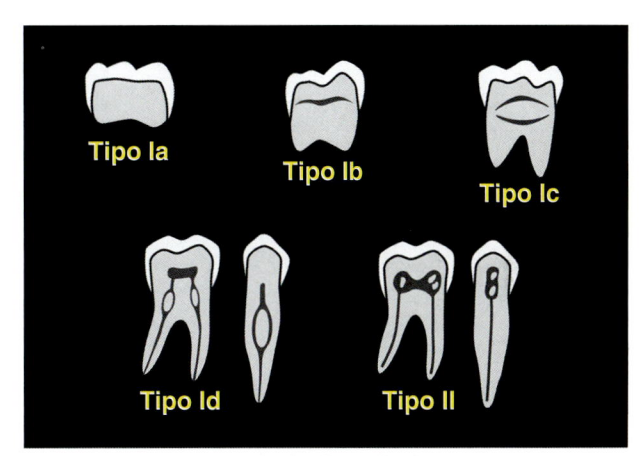

Fig. 22.4. Características da displasia da dentina tipos I e II.

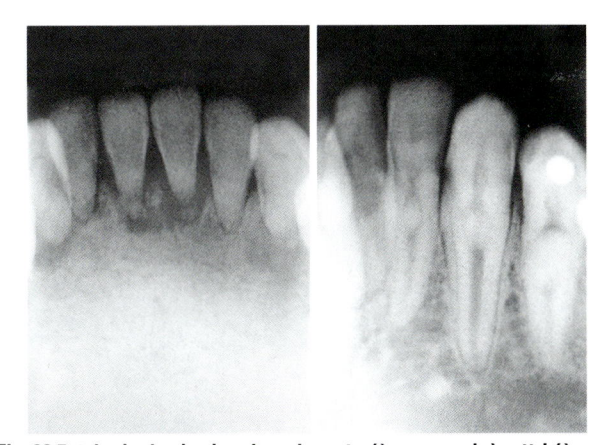

Fig. 22.5. Displasia da dentina tipos Ia (à esquerda) e IId (à direita).

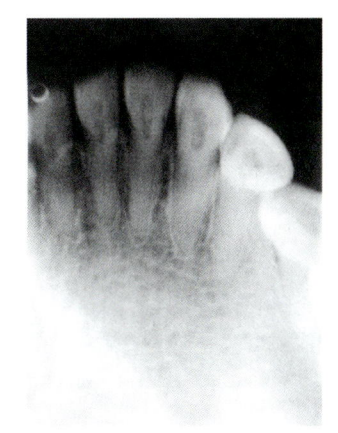

Fig. 22.6. Displasia da dentina tipo II: polpas em forma de tubo de haste fina.*

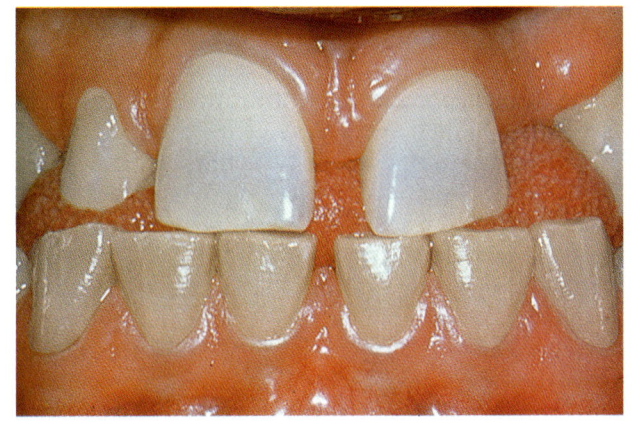

Fig. 22.7. Displasia da dentina tipo II: aparência clínica.*

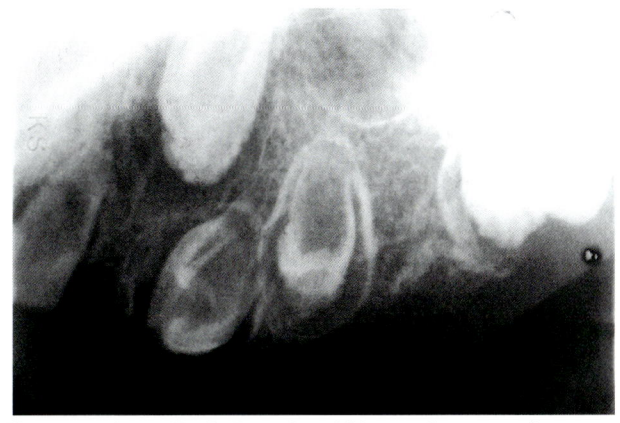

Fig. 22.8. Odontodisplasia regional (dentes fantasmas).

ALTERAÇÕES NA COR DO DENTE

Descoloração Intrínseca (Manchas; Figs. 23.1-23.4) As manchas intrínsecas constituem mudanças permanentes na cor do dente, resultantes de fatores genéticos ou adquiridos que interferem com a odontogênese ou permitem que as manchas sejam incorporadas na estrutura do dente. Os processos genéticos que alteram a estrutura do dente e sua cor incluem a amelogênese e a dentinogênese imperfeita e a displasia da dentina. Causas adquiridas de dentes intrinsecamente manchados incluem restaurações, trauma e infecções que causam a perda da vitalidade do dente, ingestão de drogas específicas (tais como tetraciclina e ciprofloxacina) e químicos (tais como excesso de flúor), e certos estados de doença (hepatite, doença biliar, eritroblastose fetal e porfíria) que ocorrem durante períodos de desenvolvimento do dente. As manchas extrínsecas, em contraste com as intrínsecas, resultam de substâncias escuras que aderem à superfície externa do dente.

Dentes não Vitais (Figs. 23.1 e 23.2) Uma causa comum de um dente ser descolorido ou escuro é a perda de vitalidade. Neste caso, os dentes são escuros (amarelo-amarronzado a cinza-roxo) em virtude da perda de fluidos pulpares e escurecimento da dentina. Dentes não vitais também escurecem a partir da ruptura do sangue pulpar dentro da dentina como resultado de trauma, necrose ou infecção (p. ex., hanseníase). Se a morte do dente ocorrer rapidamente (dentro de poucas semanas), pode resultar um dente de cor rosa a roxo. O dente não vital descolorido de um rosa típico mostra maior descoloração no colo da coroa do que na borda incisiva e foi citado como o dente rosa de Mummery (ver também a Fig. 27.6). Este termo surge do fato de que o processo de mumificação resulta em dentes rosados. Outros sinais de dentes não vitais incluem cáries, restaurações, bordas incisivas, fraturas ou linhas de fratura vertical. Restaurações de amálgama podem contribuir para a descoloração dentária (na qual se vê um matiz cinza-azulado), seja por reduzir a transparência do dente ou pela absorção de partículas metálicas em túbulos dentinais abertos.

Manchas de Tetraciclina (Fig. 23.3) As tetraciclinas constituem um grupo de antibióticos bacteriostáticos que inibem a síntese proteica de certas bactérias. Essas drogas são usadas para tratar infecções dermatológicas e periodontais, assim como infecções por clamídias, certas infecções por rickéttsias e infecções gonocócicas resistentes à penicilina. Embriões, bebês e crianças que recebem tetraciclinas têm tendência a desenvolver graus variáveis de descoloração dental permanente. Isso tem mais probabilidade de ocorrer durante o uso a longo prazo e em períodos repetidos de curto prazo, estando diretamente relacionado com a dose da droga absorvida durante a embriogênese e o desenvolvimento dos dentes. As tetraciclinas cruzam a barreira placentária, e sua presença na corrente sanguínea promove o depósito da droga no esmalte em desenvolvimento e na dentina de dentes e ossos, na forma de um complexo de tetraciclina-ortofosfato de cálcio. Esse complexo faz com que os dentes fiquem descoloridos quando irrompem e são expostos à luz do sol (isto é, ultravioleta). A descoloração é generalizada e em forma de faixa se a droga for administrada em períodos de tratamento contínuo; o uso prolongado produz uma aparência mais homogênea. A descoloração fica de cor levemente amarela com oxitetraciclina (Terramicina); amarela, com tetraciclina (Acromicina); ou verde a cinza-escuro com a minociclina, uma tetraciclina sintética. A clortetraciclina (Aureomicina), não mais disponível em forma oral, era mais bem conhecida por sua habilidade de produzir manchas cinza-amarronzadas. Doxiciclina e oxitetraciclina parecem ser as que menos causam descoloração. O diagnóstico é confirmado ao se usar uma luz ultravioleta, que faz com que os dentes possam fluorescer numa cor amarelo-clara. Há relatos de que adultos que recebem terapia de tetraciclina a longo prazo adquirem manchas de tetraciclina em dentes permanentes. Assim, antibióticos alternativos deverão ser selecionados para crianças menores de 8 anos, e o tratamento de tetraciclina a longo prazo deverá ser evitado em adultos, se possível.

Fluorose (Fig. 23.4) A fluorose é um distúrbio do desenvolvimento do esmalte causado pelos níveis excessivos de flúor no sangue e plasma. A concentração ideal de flúor na água potável é entre 0,7 e 1 ppm. Neste nível, o flúor é incorporado à matriz do esmalte e acrescenta rigidez e resistência a cáries. Em níveis acima de 1,2 ppm, há um risco aumentado de fluorose. Os níveis sanguíneos estão diretamente relacionados com o nível de flúor ingerido na água; os níveis em excesso podem ser adquiridos ao se beber água de poço (fluorose endêmica) ou no caso de tratamento excessivo da água. Em níveis elevados de flúor, os ameloblastos são afetados durante a aposição do esmalte e produzem uma matriz orgânica deficiente. Nos níveis altos, ocorre a interferência do processo de calcificação. A fluorose leve produz manchas esbranquiçadas opacas, isoladas no esmalte. Essas manchas que ocorrem próximo à borda incisiva e nas pontas da cúspide são chamadas de "snow caps". A fluorose de moderada a grave é caracterizada por defeitos generalizados (simetricamente bilaterais) que vão de várias manchas amarelas a marrons ao esmalte poroso e coberto de pintas brancas e marrons. Na forma grave, a morfologia da coroa pode ser grosseiramente alterada. Os incisivos maxilares são afetados mais frequentemente do que os incisivos mandibulares.

Manchas Extrínsecas (Figs. 23.5-23.8) Manchas extrínsecas resultam da aderência de materiais coloridos ou bactérias ao esmalte dental. A maioria das manchas extrínsecas se localiza no terço gengival do dente, acima do colar gengival, onde as bactérias se acumulam e absorvem a mancha. As bactérias cromogênicas produzem manchas de verde a marrom nesta região. Estas manchas resultam da interação das bactérias com o sulfato ferroso e ferro na saliva, do fluido crevicular gengival e da precipitação de cromógenos na película dental. Este padrão de manchas é mais comum em crianças com fraca higiene oral e gengivite, quando o sangramento contínuo das gengivas resulta na quebra da hemoglobina em pigmento verde (biliverdina). Fluidos coloridos como café, chá e clorexidina e fumaça de tabaco inalada podem causar manchas de marrom a pretas. Estas manchas parecem mais escuras no terço gengival do dente. Cálculos e cáries também descolorem os dentes. O cálculo parece verde-escuro quando subgengival ou cor de canela quando supragengival. A cárie escurece o dente; entretanto, diferentemente das manchas, causa perda da estrutura dental.

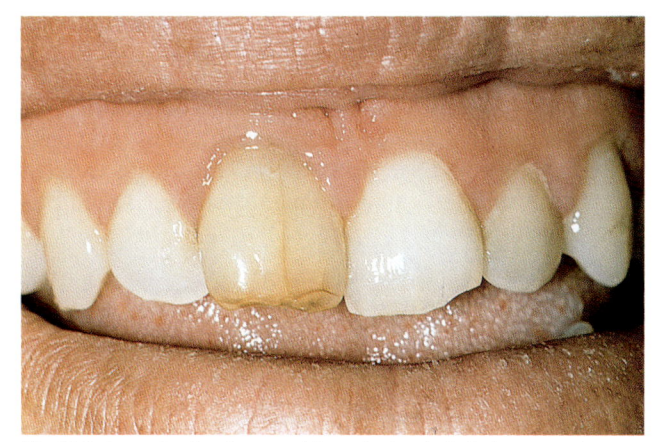

Fig. 23.1. Mancha intrínseca: [dente] não vital direito central.

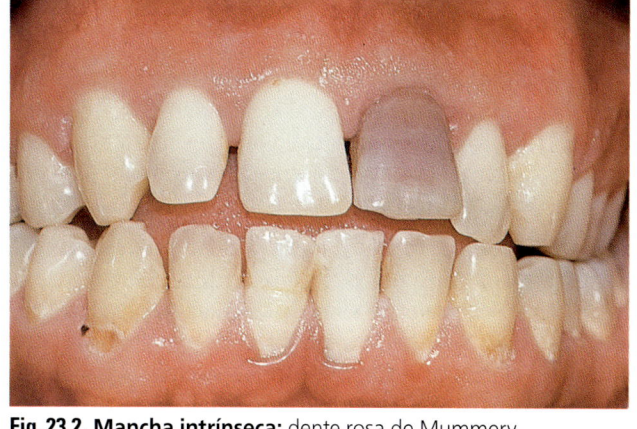

Fig. 23.2. Mancha intrínseca: dente rosa de Mummery.

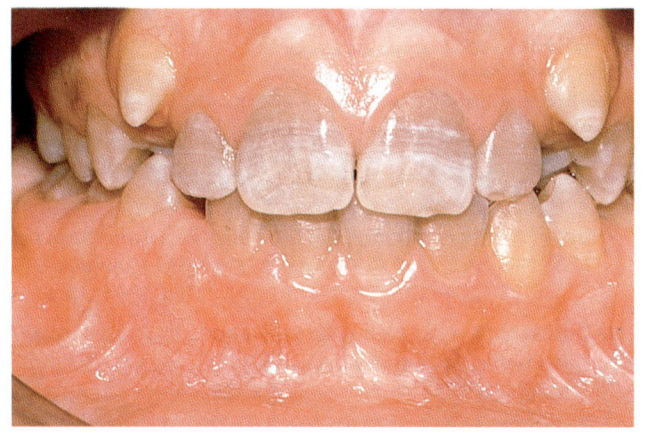

Fig. 23.3. Mancha intrínseca: mancha de tetraciclina.

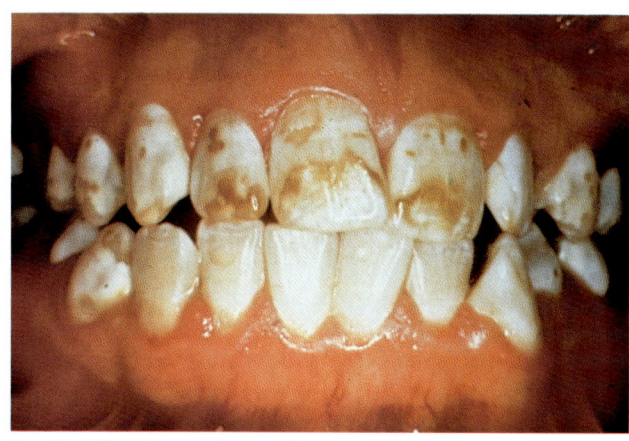

Fig. 23.4. Mancha intrínseca: fluorose moderada a grave.

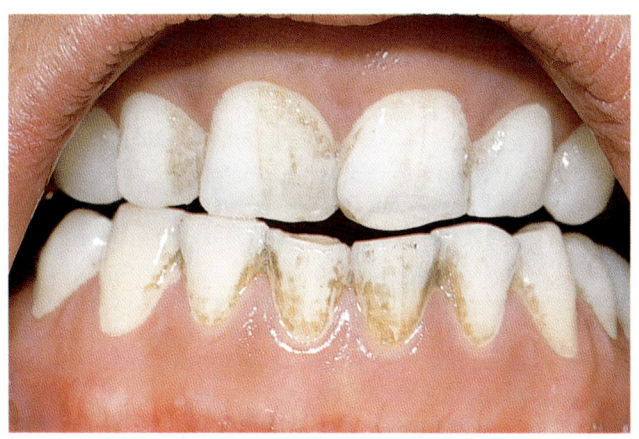

Fig. 23.5. Mancha extrínseca: mancha de clorexidina.

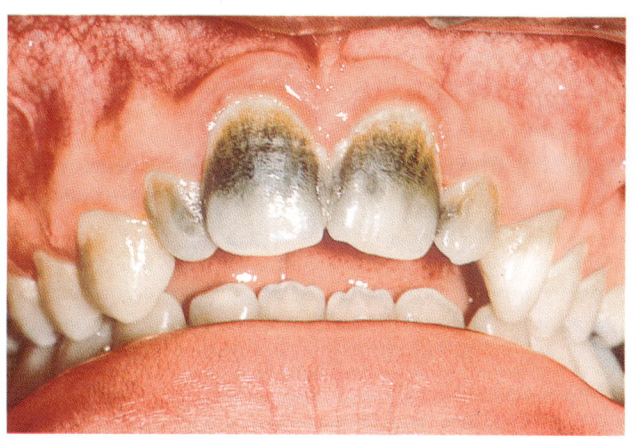

Fig. 23.7. Mancha extrínseca: causada por tabaco e café.

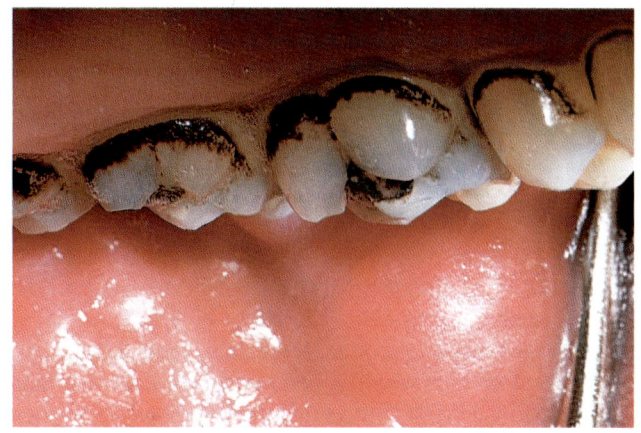

Fig. 23.6. Mancha extrínseca: causada por bactérias cromogênicas.

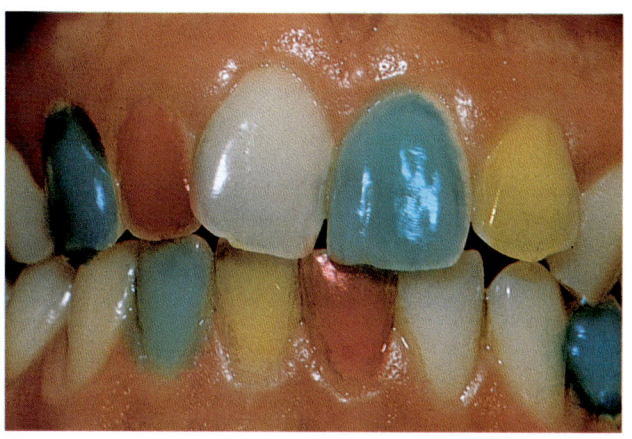

Fig. 23.8. Mancha extrínseca: aplicada com espírito festivo.

ERUPÇÃO DENTAL E ALTERAÇÕES NA POSIÇÃO DO DENTE

Dente Rotacionado (Fig. 24.1) Um dente rotacionado é um dente alterado em orientação na arcada dentária. A quantidade da rotação varia, com casos graves revertendo a orientação bucal-lingual do dente. Dentes rotacionados são, em geral, associados a apinhamento e maloclusão.

Inclinação Axial (Fig. 24.1) Todos os dentes têm uma inclinação axial – o longo eixo de inclinação de um dente. A inclinação axial alterada é um sinal de apinhamento, hábitos de maloclusão ou doença periodontal. Por exemplo, os dentes anteriores têm uma inclinação normal, levemente para fora, que contribui para a forma convexa do lábio e para uma arcada normal e perfil facial. Os dentes podem estar anormalmente inclinados para dentro ou para fora, como ocorre com os incisivos maxilares na maloclusão classe II, divisão 2 (Fig. 4.8).

Irrupção Ectópica (Fig. 24.1) Na irrupção ectópica, um ou mais dentes irrompem numa localização anormal, fora da arcada dental normal, usualmente em virtude da falta de espaço. Isso pode resultar em sobreposição ou numa dupla fileira de dentes. Ocorre frequentemente quando os dentes primários (especialmente os incisivos mandibulares) estão retidos e os sucessores permanentes irrompem lingualmente. De forma semelhante, um ou mais dentes supranumerários podem irromper adjacentes aos dentes normais e competir pelo lugar (Figs. 20.1-20.4). Outras causas de irrupção ectópica incluem cistos ou tumores que forçam um dente adjacente em desenvolvimento a irromper num lugar anormal ou síndromes (p. ex., síndrome de Treacher Collins) associadas à formação de queixo. Alguns de pequeno tamanho incomuns de irrupção incluem o assoalho da boca, nariz, seios maxilares e região periocular. Em geral, o tratamento envolve ortodontia e/ou extração.

Movimento Ortodôntico do Dente (Fig. 24.2) No movimento ortodôntico do dente, dentes posicionados, anormalmente, são colocados na posição normal. Os dentes também podem ser movidos para posições anormais. Na Fig. 24.2, o primeiro molar foi extraído, e o canino e lateral foram posicionados distalmente. Este método pode resultar no alinhamento excelente dos dentes, mas podem achatar a aparência da face inferior. Na Fig. 24.2, a reabsorção leve de vários ápices radiculares resultou das forças ortodônticas. A lâmina dura espessada e o espaço periodontal proeminente da membrana são sugestivos de recente movimento ortodôntico ou possível hiperoclusão.

Transposição (Fig. 24.3) Na transposição, dois dentes trocam de lugar, um ocupando o lugar normal do outro dentro da arcada dentária. Isso pode ocorrer idiopaticamente, ou pode ser um sinal de que pode ter havido uma barreira ao caminho normal de irrupção. Tais pacientes deveriam ser examinados radiograficamente. Nesta imagem, o canino maxilar e o incisivo foram transpostos. Se a transposição criar um problema estético, laminados folheados de porcelana podem remediar a situação.

Translocação (Fig. 24.4) A translocação ocorre quando um dente irrompe numa localização anormal, mas permanece dentro da arcada dentária. Neste exemplo, o lateral incisivo permanente era uma falha congênita, e o canino permanente não encontrou a raiz do incisivo lateral permanente para guiá-lo, assim o canino irrompeu na posição do incisivo lateral e o canino primário foi retido. As raízes do canino primário podem ser reabsorvidas, e o dente exfoliar. Alternativamente, o canino primário pode ser retido por muitos anos.

Deslocamento Distal (Fig. 24.5) O deslocamento distal é o movimento distal de um ou vários dentes irrompidos dentro da arcada dentária como resultado da falha de um dente. As forças normais de oclusão usualmente fazem com que dentes adjacentes a dentes que estão faltando se dirijam ou se inclinem mesialmente. O deslocamento distal tem mais tendência a ocorrer em pessoas mais jovens que tiveram um primeiro molar extraído. Neste caso, o segundo pré-molar mandibular foi deslocado distalmente para a posição do primeiro molar ausente; o primeiro pré-molar e o canino deslocaram-se distalmente, e o espaçamento interdental é proeminente.

Migração (Fig. 24.6) A migração refere-se ao movimento de um dente que não irrompeu para uma posição anormal no queixo. Dentes migrados geralmente não irrompem, mas podem causar reabsorção da raiz de dentes adjacentes. Os pré-molares têm tendência à migração, e alguns se deslocam para o ramo e outros lugares distantes. Em nosso exemplo, um segundo pré-molar migrou para a região apical do primeiro molar.

Irrupção Parcial (Atrasada) (Fig. 24.6) A irrupção parcial ocorre quando um dente irrompe, mas não totalmente para uma oclusão. Isso pode ser causado por um impedimento, tal como espaço insuficiente. Para avaliar a irrupção potencial, é avaliado tamanho da raiz. Por exemplo, quando o comprimento da raiz está metade completo (ou seja, excede o comprimento da coroa), o dente deve estar irrompendo pela gengiva. Quando a raiz está formada em três quartos, o dente deverá estar entrando em oclusão. Quando o ápice fecha, a irrupção deverá estar completa. A irrupção potencial é mais forte durante a primeira metade do desenvolvimento da raiz e diminui à medida que a metade apical da formação da raiz se desenvolve. Na Fig. 24.6, o comprimento da raiz do segundo pré-molar excede ao tamanho da coroa; assim, a irrupção é atrasada e impedida pelo primeiro molar. A tração interceptiva e inclinação ortodôntica podem aliviar esta condição.

Suprairrupção (Extrusão) (Figs. 24.7 e 24.8) Na suprairrupção, um ou mais dentes irrompem passivamente além do plano oclusal como resultado da perda de contato com o dente oposto. Tanto os dentes maxilares quanto os mandibulares podem suprairromper, mas isso ocorre mais frequentemente com os maxilares. A doença periodontal pode acelerar o problema, mas sua ausência não o impede. A suprairrupção contribui para o contato interproximal deficiente, impactação do alimento, defeitos periodontais e cáries na raiz (Fig. 29.6). O dente extruído pode ocluir com a borda edêntula oposta, causando dor, úlcera ou leucoplaquia, e deixar pouco espaço para um dente substituto. Dentes extruídos podem necessitar de terapia do canal da raiz, aumento no tamanho da coroa e de uma coroa para restabelecer um plano normal de oclusão antes de substituir seu antagonista.

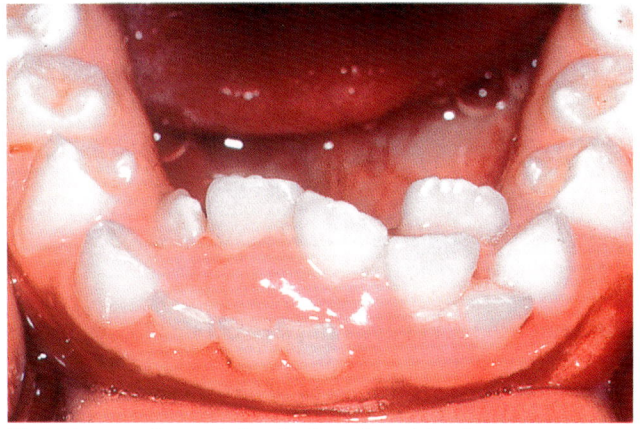

Fig. 24.1. Irrupção ectópica, inclinação axial e dente rotacionado.

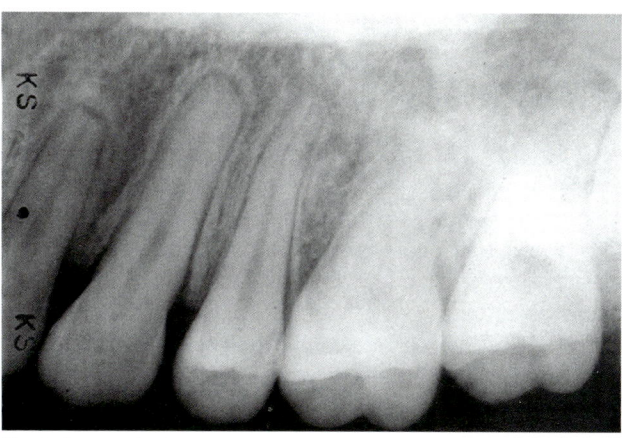

Fig. 24.2. Resultados do movimento ortodôntico do dente.

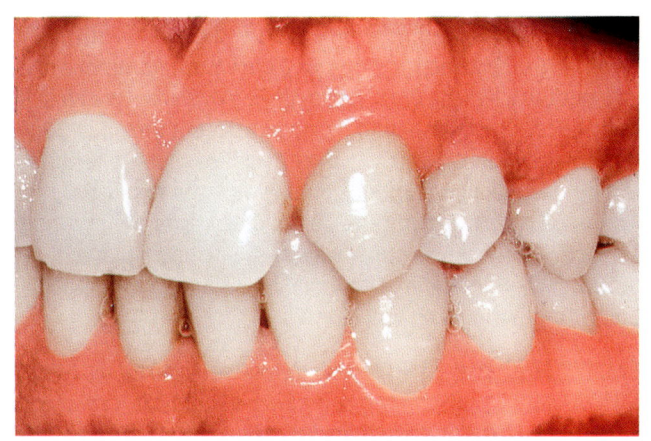

Fig. 24.3. Transposição de canino maxilar e lateral.

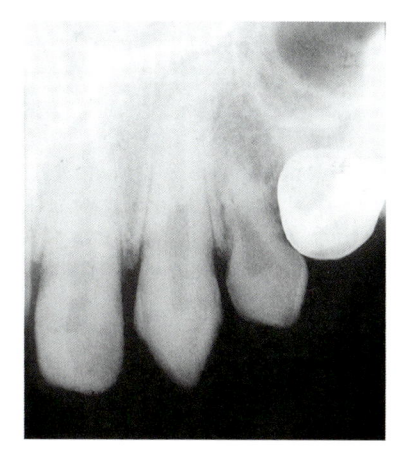

Fig. 24.4. Translocação de canino permanente.

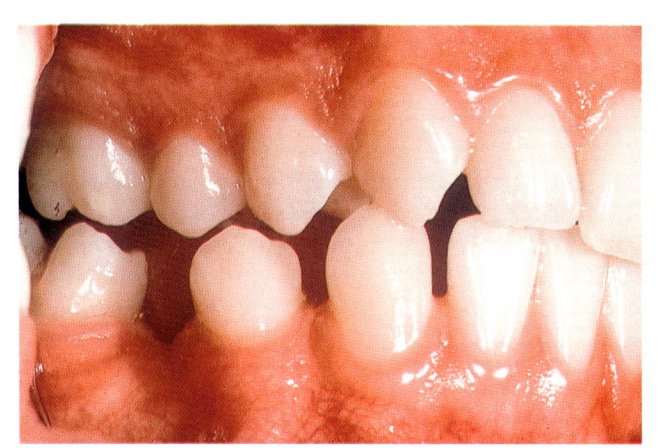

Fig. 24.5. Deslocamento distal do pré-molar mandibular e do canino.

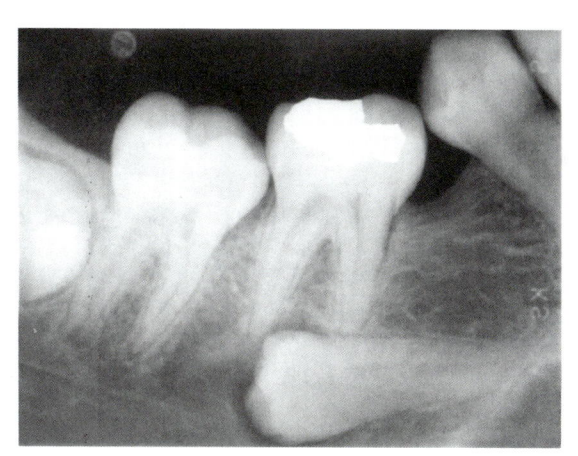

Fig. 24.6. Migração de pré-molar e irrupção atrasada.

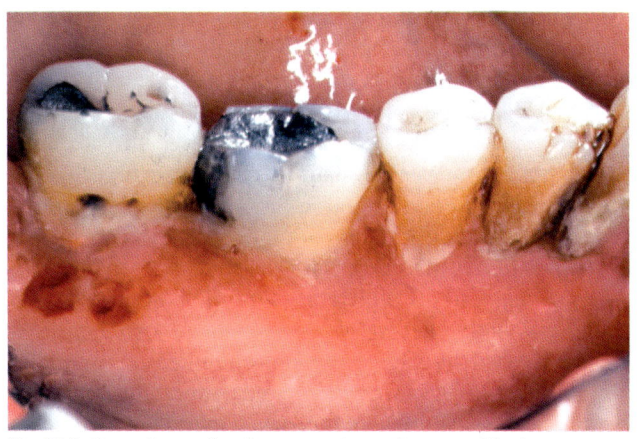

Fig. 24.7. Suprairrupção do segundo molar mandibular.

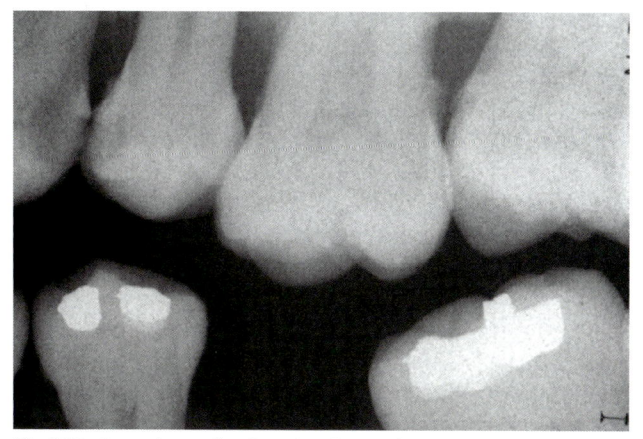

Fig. 24.8. Suprairrupção do primeiro molar maxilar.

DEFEITOS ADQUIRIDOS DE DENTES: PERDA DA ESTRUTURA DO DENTE NÃO CARIADO

Atrição (Figs. 25.1 e 25.2) Atrição, considerada um processo fisiológico, é o desgaste e perda da estrutura oclusal, incisal e interproximal da estrutura do dente em virtude do contato crônico friccional dente a dente. A condição é vista com mais frequência em adultos mais velhos, mas os dentes primários de crianças pequenas também podem ser afetados. Atrição é geralmente uma condição generalizada acelerada pelo bruxismo e pelo uso anormal de dentes seletivos. O achatamento das superfícies incisal e oclusal, facetas desgastadas e áreas de contato interproximal aumentadas são achados comuns. O exame oclusal revela uma superfície dental altamente polida que é ampla e angulada, o contorno da junção amelodentina, perda do espaço interproximal superior e uma câmara pulpar recedida. A exposição da polpa é rara, entretanto, em função de a deposição da dentina secundária e de a recessão pulpar ocorrerem simultaneamente com a atrição. Os dentes afetados geralmente não são sensíveis ao calor e ao frio, ou à ponta do explorador, mas ocasionalmente mostram áreas com raiz exposta. A restauração dos dentes pode ser um desafio em virtude das mudanças adquiridas na dimensão vertical.

Abrasão (Figs. 25.3-25.5) Abrasão é a perda patológica da estrutura do dente, causada por desgaste mecânico anormal e repetitivo. Vários agentes podem causar abrasão, mas a forma mais comum é a abrasão da escova de dente. Resulta de pastas de dente abrasivas com as quais se escovam os dentes com muita frequência, com técnicas impróprias e com força excessiva. A abrasão causada pela escova de dentes produz uma indentação redonda, em forma de xícara ou V na porção cervical do aspecto facial de vários dentes adjacentes. A área desgastada é geralmente brilhante ou polida e amarela (em virtude da dentina exposta). A dentina é, tipicamente, firme e não cariada, há pouco acúmulo de placa, e a gengiva marginal é saudável. Os pré-molares opostos à mão dominante são, em geral, afetados. Os dentes desgastados demonstram sensibilidades dentinal a calor, frio ou à ponta do explorador e são mais suscetíveis à exposição da polpa e fratura.

A indentação abrasiva dos dentes pode também ser criada pelo fechamento de próteses parciais ou por feridas artificiais: alfinetes ou pinos habitualmente presos com os dentes, ou a haste do cachimbo persistentemente presa entre os dentes. O uso inadequado de palitos e fio dental também pode desgastar as regiões interproximais dos dentes. Restaurações de porcelana colocadas em oclusão geralmente resultam em abrasão das superfícies dos incisivos e oclusais de dentes não restaurados na arcada oposta. Quando os dentes de porcelana são os incisivos maxilares, os incisivos mandibulares ficam desgastados num ângulo superior e posterior. A exposição a substâncias abrasivas na dieta; hábito de mascar tabaco; uso de cocaína em pó e inalação, a longo prazo, de areia, quartzo ou sílica também podem promover a abrasão, geralmente no local da exposição crônica. Por exemplo, o vício em cocaína pode causar a abrasão localizada dos dentes maxilares anteriores quando a droga é cronicamente esfregada na gengiva e nos dentes.

A abrasão é um processo lento e crônico, que requer muitos anos antes do surgimento dos sinais. A restauração do contorno normal do dente pode não ser bem-sucedida a longo prazo, se o paciente não alterar o comportamento que causou os problemas.

Abfração. Abfração significa *separar, quebrar* e é um termo que tem sido usado na odontologia para definir a perda da estrutura do dente na junção ou abaixo da junção esmaltodentinária causada por uma curvatura anormal do dente. A condição é controversa, e a evidência atual sugere que existe apenas como um componente hipotético do desgaste cervical. Teorias antigas sugeriram que a condição surge da carga oclusal excêntrica, que cria a curvatura, diminui a carga e quebra a ligação entre o esmalte e a dentina. Os defeitos foram descritos como uma perda aguda, em forma de taco de esmalte e dentina na região cervical do aspecto facial de um dente, mais comumente os pré-molares mandibulares. Agora que o termo *abfração* caiu em desuso, os profissionais de saúde dental deveriam examinar os pacientes mais cuidadosamente, buscando outras causas para este aspecto singular do desgaste cervical.

Erosão (Figs. 25.6-25.8) Erosão refere-se à perda da estrutura do dente, causada por substâncias químicas, tais como aquelas usadas em dietas, ácidos gástricos ou ambientais, colocados em contato prolongado com os dentes. A condição é exacerbada pela hipossalivação e drogas que produzem xerostomia, porque a perda de saliva reduz a capacidade de tamponamento da cavidade oral. As superfícies dentárias mais afetadas são a labial e a bucal.

O padrão de erosão do dente em geral indica o agente causador ou um hábito particular. Por exemplo, chupar limões (ácido cítrico) produz mudanças características das superfícies faciais dos incisivos maxilares. Aparecem inicialmente cristas horizontais seguidas de depressões lisas, em forma de xícara, amareladas. Eventualmente, as bordas de incisão se afinam e fraturam. Um padrão erosivo semelhante pode ser visto em nadadores dedicados, cujos dentes anteriores são cronicamente expostos a piscinas cloradas.

A erosão limitada às superfícies linguais dos dentes maxilares (perimólise) indica regurgitação crônica ou vômitos causados por bulimia, anorexia, gravidez, hérnia do hiato, refluxo gastrofaríngeo ou abuso de álcool. Os dentes posteriores afetados têm margens de amálgamas oclusais elevadas acima do esmalte desgastado e adjacente. A sensibilidade na área é um sinal precoce. O consumo excessivo de bebidas adoçadas e bebidas que contêm ácido carbônico pode acelerar a condição. Tratamentos com flúor para as primeiras erosões e restaurações que cobrem a dentina exposta para lesões mais extensas são os tratamentos escolhidos. A eliminação do hábito causador ou a modificação do comportamento é necessária para se ter sucesso. Em casos de refluxo gastroesofágico, a condição pode ser controlada por medicamentos (antiácidos, bloqueadores histamínicos H_2, inibidores da bomba de prótons) e uso de enxágue com bicarbonato de sódio após episódios de refluxo.

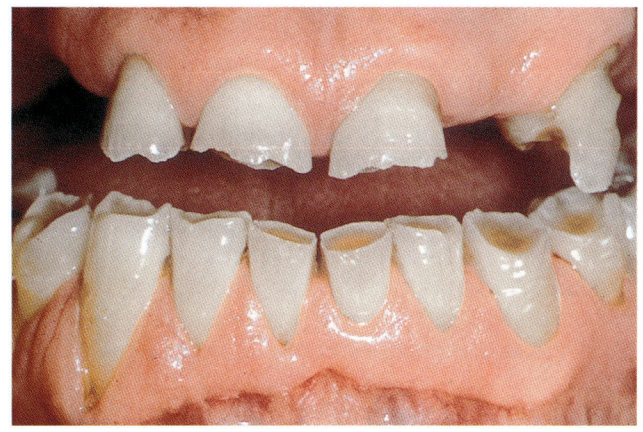

Fig. 25.1. Atrição: exposição da dentina, adelgaçamento do esmalte.

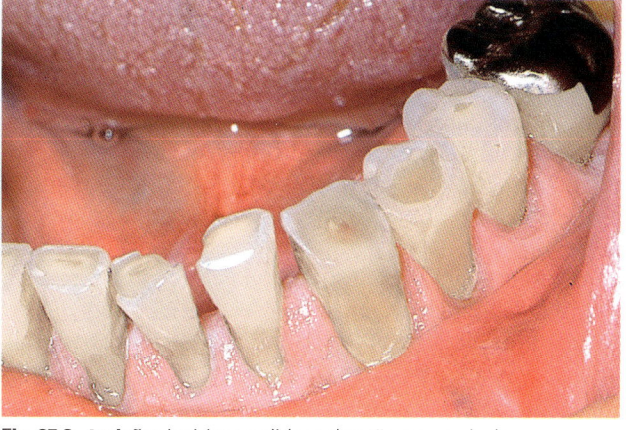

Fig. 25.2. Atrição: incisivos polidos; abrasão na cervical.

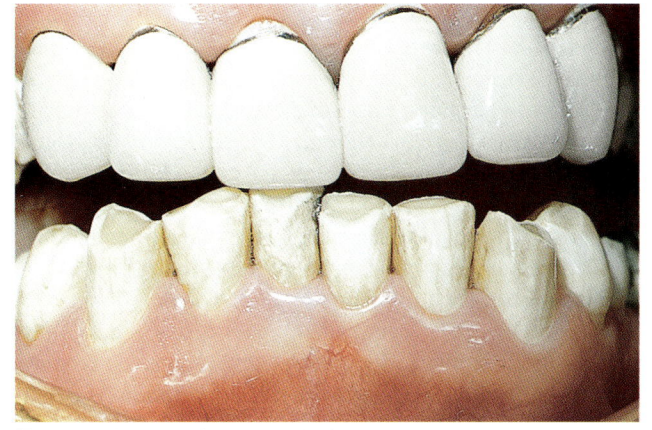

Fig. 25.3. Abrasão: desgaste pela fricção contra a porcelana.

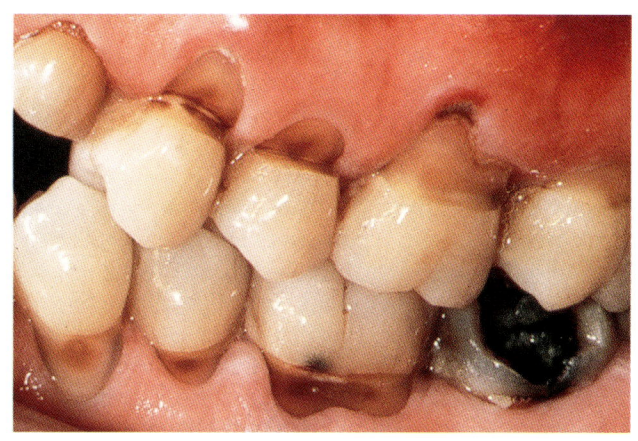

Fig. 25.4. Abrasão pela escova de dentes: sulcos em forma de V na cervical.

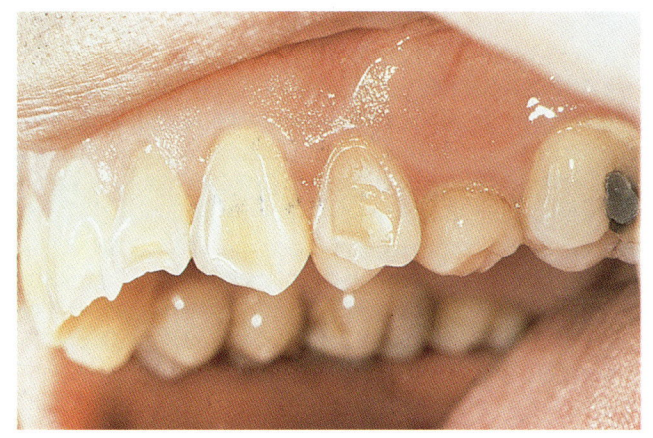

Fig. 25.5. Abrasão: de esfregar cocaína na gengiva.

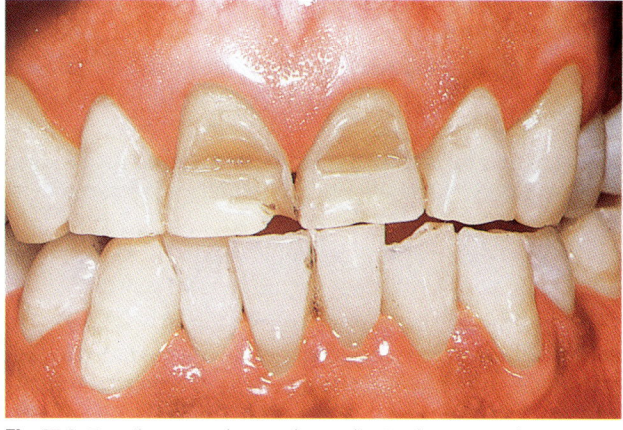

Fig. 25.6. Erosão: causada por chupar limão durante muito tempo.

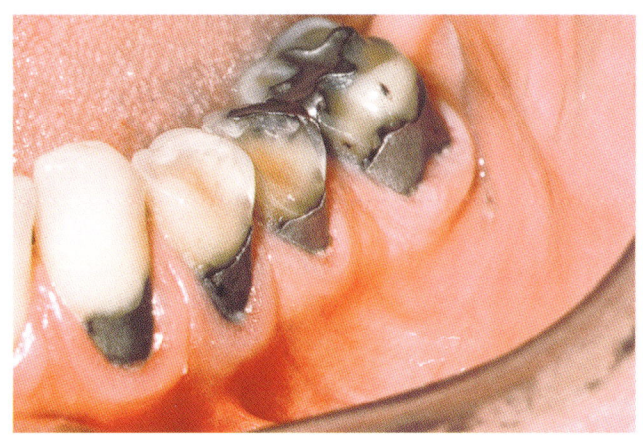

Fig. 25.7. Erosão: causada pela ingestão de bebidas carbonadas.

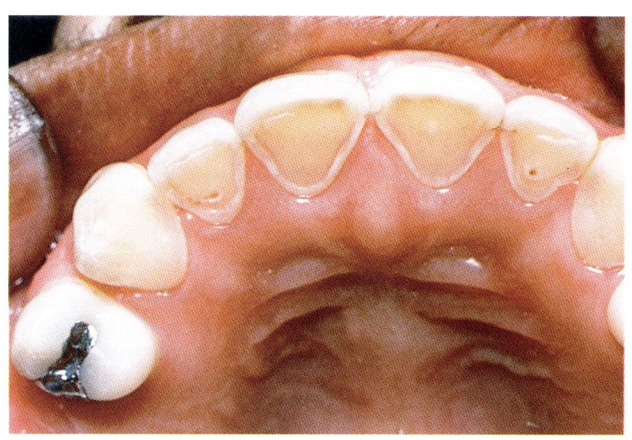

Fig. 25.8. Erosão: causada por vômitos crônicos na bulimia.

ALTERAÇÃO NA ESTRUTURA DA RAIZ

Reabsorção (Figs. 26.1-27.8) Reabsorção é a perda dos tecidos dentais duros; geralmente afeta a raiz. A perda é causada por dentinoclastos multinucleados (células similares aos osteoclastos) que surgem de dentro da polpa (isto é, reabsorção interna). A reabsorção interna começa na interface polpa-dentina e se estende para fora, destruindo a dentina. A reabsorção externa se inicia na superfície externa do dente, destruindo primeiro o cemento, estendendo-se para dentro pela dentina em direção à polpa. A reabsorção ocorre mais frequentemente após trauma e lesão, mas está também associada a processos inflamatórios, hormonais e infecciosos. Citocinas, como a interleucina-1β e fator de necrose tumoral, estão envolvidas. Radiografias são em geral exigidas para o diagnóstico, sendo o diagnóstico mais facilmente determinado com tomografia computadorizada tridimensional (3-D) de feixe cônico. De uma perspectiva clínica, a reabsorção é classificada como coronal, cervical, radicular e periapical.

Reabsorção Falsa (Figs. 26.1-26.3) Várias condições assemelham-se à reabsorção e são denominadas *reabsorção falsa*. Uma apicectomia (Fig. 26.1A) constitui um exemplo. Neste caso, a estrutura apical do dente foi cirurgicamente removida, não reabsorvida, para tratar um dente não vital. O ápice de um dente após uma apicectomia lembra a reabsorção da raiz periapical; entretanto, pistas sugestivas incluem a aparência linear do ápice da raiz com uma obturação do canal da raiz com guta-percha ou selamento apical com amálgama. Após uma apicectomia, pode persisitir uma radiotransparência periapical que representa uma cicatriz de tecido periapical fibroso.

Um segundo exemplo de falsa reabsorção de raiz externa (Fig. 26.1B) mostra perda de cemento e dentina ao longo das superfícies laterais das raízes nas regiões cervicais. Este tipo de reabsorção falsa é iatrogênico (isto é, causado pelo dentista, higienista ou por uma lesão autoinfligida pelo paciente). Neste caso, a paciente prejudicou gravemente seus dentes pelo uso superzeloso de uma cureta, resultando na não vitalidade de um incisivo central.

Um outro exemplo de falsa reabsorção é a aparência radiográfica de raízes encurtadas causadas por um erro técnico (p. ex., superangulação quando ao executar radiografias do molar maxilar e do pré-molar periapical). Essa condição, mostrada na **Fig. 26.2**, produz um espaço de ligamento periodontal e uma raiz fantasma.

Um quarto exemplo de falsa reabsorção ocorre em dentes recentemente irrompidos como mostrado na **Fig. 26.3**. Os dentes mostrados na radiografia têm a polpa aumentada e espaços no canal da raiz. No primeiro mandibular molar, a radiotransparência incomum (redonda) é o tecido da polpa, estendendo-se ao longo da coroa, que pode ser incorretamente diagnosticado como reabsorção interna. Em pacientes jovens, esses dentes são vitais quando se faz a testagem da polpa. Entretanto, se desvitalizado, parece que o dente tem reabsorção interna (ver adiante).

Reabsorção Externa (Figs. 26.4-27.4) A reabsorção externa é muito mais comum do que a interna, e os fatores causadores que iniciam o processo são muito variados. A reabsorção externa dos dentes de raiz primária ocorre fisiologicamente tanto em associação à irrupção dos sucessores permanentes e a dentes primários retidos sem sucessor permanente. As causas mais comuns de reabsorção externa incluem pressão no dente de várias fontes, tais como forças ortodônticas excessivas ou forças oclusais; tumores, cistos e dentes impactados; após trauma ou reimplante dental; clareamento interno; processo inflamatório da polpa ou do periodonto e causas idiopáticas (quando não está presente uma causa óbvia).

Reabsorção de Raiz Externa Relacionada com a Irrupção (Figs. 26.4-26.6) Há três tipos de reabsorção relacionada à erupção. A primeira é a reabsorção fisiológica, vista nas raízes de dentes primários imediatamente adjacentes à irrupção de dentes permanentes (Fig. 26.4). O segundo tipo é denominado reabsorção ectópica (Fig. 26.5) e é uma forma de reabsorção cervical. É usualmente vista na superfície cervical distal do segundo molar primário adjacente a um primeiro molar permanente em irrupção. É também vista na superfície cervical distal do incisivo permanente em irrupção intimamente associada a um canino permanente em irrupção. Ambos são sinais de apinhamento dos dentes permanentes. O terceiro tipo é denominado reabsorção de raiz relacionada com dente primário retido (Fig. 26.6) e é visto na raiz de qualquer dente primário retido sem sucessor permanente.

Reabsorção Externa Inflamatória (Figs. 26.7 e 26.8) Muitas condições inflamatórias e infecciosas podem reabsorver a dentina e substituí-la por um tecido granulado inflamado. Isso ocorre comumente com pulpite duradoura e pode continuar desde que a polpa permaneça vital. O padrão de destruição depende da fonte da inflamação. A reabsorção da raiz periapical é, em geral, associada à cárie que leva a uma polpa inflamada. Tumores e cistos também podem produzir reabsorção de raiz periapical (Figs. 32.1, 32.4, 32.6, 32.8). Um dos cistos mais comuns a causar reabsorção é o cisto dentígero. Este cisto tem crescimento lento, o que permite que exerça uma pressão lenta, consistente na raiz de um dente. Diferentemente, tumores malignos de crescimento rápido, em geral, empurram ou crescem em volta dos dentes. Certos padrões de reabsorção com outros sinais podem sugerir o diagnóstico. Por exemplo, um padrão em borda de faca *(knife-edge)* de reabsorção de raiz é associado a ameloblastomas (Fig. 32.6), e um padrão em espeto é visto com frequência em condro e osteossarcomas.

A reabsorção de raiz externa também pode ser solitária e idiopática. No exemplo mostrado na **Fig. 26.8**, a raiz distal do segundo molar mandibular é reabsorvida. Isso pode ter se devido a razões desconhecidas (idiopáticas) ou à pressão do terceiro molar mandibular adjacente e parcialmente impactado durante sua irrupção. Os ápices distais da raiz de segundos molares mandibulares são localizações comuns para este tipo de reabsorção.

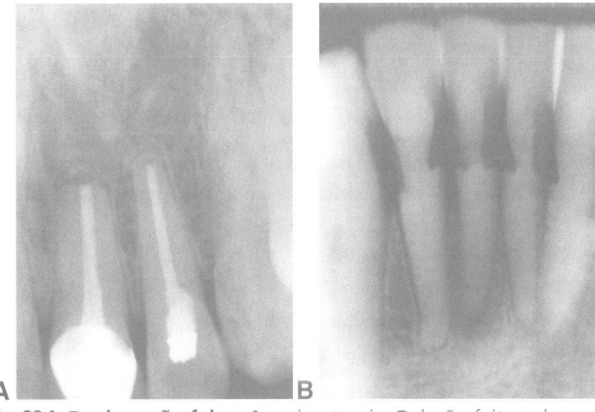

Fig. 26.1. Reabsorção falsa: A: apicectomia; **B:** lesão feita pela paciente com uma cureta.

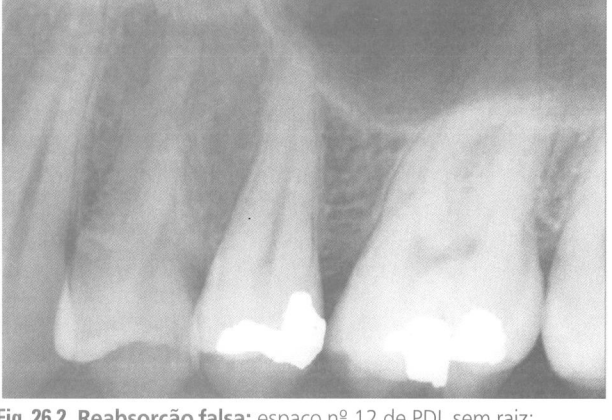

Fig. 26.2. Reabsorção falsa: espaço nº 12 de PDL sem raiz; superangulação.

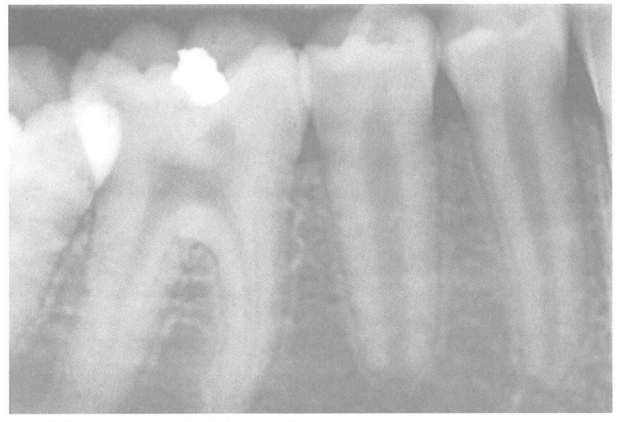

Fig. 26.3. Reabsorção falsa: radiotransparência interna; molar recentemente irrompido.

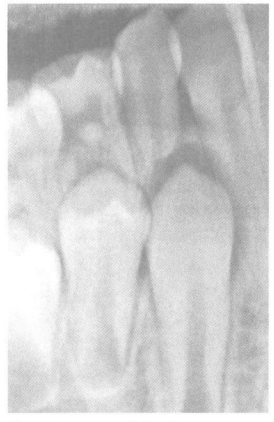

Fig. 26.4. Reabsorção externa: fisiológica com irrupção de dente.

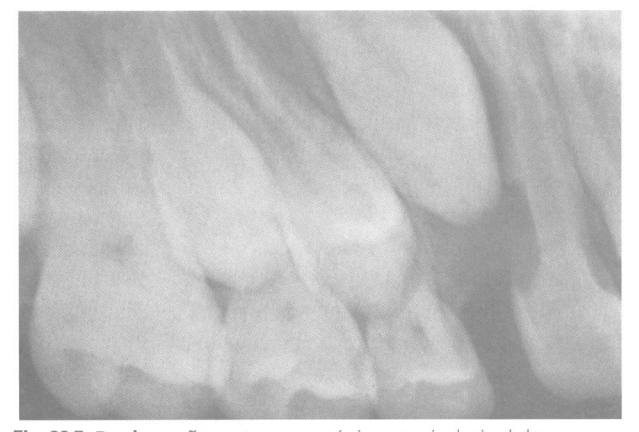

Fig. 26.5. Reabsorção externa: ectópica, cervical; sinal de apinhamento.

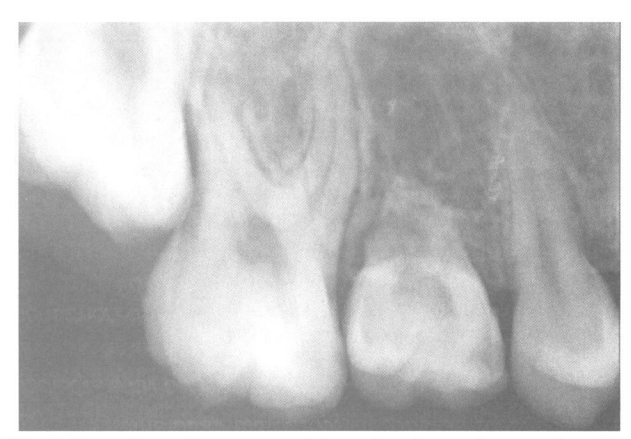

Fig. 26.6. Reabsorção externa: falta pré-molar, molar anquilosado.

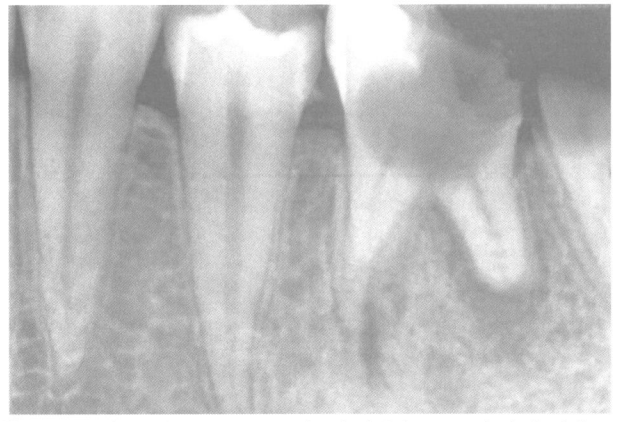

Fig. 26.7. Reabsorção externa: em virtude da infecção periapical crônica.

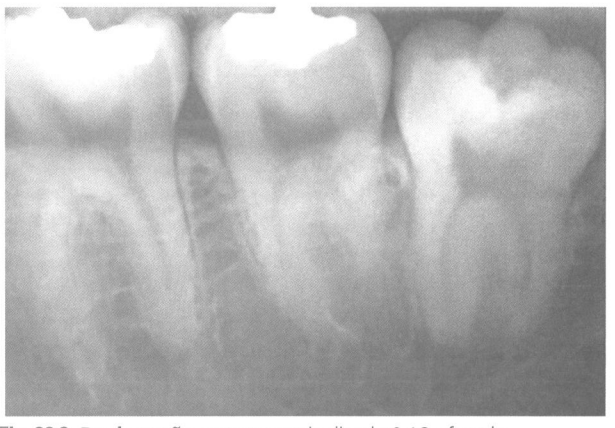

Fig. 26.8. Reabsorção externa: raiz distal nº 18 afetada.

ALTERAÇÃO NA ESTRUTURA DA RAIZ

Reabsorção Radicular Externa Ortodôntica (Fig. 27.1) A reabsorção radicular ortodôntica é comum quando pressão excessiva é exercida nos dentes que estão sendo movimentados. A condição é frequentemente geral, mas limitada aos dentes que estão recebendo tratamento. As raízes afetadas são encurtadas e achatadas e podem ter o ápice um pouco deslocado mesial ou distalmente. Certas síndromes (p. ex., síndrome do incisivo em forma de pá, Fig. 18.8) podem lembrar a reabsorção ortodôntica de raiz generalizada, especialmente nos dentes pré-molares. Em tais pacientes com raízes encurtadas preexistentes, deve-se ter cuidado para não gerar forças ortodônticas excessivas nos dentes. A reabsorção ortodôntica de raiz é menos provável quando foram ingeridas drogas que exercem o efeito de endurecer os ossos, tais como flúor, bisfosfonatos ou tetraciclinas.

Reabsorção de Raiz Externa em Dentes Reimplantados e Transplantados (Fig. 27.2) Quando um dente é completamente removido como resultado de trauma, o dente é, não raro, desvitalizado, preenchido com material do canal da raiz, limpo, reimplantado no encaixe e solidificado aos dentes adjacentes para estabilidade. Esses casos geralmente resultam em reabsorção de raiz do dente reimplantado. Neste caso, permanece apenas a obturação do canal em guta-percha, e o osso substituiu a raiz. Como este é um resultado previsível, agora muitos casos deste tipo são restaurados com um implante.

Ocasionalmente, terceiros molares em desenvolvimento são transplantados para substituir um primeiro molar mandibular – em geral, o primeiro dente a ser perdido em adolescentes suscetíveis a cáries. Se a polpa permanecer vital, o transplante poderá ser enxertado com sucesso. Entretanto, se a vitalidade do dente transplantado estiver perdida, o enxerto não será bem-sucedido, e as raízes do dente transplantado terão tendência a ser reabsorvidas.

Reabsorção Coronal Externa (Fig. 27.3) Este tipo variante de reabsorção ocorre mais comumente nas coroas de dentes impactados ou não irrompidos e, com o tempo, se estende a outras partes do dente. A causa exata da reabsorção permanece desconhecida. Ocorre mais frequentemente em caninos maxilares impactados e em terceiros molares impactados, e é também vista em dentes supranumerários, especialmente os supranumerários maxilares. A reabsorção coronal externa é mais facilmente identificada quando o dente envolvido está completamente encaixado na mandíbula, o dente afetado parece anquilosado e há destruição parcial ou completa da coroa dental. A condição pode parecer similar à destruição provocada pela cárie e ao que era previamente considerado como cáries pré-irrompidas.

Reabsorção Cervical (Fig. 27.4) A reabsorção cervical é um tipo de reabsorção de raiz externa ocasionalmente encontrada. Começa na superfície externa do dente na área cervical sem causa aparente. A reabsorção estende-se coronalmente, resultando em uma coroa de aparência rosa ou avermelhada em virtude do aumento do tecido vascular dentro da coroa. Um ou mais dentes podem ser afetados. Esse padrão de reabsorção tende a ser rápido e é também conhecido como reabsorção cervical invasiva.

Reabsorção Cervical Múltipla de Hiperparatireoidismo (Fig. 27.5) A reabsorção idiopática múltipla interna ou externa é uma condição rara. A reabsorção pode começar na região cervical ou na região apical e pode envolver muitos ou quase todos os dentes. Nosso exemplo desta condição é um caso relatado por Hutton em 1985. O paciente era uma mulher de 22 anos com hiperparatireoidismo secundário associado à doença renal em estágio final. Dentes múltiplos mostram reabsorção idiopática interna nas regiões cervicais. A radiografia à direita mostra a paciente quatro anos depois do início da hemodiálise. As áreas de absorção de raiz já estão quase completamente restauradas, presumivelmente com osteodentina ou tecido cimentoide. Não se sabe se o processo começou interna ou externamente.

Reabsorção Coronal Interna (Fig. 27.6) A reabsorção interna é geralmente iniciada pela pulpite hiperplástica crônica; assim, o teste da polpa pode produzir resultados variáveis. Há dois padrões radiográficos de reabsorção interna: inflamatória e reabsorção interna de substituição ou (metaplásica). O dente rosa de Mummery pode ser o resultado da reabsorção coronal interna, que ocorre quando a inflamação produz uma polpa hiperplástica que adelgaça os elementos internos da coroa, resultando numa aparência rosada (Fig. 19.2). Clinicamente, tais dentes são fracos e necessitam terapia endodôntica e uso da técnica *post and core*. A reabsorção coronal interna pode também ser iniciada por procedimentos de limpeza, realizados em dentes endodonticamente tratados.

Reabsorção de Raiz Interna Inflamatória (Fig. 27.7) A reabsorção de raiz interna inflamatória envolve uma área central de reabsorção dentro do espaço de canal da raiz. O padrão é distinto. Nas radiografias, vê-se uma ampliação focal radiotransparente dentro do espaço da raiz do canal que se expande para as paredes dentinais. A área radiotransparente é tipicamente redonda ou ovoide e balões além do espaço da câmara da polpa. Como a imagem periapical é bidimensional, a tomografia computadorizada de feixe cônico (tomografia computadorizada *de feixe cônico*) ajuda a determinar se o processo de reabsorção perfurou a margem externa da raiz. Tais perfurações são, em geral, consideradas não restauráveis.

Substituição/Reabsorção da Raiz Interna Metaplásica (Fig. 27.8) A substituição da reabsorção da raiz interna envolve a substituição do tecido da polpa hiperplástica inflamatória com a denominada osteodentina ou material semelhante a cemento. Isso resulta numa área de reabsorção dentro do espaço da raiz do canal que se torna difusamente radiopaco ou de uma aparência semelhante a uma terra coberta por grama. A densidade do tecido metaplásico é um pouco diferente da dentina não afetada à sua volta. Dependendo do grau de substituição, a raiz radiotransparente do espaço do canal e/ou área de reabsorção radiotransparente pode produzir uma imagem radiotransparente borrada, em virude da deposição ou substituição do tecido ósseo em volta da câmara de polpa.

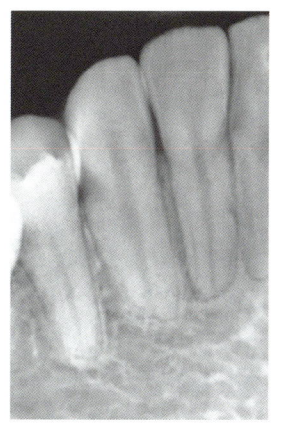

Fig. 27.1. Reabsorção externa: ortodôntica; múltiplos dentes afetados.

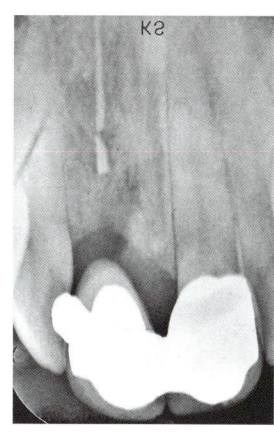

Fig. 27.2. Reabsorção externa: reabsorção completa do incisivo reimplantado.

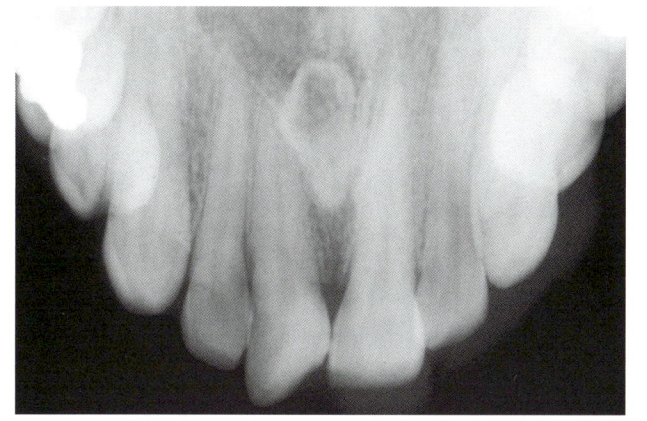

Fig. 27.3. Reabsorção coronal externa: afeta um mesiodente não irrompido.

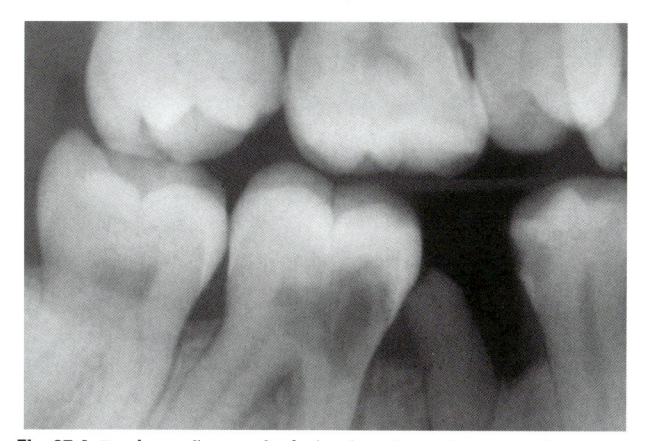

Fig. 27.4. Reabsorção cervical: tipo invasivo, primeiro molar mandibular.

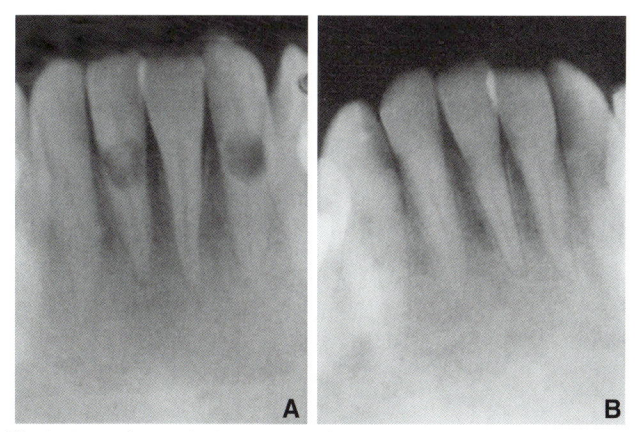

Fig. 27.5. Reabsorção interna: A: hiperparatireoidismo secundário; **B:** curado.

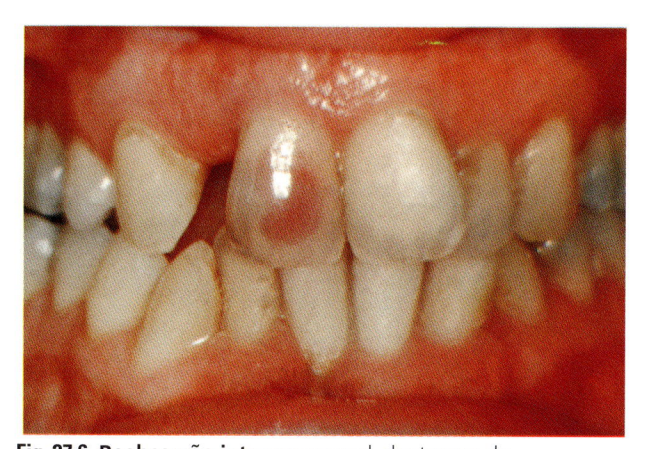

Fig. 27.6. Reabsorção interna: coronal, dente rosa de mumificação.

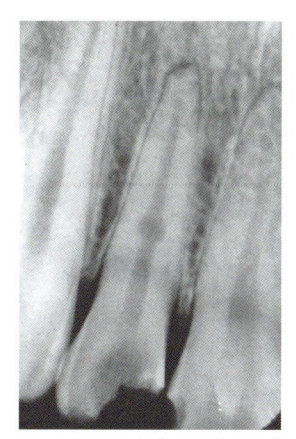

Fig. 27.7. Reabsorção interna: inflamatória; observe sinais apicais.

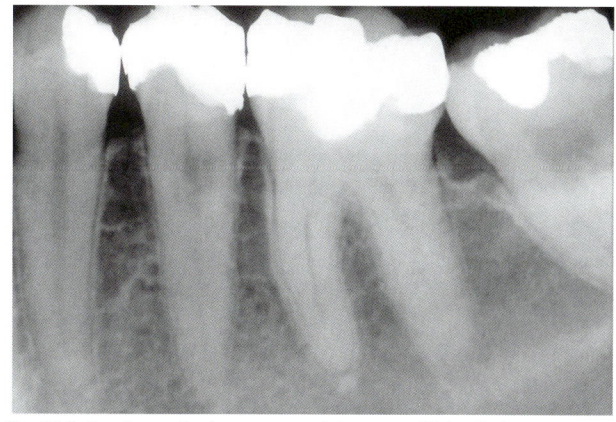

Fig. 27.8. Reabsorção interna: padrão metaplásico/substituição.

ESTUDOS DE CASO

CASO 7. (Fig. 27.9) Esta mulher de 22 anos apresenta-se com a condição mostrada na imagem clínica. A condição está presente desde que ela pode se lembrar, mas parece estar piorando. Ela está interessada em dentística cosmética.

1. Descreva os achados clínicos neste quadrante.
2. Que achados radiográficos desta condição você esperaria encontrar?
3. E este é um achado normal, uma variante do normal ou uma doença? E quão grave é esta condição?
4. Qual é a causa desta condição?
5. Você espera que esta condição seja causadora de dor? Em caso positivo, por quê?
6. Relacione as condições que você deverá considerar no diagnóstico diferencial para esta condição, e observe qual delas é, provavelmente, o diagnóstico correto.
7. Quais são as opções de tratamento para esta condição?

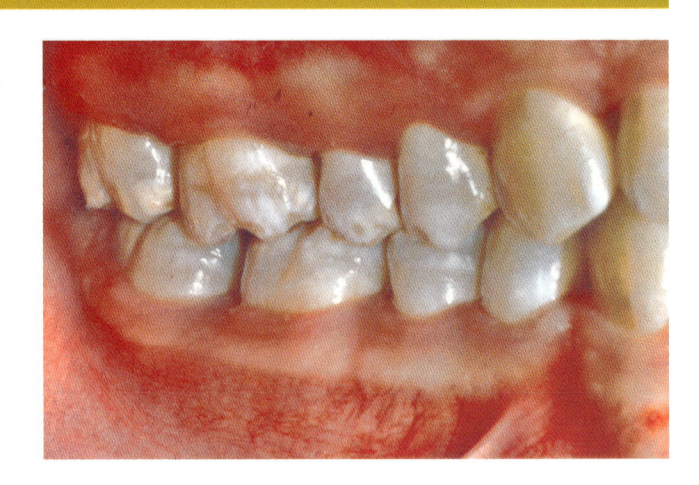

CASO 8. (Fig. 27.10) Este homem de 31 anos recentemente mudou-se para nossa cidade e apresenta a condição mostrada na radiografia panorâmica. Está interessado em fazer uma limpeza de dentes e em uma nova prótese. Está preocupado com um par de dentes inferiores que parecem móveis.

1. Descreva os achados radiográficos mostrados nesta imagem panorâmica. Divida seus achados em mudanças relacionadas com os dentes e mudanças relacionadas com os ossos, e observe o que parece incomum.
2. O que parece mais provável de ter provocado a perda dos dentes maxilares deste homem?
3. Que mudanças de cor e contorno você espera ver durante o exame clínico dos dentes mandibulares?
4. Este é um achado normal, uma variante do normal ou uma doença?
5. Você espera que esta condição seja causadora de dor? Em caso positivo, por quê?
6. Relacione três condições que você deverá considerar no diagnóstico diferencial para esta condição, e observe qual delas é, provavelmente, o diagnóstico correto.
7. Quais são as opções de tratamento para este paciente?

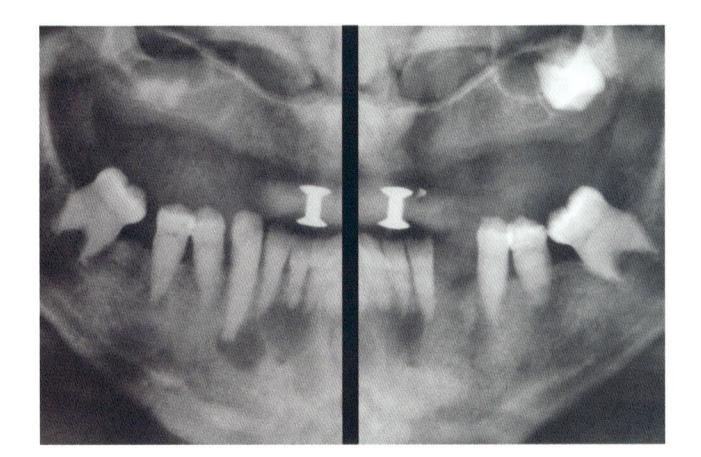

SEÇÃO 5

Cárie Dentária

Objetivos Dentários:
- Definir os diferentes tipos de cáries e suas sequelas.
- Reconhecer as causas e características clínicas dos diferentes tipos de cáries e suas sequelas.
- Usar o processo diagnóstico para distinguir cárie, pólipo pulpar e patologias apicais de condições orais de aparência semelhante.
- Recomendar tratamentos apropriados para os diferentes tipos de cáries e suas sequelas.

Objetivos de Higiene Dentária:
- Identificar as características das cáries e suas localizações comuns.
- Definir, localizar e comparar os diferentes tipos de cáries e as consequências da progressão das cáries.
- Identificar fatores que tornam os pacientes suscetíveis à cárie.
- Discutir prevenção de cárie com um paciente que tem fatores de alto risco de cárie.
- Identificar condições discutidas nesta seção que (1) exigem a atenção do dentista e/ou (2) afetam a aplicação de desbridamento periodontal e medidas de higiene oral.

Nas legendas das figuras, (*‡) denota o mesmo paciente.

CÁRIE DENTÁRIA

Cárie (Figs. 28.1-28.8) Cárie dentária é uma infecção bacteriana que danifica as estruturas dos dentes. A desmineralização causada pelo dano e a destruição da matriz orgânica dos dentes resultam da interação de bactérias produtoras de ácido *(Streptococcus mutans, Actinomyces viscosus, Lactobacillus species* e *Streptococcus sanguis)* na placa com substratos alimentares durante certo período de tempo. As bactérias produzem ácido láctico, o qual causa alterações eletroquímicas e a saída de íons de cálcio e fosfato da parte mineralizada do dente.

A cárie começa como descalcificação do esmalte, que aparece como uma mancha, linha ou fissura branco-giz. A lesão inicial é denominada incipiente. À medida que a lesão amadurece, causa destruição do esmalte e alastramento lateral ao longo da junção amelodentária (JAD), através da dentina e eventualmente na direção da polpa. As características clássicas de uma lesão cariada são (1) alteração de cor (coloração branco-giz, castanha ou negra), (2) perda de tecido duro (cavitação) e (3) "pega" do garfo explorador. A alteração de cor é causada pela descalcificação do esmalte, exposição da dentina e desmineralização e mancha da dentina. Sintomas clássicos de cárie são sensibilidade a doces, calor e frio. Estes sintomas geralmente não aparecem com lesões incipientes. Lesões maiores permitem a entrada de líquidos nos túbulos dentinários expostos. As alterações hidrostáticas (de pressão) são sentidas por nervos pulpares que transmitem os sinais para o complexo sensitivo trigeminal, o que resulta na percepção de dor.

Dois tipos de cárie são classificados, de acordo com a localização: fissural e de superfície lisa. Cárie fissural é a forma mais comum. Ela ocorre mais frequentemente nas fissuras profundas nas superfícies de mastigação dos dentes posteriores. Cárie de superfície lisa ocorre em lugares que ficam protegidos da remoção de placa, como imediatamente abaixo do contato interproximal, na margem gengival e ao longo da superfície da raiz. Cárie é subdividida em seis classes de acordo com a localização anatômica. Cárie classe I é fissural; as cinco classes restantes são cáries de superfície lisa.

O tratamento da cárie é mais eficaz quando os fatores de risco (isto é, placa; dieta; número de cáries iniciais, prévias e ativas; número de restaurações; nível de exposição a fluoreto e higiene oral; obediência do paciente; número de superfícies radiculares expostas e fluxo salivar) são avaliados, a placa é reduzida, bactérias cariogênicas são eliminadas, remineralização dentária é intensificada, e os dentes são reparados com base no tamanho da lesão, sua localização e necessidades estéticas.

Cárie Classe I (Figs. 28.1 e 28.2) Cárie classe I é cárie que afeta a superfície oclusal de um dente posterior. Ela se origina quando bactérias invadem uma fossa central, sulco oclusal profundo ou fissura, permanecem abrigadas durante meses e produzem dissolução do esmalte por ácido. Destruição do esmalte e dentina permite que o sulco cariado aumente, escureça e amoleça. Uma pequena lesão cariada classe I tem o tamanho da ponta de um lápis de grafite apontado e pode existir embaixo de uma fissura manchada. As lesões maiores podem abranger a superfície oclusal inteira, deixando apenas uma casca de esmalte facial ou lingual e um dente sintomático. As recomendações atuais são para detectar estas lesões por inspeção visual, radiografia interproximal – *bitewing* (para uma sombra radiotransparente na dentina abaixo do esmalte oclusal), e mínimo exame com um explorador. Cáries classe I que são incipientes ou pequenas são tratadas por remineralização com aplicação de verniz de fluoreto e selantes. As lesões maiores requerem o uso de materiais compostos ou amálgama.

Cárie Classe II (Figs. 28.3 e 28.4) Cárie classe II é cárie que afeta a superfície interproximal de um dente posterior. Estas lesões muitas vezes são difíceis de identificar clinicamente e exigem um olho astuto, uma superfície dentária limpa, seca, e uma radiografia *bitewing*. Uma característica que pode ajudar na detecção de cárie classe II é o aparecimento de descalcificação (semelhante a giz ou transparência) ao longo da crista marginal que é causada pela escavação da dentina subjacente. A cárie pode ocasionalmente ser vista pelo aspecto lingual ou bucal do contato interproximal. Cárie classe II é reconhecida mais facilmente em radiografias *bitewing*. A lesão cariada aparece como uma radiotransparência triangular no esmalte imediatamente abaixo do ponto de contato. A base do triângulo é paralela à face externa do dente, e o ápice do triângulo aponta para dentro na direção da dentina. Quando a lesão atinge a dentina, ela se alastra ao longo da JAD e progride na direção da polpa.

Procedimentos de remineralização (isto é, verniz de fluoreto aplicado nas áreas desmineralizadas) são usados para lesões menores limitadas ao esmalte. Na cárie moderada (evidência radiográfica de penetração no esmalte ao longo da JAD sem penetração adicional para o interior da dentina), remineralização pode ser usada se os fatores de risco forem mínimos ou reduzidos e as lesões forem estritamente monitoradas. Moldeiras de fluoreto feitas sob medida e aplicações diárias de fluoreto reduzem o risco de progressão da cárie. As lesões moderadas a grandes são restauradas com compostos posteriores, amálgama ou blocos de metal.

Cárie Classe III (Figs. 28.5-28.8) Cárie classe III é cárie que afeta a superfície interproximal de um dente anterior. Similarmente à cárie interproximal classe II, a cárie classe III começa imediatamente abaixo do ponto de contato. A invasão resulta em destruição triangular do esmalte e alastramento lateral para o interior da dentina. Cáries interproximais (classes II e III) são comuns em pessoas que raramente usam fio dental e frequente consomem açúcar em bebidas e doces. Cárie classe III é vista frequentemente em pessoas asiáticas e nativas americanas que têm cristas marginais proeminentes (incisivos em forma de pá). Ela pode ser diagnosticada através da transiluminação (Fig. 28.6). Esta técnica demonstra cárie sob a forma de regiões escuras no interior do esmalte (ou mais profundamente), localizadas abaixo do ponto de contato interproximal. Cárie classe III nos incisivos mandibulares indica comportamento de alto risco de cárie.

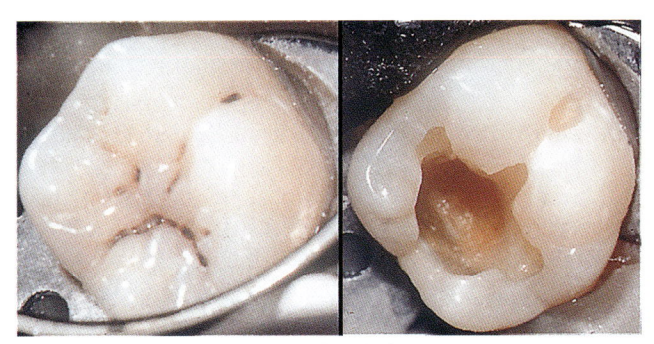

Fig. 28.1. Cárie classe I: antes e depois da preparação.

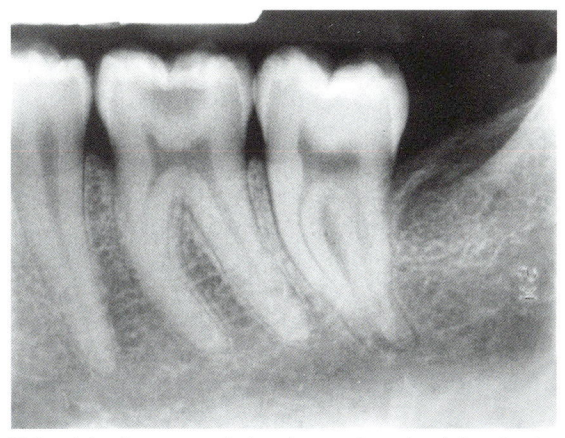

Fig. 28.2. Cárie classe I: embaixo do esmalte oclusal do primeiro molar.

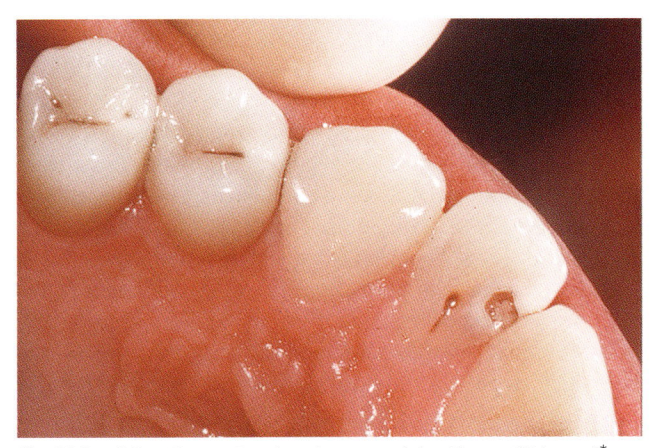

Fig. 28.3. Cárie: Classe II pré-molares mesiais; **Classe III** lateral.*

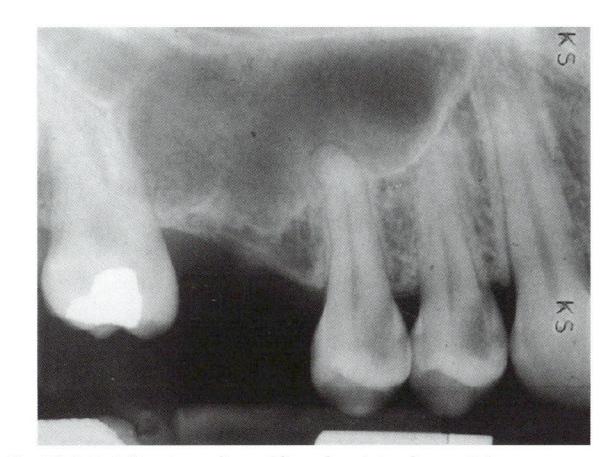

Fig. 28.4. Evidência radiográfica de cárie classe II.*

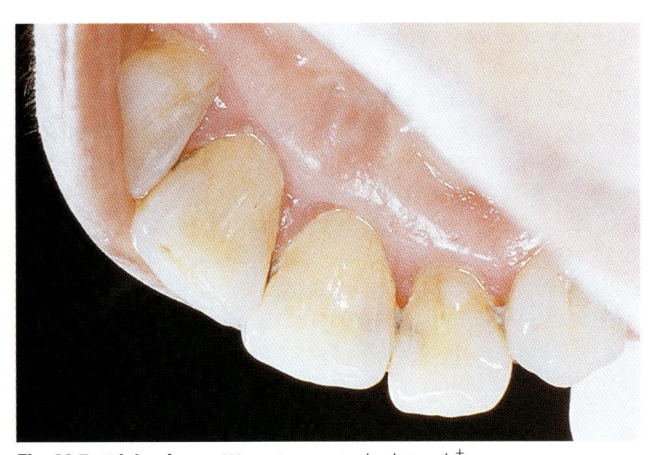

Fig. 28.5. Cárie classe III: entre central e lateral.‡

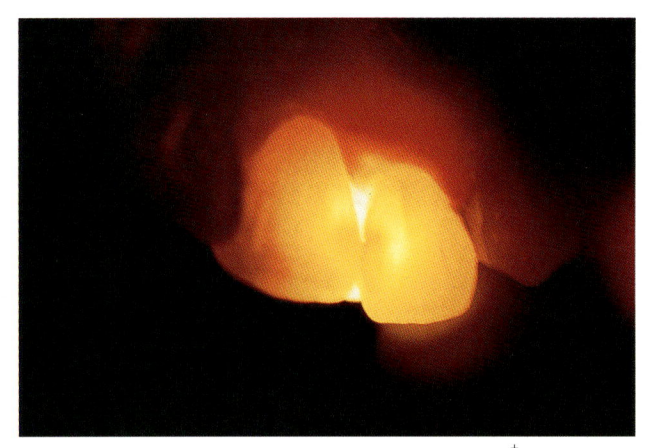

Fig. 28.6. Transiluminação: demonstra cárie classe III.‡

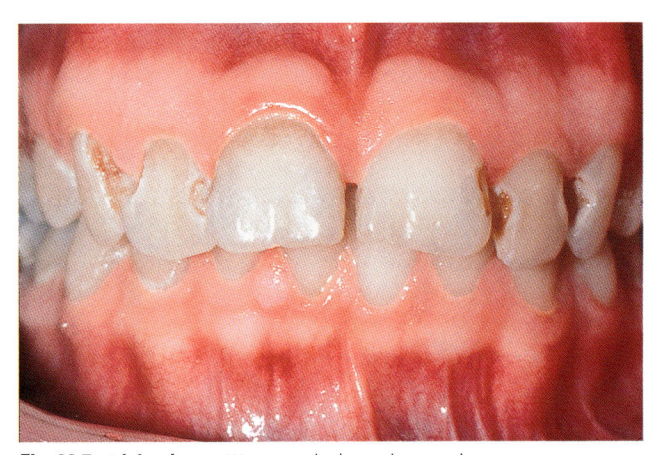

Fig. 28.7. Cárie classe III: centrais, laterais e caninos.

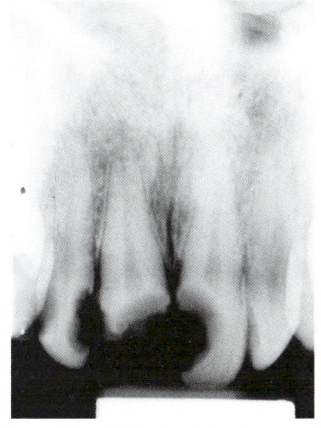

Fig. 28.8. Cárie classe III: nºs 7 e 9; cárie de amputação nº 8.

CÁRIE DENTÁRIA

Cárie Classe IV (Figs. 29.1 e 29.2) Cárie classe IV afeta a superfície interproximal e ângulo da linha incisal de um dente anterior. Ela usualmente resulta quando cárie classe III permanece não tratada, permitindo que a lesão progrida e corroa por baixo a dentina que suporta o ângulo da linha incisal. Como resultado, ocorre perda do esmalte no ângulo da linha quando o esmalte corroído por baixo é traumatizado pela oclusão ou mastigação. As lesões cariadas classe IV são restauradas com resinas compostas ligadas, fornecendo excelente estética. Facetas laminadas com porcelana também são úteis em casos selecionados. As restaurações têm durações de vida mais longas quando os pacientes são educados sobre as causas de cárie e introduzem alterações no seu comportamento, e as forças oclusais são minimizadas.

Cárie Classe V (Figs. 29.3 e 29.4) Cárie classe V é caracterizada por cárie ao longo da margem gengival de um dente posterior ou anterior. Sinais iniciais de cárie classe V são linhas de descalcificação brancas como giz ao longo da porção cervical do dente, paralelas e imediatamente acima da gengiva. Qualquer placa cobrindo a lesão deve ser removida para detecção adequada da cárie. Com o tempo, as lesões aumentam mesial e distalmente com rápida velocidade, produzindo desse modo um defeito oval. Quando a cárie classe V alcança regiões interproximais, ocorre alastramento na direção do ponto de contato, e a lesão se torna em forma de L. Os pacientes com classe V usualmente consomem grandes quantidades de bebidas gaseificadas açucaradas, bebem essas bebidas por várias horas durante o dia, ou produzem baixas quantidades de saliva. Drogas e terapias que secam a boca são especialmente causadoras (Figs. 83.1 e 83.2, **boca de metanfetamina**). Radiograficamente, cárie classe V deve ser distinguida de apagamento cervical *(cervical burnout)* e abrasão de escovação. Na Figura 29.4, uma lesão classe V típica está presente no primeiro pré-molar; o segundo pré-molar tem cárie recorrente embaixo da restauração de amálgama, e abrasão de escovação é evidente ao longo da superfície distocervical como uma área radiotransparente em forma de V. Lesões classe V menores podem ser tratadas com aplicação de disco e verniz de fluoreto para remover manchas esbranquiçadas ou acastanhadas sem tratamento adicional. Lesões cavitadas exigem resinas compostas ou amálgama. Situações estéticas podem necessitar o uso de facetas laminadas com porcelana.

Cárie Classe VI (Fig. 29.5) Cárie classe VI é caracterizada pela cárie da margem incisal ou ponta de cúspide. Este tipo de cárie é incomum, mas é mais comum em pessoas que frequentemente mastigam gomas açucaradas ou consomem barras de doce viscoso. Pacientes com baixo fluxo salivar também são predispostos a este tipo de cárie. Cárie classe VI – juntamente com a cárie classe III e cárie de fossa lingual classe I – é vista na síndrome de incisivos em forma de pá.

Cárie Radicular (Fig. 29.6) **Cárie de raiz**, também conhecida como cárie cemental, cárie radicular, e cárie senil é a cárie que ocorre em superfícies de raízes expostas. Ela é detectada mais frequentemente em dentes posteriores em pacientes mais velhos. Os idosos são mais comumente afetados porque eles têm prevalência aumentada de (1) recessão gengival; (2) doença periodontal, contatos interproximais alterados, e impactação de alimento; e (3) hipossalivação. A cárie radicular começa na junção esmaltodentinária muitas vezes na superfície interproximal abaixo do ponto de contato. Entretanto, pode ser vista em qualquer superfície radicular. Inicialmente, aparece como uma área rasa, pouco definida, amolecida e com alteração de cor que tende a se estender mais circunferencialmente do que em profundidade. O exame com um explorador revela uma consistência mole como borracha. À medida que a lesão progride, a cárie rodeia a raiz, levando à fratura e separação da coroa; isto é chamado **cárie de amputação** (Figs. 28.8 e 30.3). A progressão frequentemente é rápida porque esta região do dente tem apenas uma fina camada de esmalte e dentina. Radiograficamente, cárie radicular é vista nas áreas interproximais abaixo da junção esmaltodentinária, e embora nem o ponto de contato nem o esmalte sejam comprometidos, a cárie pode se alastrar coronalmente embaixo do esmalte e na profundidade na direção da polpa. Cárie de raiz muitas vezes recidiva, quando superfícies radiculares permanecem expostas, o fluxo salivar permanece baixo, e a higiene oral não melhora. Profilaxia frequente e aplicações diárias em casa de fluoreto muitas vezes são necessárias. Restaurações são complicadas pelo fato de que as margens terminam em cemento, e muitas vezes há pouca estrutura dentária remanescente entre a lesão cariada e a polpa.

Cárie Recorrente (Cárie Secundária) (Figs. 29.7 e 29.8) **Cárie recorrente** é definida como a cárie dentro da vizinhança imediata de uma restauração. Ela pode ser um sinal de alto risco de cárie, má higiene oral ou uma restauração defeituosa. A cárie recorrente começa em uma margem com falha (fendida ou perfurada) de alguma restauração. Estas margens defeituosas são predispostas ao acúmulo de bactérias e alimento, e são protegidas das medidas usuais de higiene oral. As lesões progridem a velocidades variáveis, mostram-se escuras e são moles ao contato com o explorador. Radiograficamente, cárie recorrente se apresenta de duas maneiras opostas. Primeira, a cárie pode ser vista como uma área radiotransparente inferior a uma restauração com ou sem uma margem visivelmente defeituosa, como visto na Figura 29.8, inferior ao amálgama distal do segundo pré-molar mandibular. Segunda, a cárie pode ser vista como uma ou várias áreas radiopacas em forma de chama ou forma de seta, ocorrendo exclusivamente inferiormente a um material restaurador do tipo amálgama, com a ponta da seta dirigida para a polpa ou invadindo-a. Na Figura 29.8, este fenômeno é visto inferior a amálgama mesial do primeiro molar mandibular. Uma área radiotransparente associada está, às vezes, presente como neste caso. Estudos de espectroscopia mostraram que o material radiopaco representa dentina amolecida para cujo interior zinco radiopaco da restauração de amálgama adjacente se lixiviou lentamente. Cáries recorrentes são tratadas, removendo-se a cárie e substituindo a restauração.

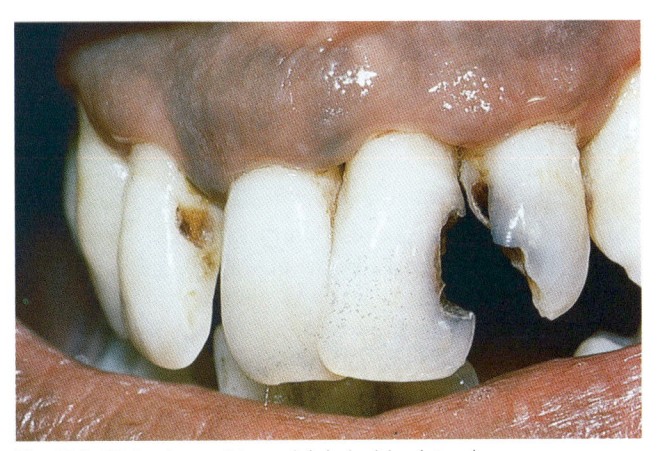

Fig. 29.1. **Cárie classe IV:** mesial do incisivo lateral.

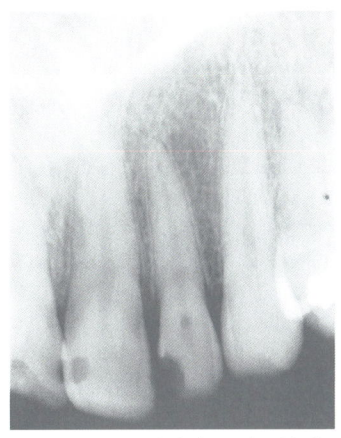

Fig. 29.2. **Cárie classe IV:** mesial do lateral; cárie lingual.

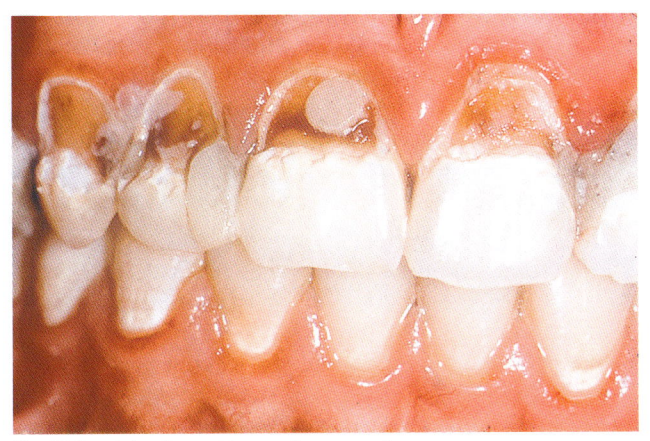

Fig. 29.3. **Cárie classe V:** anteriores maxilares.

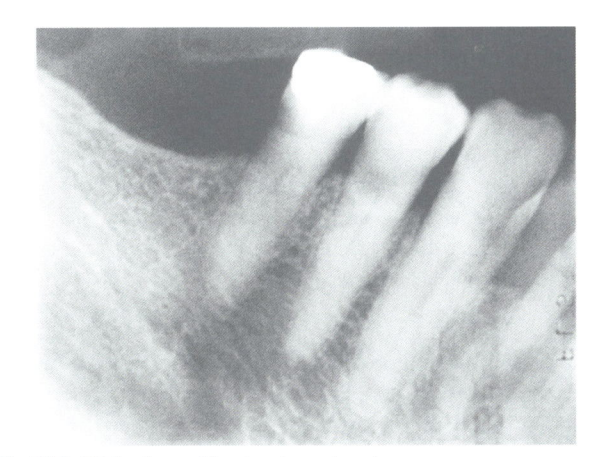

Fig. 29.4. **Cárie classe V:** primeiro pré-molar.

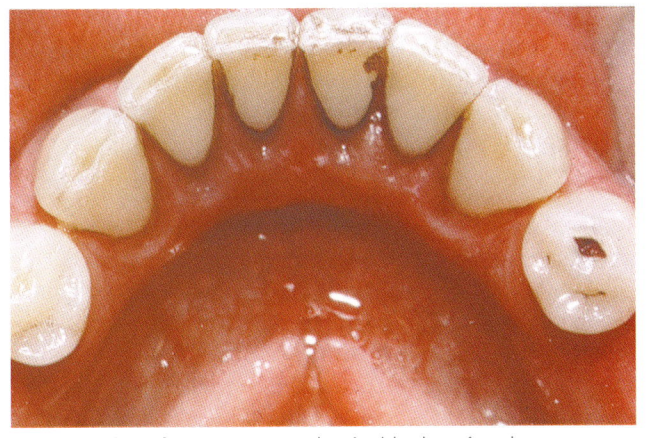

Fig. 29.5. **Cárie classe VI:** ponta de cúspide de pré-molar.

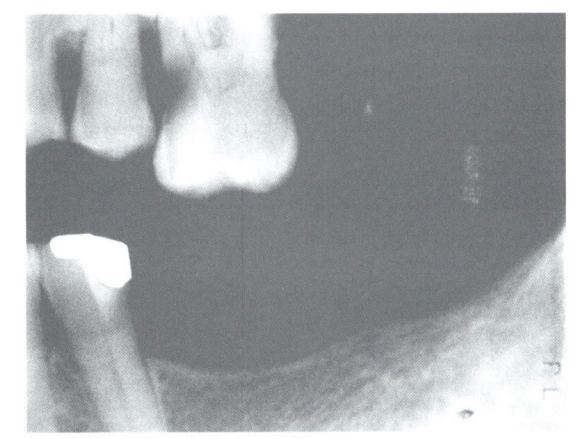

Fig. 29.6. **Cárie radicular:** no molar protraído.

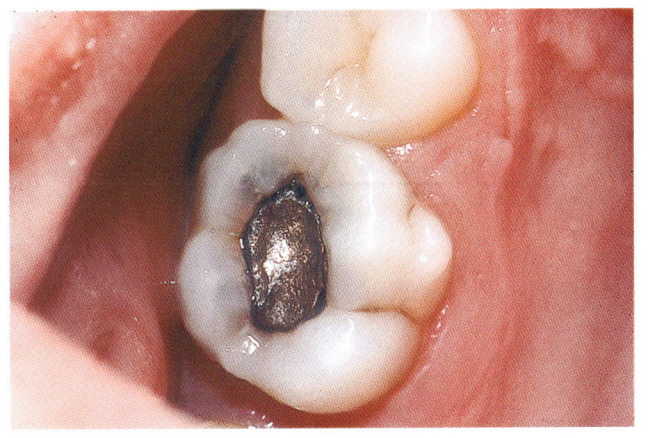

Fig. 29.7. **Cárie recorrente:** evidente em torno da restauração.

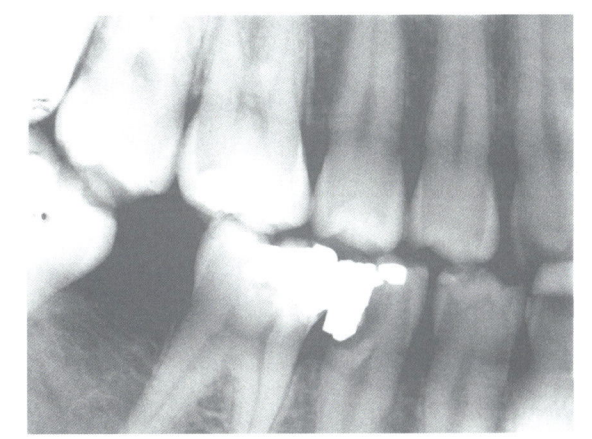

Fig. 29.8. **Cárie recorrente:** pré-molar e molar inferiores.

CÁRIE DENTÁRIA E SEQUELAS

Progressão da Cárie (Figs. 30.1-30.8) A invasão da cárie pode ser um processos lento ou rápido e pode comprometer a polpa antes que o paciente tenha percepção da lesão. Na maioria dos casos, leva vários anos para a cárie atingir a polpa. Algumas cáries são particularmente agressivas ou têm uma causa exclusiva. Estas cáries têm definições descritivas. Por exemplo, cárie devastadora é um tipo de cárie que se desenvolve a uma velocidade extremamente rápida em algumas crianças e adultos jovens (ver também "Boca de Metanfetamina", Fig. 83.1). Cárie de radiação ou de amputação ocorre e progride rapidamente em pacientes que receberam radioterapia e que não possuem a ação protetora da saliva. Esta cárie aparece ao longo da margem gengival dos dentes e pode enfraquecer os dentes tão gravemente que a coroa se fratura. Cárie radicular tem uma aparência semelhante à da cárie de radiação, mas não é associada a uma história de radioterapia. Em vez disso, estes pacientes usualmente têm uma história de xerostomia. Cárie de raiz progride mais lentamente que cárie de radiação, porque a xerostomia é menos grave. Cárie de mamadeira resulta do contato prolongado dos dentes primários com líquidos, contendo açúcar na mamadeira de lactentes.

Se a cárie for deixada sem tratamento, a infecção bacteriana pode progredir através da dentina do dente e produzir inflamação pulpar. A fase inicial do comprometimento pulpar, a pulpite reversível, é caracterizada por hiperemia pulpar e sensibilidade dentária a quente e frio que se dissipa quando a fonte de temperatura é removida. Inflamação pulpar persistente produz alterações irreversíveis, ou pulpite irreversível, em que o paciente sofre dor espontânea e persistente no dente depois da remoção da fonte de temperatura. Destruição grave do tecido pulpar por infecção bacteriana ou interrupção do suprimento sanguíneo à polpa produz uma polpa desvitalizada e subsequentes alterações periapicais (inflamação periapical crônica).

Prevenção é a melhor maneira de reduzir a incidência e progressão de cárie. Exames clínicos são oferecidos pelo menos duas vezes por ano para minimizar as sequelas de cáries. Radiografias *bitewing* devem ser tiradas a intervalos de 6 meses em crianças, se cáries clínicas forem detectadas ou o paciente tiver um alto risco de cárie. Os adultos em alto risco devem fazer radiografias *bitewing* anualmente. Selantes devem ser aplicados sobre as fissuras profundas dos dentes posteriores em jovens suscetíveis à cárie. Produtos para remineralização, como fluoreto, vernizes de fluoreto e certas gomas sem açúcar são advogados para prevenir cárie. A vitalidade da polpa deve ser testada quando uma lesão cariada tiver invadido até ou além de 50% do espaço entre a JAD e a margem da polpa.

Pólipo Pulpar (Fig. 30.2) O pólipo pulpar é uma polpa inflamada resultando de infecção bacteriana crônica em que uma massa de tecido mole vermelha, não dolorosa, cresce a partir da polpa afetada. Molares primários e molares dos 6 anos extensamente cariados em crianças jovens são afetados mais frequentemente. Embora o dente inicialmente tenha vitalidade, a condição eventualmente sofre erosão e resulta em falta de vitalidade. O tratamento é extração ou tratamento de canal.

Inflamação Periapical (Periodontite Apical) (Figs. 30.4-30.6)

Inflamação periapical e periodontite apical são termos clínicos usados para descrever as alterações radiográficas e achados clínicos associados à inflamação, estendendo-se a partir da câmara pulpar para o ligamento periodontal adjacente em torno do forame apical de um dente cronicamente inflamado. A condição é mais comumente associada à degeneração pulpar (dente não viável), mas pode ocorrer em dentes viáveis a partir de trauma oclusal ou pressão constante e repetitiva colocada sobre um dente. Radiografias mostram um alargamento do espaço do ligamento periodontal apical. A forma crônica pode ser sintomática ou assintomática. Em contraste, a inflamação periapical aguda é dolorosa. Ambas as condições fazem o ligamento periodontal apical ser sensível à percussão. A inflamação periapical crônica tem células inflamatórias crônicas no periápice e muitas vezes mostra maior destruição perirradicular do osso alveolar do que a inflamação periapical aguda.

O tecido periapical produz duas respostas usuais aos produtos de degradação de uma polpa não vital: ou um granuloma periapical ou um cisto periapical. Ambos se originam de um dente não vital e ambos têm uma aparência radiográfica semelhante (radiotransparência redonda no ápice de um dente desvitalizado). A distinção é feita histologicamente. O granuloma periapical, a resposta mais comum, consiste em um acúmulo de tecido de granulação, linfócitos, células plasmáticas, histiócitos e leucócitos polimorfonucleares. O cisto periapical origina-se de um granuloma periapical preexistente quando a inflamação estimula a proliferação dos restos epiteliais de Malassez. Regressão da inflamação ocorre após tratamento de canal na maioria dos casos.

Abscesso Periapical (Figs. 30.7 e 30.8) Um abscesso periapical é a fase aguda de uma infecção que se alastra a partir de um dente não vital através do osso alveolar para dentro do tecido mole adjacente. Um abscesso é composto de neutrófilos, macrófagos e detritos necróticos. O exame clínico mostra um nódulo intumescido, vermelho ou amarelo-avermelhado, que é quente e flutuante ao toque. O dente afetado é doloroso à percussão, levemente extrusionado, e responde anormalmente ou nada, absolutamente, à testagem da polpa com calor, frio e elétrica. Os abscessos podem ser drenados por abertura para dentro da câmara pulpar ou incisando-se a tumoração de tecido mole. Um tratamento alternativo é a extração do dente, que fornece um caminho para drenagem. Antibióticos são usados quando o abscesso é grande e está se alastrando, estão presentes linfadenopatia e febre, e drenagem não está estabelecida. Penicilina VK é o antibiótico de escolha. Se a infecção não for responsiva à penicilina ou estiver se alastrando rapidamente, uma cultura e sensibilidade bacteriana devem ser feitas. Antibióticos geralmente não são necessários se o dente afetado for extraído, drenagem adequada for estabelecida, e o paciente for sadio sob os demais aspectos.

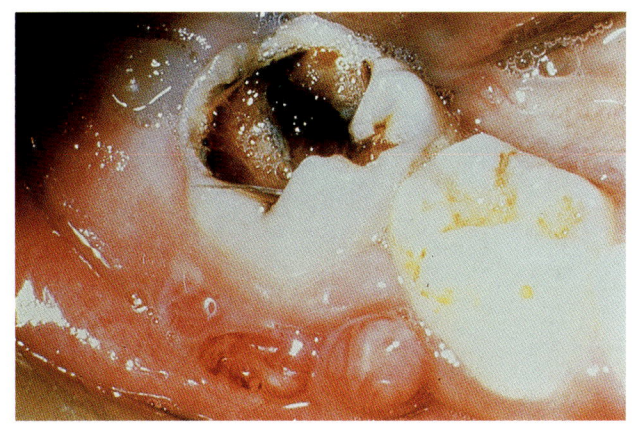

Fig. 30.1. Cárie extensa: molar mandibular com parúlia.

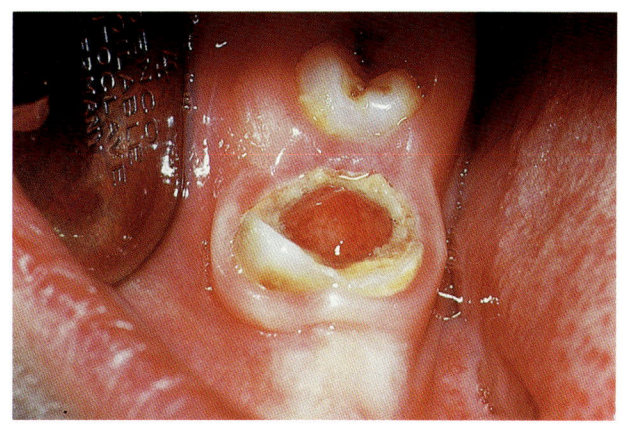

Fig. 30.2. Pólipo pulpar: massa vermelha, exuberante, originando-se da polpa.

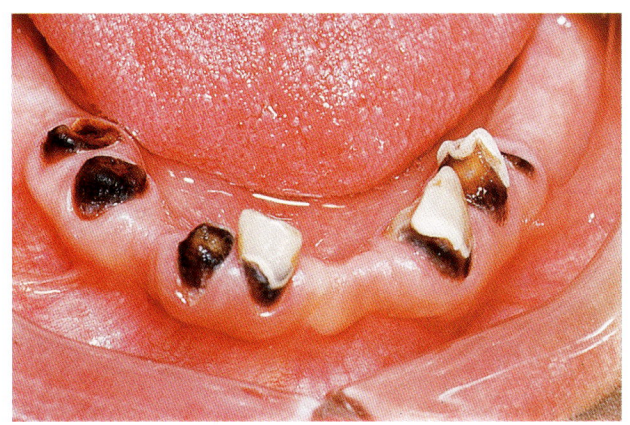

Fig. 30.3. Cárie devastadora: associada à xerostomia.

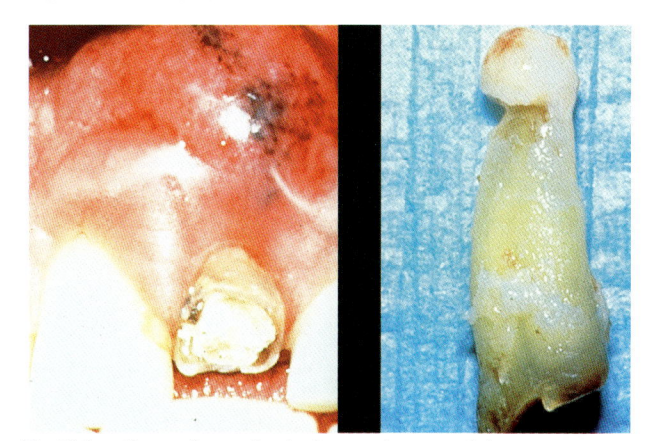

Fig. 30.4. Inflamação periapical: granuloma no ápice.

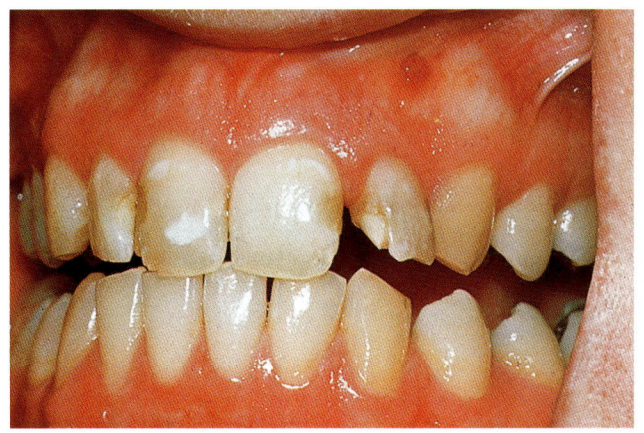

Fig. 30.5. Inflamação periapical: parúlide drenando periapical do nº 10.*

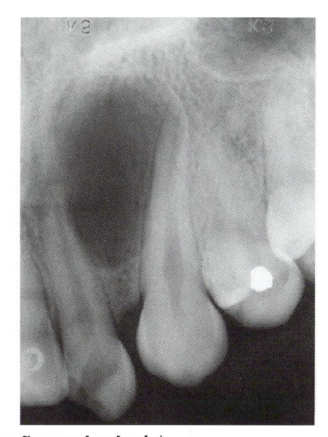

Fig. 30.6. Inflamação periapical.*

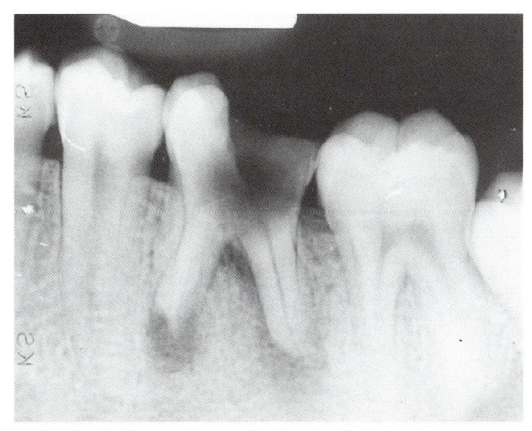

Fig. 30.7. Cárie, inflamação periapical crônica, abscesso primeiro molar.‡

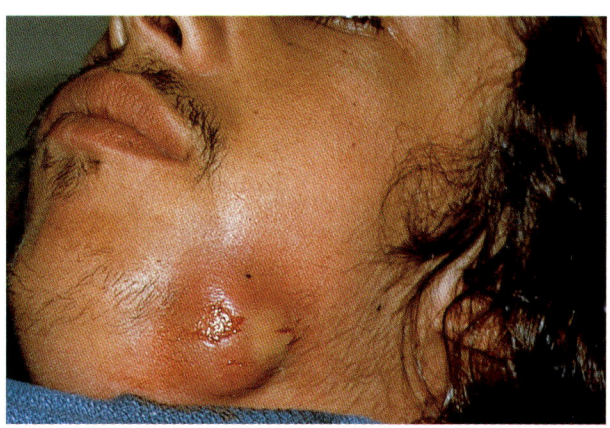

Fig. 30.8. Abscesso: drenando através da mandíbula.‡

Estudos de Caso

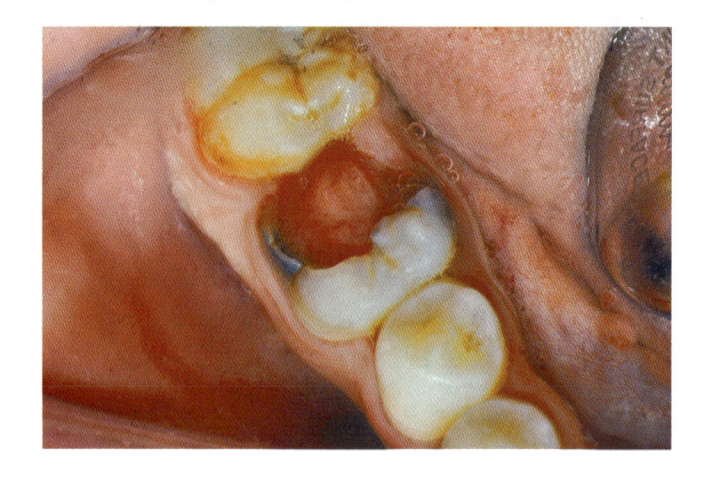

CASO 9. (Fig. 30.9) Este menino de 14 anos se apresenta com esta condição. Ele não se lembra da duração exata mas se lembra de quebrar o dente algumas semanas atrás. Ele tem mastigado do outro lado, mas ainda pequenos fragmentos parecem se destacar de dias em dias. Sua mãe quer saber o que está acontecendo, e se pode ser tratado?

1. Descrever os achados mais proeminentes neste quadrante.
2. Este é um achado normal, uma variante do normal, ou doença?
3. Há cárie evidente neste quadrante? Caso afirmativo, que dentes têm cáries?
4. O que você faria para tornar mais eficaz a avaliação clínica?
5. Qual das seguintes ações a higienista dentária deve considerar primeiro?
   A. Calcular seu escore de placas.
   B. Realizar um índice gengival.
   C. Discutir com o dentista a necessidade de radiografias.
   D. Recomendar verniz de fluoreto.
6. O diagnóstico mais provável da condição que afeta o primeiro molar mandibular é:
   A. Infiltrado leucêmico.
   B. Granuloma piogênico.
   C. Pólipo pulpar.
   D. Fibroma irritativo.
7. A polpa tem vitalidade?
8. Que outras características são evidentes nos dentes neste quadrante, e do que elas são sugestivas?

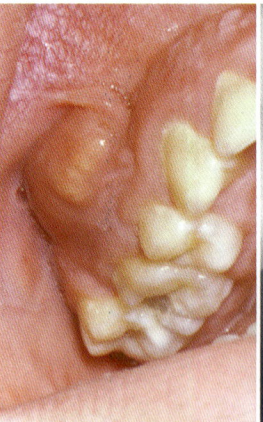

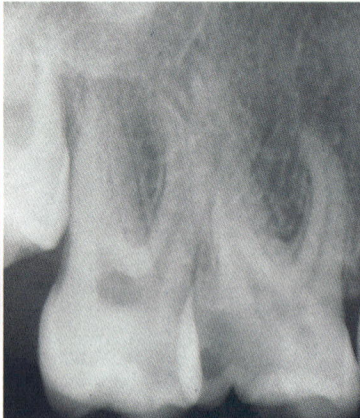

CASO 10. (Fig. 30.10) Esta menina se apresenta com a condição mostrada na imagem da clínica e na radiografia. Ela diz que o lado de dentro da sua boca nesta região ficou maior durante os últimos 2 dias.

1. Que idade tem esta menina?
2. Descrever os achados clínicos neste quadrante, bem como os achados radiográficos.
3. Isto é um achado normal, uma variedade do normal, ou doença?
4. Você prevê que esta condição seja dolorosa, e caso afirmativo, por quê?
5. O diagnóstico mais provável da condição que afeta o segundo molar maxilar primário é:
   A. Infiltrado leucêmico.
   B. Lipoma.
   C. Pólipo pulpar.
   D. Abscesso periapical.
6. Esta condição é limitada aos dentes primários?
7. Quais são as opções de tratamento para este dente?

SEÇÃO **6**

Lesões Mandibulares Radiotransparentes e Radiopacas

Objetivos Dentários:
- Definir e identificar cistos e tumores mandibulares comuns.
- Reconhecer as causas e características clínicas dessas condições.
- Utilizar o processo diagnóstico para distinguir anomalias mandibulares de aparência semelhante.
- Descrever as consequências de progressão de doenças relativas a cistos e tumores mandibulares.
- Recomendar tratamento adequado para essas anomalias.

Objetivos de Higiene Dental:
- Reconhecer desvios do padrão normal em radiografias dentais.
- Descrever a aparência radiográfica comum de cistos e tumores mandibulares.
- No ambiente clínico, reconhecer desvios do padrão normal em radiografias e chamar a atenção do dentista.
- Identificar as condições discutidas nesta seção que afetam a aplicação de desbridamento periodontal e medidas de higiene oral.

LESÕES MANDIBULARES RADIOTRANSPARENTES E RADIOPACAS: CISTOS

Cistos Mandibulares (Figs. 31.1-31.8). Cistos são estruturas anormais revestidas por epitélios anormais com forma semelhante a um saco (com frequência cheias de fluido) dentro do tecido. Essas cavidades patológicas se desenvolvem geralmente nas mandíbulas, quando remanescentes epiteliais de dentes em desenvolvimento ou irrompidos ou estruturas embriônicas sofrem degeneração cística. Cistos mandibulares tendem a ser assintomáticos e de crescimento lento. São classificados como de desenvolvimento, odontogênicos, inflamatórios, e pseudocistos (não revestidos por epitélio), e aparecem como radiotransparências uniloculares ou multiloculares. Os tipos multiloculares são agressivos e têm mais probabilidade de recorrência.

Cisto no Ducto Nasopalatino (Cisto no Canal Incisivo) (Fig. 31.1) Esse cisto de desenvolvimento surge de epitélio aprisionado no canal incisivo. Radiograficamente, produz uma radiotransparência clássica em forma de coração entre as raízes dos incisivos centrais maxilares vitais (Ver "Edema do Palato", Figs. 52.3 e 52.4). O cisto das papilas incisivas (Fig. 31.1) é uma variação de tecido mole do cisto no canal incisivo. Ocorre dentro das papilas incisivas com tumefação de crescimento lento em forma de domo. A oclusão contra a lesão pode fazer com que ela pareça vermelha ou ulcerada. A dor associada à mastigação pode ser um sintoma. A excisão é o tratamento de escolha. A recorrência é rara.

Cisto Lateral Periodontal (Fig. 31.2) Este é um cisto odontogênico de desenvolvimemnto não queratinizante que se desenvolve lateralmente à raiz do dente, geralmente na região dos pré-molares – caninos. Surge da proliferação de restos epiteliais de lâmina dentária e ocorre principalmente na mandíbula em homens entre 40 e 70 anos de idade. Aparece como uma radiotransparência pequena (< 5 mm), bem definida, cortical e interdentária que contata as porções média e coronal da raiz. Dentes adjacentes são vitais. Tem duas variantes: o cisto gengival do adulto e o cisto periodontal lateral botrioide. O cisto gengival é encontrado completamente dentro de tecido mole (Fig. 11.8). Os cistos gengival e lateral periodontais raramente têm recorrência após a excisão.

Cisto Periodontal Lateral Botrioide (Fig. 31.3) Este cisto é uma variante multilocular do cisto periodontal lateral. Variantes uniloculares ocasionalmente ocorrem. Parece com um cacho de uvas (botrioide). Ocorrem com frequência ligeiramente maior em homens após 40 anos de idade. O sintoma mais frequente é inchaço ou dor na área. A maioria é descoberta no canino mandibular, pré-molar, e áreas de incisivos. Neste exemplo, um dos lóculos está na localização comum de um cisto periodontal lateral simples, os lóculos menores remanescentes estão localizados apicalmente. Cerca de 10 anos após a remoção, 30 a 50% têm recorrência.

Cisto Dentígero (Fig. 31.4) O cisto dentígero está associado à coroa de um dente em irrupção ou impactado. Surge de proliferação de remanescentes do epitélio do esmalte reduzido (epitélio sulcular). É a radiotransparência pericoronal patológica mais comum e o segundo cisto mandibular mais comum após o cisto periapical. É detectado geralmente em pessoas entre 10 e 30 anos de idade, com mais frequência em homens. Radiograficamente, o cisto é uma radiotransparência pericoronal bem cortical de tamanho variável que está presa ao dente na borda cervical. É histologicamente semelhante ao saco folicular normal, mas produz uma radiotransparência maior do que o espaço folicular normal; o último é < 2,5 mm em radiografias intraorais e 3,0 mm em radiografias panorâmicas. A localização mais comum é na região mandibular do terceiro molar (56%). Pode dar surgimento ao ameloblastoma, carcinoma celular escamoso, ou carcinoma mucoepidermoide. Assim, é essencial a excisão.

Queratocisto Odontogênico (Figs. 31.5 e 31.6) Esse cisto mandibular surge de remanescentes de lâmina dentária e é definido por sua aparência histológica. Aparece com frequência como um cisto primordial quando um dente (p. ex., o terceiro molar) não consegue se desenvolver. Na maior parte das vezes, são radiotransparências assintomáticas e multiloculares que ocorrem na região molar de homens jovens (de 10 a 30 anos de idade). As bordas são lisas, corticais e, com frequência, recortadas. Internamente, são vistos algumas divisões e um lúmen turvo (representando queratina descamada). Têm crescimento potencial marcante, e a expansão óssea tende a ocorrer anteroposteriormente dentro do osso medular. Histologicamente, o epitélio cístico é uniforme, com espessura de 8 a 10 camadas celulares, e paraqueratinizado. Após a excisão, a taxa de recorrência é de cerca de 30%.

Síndrome de Carcinoma Celular Basal Nevoide (Síndrome de Gorlin-Goltz) (Fig. 31.6) Essa síndrome dominante autossômica é caracterizada por múltiplos queratocistos odontogênicos mandibulares, verrugas celulares basais na pele, anomalias esqueletais (costela bífida e outras anomalias na costela, hipertelorismo) e anomalias no tecido mole (pontas dos dedos protuberantes e marcas protuberantes nas palmas das mãos). Queratocistos odontogênicos têm alta taxa de recorrência.

Cisto Paradental (Cisto de Bifurcação Bucal) (Fig. 31.7) Este cisto surge no aspecto bucal ou distal de um molar irrompendo como resultado de epitélio sulcular preso e bactérias que se acumulam abaixo das extensões do esmalte cervical bucal do primeiro, segundo e terceiro molares inferiores, em ordem descendente de frequência. A maior parte ocorre em homens jovens antes dos 16 anos de idade. Radiograficamente, essas radiotransparências pericoronais circunscritas se desenvolvem bucalmente (ou ocasionalmente distalmente) a um molar envolvido e são ligadas por uma fina ou densa linha cortical. O tratamento deve focar no defeito periodontal na bifurcação com ameloplastia e irrigação. Os terceiros molares envolvidos são geralmente extraídos.

Cisto Ósseo Simples (Traumático) (Fig. 31.8) Esta lesão é uma cavitação intraóssea que afeta as mandíbulas ou ossos longos. É um pseudocisto, visto que não tem revestimento epitelial. Acredita-se que surja após trauma, embora não seja necessário histórico de trauma. Cerca de 60% dos casos ocorrem em homens. A idade média de detecção é 18 anos. A maior parte é assintomática e ocorre na área do molar mandibular – pré-molar. Aparece como uma radiotransparência com uma borda radiopaca recortada superior se estendendo entre as raízes e uma borda inferior arredondada. Dentes adjacentes são geralmente vitais. A dimensão mesiodistal é geralmente mais larga do que a superior-inferior. O cisto regride espontaneamente ou após curetagem.

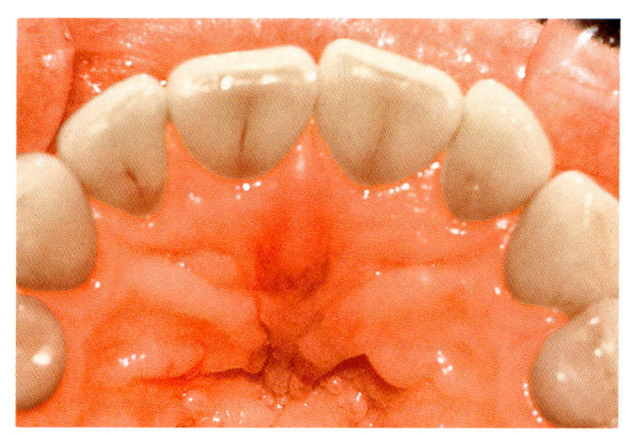

Fig. 31.1. Cisto nas papilas incisivas: completamente localizado em tecido mole.

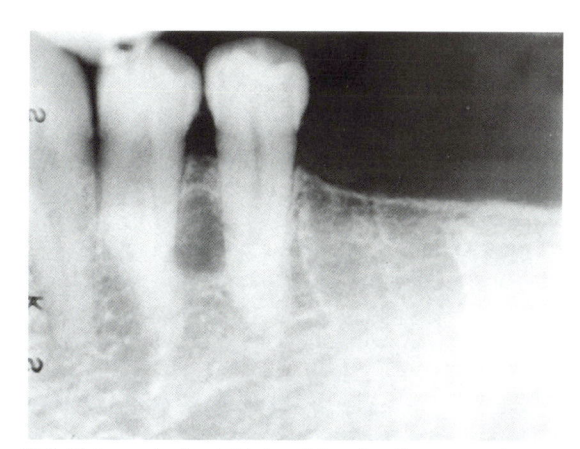

Fig. 31.2. Cisto periodontal lateral: localização e tamanho comuns.

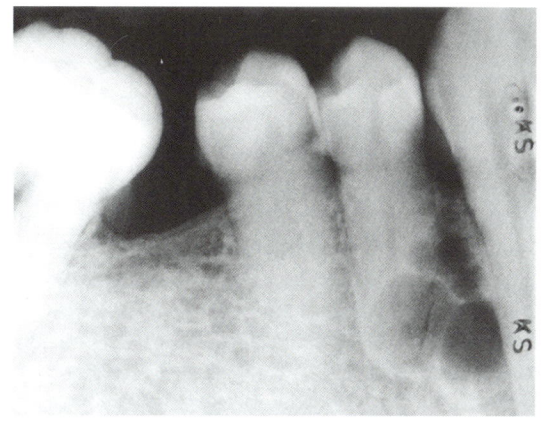

Fig. 31.3. Cisto periodontal lateral botrioide: com frequência multilocular.

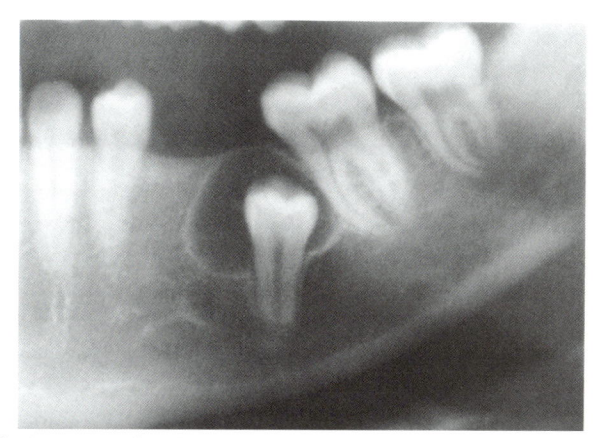

Fig. 31.4. Cisto dentígero: na localização pré-molar mandibular.

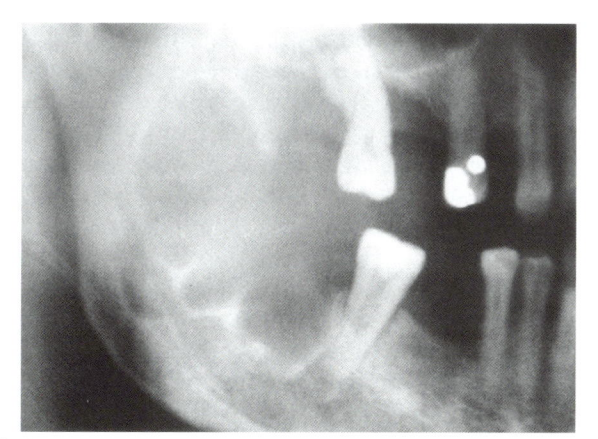

Fig. 31.5. Queratocisto odontogênico: multilocular e recorrente.

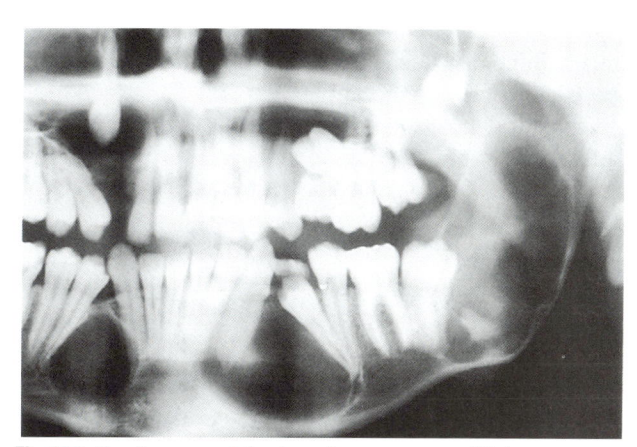

Fig. 31.6. Carcinoma celular basal verrucoso: múltiplos queratocistos odontogênicos.

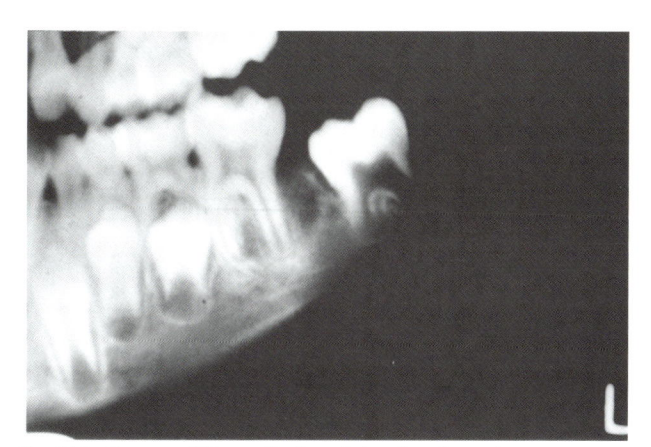

Fig. 31.7. Cisto na bifurcação bucal: localização mais comum ao redor do primeiro molar.

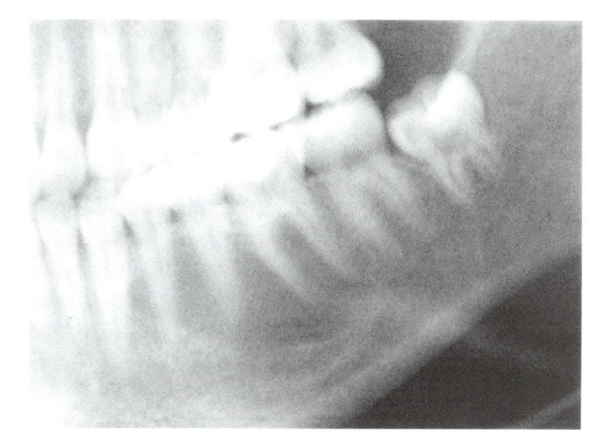

Fig. 31.8. Cisto ósseo traumático: oval e se estendendo entre as raízes.

LESÕES RADIOTRANSPARENTES MANDIBULARES: TUMORES

Ameloblastoma Unicístico (Mural) (Fig. 32.1) O **ameloblastoma unicístico** é um tumor odontogênico (um crescimento anormal de células neoplásicas) que se desenvolve de **epitélio odontogênico** ou de um cisto preexistente. A maior parte ocorre na região molar mandibular dos homens, são tumefações molares indolores e são diagnosticados entre as idades de 20 e 30 anos. Radiologicamente, essa radiotransparência pericoronal está com frequência associada a um terceiro molar deslocado, expansão bucal e lingual, perfuração ocasional, reabsorção de raiz tipo "*knife-edge*" de molares irrompidos adjacentes. Internamente, há lóculos ou septos. Podem perfurar a placa cortical. A recorrência após o tratamento (enucleação e curetagem) não é frequente.

Tumor Odontogênico Adenomatoide (Fig. 32.2) O **tumor odontogênico adenomatoide** é um neoplasma odontogênico misto de crescimento lento, derivado de remanescentes epiteliais de esmalte orgânico, que produz lâminas de células epiteliais poliédricas e estruturas proeminentes semelhantes a ductos. A maior parte ocorre em mulheres jovens (13 a 14 anos de idade); raramente, ocorrem sintomas ou tumefação. Tem uma tendência notável a produzir uma lesão radiotransparente na mandíbula anterior (área do canino maxilar), o que auxilia no diagnóstico. Em cerca de 65% dos casos, ocorrem manchas (esmalte) radiopacas dentro da parte central da lesão. A borda do tumor é radiopaca e pode ser espessa, fina ou ausente focalmente como resultado de infecção. Um dente não irrompido (p. ex., canino) está associado a essas lesões em 75% dos casos. Os tumores contêm uma cápsula fibrosa, portanto são enucleados facilmente, e tendem a não recorrer.

Tumor Odontogênico Epitelial Calcificante *(Pindborg)* (Fig. 32.3) O **tumor Pindborg** é uma tumefação indolor de crescimento lento, composto de lâminas de células epiteliais neoplásicas poliédricas grandes. A causa do tumor é desconhecida. Ocorre por volta dos 40 anos de idade, igualmente em homens e mulheres e, em dois terços dos casos, na área molar mandibular. A maior parte está associada a um dente não irrompido e migração induzida por tumor de um molar para o córtex inferior da mandíbula. Manchas radiopacas lisas aparecem dentro da lesão, com agrupamento no aspecto oclusal do tumor e formam um padrão de "trilha de neve" linear. Após a excisão, a recorrência ocorre em cerca de 15% dos pacientes.

Fibro-Odontoma Ameloblástico (Fig. 32.4) O **fibro-odontoma ameloblástico** é um tumor odontogênico misto composto de epitélio neoplásico e mesênquimas. Ocorre quase que exclusivamente nos anos de desenvolvimento dos dentes (isto é, antes dos 20 anos de idade) e com mais frequência na mandíbula posterior. Os homens são afetados com um pouco mais de frequência. O sintoma mais frequente é a não irrupção de um ou vários dentes posteriores. Aparece como uma radiotransparência pericoronal com radiopacidades internas e borda hiperostótica, que com frequência envolve um dente não irrompido. As opacidades internas contêm quantidades variáveis de material calcificado (esmalte e dentina) e podem lembrar um odontoma composto (semelhante a um dente) ou complexo. A expansão ocorre com lesões maiores. Há pouca tendência à recorrência após a excisão.

Odontomeloblastoma (Odontoma Ameloblástico) (Fig. 32.5) O **odontoma ameloblástico** é uma variante rara de ameloblastoma que demonstra diferenciação para odontoma focal. A maior parte ocorre nas primeiras duas décadas de vida, com distribuição igual entre os sexos. Aparece como radiotransparências pericoronais em expansão com radiopacidade difusa e com frequência está associado a um ou mais dentes impactados ou não irrompidos ou irrompidos nas regiões anteriores ao primeiro molar. As lesões são propensas a recorrer após tratamento.

Ameloblastoma (Fig. 32.6) **Ameloblastoma,** um tumor agressivo e localmente invasivo surgido de epitélio odontogênico, é o segundo tumor odontogênico mais comum. A idade média de detecção é cerca de 34 anos de idade; homens e mulheres são igualmente afetados. O tumor é caracterizado por crescimento lento e tumefação indolor que pode atingir grandes proporções se não tratado. A maioria ocorre na região molar mandibular, com cerca de 60% se estendendo para o ramo. O tumor é geralmente multilocular com variantes biloculares, bolha de sabão e favo de mel; lesões menores podem ser uniloculares. Geralmente, estão presentes tanto expansão bucal quanto lingual do córtex em lesões maiores, e a perfuração é possível. Um dente não irrompido, impactado ou deslocado, é visto em cerca de 40% dos pacientes. A reabsorção "tipo *knife-edge*" de dentes adjacentes é característica. O ameloblastoma pode metastatizar; nesse caso, é considerado um **ameloblastoma maligno**.

Mixoma (Fig. 32.7) O **mixoma** é um tumor benigno que surge de células epiteliais odontogênicas e mesenquimais (perda de tecido de polpa odontogênica). A maior parte ocorre em adultos jovens (25 a 35 anos), igualmente em homens e mulheres, e aparece como uma tumefação indolor associada a deslocamento do dente e expansão cortical da mandíbula posterior. Lesões maxilares podem envolver o seio e produzir exoftalmia e obstrução nasal. Casos raros se desenvolvem no ramo superior e base do côndilo. Lesões iniciais são uniloculares, e lesões avançadas são radiotransparências multiloculares que têm divisões internas que intersectam em ângulos corretos, formando formas geométricas. Perfuração no córtex externo e invasão do tecido mole local podem produzir uma aparência de favo de mel. Cerca de 30% recorrem após tratamento.

Granuloma Celular Gigante Central (Fig. 32.8) Essa lesão inflamatória é composta de células gigantes multinucleares em um ambiente de células mesenquimais de ovoides ou em formato de eixo. A maioria ocorre em mulheres com menos de 30 anos. Há duas variantes: formas agressivas e não agressivas. A variante agressiva produz dor, tumefação que aumenta rapidamente (radiotransparência excedendo 2 cm), reabsorção radiográfica dos ápices das raízes e perfuração do córtex expandido. Lesões não agressivas tendem a ser radiotransparências assintomáticas que exibem crescimento lento e tamanho menor. Aproximadamente 75% são vistos da mandíbula anterior para o primeiro molar e cruzam a linha média. A lesão típica é multilocular, com pequenas trabéculas e crenações (recortadas) na periferia. Cerca de 20% recorrem, especialmente a forma agressiva.

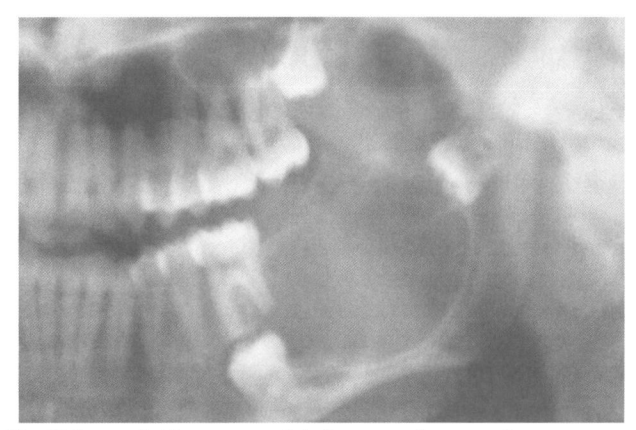

Fig. 32.1. Ameloblastoma unicístico: semelhante a cisto com lóculos.

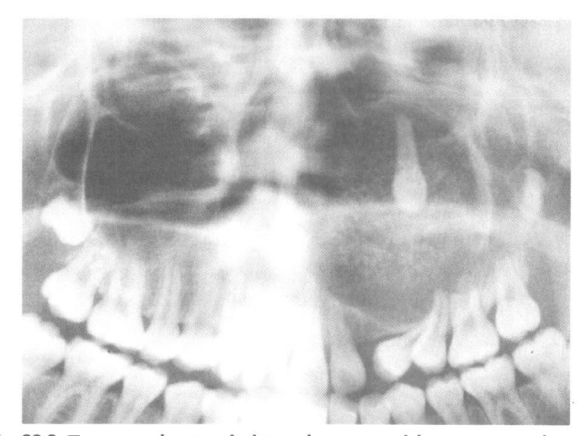

Fig. 32.2. Tumor odontogênico adenomatoide com manchas.

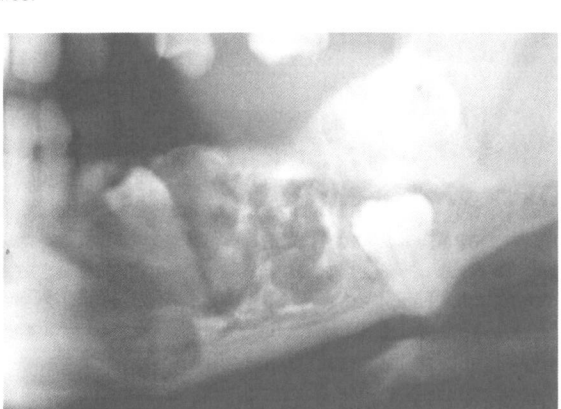

Fig. 32.3. Tumor odontogênico epitelial calcificante (Pindborg).

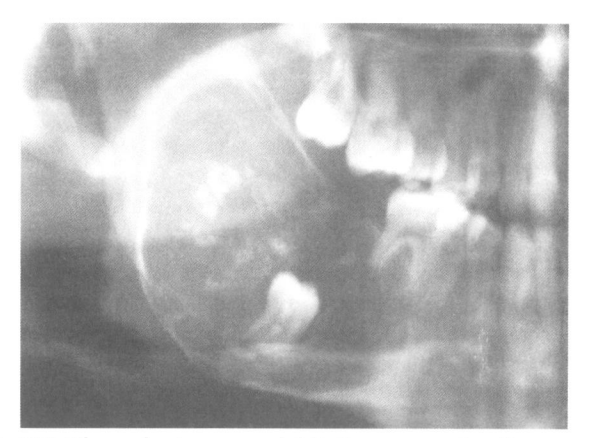

Fig. 32.4. Fibro-odontoma ameloblástico: com molar não irrompido.

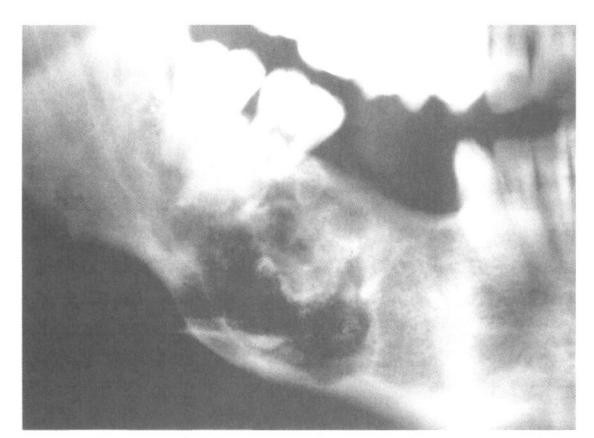

Fig. 32.5. Odontomeloblastoma: alguns lóculos com manchas.

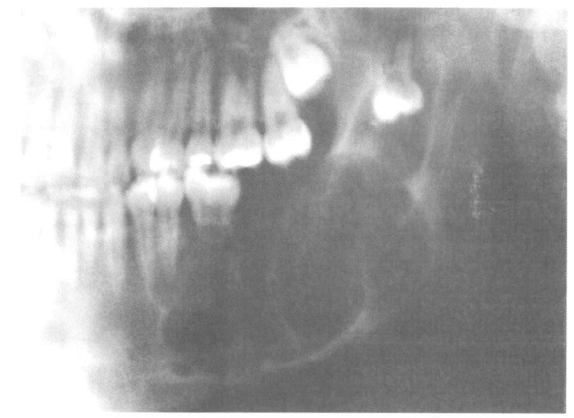

Fig. 32.6. Ameloblastoma: lóculos expansíveis semelhantes a bolhas de sabão.

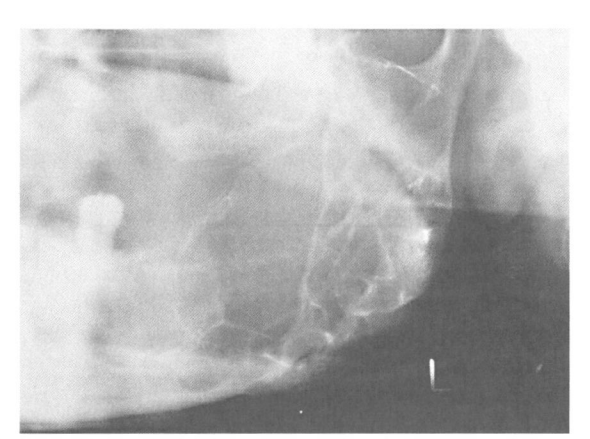

Fig. 32.7. Mixoma: dividido como as letras X, Y e V.

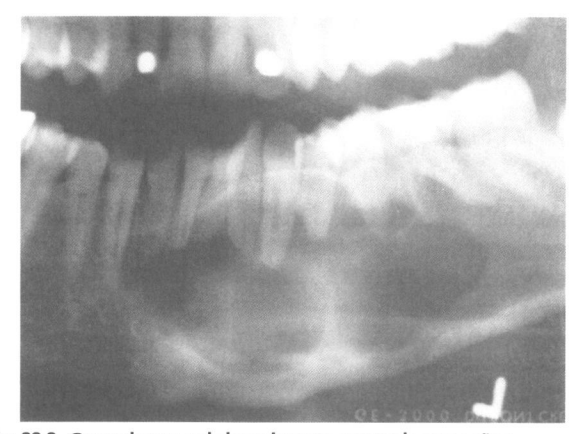

Fig. 32.8. Granuloma celular gigante central: crenações periféricas.

LESÕES RADIOTRANSPARENTES MANDIBULARES: LESÕES ÓSSEAS

Exostose (Figs. 33.1, 33.2, 69.5 a 69.7) Exostoses são crescimentos ósseos assintomáticos do córtex externo da mandíbula e maxila. Tipos específicos incluem toros mandibulares, toros palatais e exostose subpontina reativa. As características clínicas e histológicas são discutidas em "Nódulos". Todas têm uma camada externa de osso cortical com quantias variáveis de osso esponjoso interno (trabecular). Ocorrem em osso alveolar bucal ou lingual como nódulos ósseos arredondados. Aparecem como radiopacidades densas e arredondadas, portanto aparecem claras nas radiografias.

Toros Mandibulares (Fig. 33.1) Toros mandibulares são exostoses no osso alveolar lingual adjacente aos pré-molares e caninos, e algumas vezes molares. São crescimentos de desenvolvimento que ocorrem em 10% da população. A maioria mostra um padrão hereditário. O tamanho varia de 0,5 a 1,5 cm de diâmetro; no entanto, podem lentamente crescer de tamanho durante toda a vida ("Nódulos", Fig. 69.5). Aparecem como radiopacidades bilaterais, focais, uniformemente densas, com lóbulos simples ou múltiplos nas radiografias anteriores mandibulares ou periapicais pré-molares e incidências oclusais e panorâmicas. Em imagens periapicais, estão com frequência sobrepostos às raízes dos dentes. Os tipos bocelados aparecem como radiopacidades separadas, arredondadas ou ovoides com um contorno homogêneo.

Toros Palatais (Fig. 33.2) Toros palatais são massas duras ósseas, comuns, que surgem da linha média do palato duro. Essas exostoses de desenvolvimento, geralmente hereditárias, ocorrem em 15% da população, com mais frequência nas mulheres. A maioria aparece como protuberâncias na linha média em forma de domo, mas existem variantes achatadas, nodulares, em forma de fuso e lobulares (Fig. 52.1.). Consistem em osso lamelar denso e cortical que pode aumentar lentamente de tamanho. Geralmente, são indolores, a menos que a mucosa fina sobrejacente esteja traumatizada. Radiograficamente, aparecem como uma radiopacidade focal e homogeneamente densa na região palatal nas radiografias maxilares anteriores ou periapicais posteriores e panorâmicas. Nenhum tratamento é necessário, a menos que seja desejado por razões protéticas.

Osteoma (Figs. 33.3 e 33.4) Um osteoma é um tumor benigno composto de osso trabecular compacto. Essas massas ósseas duras surgem em locais limitados restritos ao esqueleto craniofacial e raramente aparecem dentro de tecido mole. A maior parte aparece na mandíbula posterior ou côndilo como massas ósseas duras que surgem de uma base polipoide ou séssil. Quando elas se estendem além dos limites do osso "Original", são chamadas de **osteoma periférico.** As confinadas dentro do osso são conhecidas como **osteoma central**. O local de origem pode ser **periosteal** (revestimento do córtex) ou **endosteal** (de osso trabecular). São geralmente indolores e de crescimento lento. Radiograficamente, aparecem como uma massa esclerótica da mesma densidade do córtex. As bordas são lisas, bem definidas e arredondadas. Histologicamente, têm aparência idêntica aos toros e exostoses. Osteomas periféricos são com frequência removidos por razões cosméticas e/ou protéticas. Osteomas centrais geralmente não são removidos, a menos que haja assimetria extensiva ou interferência com a função.

Osteomas múltiplos podem ser um sinal de **síndrome de Gardner (Figs. 20.7 e 20.8).**

Exostose Subpontina Reativa (Hiperostose) (Fig. 33.5) A hiperostose subpôntica é uma reação do osso alveolar crestal à presença e oclusão de uma ponte parcial fixa mandibular. Ocorre em homens com o dobro de frequência do que em mulheres, a maioria após 40 anos de idade e a maior parte na região pré-molar molar no período de 10 anos a partir da colocação de prótese. Tem potencial de crescimento leve e pode aumentar sob a ponte, fazendo com que o tecido se torne vermelho ou inflamado, ou mesmo desalojar a ponte. Radiograficamente, aparece como uma radiopacidade semelhante a um cone ou uma opacidade com base larga que preenche completamente o espaço edêntulo. A borda radiográfica é lisa e bem definida. A regressão ocorre quando a ponte é removida.

Esclerose Alveolar (Fig. 33.6) A esclerose alveolar é uma lesão assintomática e reativa que ocorre com doenças sistêmicas (má absorção gastrointestinal) após extração de dente. É um marcador permanente de doença sistêmica mesmo após o problema estar resolvido. A maior parte dos casos ocorre na mandíbula após os 40 anos de idade. Não há predileção por gênero ou raça. Radiograficamente, é caracterizada por (1) falta de reabsorção da lâmina dura, que geralmente reabsorve de 6 a 16 semanas após a extração do dente, e (2) deposição de osso esclerótico dentro dos limites do alvéolo. Múltiplos locais de raízes podem ser afetados. Essa condição não necessita de tratamento.

RADIOPACIDADES DA RAIZ E PERIAPICAIS

Osteoesclerose Idiopática (Enostose) (Fig. 33.7) A osteoesclerose idiopática é uma deposição óssea dentro dos espaços da medula das mandíbulas. Não há predileção por raça ou gênero e nenhuma causa inflamatória ou infecciosa. A maior parte das lesões é na mandíbula na área molar pré-molar. Aparecem como densidades radiopacas ou focos (55% dos casos) em ou próximo ao ápice de um dente, em áreas interrradiculares (28%) e distantes aos dentes (17%). Quando associadas aos dentes, os dentes são sempre vitais (confirmado por teste de vitalidade) e o espaço da membrana periodontal apical é normal ou raramente obliterado pelo osso opaco. Nenhum tratamento é necessário.

Osteíte Condensante (Fig. 33.8) A osteíte condensante é uma reação proliferativa de osso denso, depositado no interior dos espaços medulares das mandíbulas. É mais comum em pessoas com menos de 20 anos de idade. Os dentes afetados são geralmente assintomáticos, mas estão morrendo. A maior parte das lesões é na região molar mandibular. A lesão consiste em uma área densamente radiopaca (osso esclerótico), localizada no ápice de uma raiz de dente, com alargamento do espaço da membrana periodontal apical. Com frequência há envolvimento cariado da polpa, ou uma grande restauração ou coroa. Embora a aparência radiográfica seja semelhante à osteoesclerose idiopática periapical, o dente associado é não vital. Terapia de canal do dente ou extração são recomendadas para o dente não vital. Cerca de 85% dos casos regridem, ou parcial ou totalmente após terapia.

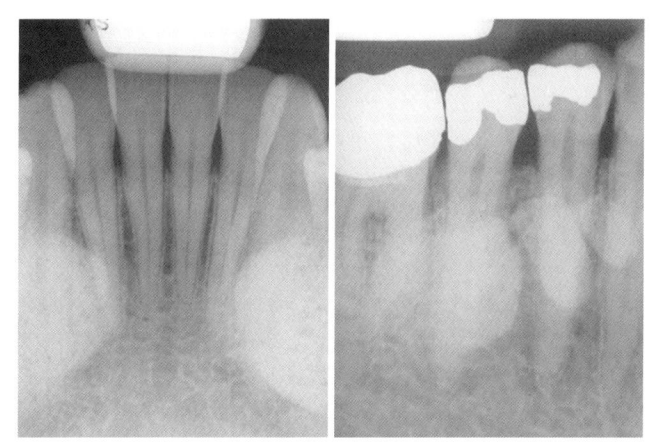

Fig. 33.1. Toros mandibulares: localizações típicas.

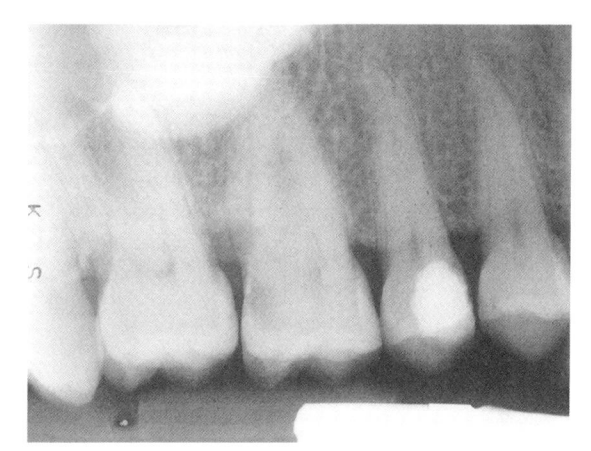

Fig. 33.12. Toro palatal: radiopacidade redonda de grande tamanho.

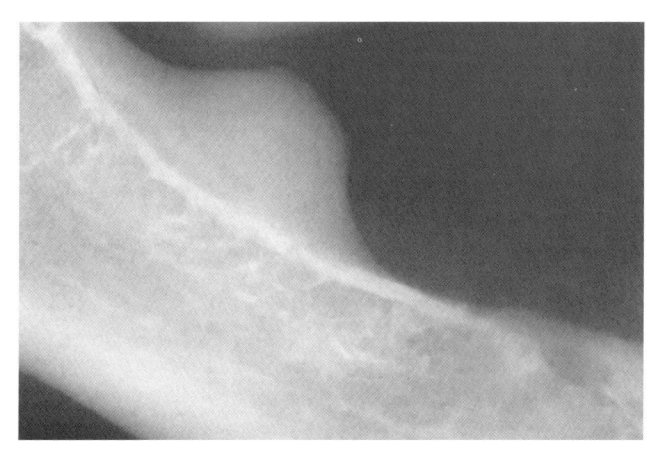

Fig. 33.3. Osteoma: mandíbula posterior; denso em toda a extensão.

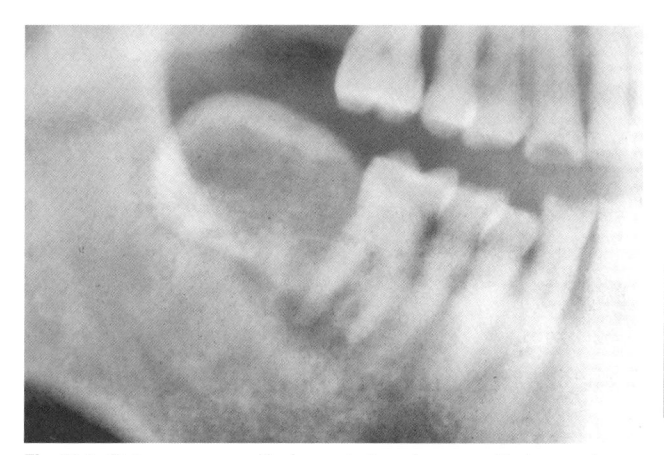

Fig. 33.4. Osteoma: mandíbula posterior; denso perifericamente.

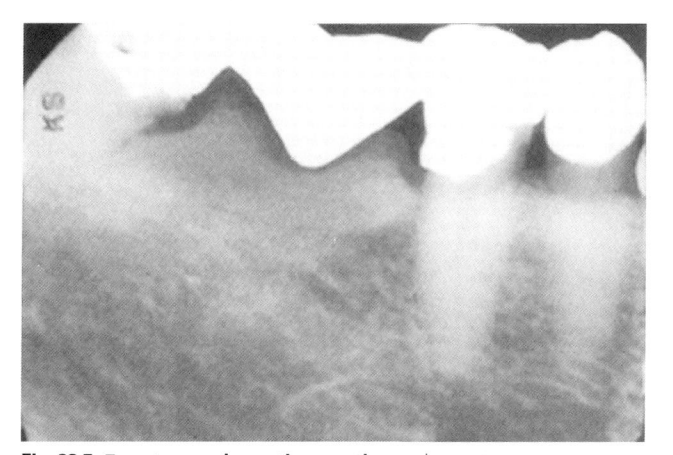

Fig. 33.5. Exostose subpontina reativa: sob ponte.

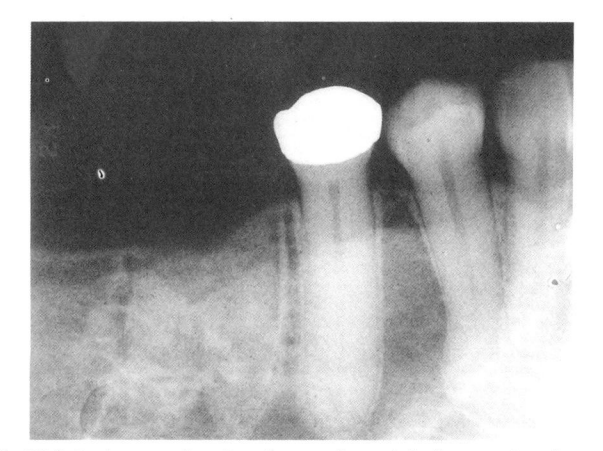

Fig. 33.6. Esclerose alveolar: área molar; raiz bulbosa pré-molar.

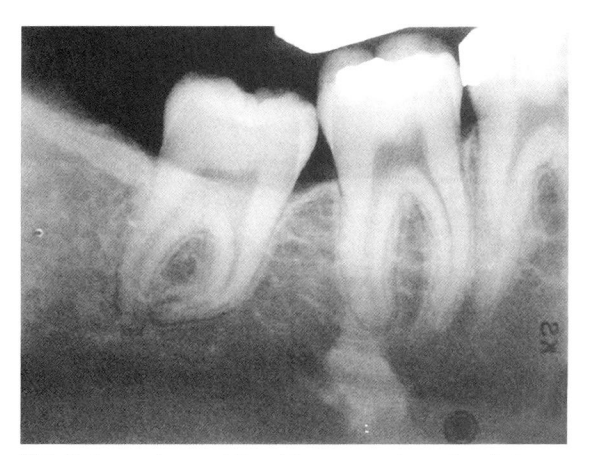

Fig. 33.7. Osteoesclerose idiopática: segundo molar vital.

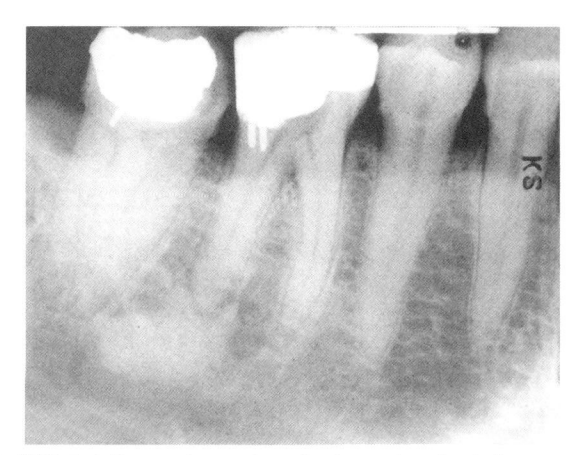

Fig. 33.8. Osteíte condensante: primeiro molar não vital.

LESÕES MANDIBULARES RADIOTRANSPARENTES-RADIOPACAS

Odontoma (Figs. 34.1 e 34.2) O **odontoma**, embora geralmente classificado como um tumor odontogênico, não é um neoplasma verdadeiro. É considerado uma anomalia do desenvolvimento (hamartoma) do esmalte e da dentina que exibe arquitetura defectiva. Existem duas formas: **odontomas compostos**, cujos componentes lembram dentes, e **odontomas complexos**, massas radiopacas amorfas que não lembram dentes. A maior parte é identificada em adolescentes e adultos jovens em radiografias de rotina ou quando um dente permanente não consegue irromper. São geralmente assintomáticos e simples, mas são possíveis odontomas múltiplos. A maior parte ocorre nas maxilas anteriores, com cerca de dois terços ocorrendo nas mandíbulas anteriores.

Nos estágios de desenvolvimento, componentes radiotransparente e radiopacos mistos são vistos, embora as lesões sejam predominantemente radiopacas. Todas são rodeadas por uma zona radiotranparente fina correspondendo ao espaço folicular de um dente normal e uma linha mais externa fina e cortical. Odontomas têm pouco potencial de crescimento a menos que deem origem a um cisto dentígero. A remoção é curativa.

Odontoma Composto (Fig. 34.1) O **odontoma composto** é uma massa que lembra um conglomerado de pequenos dentes rudimentares. São duas vezes mais comuns nas maxilas do que na mandíbula e ocorrem nas maxilas anteriores e com um dente não irrompido em 65% dos casos. O odontoma está com mais frequência localizado próximo a um dente impactado. Com menos frequência o odontoma surge adjacente a ou entre as raízes do dente. Em cerca de metade dos casos a coroa ou raiz de um dente adjacente é invadida pelo odontoma, o que pode atrasar ou alterar sua irrupção (Fig. 34.1B).

Odontoma Complexo (Fig. 34.2) **Odontomas complexos** são densidades nodosas de esmalte, dentina e polpa que aparecem como massas radiopacas sólidas dentro do osso. Ao contrário dos odontomas compostos, a maioria dos odontomas complexos é encontrada nas regiões posteriores da mandíbula. Estão associados a um dente impactado em 70% dos casos, com frequência acima do dente impactado, portanto alteram sua irrupção.

Displasias Cemento-Ósseas **Displasias cemento-ósseas** são um grupo de lesões fibro-ósseas reativas (discutidas adiante) que progridem através de três estágios radiográficos: uma fase osteoporótica original (radiotransparente), seguida por uma lesão radiotransparente/radiopaca, e finalmente uma lesão radiopaca rodeada por uma borda radiotransparente fina. A presença de uma borda radiotransparente ajuda a distinguir essas lesões de um osteoma e de displasia e fibrosa.

Displasia Cemento-Óssea Periapical (Displasia Cementária Periapical, Cementoma) (Figs. 34.3 e 34.4) **Displasia cementária pericapical** é uma doença fibro-óssea assintomática classificada como um tipo de displasia cemento-óssea. Aparece quase exclusivamente em mulheres de meia-idade de origem africana. As lesões são mistas radiotransparentes/radiopacas, geralmente múltiplas, e estão associadas aos ápices dos dentes anteriores mandibulares, que são vitais. Três estágios distintos ocorrem. No estágio I, o osso alveolar demonstra mudança osteoporótica periapical. O estágio II (estágio cementoblástico) demonstra uma radiotransparência franca, lembrando uma radiotransparência periapical. No estágio III (estágio maduro), se desenvolvem esférulas calcificadas dentro das radiotransparências que se amalgamam para formar uma massa radiopaca central. As lesões do estágio III têm uma aparência de "alvo". Após teste da polpa, nenhum tratamento é necessário.

Displasia Cemento-Óssea Focal (Fig. 34.5) **Displasia cemento-óssea focal** é uma lesão reativa, semelhante à displasia cemento-óssea periapical e florida, exceto por essa entidade se apresentar como uma lesão única na mandíbula posterior. Mulheres de meia-idade brancas e negras são afetadas. A região apical de um dente posterior vital existente (ou local de extração) é a localização mais comum. As lesões tendem a crescer inferior e lateralmente, mas são assintomáticas. Lesões iniciais são radiotransparentes ou mistas radiotransparentes/radiopacas. Lesões maduras são semelhantes a alvos com uma radiopacidade central, uma radiotransparência circundante e uma borda radiopaca espessa ou fina. As lesões podem estar dormentes ou ativas. Não é necessário tratamento.

Displasia Cemento-Óssea Florida (Fig. 34.6) A **displasia cemento-óssea florida** é uma variante difusa da displasia cementária periapical que demonstra envolvimento múltiplo dos ápices dos dentes posteriores em quadrantes bilaterais. É encontrada predominantemente em mulheres negras de meia-idade. As lesões progridem em três estágios (conforme descrito anteriormente), com a produção de grandes massas cementárias que coalescem. As lesões permanecem e continuam a crescer e coalescer após extração do dente. Ocasionalmente é descrita expansão focal leve. As complicações incluem a presença de cistos ósseos simples, infecção e desconforto. O trauma pode induzir úlceras e sequestro ósseo. Intervenção cirúrgica e antibióticos podem apressar a cura.

Cementoblastoma (Fig. 34.7) O **cementoblastoma** é um neoplasma de cemento de crescimento lento visto geralmente entre 10 e 30 anos de idade. Apresenta-se como uma radiotransparência circunscrita e cortical que contém uma radiotransparência circular, envolvendo uma massa central radiopaca fundida à raiz de um dente, geralmente um primeiro molar ou pré-molar inferior mandibular permanente vital. A lesão acentuadamente se conecta ao ápice da raiz, é expansível e causa dor. O tratamento envolve extração cirúrgica do dente e da lesão anexa a ele ou excisão da raiz e lesão seguida por terapia endodôntica.

Fibroma Ossificante (Fig. 34.8) O **fibroma ossificante** é um neoplasma de osso que tem três variantes histológicas: ossificante, cemento-ossificante e cementiforme. O tumor afeta a mandíbula posterior em cerca de 90% dos casos e produz um de três padrões radiográficos: de uma radiotranparência que é bem demarcada ou cortical a uma massa radiotransparente/radiopaca com uma orla radiotransparente. É geralmente de crescimento lento, arredondado e expansível com deslocamento característico dos dentes e expansão para baixa da borda inferior da mandíbula. Com mais frequência, mulheres brancas de meia-idade são afetadas. Existe uma forma juvenil.

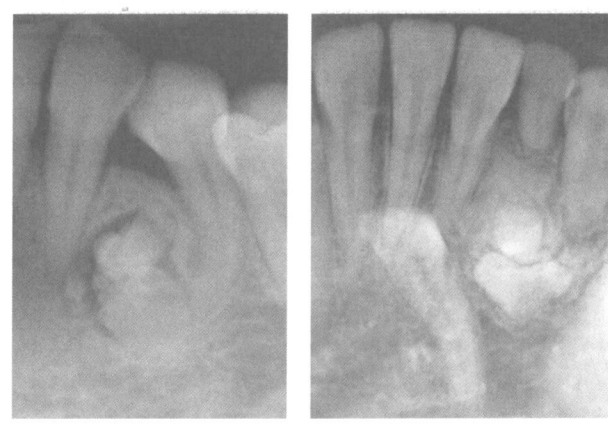

Fig. 34.1. Odontoma composto: afetando o dente adjacente.

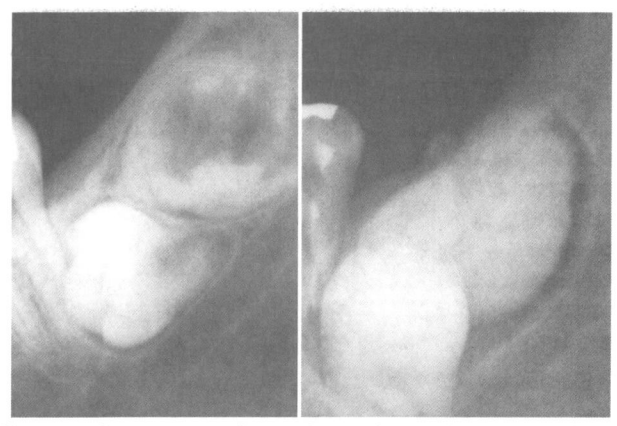

Fig. 34.2. Odontoma complexo: relacionado com dente impactado.

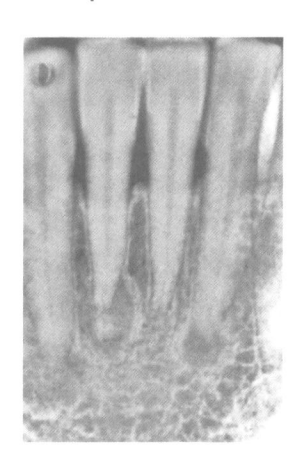

Fig. 34.3. Displasia cemento-óssea periapical: estágios múltiplos.

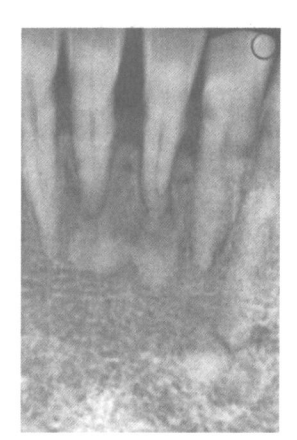

Fig. 34.4. Displasia cemento-óssea periapical: estágio III.

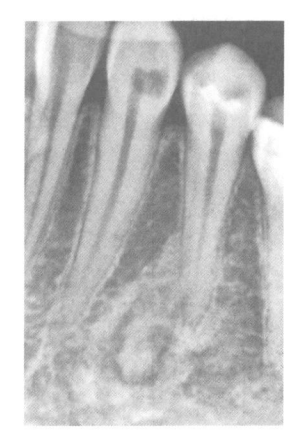

Fig. 34.5. Displasia cemento-óssea focal: localização única e posterior.

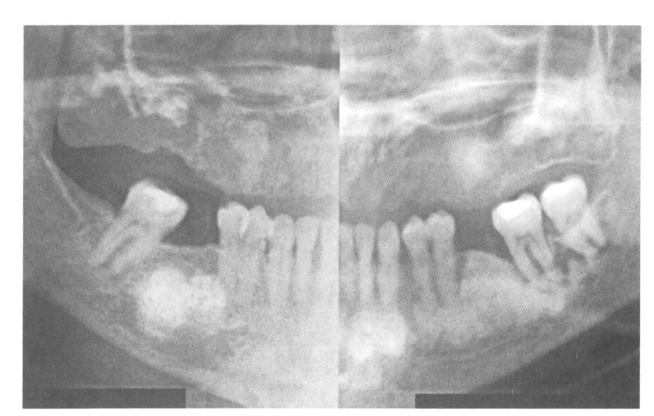

Fig. 34.6. Displasia cemento-óssea florida: todos os quatro quadrantes afetados.

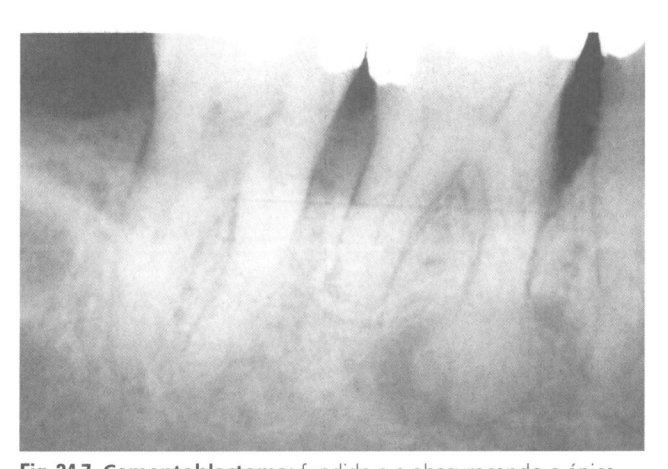

Fig. 34.7. Cementoblastoma: fundido a e obscurecendo o ápice da raiz.

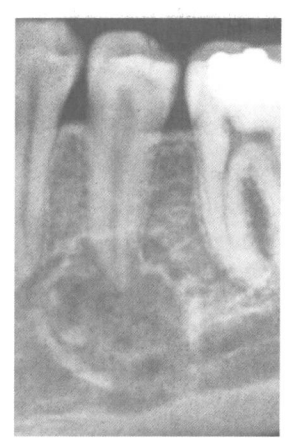

Fig. 34.8. Fibroma ossificante: lesão no estágio inicial de desenvolvimento em uma pessoa de 37 anos de idade.

Estudos de Caso

CASO 11. (Fig. 34.9) Esta mulher afro-americana de 43 anos de idade veio para o consultório dentário porque queria uma limpeza em seus dentes e estava interessada em colocar uma coroa no dente nº 27. Ela tinha feito um canal neste dente (canino mandibular direito) alguns meses antes em um endodontista em outra cidade e acabou de se mudar para sua cidade. Ela é uma boa paciente que vai ao dentista a cada seis meses para limpeza.

1. Descreva as descobertas radiográficas.
2. Que termo melhor descreve a lesão no ápice do nº 25?
   A. Radiopacidade.
   B. Radiotransparência.
   C. Radiodensidade.
   D. Misto radiopacidade – radiotransparência.
3. Essa é uma descoberta normal, uma variação do normal, ou doença?
4. Você espera que o dente nº 25 seja vital ou não vital? Por quê? E como você pode determinar a vitalidade do dente nº 25?
5. Você espera que essa condição seja sintomática?
6. Liste condições que você deveria considerar em diagnóstico diferencial, e comente que condição é mais provavelmente o diagnóstico correto.
7. Que precauções devem ser tomadas durante os procedimentos de desbridamento periodontal? Por exemplo, o dente nº 25 está provavelmente móvel?
8. Por que você acha que um canal foi executado no dente nº 27?

CASO 12. (Fig. 34.10) Você faz essa radiografia de um homem de 55 anos de idade em seu consultório dentário. Ele teve a ponte construída em outro consultório e não tem sintomas dentários. Ele é hipertenso e toma um diurético.

1. Descreva as descobertas radiográficas. Inclua descobertas normais e anormais.
2. Você espera que essa condição seja sintomática? Por quê?
3. Essa é uma descoberta normal, uma variação do normal, ou doença?
4. Qual dos diagnósticos seguintes é o mais provável?
   A. Enostose mandibular.
   B. Exostose subpontina reativa.
   C. Pulpite irreversível.
   D. Osteíte condensante.
5. Essa condição é mais comum em:
   A. Maxilas de homens mais velhos.
   B. Mandíbulas de homens mais velhos.
   C. Maxilas de homens mais jovens.
   D. Ramo de homens mais velhos.
6. Que descobertas periodontais estão associadas a essa condição?
7. Se a ponte for removida e reconstruída, a lesão regrediria?

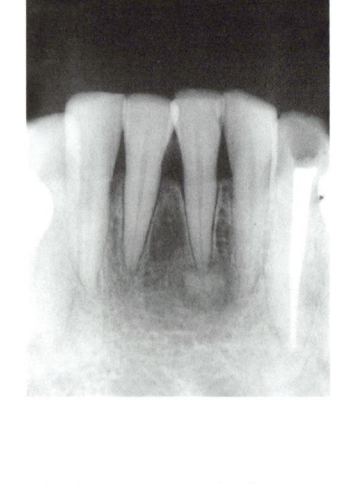

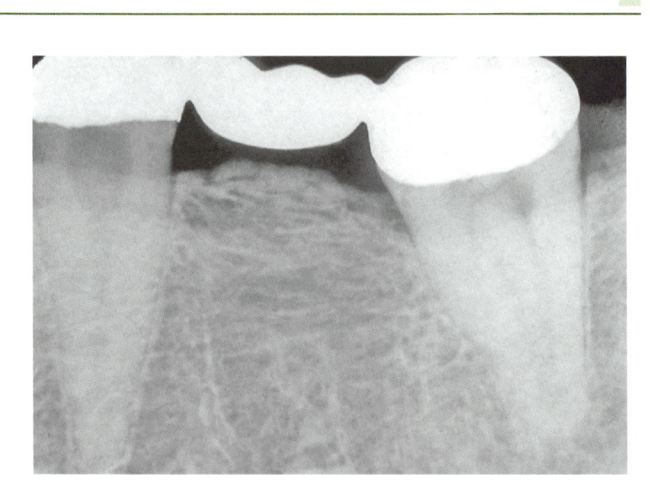

SEÇÃO 7

Distúrbios na Gengiva e Periodontais

Objetivos Dentários:
- Definir e utilizar termos diagnósticos para descrever tipos de gengivite, periodontite e doenças do periodonto.
- Reconhecer as causas e características clínicas dos tipos diferentes de gengivite, periodontite e doenças do periodonto.
- Utilizar o processo diagnóstico para distinguir os tipos diferentes de gengivite, periodontite e doenças do periodonto.
- Recomendar opções de tratamento adequado para os tipos diferentes de gengivite, periodontite e doenças do periodonto.

Objetivos de Higiene Dental:
- Definir o termo placa bacteriana.
- Definir, comparar e contrastar os termos gengivite e periodontite.
- Definir, comparar e contrastar os termos deiscência e fenestração.
- Definir o termo abscesso periodontal.
- Definir os termos granuloma e fibroma.
- Reconhecer clínica e radiograficamente anormalidades na gengiva e periodonto.
- Identificar condições discutidas nesta seção que [1] requerem a atenção do dentista e/ou [2] afetam o desbridamento periodontal e medidas de higiene oral.

Nas legendas das figuras, (*‡¶) denota o mesmo paciente.

DOENÇAS PERIODONTAIS: PLACA, CÁLCULOS E MUDANÇAS REGRESSIVAS

Placa (Figs. 35.1 e 35.2) **Placa** é um biofilme de bactérias que adere tenazmente à superfície dos dentes, restaurações e próteses. O desenvolvimento da placa é um processo bem caracterizado em etapas. A primeira etapa é a formação da **película adquirida**, um filme fino de proteínas salivares. Em poucos dias, cocos Gram-positivos facultativos se sobrepõem e colonizam a película, e então bactérias adicionais, como a espécie *Veillonella* (uma anaeróbia Gram-negativa), a espécie *Actinomyces* (um bastão Gram-positivo) e a espécie *Capnocytophaga* (um bastão Gram-negativo) entram na região e colonizam a placa. As espécies *Prevotella intermedia* e *Fusobacterium* filamentosa colonizam entre a primeira e terceira semanas, conforme o ambiente **anaeróbico** subgengival se estabelece. A placa intacta é colonizada com *Porphyronomas gingivalis,* bastões que apresentam motilidade, e a espécie *Treponema* (espiroquetas) durante e após a terceira semana. A composição microbiana exata varia de acordo com o local, substrato disponível, componentes salivares (adesinas e imunoglobulina secretora), duração e práticas de higiene oral do paciente.

A placa é macia, de transparente a branca, e contém uma matriz extracelular pegajosa chamada **glicana**. Glicanas são secretadas por estreptococos e promovem aderência de bactérias à película. Clinicamente, a placa é classificada por localização, como **placa supragengival**, aderente à estrutura do dente, acima da gengiva, e **placa subgengival**, encontrada abaixo da gengiva. O crescimento na massa da placa supragengival resulta de nutrientes obtidos da ingestão de carboidratos simples (glicoses) e ácido láctico. Em contraste, as bactérias na placa (subgengival) preferencialmente usam peptídeos metabolizados e aminoácidos que são obtidos de produtos de quebra de tecidos, do fluido gengival crevicular e de alimentação interbacteriana. Tecidos gengivais inflamados produzem mais fluido gengival crevicular, que favorece a proliferação de bactérias de replicação subgengival. As bactérias subgengivais preferem um ambiente anaeróbio, enquanto as populações bacterianas supragengivais preferem um ambiente com baixos teores de oxigênio. As últimas são chamadas de **bactérias anaeróbias facultativas**. Placas duradouras são, principalmente, compostas de anaeróbios Gram-negativos. Placas microbianas persistentes podem levar a manchas, cáries, gengivite, formação de cálculos, recessão gengival e periodontite. Problemas estéticos, halitose e sepse bacteriana podem ser problemas associados.

Cálculo (Figs. 35.3-35.5) **Cálculo** consiste principalmente em bactérias mineralizadas e mortas com uma pequena quantidade de proteínas salivares mineralizadas. Seus componentes químicos são principalmente fosfato de cálcio, carbonato de cálcio e fosfato de magnésio. O cálculo é duro, mineralizado e adere com firmeza ao dente. Acima da borda gengival, o cálculo é chamado de **cálculo supragengival**. Tem aparência amarelada ou amarronzada e está geralmente localizado próximo a grandes fontes salivares em pacientes que não removem a placa mecanicamente regularmente. O cálculo supragengival se acumula preferencialmente na linha lingual dos incisivos mandibulares adjacente ao ducto para as glândulas sublinguais e submandibulares, e na linha bucal dos molares maxilares adjacente ao ducto de Stensen da glândula parótida. Com a idade, escurece e aumenta de tamanho. Está com frequência associado à recessão gengival e doença periodontal. A remoção de uma **ponte de cálculos** pode revelar vários dentes móveis. Os pacientes devem ser avisados dessa possibilidade antes do desbridamento.

Cálculo subgengival se forma abaixo do colar gengival. Não é geralmente visível a menos que tenha ocorrido recessão gengival. O cálculo subgengival é detectado com um explorador como uma massa dura que se projeta do cemento. Tem aparência amarronzada, preta ou esverdeada por causa de sua exposição crônica a fluido crevicular gengival, sangue e produtos de quebra de células sanguíneas. Está associado ao desenvolvimento de um **granuloma piogênico** (Fig. 40.1), uma lesão semelhante à epúlide na gengiva.

Recessão Gengival (Figs. 35.6 e 35.7) Quando saudável, a borda gengival geralmente se estende cerca de 1 mm acima da junção esmaltodentinária. A **recessão gengival** é a migração da borda gengival livre para uma posição apical à junção esmaltodentinária. A recessão gengival é uma indicação da migração apical do epitélio juncional na presença de doença e/ou trauma. Por definição, a recessão resulta em perda de encaixe e exposição do cemento. Geralmente ocorre em pessoas com mais de 30 anos de idade no aspecto facial do dente. A recessão pode ser localizada ou generalizada e com frequência progride durante os períodos de inflamação que podem estar combinados à escovação inadequada. Dentes proeminentes com gengiva fina, faixas inadequadas de gengiva encaixada, altas conexões musculares ou de freio, fenestrações ósseas e deiscências são geralmente afetadas. Carga oclusal excessiva, coroas temporárias, placa e cálculo também são fatores que contribuem. Uma forma variante é a **fissura** – uma zona limitada de recessão estreita. A fissura pode ser causada por danos causados por unhas, bijuterias orais, ou cálculo. Enxertos cirúrgicos são uma opção de tratamento que pode fornecer cobertura na raiz para áreas de fissura ou recessão.

Deiscência e Fenestração (Fig. 35.8) A **deiscência** é a perda de osso alveolar do aspecto facial – raramente lingual – de um dente, que deixa um defeito apical característico oval, com raiz exposta, na junção esmaltodentinária. O defeito pode ter de 1 a 2 mm de extensão e se estender por toda a raiz. As três características da deiscência são recessão gengival, perda de osso alveolar e exposição da raiz.

Uma **fenestração** é uma janela de perda óssea no aspecto facial ou lingual de um dente que coloca a superfície do dente exposto diretamente em contato com a gengiva ou mucosa alveolar. Pode ser distinguida da deiscência porque a fenestração é delimitada pelo osso alveolar ao longo de seu aspecto coronal.

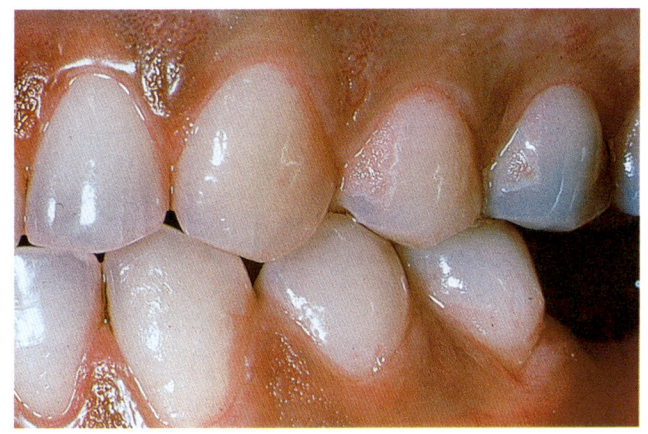

Fig. 35.1. Placa: manchada de cor de rosa por solução reveladora.

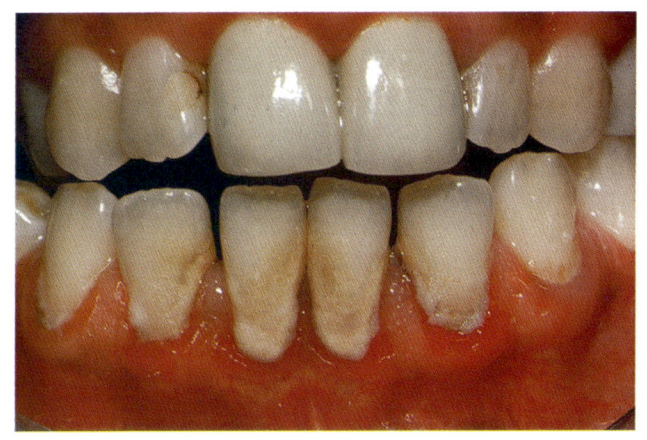

Fig. 35.2. Placa: ao longo das bordas da gengiva.

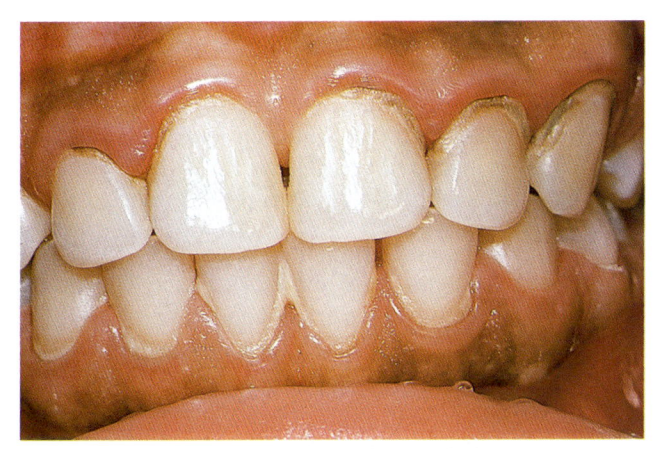

Fig. 35.3. Cálculo: interproximal e bordas gengivais.

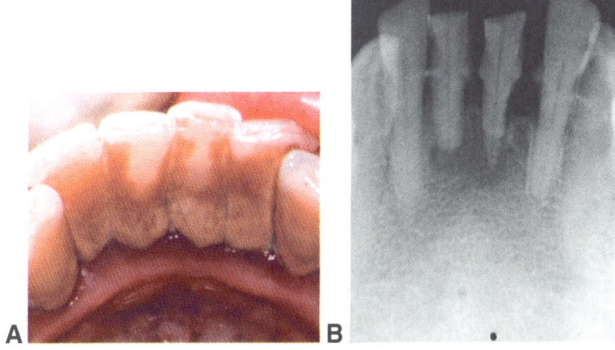

Fig. 35.4. A: Ponte de cálculo. B: Perda óssea associada.

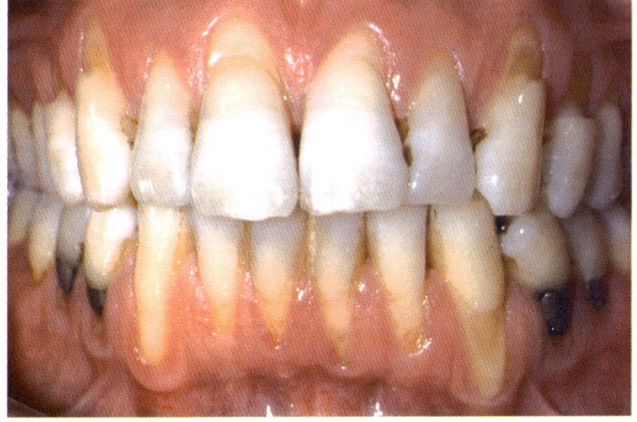

Fig. 35.5. Recessão gengival generalizada: 2 a 6 mm.

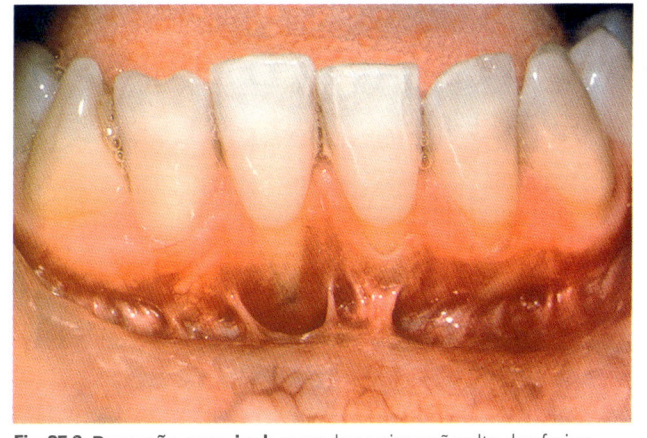

Fig. 35.6. Recessão gengival: causada por inserção alta dos freios.

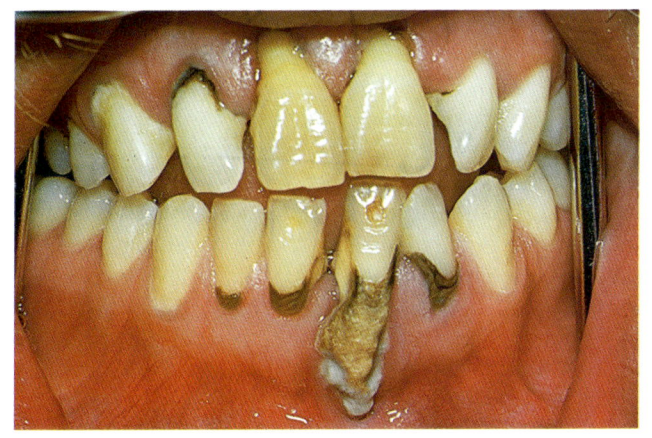

Fig. 35.7. Fissura gengival: além da junção mucogengival.

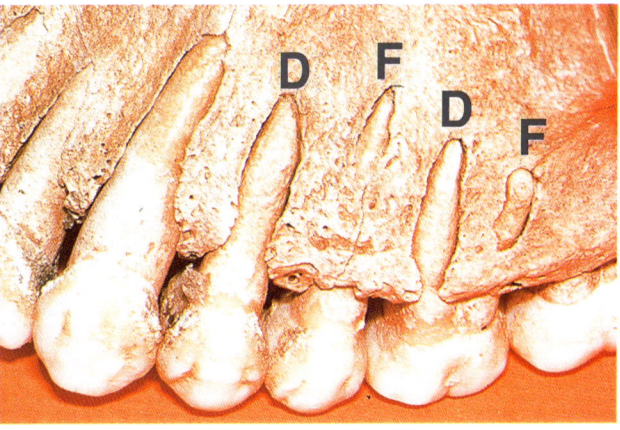

Fig. 35.8. Deiscências (D) e fenestrações (F).

GENGIVITE

Gengivite (Figs. 36.1-36.4) A gengivite é uma infecção bacteriana mista que resulta em inflamação e dano reversível aos tecidos gengivais sem perda de tecido conectivo. Ocorre em qualquer idade, mas com mais frequência surge durante a adolescência. Requer a presença e maturação da placa dentária. A gengivite é diagnosticada por sangramento e mudanças na cor, contorno e consistência da gengiva. As características incluem gengiva marginal edemaciada e hiperemiada, perda de rugosidade, papilas interdentárias vermelho-púrpura e bulbosas, e fluxo de fluido aumentado da fenda gengival. Sangramento e dor são induzidos por escovação e exploração leve.

A gengivite não tem predileção por gênero ou raça e está classificada de acordo com sua distribuição, duração, causa e gravidade. A distribuição pode ser geral, local, marginal ou papilar (envolvimento das papilas interdentárias). A duração pode ser aguda ou crônica. Diversos tipos diferentes são descritos na literatura e são discutidos adiante. O tratamento de gengivite consiste em remoção frequente e regular da placa bacteriana. Gengivite não tratada pode avançar para periodontite.

Gengivite Causada por Respiração pela Boca (Figs. 38.3 e 38.4) Respiração crônica pela boca é caracterizada por obstrução nasal, uma abóbada palatal alta e estreita, roncos, xerostomia, odinofagia ao acordar e uma forma característica de gengivite. Mudanças suaves nos tecidos estão limitadas à gengiva labial das maxilas e, algumas vezes, da mandíbula. Essas mudanças podem ser uma descoberta incidental ou observadas em conjunto com cáries limitadas aos incisivos. O acúmulo da placa na borda gengival e restaurações anteriores múltiplas também servem com um indício diagnóstico. Mudanças iniciais consistem na hiperemia difusa da gengiva labial, marginal e interdentária. As papilas interproximais se tornam hiperemiadas, edemaciadas e sangram. A progressão resulta em mudanças inflamatórias em toda a gengiva aderida e sangramento na exploração. Higiene oral melhorada reduz esses sinais, mas não resolve a condição. Curativos protetores (isto é, emolientes) colocados na gengiva afetada promovem a cura. No entanto, deve ser feito tratamento definitivo para tratar do restabelecimento de uma via aérea nasal patente (desobstruída).

Gengivite Ulcerativa Necrosante (Fig. 36.5) A gengivite ulcerativa necrosante (GUN) é uma infecção destrutiva, principalmente da gengiva interdentária e marginal, caracterizada por perda parcial das papilas interdentárias, sangramento gengival e dor. A condição também é conhecida como infecção de Vincent, piorreia ou boca de trincheira, em virtude de sua ocorrência em homens nas trincheiras dos campos de batalha durante a Primeira Guerra Mundial. Essa doença multifatorial tem população bacteriana abundante em bacilos fusiformes, *Prevotella intermedia* e espiroquetas. A condição é caracterizada por febre, linfadenopatia, indisposição, gengiva vermelho-viva, dor oral extrema, hipersalivação e uma inconfundível halitose. As papilas interdentárias são projetadas para fora, ulceradas e cobertas com uma pseudomembrana acinzentada. A condição é comum em pessoas entre 15 e 25 anos de idade, particularmente estudantes e recrutas militares passando por momentos de estresse crescente e resistência reduzida, e em pacientes infectados com HIV. Fumo, nutrição ruim, falta de sono e higiene oral ruim são fatores que contribuem. Em casos raros (como malnutrição, malignidade ou imunodeficiência), a infecção pode se estender para outras superfícies mucosais orais, onde é conhecida como mucosite ulcerativa necrosante. Também pode recorrer se for mal administrada. O tratamento da mucosite ulcerativa necrosante requer irrigação, desbridamento suave, antibióticos (se estiverem presentes sintomas constitucionais), redução de estresse e repouso. Pode ser esperada perda parcial das papilas interdentárias, apesar da cura normal.

Gengivite Actinomicótica (Fig. 36.6) A gengivite actinomicótica é uma forma rara de gengivite que se apresenta com vermelhidão, dor intensa e queimação, e falta de resposta a regimes terapêuticos normais. A biópsia do tecido revela bactérias não acidorresistentes, Gram-positivas e anaeróbias *(Actinomyces)* formando colônias filamentosas. Gengivectomia ou terapia antimicrobiana de longo prazo fornecem tratamento eficaz.

Gengivite de Irrupção Focal (Fig. 36.7) A gengivite de irrupção focal é um tipo específico de gengivite visto ao redor de dentes em irrupção, geralmente caninos ou pré-molares. A condição, embora não bem documentada na literatura, é bastante comum. Ocorre como reação hiperplástica à placa microbiana ao redor de dentes que não têm gengiva marginal e gengiva aderida adequadas. Ocorre com mais frequência em adolescentes, cuja arcada dentária não tem espaço para um dente de irrupção tardia. Pelo fato de os caninos e pré-molares irromperem tarde dentro de espaço confinado, sua irrupção tende a ser superior e facial. Neste local, o colar do dente é rodeado por mucosa alveolar, que não tem as propriedades tensoras e compressoras da gengiva aderida. O acúmulo de placas faz com que o tecido inflame e se torne vermelho-vivo. A inspeção revela pápulas vermelhas diminutas e uma aparência semelhante a uma faixa ao redor do colar do dente. A condição melhora com higiene oral meticulosa e irrupção para a posição normal. Em alguns casos, os ortodontistas podem ser solicitados a posicionar o dente adequadamente onde a gengiva aderida pode se formar.

Gengivite por Pasta Profilática (Corpo Estranho) (Fig. 36.8) A gengivite por pasta profilática ou gengivite por corpo estranho é uma forma rara de gengivite que ocorre pouco tempo após profilaxia dentária. Parece ser causada pela penetração de pasta profilática no tecido gengival e a resposta inflamatória resultante ao material estranho. Pode ocorrer com mais frequência após tratamentos com sistemas abrasivos a ar, pois esses tratamentos podem causar mudanças erosivas e impregnação gengival pelos materiais de limpeza. Clinicamente, o tecido afetado é focal ou multifocal e aparece hiperemiado e friável. As áreas hiperemiadas, bem demarcadas com frequência, estão doloridas ou ardem. O tratamento inclui biópsia do tecido para confirmar o diagnóstico, esteroides tópicos, desbridamento cuidadoso e cuidado doméstico melhorado. Se não houver resposta, podem ser providenciados excisão e um enxerto gengival livre.

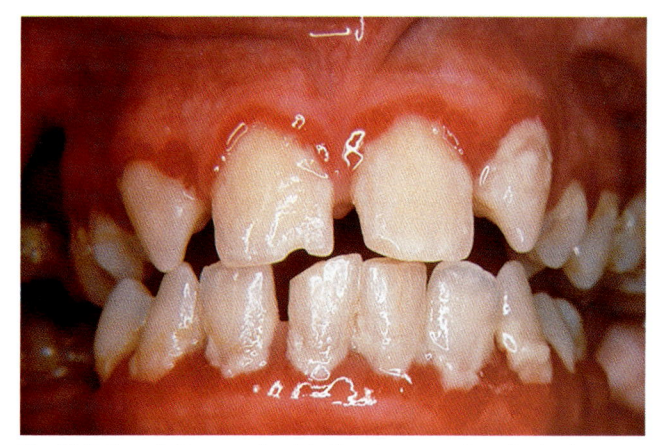

Fig. 36.1. Gengivite marginal: brilhante, vermelha e inchada.

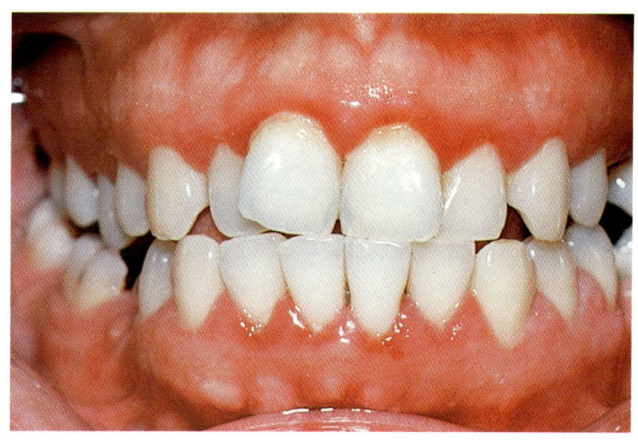

Fig. 36.2. Gengivite: leve, causada por respiração bucal.

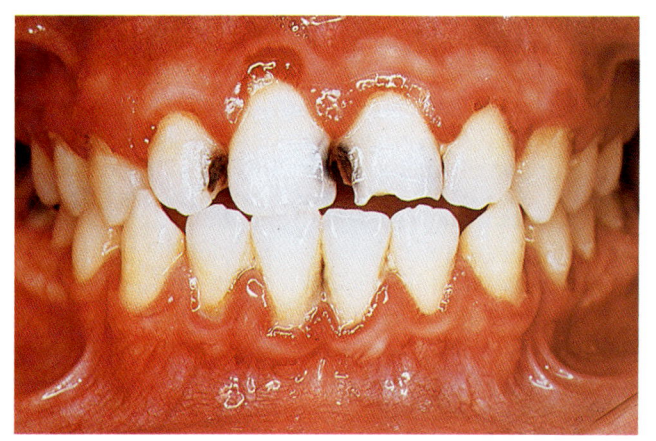

Fig. 36.3. Gengivite: mais grave, causada por respiração bucal.

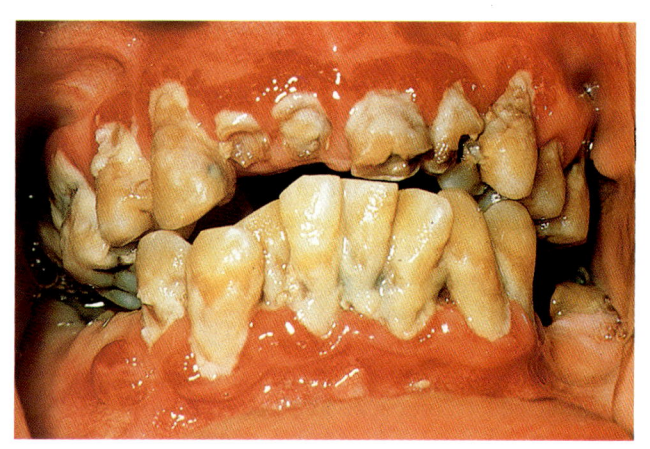

Fig. 36.4. Gengivite crônica: grave e relacionada com placa.

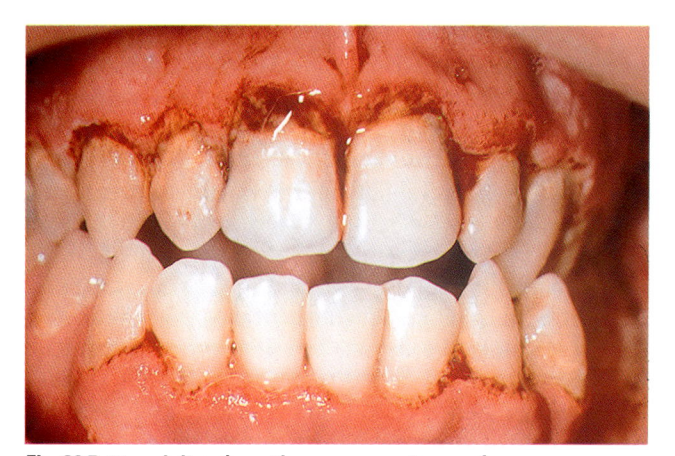

Fig. 36.5. Gengivite ulcerativa necrosante aguda.

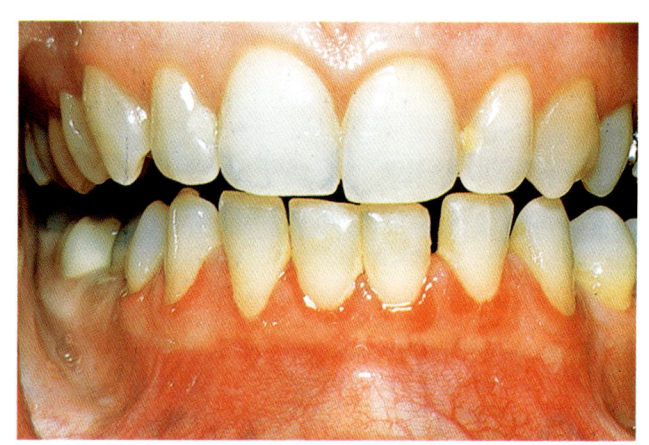

Fig. 36.6. Gengivite actinomicótica: afetando a gengiva marginal.

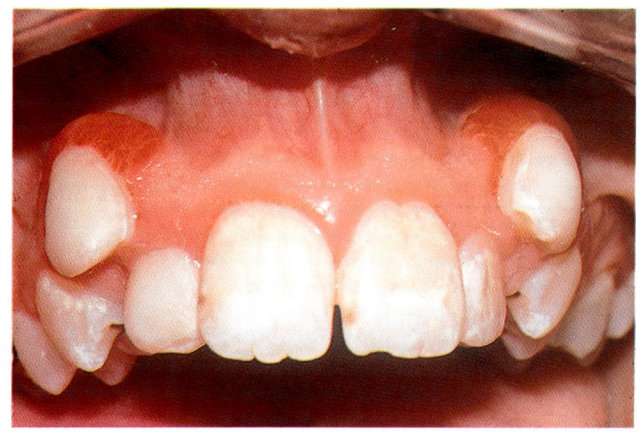

Fig. 36.7. Gengivite com irrupção focal: vermelho-brilhante acima dos caninos.

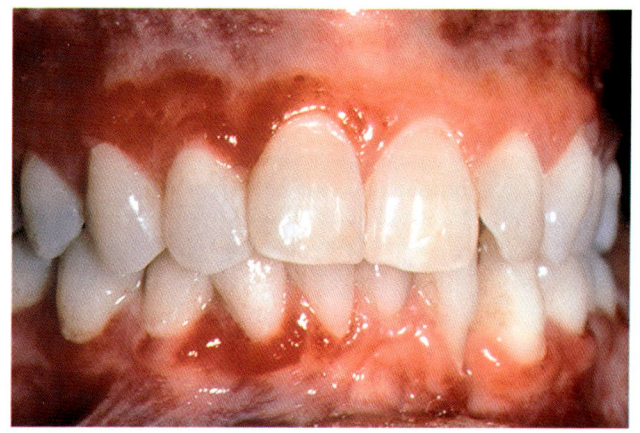

Fig. 36.8. Gengivite por pasta profilática: uma semana após profilaxia.

PERIODONTITE

Periodontite (Figs. 37.1-37.8) A periodontite é uma inflamação no periodonto, causada por placa microbiana persistente. É caracterizada por perda progressiva de ligação epitelial e destruição do ligamento periodontal e osso alveolar. É precedida por gengivite e placa dental que contêm muitas espécies anaeróbias. A forma mais comum, a periodontite crônica, aumenta em prevalência com a idade e progride episodicamente. Durante as exacerbações, há migração apical da conexão epitelial, profundidade da bolsa periodontal aumentada (> 3 mm), fluido crevicular gengival aumentado, perda de osso alveolar, e perdas de tecido conectivo. A atividade da doença é avaliada monitorando esses achados clinicamente, radiograficamente, e, de forma suplementar, analisando o conteúdo do fluido crevicular gengival e da saliva, que contêm mediadores inflamatórios. A periodontite geralmente resulta em mobilidade, desvio e perda de dentes. Não vitalidade e abscesso periodontal são duas consequências menos comuns.

A periodontite crônica é dividida em três tipos [leve, moderada e avançada] com base na gravidade e pode ser localizada ou generalizada. As outras categorias de periodontite incluem periodontite agressiva (anteriormente, periodontite pré-puberal e periodontite juvenil), periodontite como manifestação de doenças sistêmicas, doenças periodontais necrosantes, abscessos do periodonto e periodontite associada a lesões endodônticas. As espécies predominantes associadas à periodontite crônica são *Actinomyces naeslundii, Tannerella forsythus, Campylobacter rectus, Eikenella corrodens,* espécies *Eubacterium, Fusobacterium nucleatum, Peptostreptococcus micros, Prevotella intermedia, Porphyromonas gingivalis, Selenomonas sputigena, Streptococcus intermedius* e espécies *Treponema (T. denticola).* Certas espécies como a *Aggregatibacter (Actinobacillus) actinomycetemcomitans* são detectadas com mais frequência em tipos específicos de periodontite (isto é, periodontite agressiva). Fatores de risco para doença periodontal incluem fumo, envelhecimento e certas doenças sistêmicas (diabetes melito, doenças nos leucócitos e síndrome de Ehlers-Danlos). O tratamento envolve a remoção da placa, cálculo e cemento afetado por instrumentação periodontal. Antibióticos (tetraciclina e metronidazol) são usados na periodontite agressiva. A cirurgia periodontal é recomendada para locais que não respondem após completar a instrumentação periodontal e em pacientes que se estejam tomando bons cuidados.

Periodontite Leve (Figs. 37.1 e 37.2) A periodontite leve é caracterizada por uma ruptura mínima da bolsa epitelial, migração de neutrófilos, destruição menor do tecido conectivo e reabsorção localizada de osso alveolar. Este estágio é definido por **perda de inserção clínica de 1 a 2 mm**, profundidade de exploração da bolsa periodontal de 4 a 5 mm, envolvimento de bifurcação classe I e perda óssea crestal alveolar de 2 mm ou menos. A bifurcação **classe I** é a destruição limitada do osso entre o aspecto superior das raízes e a coroa do dente que é detectável pela entrada de 1 mm de um explorador ou sonda. A perda óssea alveolar é determinada clinicamente por exploração periodontal e suplementada pelo uso de radiografias interproximais periapicais verticais ou radiografia de subtração.

Periodontite Moderada (Figs. 37.3-37.5) A periodontite moderada é o segundo estágio da periodontite crônica. O exame microscópico mostra ulcerações da bolsa epitelial, populações de células plasmáticas e células T se infiltrando, migração apical significativa de epitélio juncional e destruição do tecido conectivo e osso alveolar. A condição é definida por **perda de inserção clínica de 3 a 4 mm**, profundidades da bolsa periodontal de 4 a 6 mm, perda óssea alveolar de 3 a 4 mm, exsudação e sangramento gengival. Perda óssea horizontal, perda óssea vertical, defeitos ósseos (canais, crateras), dentes móveis e envolvimento de bifurcação classe II são características radiográficas e clínicas adicionais da doença. A **bifurcação classe II** é um defeito de osso cortical e alveolar de 2 a 4 mm localizado superiormente entre as raízes.

Periodontite Avançada (Figs. 37.6 e 37.8) A periodontite avançada é caracterizada microscopicamente por grande destruição da bolsa epitelial, tecido conectivo e osso alveolar e grandes populações de células plasmáticas e células T. A periodontite avançada é definida por **perda de pelo menos 5 mm de conexão clínica**. Geralmente, as profundidades da bolsa periodontal excedem 6 mm; a perda óssea alveolar é de mais de 4 mm; e são vistas recessão gengival, mobilidade significativa do dente e envolvimento de **bifurcação classe III** (um defeito ósseo total).

Abscesso Periodontal (Figs. 37.7 e 37.8) Um abscesso periodontal é um acúmulo de pus resultante de bactérias patogênicas que são oclusas (presas) na bolsa periodontal de uma lesão periodontal preexistente. A condição produz uma tumefação progressiva, flutuante, vermelho-arroxeada que distende a gengiva aderida. A superfície gengival é geralmente lisa, com perda de rugosidade do sulco marginal livre. Ocasionalmente, a superfície está necrosada ou emana pus. Os dentes afetados geralmente têm uma bolsa profunda, cálculo subgengival e entrada obstruída para a bolsa periodontal, envolvimento de bifurcação e estão móveis. Os pacientes com frequência relatam dor bem localizada, monótona e contínua, especialmente se a exsudação purulenta não tem rota de escape. A dor se intensifica quando é aplicada pressão no dente ou no tecido mole sobrejacente. O uso de uma sonda periodontal pode inicialmente produzir desconforto, mas é com frequência terapêutico por um curto período porque pode drenar o abscesso. Febre, indisposição, linfadenopatia e um gosto desagradável podem acompanhar a condição. A polpa do dente afetado geralmente está vital, embora a infecção periodontal possa se espalhar para a polpa por meio do ápice de um canal lateral. O tratamento é direcionado para a remoção do material necrosado, drenagem adequada, terapia periodontal localizada e medidas de controle da placa melhoradas.

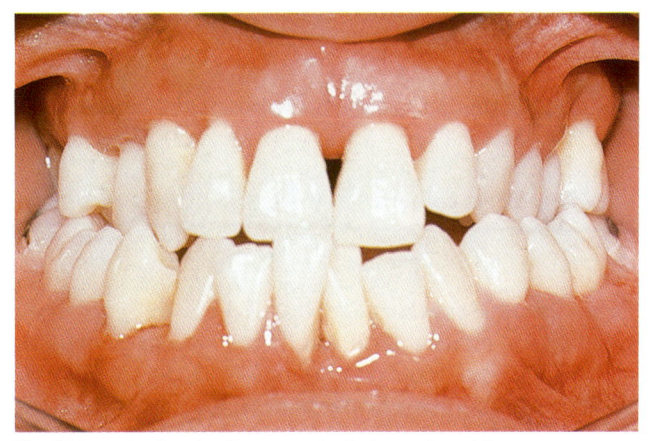

Fig. 37.1. Periodontite leve: perda de inserção evidente.

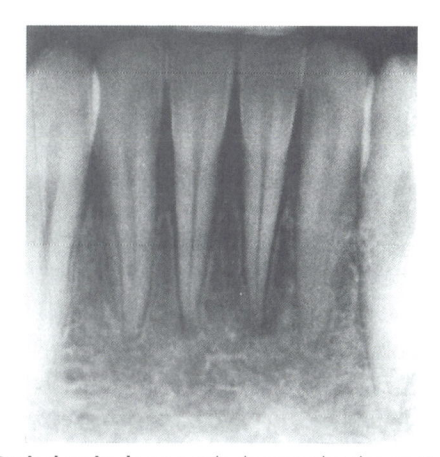

Fig. 37.2. Periodontite leve: perda de osso alveolar crestal.

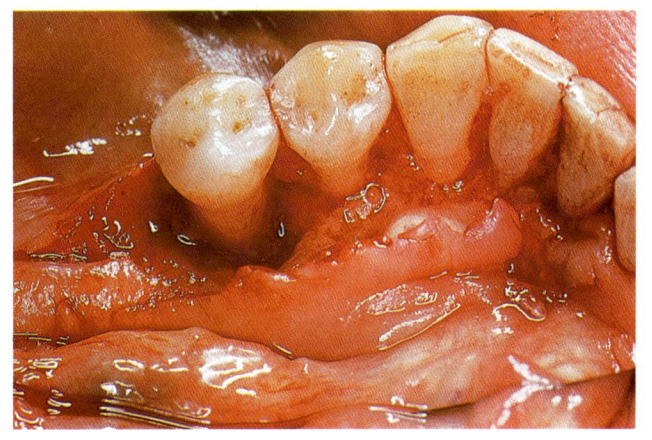

Fig. 37.3. Periodontite moderada: defeito de 4 mm no canal.

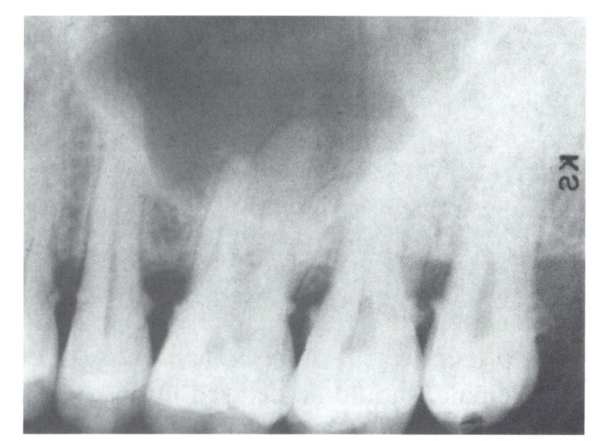

Fig. 37.4. Perda óssea horizontal: e cálculo.

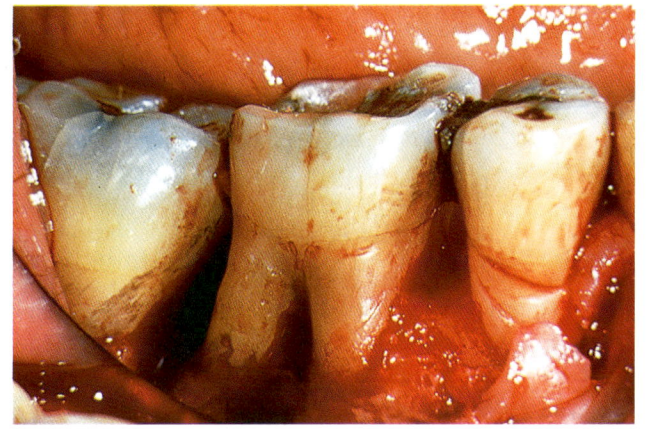

Fig. 37.5. Bifurcação de classe II: um sinal de periodontite moderada.

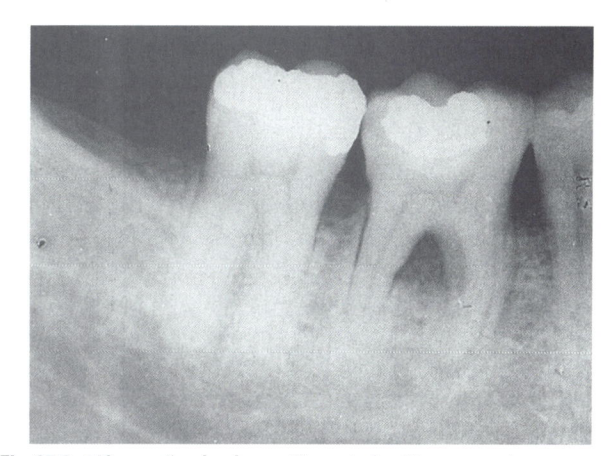

Fig. 37.6: Bifurcação de classe III: periodontite avançada.

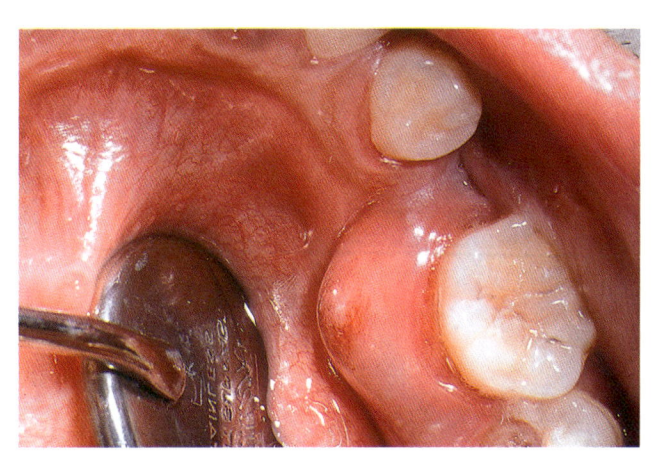

Fig. 37.7: Abscesso periodontal: flutuante e apontamento.

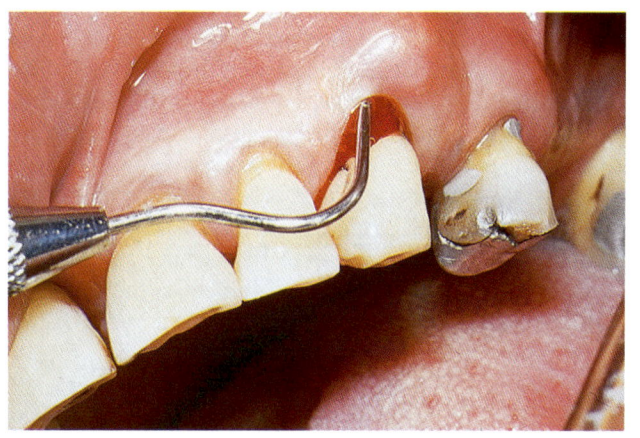

Fig. 37.8. Abscesso periodontal: com alvéolo de 12 mm.

CARACTERÍSTICAS RADIOGRÁFICAS DA DOENÇA PERIODONTAL

Há diversas características radiográficas associadas à doença periodontal, sendo a mais proeminente delas a perda óssea alveolar. Essa descoberta básica, embora sugestiva de periodontite, é uma descoberta radiográfica inespecífica. Sugere-se que os processos inflamatórios e reabsorventes estão ativos. No entanto, a perda óssea fornece somente referências históricas. Não indica se a perda óssea ocorreu anos atrás ou recentemente.

Fatores Locais: Excesso (Fig. 38.1) Fatores locais podem contribuir indiretamente para o desenvolvimento de doença periodontal. Os exemplos incluem Cálculo (Fig. 37.4), apinhamento (Fig. 37.1), oclusão traumática, suprairrupção (Figs. 24.7 e 24.8) e excessos de restauração. Um **excesso** é uma porção específica da restauração que se estende além da borda de preparação gengival até o espaço interproximal. É geralmente causado por colagem de bráquetes e acunhamento inadequados de um dente preparado na colocação da restauração final. Excessos são vistos com amálgamas classe II, assim como seus compostos e incrustações. Excessos são **iatrogênicos** porque são causados por um procedimento dentário. Na Fig. 38.1, um defeito ósseo é associado a excesso mesial do segundo molar maxilar. Também há um pequeno excesso no mesial do segundo pré-molar. No entanto, está associado apenas a uma irregularidade crestal leve. Excessos devem ser removidos, e as bordas aplainadas durante procedimentos periodontais ou como nova restauração.

Fatores Locais: Contato Aberto e Contorno de Restauração Ruim (Fig. 38.2) Contatos de restauração ruins podem contribuir para inclusão de alimentos, acúmulo de placa e desenvolvimento de periodontite. Um **contato aberto** é uma área entre os dentes onde o contato interproximal está ausente. Um contato de restauração ruim pode ser áspero ou ter largura, extensão, altura ou contorno inadequados. Contatos ruins e abertos podem resultar de mobilidade nos dentes, causada por maloclusão ou doença periodontal, suprairrupção, deslocamento de dentes irrompidos, atrito e achatamento dos contatos interproximais, e iatrogenicamente (quando um contato é restaurado de forma inadequada). Na Fig. 38.2, contatos ruins e abertos estão presentes entre o primeiro e segundo molares. Também está presente um defeito ósseo, e a restauração sob o contorno necessita ser substituída.

Perda Óssea: Localizada (Figs. 38.1, 38.3 e 37.2) Osso alveolar crestal saudável é superiormente convexo, densamente radiopaco, contínuo com a lâmina dura em ambos os lados e localizado 1 a 1,5 mm apical à junção esmaltodentinária. Perda óssea localizada ocorre quando citocinas inflamatórias causam reabsorção óssea. Radiograficamente, são vistas irregularidades crestais, triangulação (formação de defeito ósseo), perda de densidade óssea e mudanças ósseas interseptais. Essas mudanças podem ser localizadas ou afetar diversas áreas. A **triangulação** é um defeito radiotransparente em forma de cunha que é resultado de uma doença periodontal no mesial ou distal do osso intra-alveolar crestal.

Mudanças ósseas interseptais consistentes com doença periodontal são canais nutrientes proeminentes, especialmente na região anterior mandibular (Figs. 37.3 e 39.2). Esses canais aparecem como linhas verticais radiotransparentes e indicam vascularização aumentada na região e suscetibilidade à perda óssea se não for providenciado tratamento.

Perda Óssea: Generalizada (Figs. 39.4 e 37.4) Perda óssea generalizada indica reabsorção de osso alveolar em locais múltiplos e com frequência contínuos. Ocorre, muitas vezes, como **perda óssea horizontal**. No entanto, pode haver áreas de **perda óssea vertical** (**ou angular**). Na Fig. 38.4, há perda óssea horizontal generalizada, áreas de perdas ósseas verticais distais ao segundo pré-molar e mesiais ao primeiro molar, achatamento de contato causado por atrito, especialmente nos pré-molares, extrusão do primeiro molar com cáries na raiz, cálculo, envolvimento de bifurcação classe III do primeiro molar e envolvimento de bifurcação do segundo molar. O contorno de tecido mole da gengiva vista ao longo da junção esmaltodentinária indica que bolsas periodontais profundas estão presentes.

Defeitos Ósseos (Infraósseo) **Defeitos** ósseos angulares ou verticais são classificados pelo número de paredes que permanecem após a destruição do osso alveolar por doença periodontal. Embora as radiografias sugiram um defeito infraósseo e sua gravidade, defeitos são mais bem delineados sondando cuidadosamente em exploração cirúrgica. Uma **cratera** é simplesmente uma área escavada em qualquer lugar na circunferência de um dente e não é classificada como um defeito na parede.

Defeito Infraósseo de Uma Parede (Figs. 38.3 e 38.5) O defeito tem apenas uma parede de osso interseptal (hemissepto) remanescente. A parede pode se inclinar mesiodistalmente, como pode ser visto distal ao segundo molar na Fig. 39.3, ou se inclinar bucal ou lingualmente, como visto na Figura 38.5 entre os molares. Esse defeito é de difícil tratamento.

Defeito Infraósseo de Duas Paredes (Fig. 38.6) Um defeito ósseo de duas paredes de osso interseptal remanescente. Radiograficamente, há uma combinação de inclinação como visto na Fig. 38.6, e o defeito vertical, como visto na Fig. 38.3. O resultado é uma combinação de paredes ósseas criando um defeito ósseo no osso interseptal no mesial ou distal de um dente. Esse defeito responde por 35% de todos os defeitos e por 62% dos defeitos mandibulares. Em nosso exemplo, a cratera é mesial ao longo do segundo molar inferior.

Defeito Infraósseo de Três Paredes (Fig. 38.7) e Defeito na Fossa Oval (Fig. 38.8) Esse defeito infraósseo tem osso nos três lados com a raiz do dente formando a quarta parede. Quando envolve a superfície bucal ou lingual ou completamente circundado à raiz, é mencionado como defeito **circunferencial** ou na **fossa oval**. Caso o defeito envolva o periápice, a inflamação e o comprometimento vascular podem resultar em necrose da polpa. Essa coalescência de infecções é conhecida como lesão combinada periodontal-endodôntica.

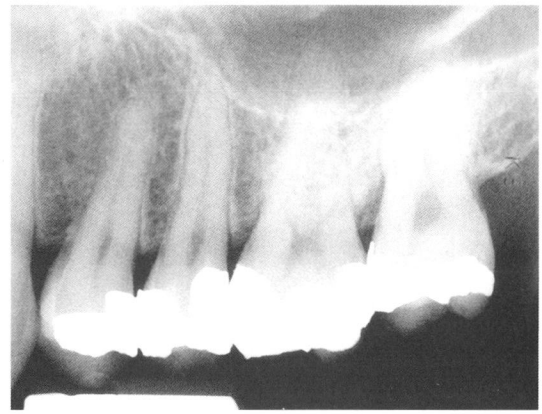

Fig. 38.1. Fatores locais: protuberância e defeitos crestais.

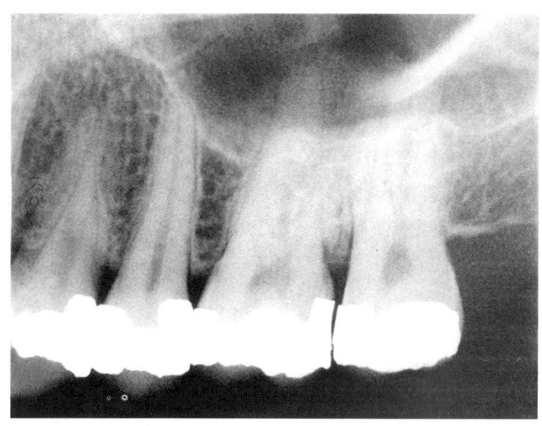

Fig. 38.2. Contato aberto, contorno de restauração ruim: primeiro molar.

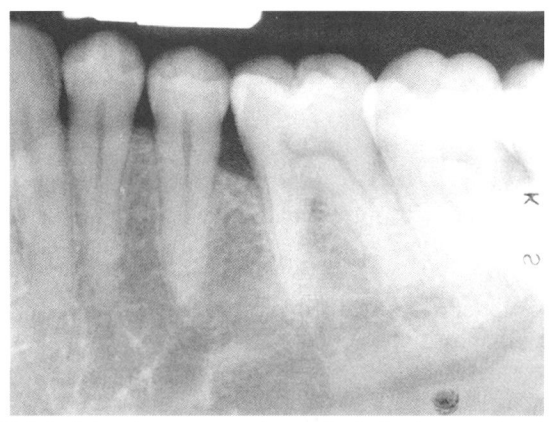

Fig. 38.3. Defeito de uma parede vertical: distal para pré-molar.

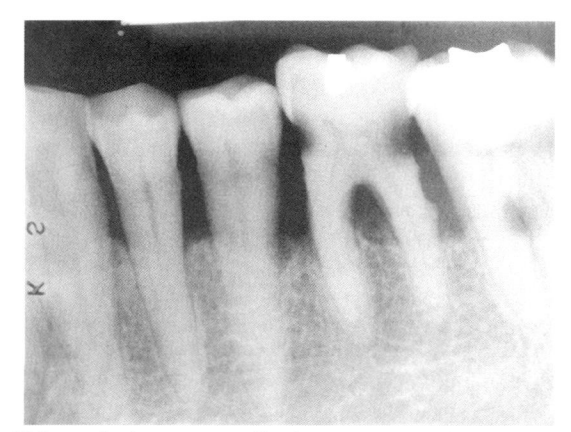

Fig. 38.4. Perda óssea: generalizada; extrusão e cáries na raiz.

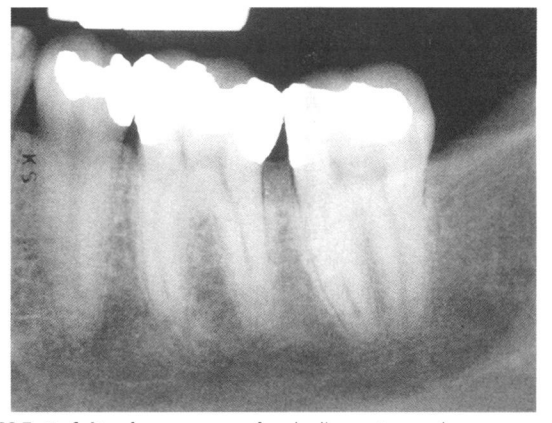

Fig. 38.5. Defeito de uma parede: declive entre molares.

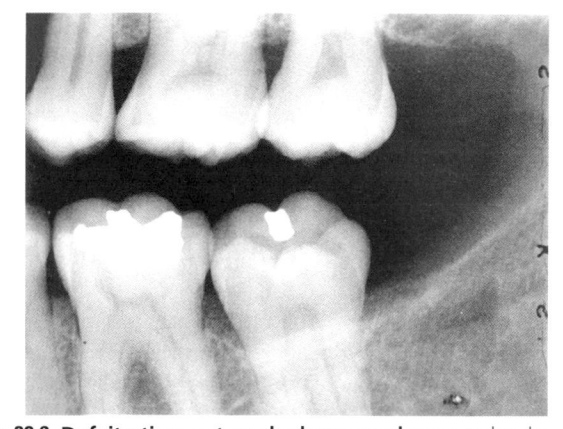

Fig. 38.6. Defeito tipo cratera de duas paredes: ao redor do segundo molar inferior.

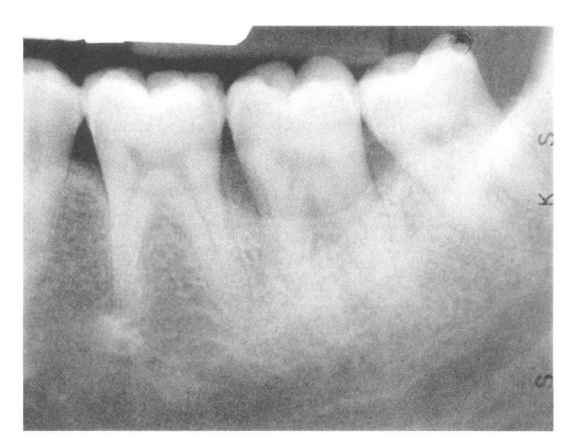

Fig. 38.7. Defeito ósseo de três paredes: área do segundo molar.

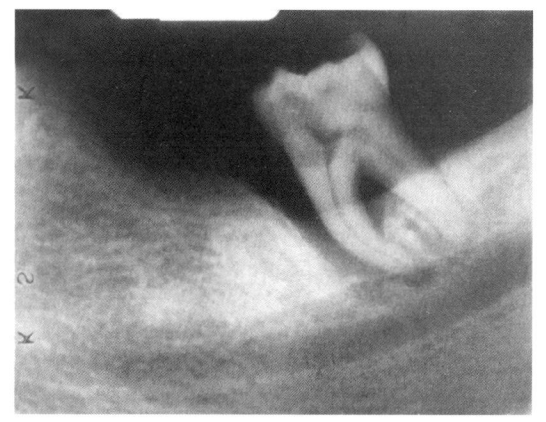

Fig. 38.8. Defeito circunferencial (fosso) e dente não vital.

ALTERAÇÕES RADIOGRÁFICAS DE LIGAMENTO PERIODONTAL E LÂMINA DURA

Espaço do Ligamento Periodontal e Lâmina Dura. O espaço do ligamento periodontal é uma linha radiotransparente de 1 mm ao redor da raiz (ver exemplo na Fig. 5.5). A lâmina dura é uma camada óssea radiopaca fina que se alinha ao alvéolo do dente. É vista imediatamente fora do espaço do ligamento periodontal. Mudanças no espaço do ligamento periodontal e da lâmina dura são causadas por diversas doenças discutidas a seguir.

Periodontite Apical Aguda (Fig. 39.1) Periodontite apical aguda é uma manifestação de inflamação da polpa e necrose inicial em virtude de cáries profundas, trauma, ou procedimentos operatórios. O primeiro sinal é um espessamento localizado do espaço do ligamento periodontal. Então os osteoclastos reabsorvem o osso local, fazendo com que a lâmina dura se torne menos distinta e, por fim, desapareça. Subsequentemente, o espaço do ligamento periodontal apical se alarga, e ocorre reabsorção do osso alveolar apical. Clinicamente, o dente é sensível à percussão. Sem tratamento do canal, podem-se formar um abscesso periapical, um cisto ou um granuloma.

Periodontite (Fig. 39.2) Um sinal radiográfico inicial de periodontite é o desaparecimento da lâmina dura lateral à raiz, começando na crista alveolar. A reabsorção da dura progride apicalmente. Isso produz inicialmente um pequeno defeito triangular (triangulação) no osso crestal com o ápice do triângulo apontando apicalmente. Outro sinal radiográfico de periodontite é a presença de canais nutrientes interdentais proeminentes (Fig. 39.2), especialmente na região anterior mandibular. Esses canais são vasos sanguíneos ingurgitados, contendo elementos inflamatórios que são propensos a estimular a reabsorção e são fatores de risco para periodontite ativa crônica.

Oclusão Traumática e Movimento Ortodôntico do Dente (Fig. 39.3) Oclusão traumática em um ou mais dentes pode ser vista radiograficamente. Geralmente, o dente com um contato prematuro tem um espaço periodontal alargado e uma lâmina dura alargada, mais radiopaca, em um lado do dente envolvido. Envolvimentos menores limitam as descobertas à metade cervical do dente. Casos mais graves envolvem todo um lado do dente ou ambos os lados do dente. Nesse último caso, estará presente mobilidade do dente. O espaço do ligamento periodontal também pode ser alargado por tratamento ortodôntico (Fig. 24.2). Radiograficamente, é visto o afinamento do espaço do ligamento periodontal e a reabsorção da lâmina dura no lado da pressão, e espessamento do espaço do ligamento periodontal e da lâmina dura no lado da tensão. Quando é aplicada força demais em um paciente suscetível, resulta em reabsorção da raiz externa (Fig. 27.1).

Esclerodermia (Fig. 39.4) Esclerodermia é uma doença que produz lentamente perda de elasticidade na pele e esclerose como resultado da deposição de colágeno. Pode ser isolada ou sistêmica. Os pacientes desenvolvem dificuldade de movimentar e abrir completamente a boca. Nas mandíbulas, a descoberta mais proeminente é o alargamento difuso do espaço do ligamento periodontal de múltiplos dentes em mais de um quadrante. Pode ocorrer reabsorção bilateral da borda posterior do ramo, processo coronoide e côndilo. Quando os côndilos são reabsorvidos, uma mordida aberta anterior se desenvolve.

Defeito Periodontal Relacionado com Doença Maligna (Fig. 39.5) Doenças malignas podem simular doença periodontal e envolver o periodonto. Nesses casos, causam uma perda da lâmina dura e um espaço de membrana periodontal espessado e irregular ao longo da extensão mesial ou distal de uma raiz de dente. Algumas vezes diversos dentes adjacentes são afetados, ou podem simular uma lesão endopério. A gengiva sobrejacente pode estar hiperemiada ou alargada, e o paciente pode estar assintomático ou relatar dor óssea profunda e debilitante. A malignidade mais comum a produzir esse quadro é a doença metastática, especialmente na mandíbula. Outras incluem carcinoma gengival, osteossarcoma e condrossarcoma.

Anquilose (Fig. 39.6) A anquilose é definida como uma fusão da raiz do dente com o osso alveolar. Muitos dentes anquilosados são molares primários retidos (Fig. 19.6). Também são afetados dentes permanentes impactados e dentes transplantados, particularmente terceiros molares mandibulares, substituindo primeiros molares. A anquilose é caracterizada por uma ausência de espaço no ligamento periodontal e na lâmina dura, e uma coroa "submersa" abaixo do plano normal de oclusão.

Displasia Fibrosa (Fig. 39.7) A displasia fibrosa é classificada como uma doença fibro-óssea onde o osso é substituído por um tecido conectivo fibro-ósseo. Outros sinais são manchas café com leite com bordas lembrando a costa do Maine. Esses pacientes estão sujeitos a fraturas patológicas em ossos que suportam peso e aumento do processo alveolar e ossos faciais, que podem criar questões estéticas. As lesões radiográficas podem envolver as mandíbulas extensivamente com padrões radiotransparentes, radiopacos e mistos. Juntamente a esses padrões, a lâmina dura pode estar perdida, e o osso adjacente pode lembrar vidro moído. Essas mudanças são vistas somente no osso afetado por displasia fibrosa.

Doença de Paget e Hiperparatireoidismo (Fig. 39.8) A doença de Paget (Fig. 39.8A) é uma doença de destruição e formação irregular de osso que resulta em expansão óssea, enfraquecimento e dor. A causa é desconhecida. Afeta qualquer osso, incluindo as mandíbulas, ossos faciais e do crânio. Os ossos afetados aumentam simetricamente, requerendo que os pacientes com frequência obtenham um novo chapéu e próteses. Também desenvolvem diastemas.

Hiperparatireoidismo (Fig. 39.8B) é uma doença de elevação anormal das taxas de paratormônio circulante que se deve a um tumor paratireoidiano, doença renal grave ou ambos. Tanto a doença de Paget quanto o hiperparatireoidismo podem demonstrar uma perda generalizada da lâmina dura e uma aparência de vidro moído no osso alveolar. O espaço do ligamento periodontal é com frequência fino, mas visível. No hiperparatireoidismo, o osso osteoporótico é acompanhado pela presença de tumores amarronzados, que lembram histologicamente granulomas celulares gigantes.

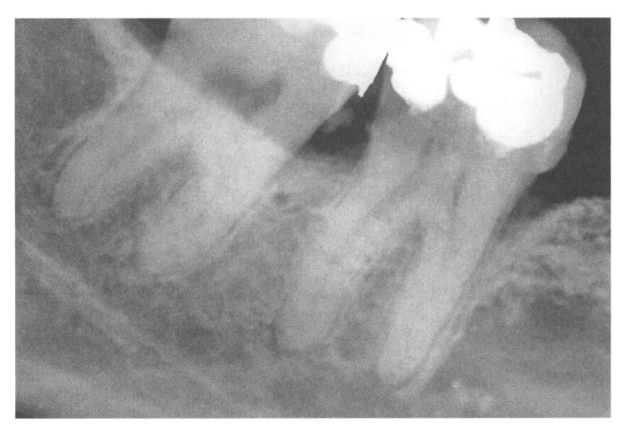

Fig. 39.1. Periodontite apical aguda: perda de lâmina dura, ligamento periodontal espesso.

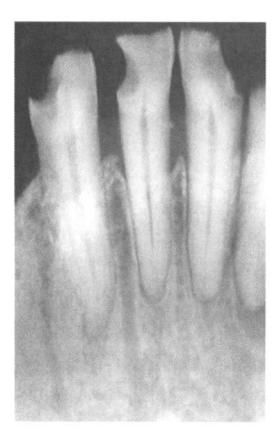

Fig. 39.2. Periodontite: canais e afunilamento de nutrientes interradiculares.

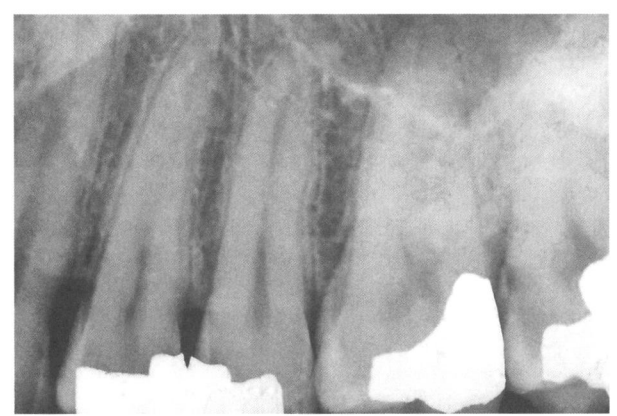

Fig. 39.3. Oclusão traumática: lâmina dura e ligamento perdiodontal mais largo mesial nº 12.

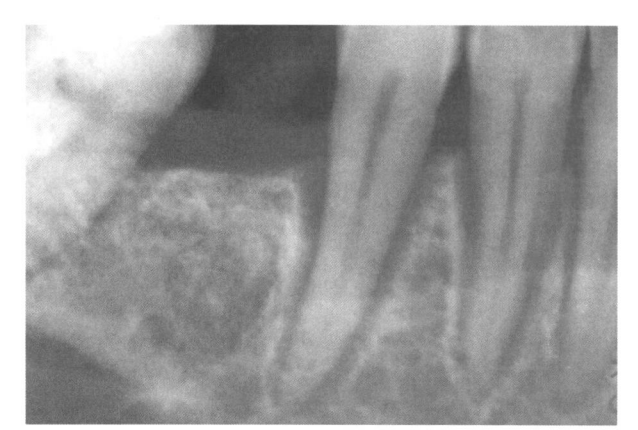

Fig. 39.4. Escleroderma: ligamento periodontal alargado generalizado e lâmina dura.

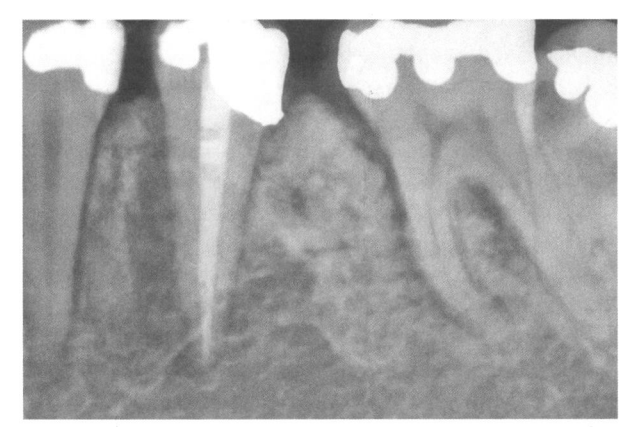

Fig. 39.5. Doença maligna: condrossarcoma; raiz de um lado com ligamento periodontal largo.

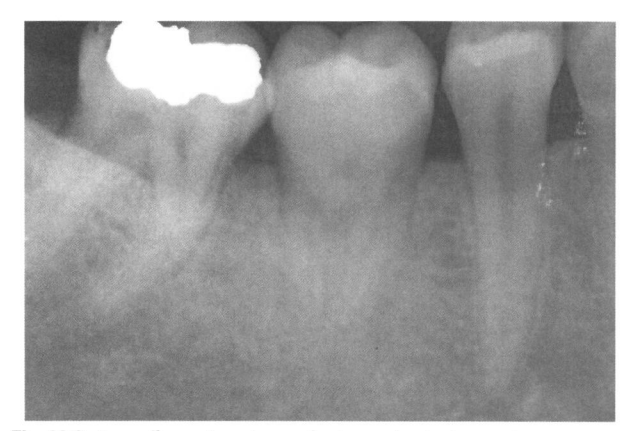

Fig. 39.6. Anquilose: terceiro molar transplantado, nenhuma lâmina dura ou ligamento periodontal.

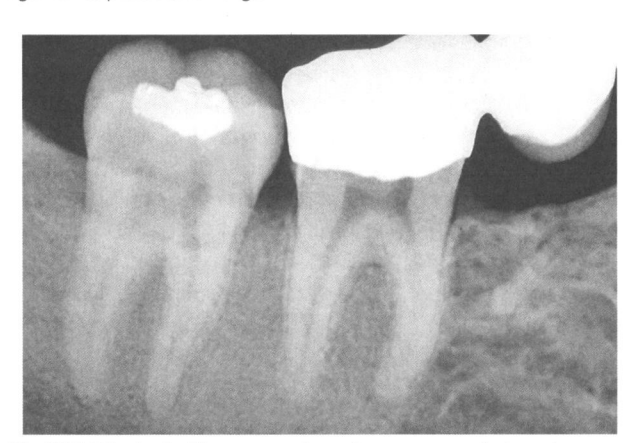

Fig. 39.7. Displasia fibrosa: nenhum ligamento periodontal ou lâmina dura; osso granular.

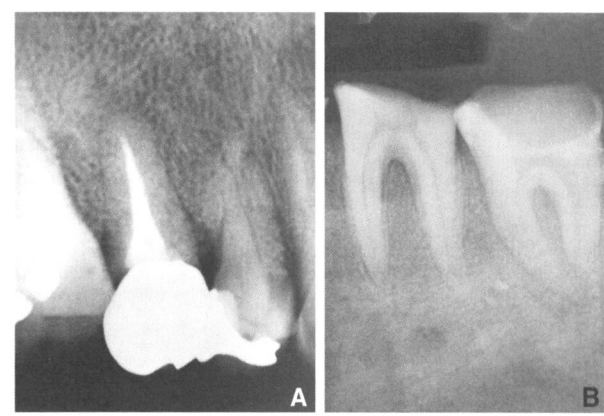

Fig. 39.8. A: Paget. B: Hiperparatireoidismo: nenhum ligamento periodontal e lâmina dura.

LESÕES GENGIVAIS LOCALIZADAS

Granuloma Piogênico (Figs. 40.1 e 40.2) O granuloma piogênico é uma massa comum, benigna, de tecido inflamado que sangra com facilidade por causa de uma concentração anormalmente alta de vasos sanguíneos. O nome *granuloma piogênico* é uma nomenclatura mal colocada, porque a condição nem é um granuloma nem está cheia de pus. O crescimento é uma resposta exagerada a um irritante crônico, como restaurações salientes ou cálculo. Com frequência se desenvolve rapidamente e em pacientes que cuja higiene oral é mal feita. As mulheres são mais suscetíveis à condição por causa de desequilíbrios hormonais que ocorrem durante a puberdade, gravidez e menopausa. Nesses casos, os granulomas são chamados tumores hormonais ou de gravidez. Cerca de 1% das mulheres grávidas desenvolvem essa lesão.

Os granulomas piogênicos aparecem como nódulos brilhantes, edemaciados e macios. A superfície é brilhante, ulcerada, e com frequência lobulada. A base é polipoide ou pedunculada. Embora geralmente assintomáticos, a condição sangra facilmente após pouca manipulação por causa do epitélio adelgaçado e tecido altamente vascularizado. Lesões maduras se tornam fibrosas, menos vasculares e menos avermelhadas na coloração.

Os granulomas piogênicos surgem com mais frequência das papilas interdentárias anteriores aos locais molares e podem aumentar nos aspectos labial e lingual em vários centímetros. Outros locais de desenvolvimento incluem a língua, lábios, mucosa bucal e crista edêntula. O tratamento é excisão cirúrgica com remoção de irritantes locais para evitar recorrência. Nas mulheres grávidas, a excisão deve ser adiada até após o parto.

Granuloma Celular Gigante Periférico (Figs. 40.3 e 40.4) O granuloma celular gigante periférico é uma lesão reativa que se desenvolve na gengiva. Está geralmente associada a um histórico de trauma ou irritação e provavelmente se origina do ligamento mucoperiósteo ou periodontal. Assim, o granuloma celular gigante periférico demonstra uma área restrita de desenvolvimento – a crista dêntula ou edêntula. A gengiva mandibular anterior aos molares é particularmente afetada, especialmente em mulheres entre as idades de 40 e 60 anos. O exame histológico mostra células gigantes multinucleares e numerosos fibroblastos.

O granuloma celular periférico gigante é um crescimento bem definido, firme e semelhante à epúlide que raramente ulcera. A base é séssil, a superfície é lisa ou levemente granular, e a cor é de rosado a roxo (vermelho-azulado) escuro. O nódulo tem geralmente de poucos milímetros a 1 cm de diâmetro, embora o crescimento rápido possa produzir um grande crescimento que avança nos dentes adjacentes. A lesão é geralmente assintomática. No entanto, por causa de sua natureza agressiva, o osso subjacente com frequência é envolvido, produzindo uma radiotransparência reabsorvente superficial, característica em escavação do osso alveolar. O tratamento é a excisão que inclui a base da lesão e curetagem do osso subjacente. No exame histológico, essa lesão não se distingue do granuloma celular gigante central e nem do tumor amarronzado do hiperparatireoidismo.

Fibroma Ossificante Periférico (Figs. 40.5 e 40.6) O fibroma ossificante periférico é um crescimento reativo, não relacionado com o fibroma ossificante central, que é especialmente propenso a ocorrer na região anterior das maxilas de mulheres na segunda década de vida. A causa do fibroma ossificante periférico é incerta, mas foi sugerida origem na hiperplasia inflamatória do ligamento periodontal superficial. A condição surge exclusivamente a partir da gengiva, geralmente nas papilas interdentárias. As calcificações vistas dentro da lesão fibrosa podem consistir de osso, cemento ou calcificação distrófica. As características clínicas comuns dessa tumefação solitária são firmeza, coloração vermelha ou rosada, possível ulceração e conexão séssil. Um sinal diagnóstico importante é a tendência marcante da condição de causar deslocamento dos dentes adjacentes. O principal sinal é com frequência tumefação assintomática, nodular ou arredondada de crescimento lento. Lesões imaturas são macias e sangram com facilidade, enquanto lesões mais antigas se tornam firmes e fibrosas. As radiografias podem revelar focos radiopacos centrais, reabsorção leve do osso crestal (bainha periférica do osso) e trabéculos frágeis. O tratamento é a excisão. A taxa de recorrência é de cerca de 15%.

Fibroma Irritativo O fibroma irritativo é uma lesão oral benigna comum que ocasionalmente se desenvolve nos tecidos gengivais. É mais geralmente vista em mucosa móvel e será discutido na Seção 10 (Fig. 70.1).

Fibroma Odontogênico Periférico (Fig. 40.7) O fibroma odontogênico periférico é clinicamente semelhante ao fibroma irritativo, mas caracterizado por sua localização e tecido de origem únicos. Na maior parte dos casos, apresenta uma tumefação firme em forma de domo no aspecto facial das papilas interdentárias, geralmente localizada anteriormente aos dentes molares. Uma erosão em forma de xícara do osso alveolar subjacente pode ser vista radiograficamente. A lesão provavelmente surge do componente celular do ligamento periodontal. Microscopicamente, mostra filamentos de epitélio odontogênico entre tecido colágeno denso e produtos mineralizados ocasionais.

Fibroma Desmoplásico (Fig. 40.8) O fibroma desmoplásico é um tumor raro, composto de fibroblastos densos e colágeno abundante que com mais frequência afeta a região metafiseal dos ossos longos dos braços e das pernas. A maior parte dos casos ocorre em adultos com menos do que 30 anos de idade. A mandíbula posterior é o local intraoral mais comum. Os tumores começam como uma tumefação indolor dentro do osso que se expande e produz radiotransparências uniloculares. A erosão do osso cortical resulta em reabsorção da raiz e uma massa de tecido mole firme na crista alveolar da gengiva. O tumor é localmente agressivo e recorre em cerca de 30% dos pacientes após excisão cirúrgica. Recomenda-se ressecção para lesões recorrentes.

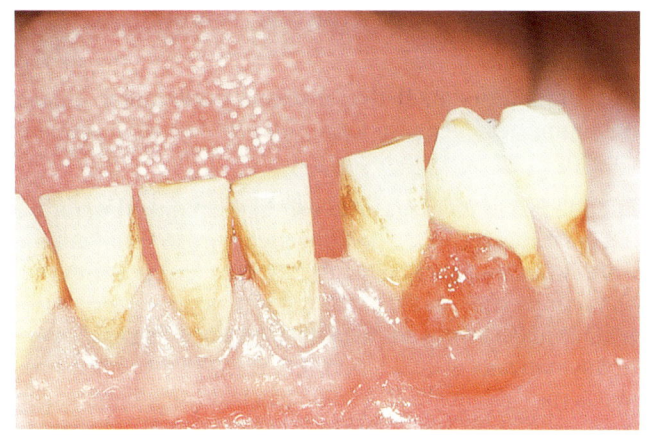

Fig. 40.1. Granuloma piogênico: nas papilas interdentais.

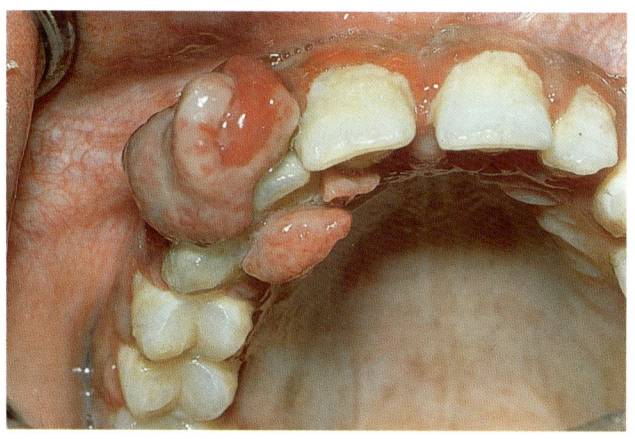

Fig. 40.2. Tumor de gravidez: 3 dias após o parto.

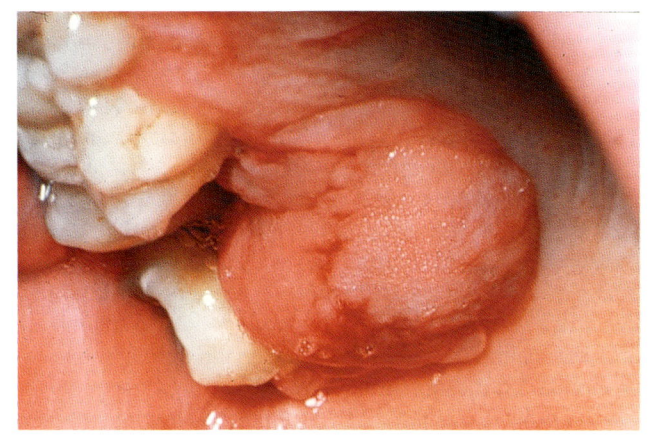

Fig. 40.3. Granuloma celular gigante periférico: na borda gengival.

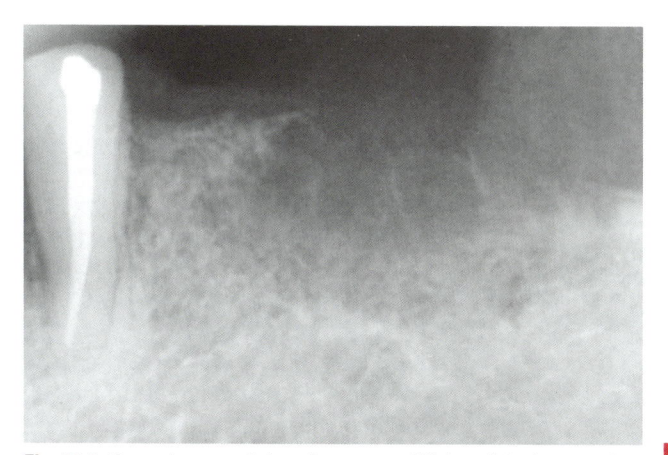

Fig. 40.4. Granuloma celular gigante periférico: "cingimento do osso".

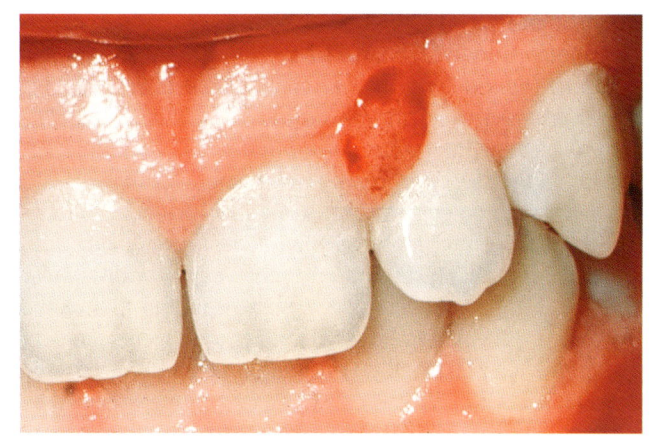

Fig. 40.5. Fibroma ossificante periférico: localização típica.

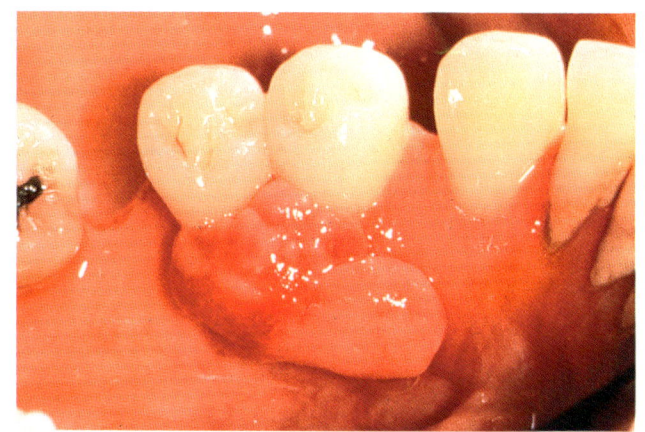

Fig. 40.6. Fibroma ossificante periférico: cor de rosa e firme.

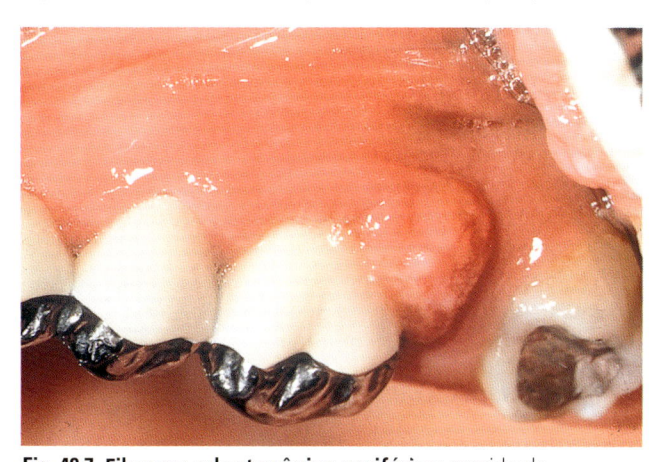

Fig. 40.7. Fibroma odontogênico periférico: surgido de ligamento periodontal.

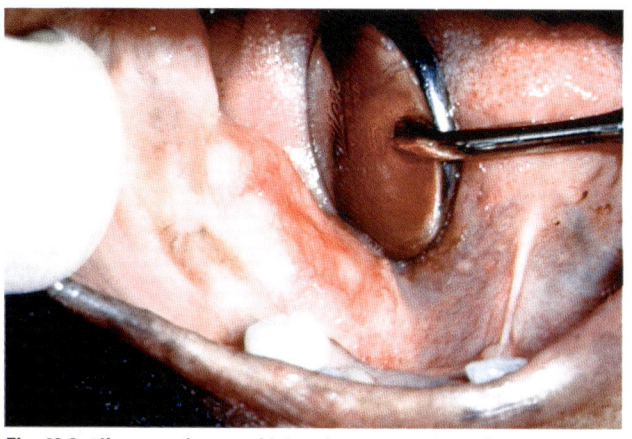

Fig. 40.8. Fibroma desmoplásico: lesão agressiva e firme.

LESÕES GENGIVAIS LOCALIZADAS

Parúlia (Abscesso Gengival) (Figs. 41.1 e 41.2) A parúlia, ou abscesso dentário – o último termo reservado para crianças (Fig. 15.8) – é uma área localizada de tecido de granulação inflamatório que ocorre no ponto final de um trato sinusal que é drenado de um dente não vital. Aparece como uma pápula macia, avermelhada e solitária, localizada apical e facialmente a um dente com abscesso crônico, geralmente em ou próximo à junção mucogengival labial. A parúlia pode ser levemente amarelada no centro e emite um exsudato amarelado purulento na palpação. Tumefação aguda e dor podem acompanhar a condição se o trato sinusal estiver obstruído.

Para localizar o dente não vital do qual a parúlia surge, um ponto estéril guta-percha pode ser inserido no trato sinusal. Radiografias periapicais são feitas então para demonstrar a proximidade do ponto guta-percha do ápice do dente que causou o problema. Após o dente não vital ser diagnosticado, o tratamento de escolha é terapia de canal. O tratamento resulta na cura da parúlia. Se o dente problemático não for tratado, a parúlia pode persistir por anos, Uma lesão persistente pode tornar-se totalmente desenvolvido em um fibroma de coloração rósea.

Pericoronite (Operculite) (Figs. 41.3 e 41.4) Pericoronite é uma inflamação do tecido mole que circunda a coroa de um dente parcialmente irrompido ou impactado. A pericoronite pode se desenvolver em qualquer idade, mas ocorre com mais frequência em crianças e adultos jovens cujos dentes estejam irrompendo. Geralmente, está associada a um terceiro molar mandibular irrompendo que está bem alinhado, mas está limitado em sua irrupção por espaço insuficiente. A radiografia revela uma radiotransparência em forma de chama no osso alveolar distal ao dente, com o contorno cortical ou ausente ou distintamente espessado por causa de infecção, deposição ou osso reativo, ou formação de cisto.

A pericoronite se desenvolve de contaminação bacteriana sob o opérculo, resultando em tumefação gengival, vermelhidão e halitose. A dor varia e pode ser extrema, mas o desconforto geralmente lembra o da gengivite, um abscesso periodontal, ou tonsilite. Linfadenopatia regional, indisposição e febre baixa são comuns. Se o edema ou celulite se estender e envolver o músculo masseter, trismo acompanha a condição. A pericoronite é com frequência complicada por disfagia (dificuldade em engolir) e dor induzida por trauma do dente oposto durante o fechamento.

A pericoronite é mais bem administrada lavando o material purulento do sulco gengival com solução salina e eliminando qualquer trauma oclusivo ao opérculo do terceiro molar oposto. O tratamento definitivo é geralmente extração do dente envolvido. A cobertura por antibióticos é recomendada quando os sintomas constitucionais estão presentes e há alta probabilidade de extensão da infecção. Recorrência e cronicidade são prováveis se a condição for administrada somente com antibióticos.

Abscesso Periodontal Um abscesso periodontal produz uma tumefação gengival localizada; ver Fig. 37.7 para discussão.

Epúlide Fissurada (Figs. 41.5 e 41.6) A epúlide fissurada é um crescimento de tecido conectivo fibroso resultante de irritação crônica geralmente da borda de uma prótese completa ou parcial mal ajustada. A borda da prótese superestendida inicialmente produz uma úlcera que é repetidamente traumatizada. A cura hiperplásica resulta em uma exuberância rosa-avermelhada e edemaciada de tecido granulado maduro. A lesão hiperplásica, localizada onde a borda da prótese está, é encontrada com mais frequência em mulheres mais velhas. Não é dolorosa, cresce lentamente em qualquer lado da borda da prótese e causa pouca preocupação ao paciente.

A epúlide fissurada nos estágios iniciais consiste em uma dobra simples de tecido mole macio. Conforme a tumefação cresce, uma fissura central ou várias fissuras se tornam aparentes, cujas bordas podem cair ao redor da borda da prótese. A dobra mucolabial das maxilas anteriores é o local mais comum, seguida pela borda alveolar mandibular e o sulco lingual mandibular. O ajuste da prótese, um revestimento, ou a construção de uma nova prótese pode reduzir o trauma e a inflamação, mas não fará com que o tecido fibroso subjacente regrida. Da mesma forma, a excisão cirúrgica sem alteração das próteses resultará em recorrência. O tratamento bem sucedido geralmente requer remoção cirúrgica do tecido redundante, exame microscópico do tecido extirpado e correção ou reconstrução da prótese.

Carcinoma Gengival (Figs. 41.7 e 41.8) A gengiva é o local de 5 a 10% de todos os casos de carcinoma celular escamoso oral. Geralmente, no momento do diagnóstico, a doença está avançada por causa de sua natureza assintomática, localização posterior e retardo no exame.

O carcinoma gengival varia em aparência. Geralmente aparece como uma massa proliferativa avermelhada com áreas focais brancas, surgindo da gengiva, que pode simular condições gengivais benignas e reativas, como granuloma piogênico, eritroplasia, leucoplasia ou uma ulceração simples. Deve haver suspeita de carcinoma quando um exame detalhado revela uma superfície áspera, muitos vasos sanguíneos pequenos no epitélio sobrejacente e ulceração de superfície. Fatores etiológicos incluem uso de tabaco, alcoolismo e má higiene oral. Homens mais velhos são especialmente suscetíveis, e a condição tem uma leve predileção pela borda alveolar da mandíbula posterior. Pessoas completamente dentadas raramente têm essa doença.

O carcinoma gengival pode se estender para o assoalho da boca ou dobra mucobucal, ou invadir o osso subjacente. As radiografias podem revelar uma escavação da crista alveolar. Ocorre frequentemente metástase nos nódulos linfáticos regionais. Os nódulos metastáticos são firmes, elásticos, emaranhados, imóveis e não doloridos. O tratamento consiste em cirurgia e radioterapia.

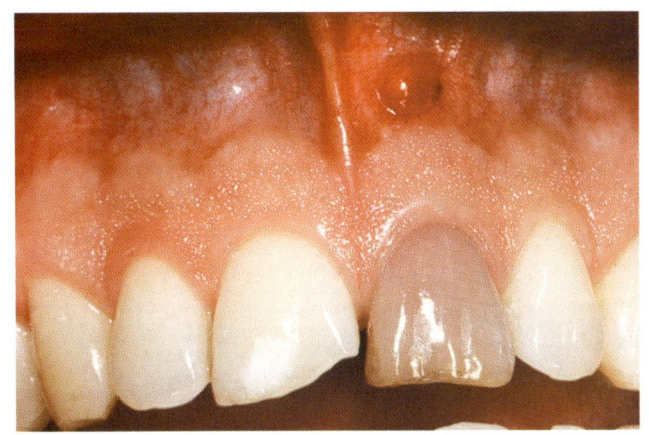

Fig. 41.1. Parúlia: pápula em formato de rabanete acima de central não vital.

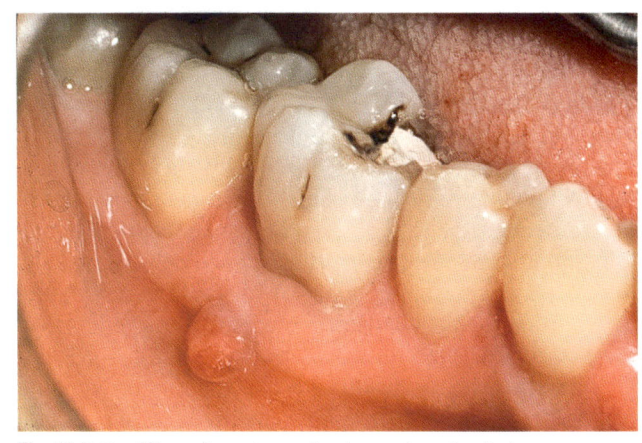

Fig. 41.2. Parúlia: adjacente a primeiro molar não vital.

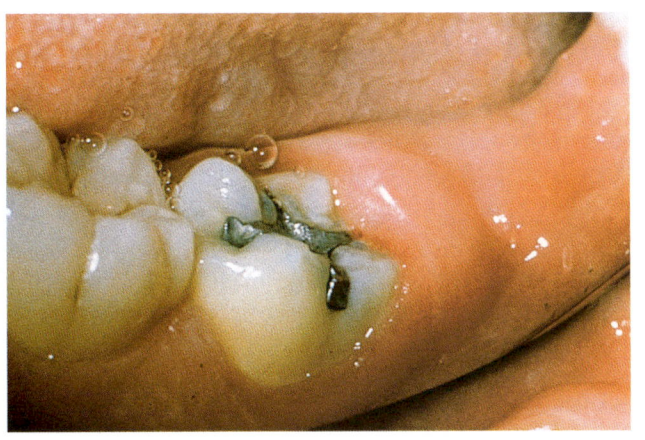

Fig. 41.3. Pericoronite: distal a molar parcialmente irrompido.

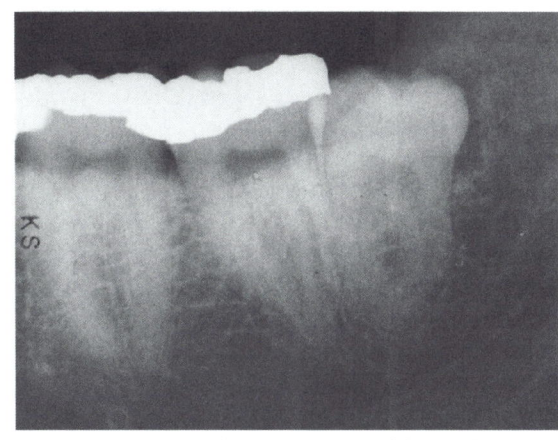

Fig. 41.4. Pericoronite: radiotransparência em forma de chama.

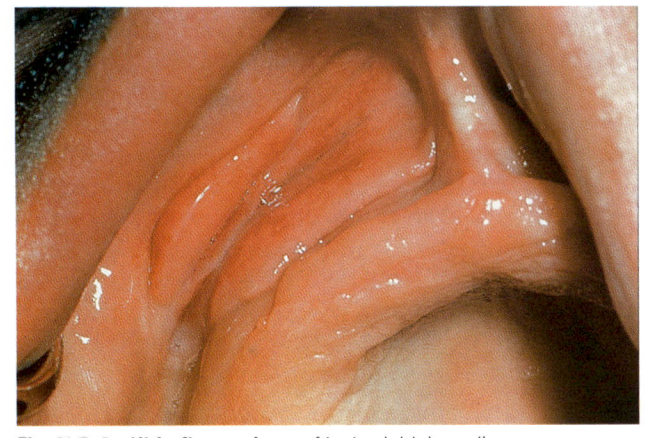

Fig. 41.5. Epúlide fissurada: no fórnice labial maxilar.

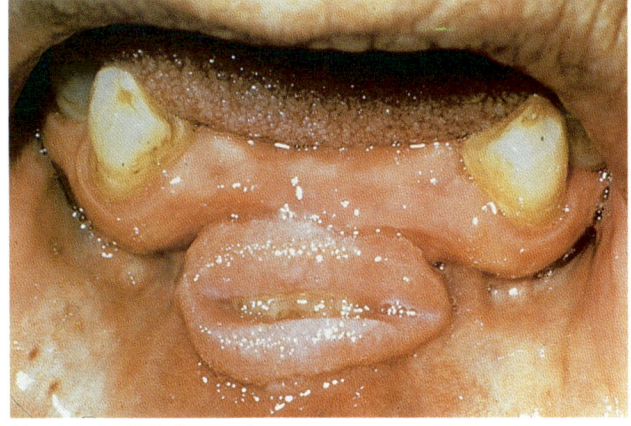

Fig. 41.6. Epúlide fissurada: no banco de prótese parcial.

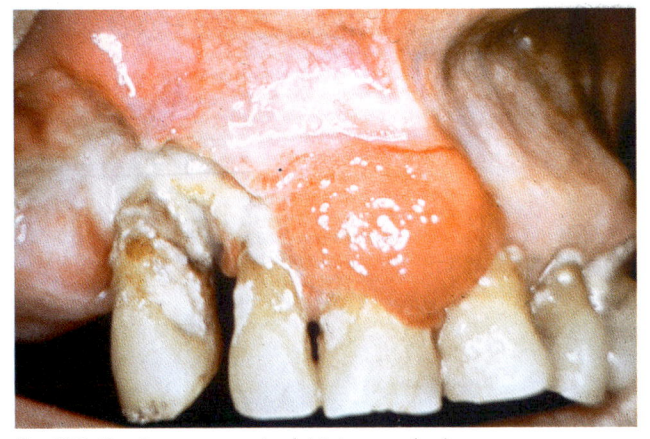

Fig. 41.7. Carcinoma gengival: higiene oral ruim.

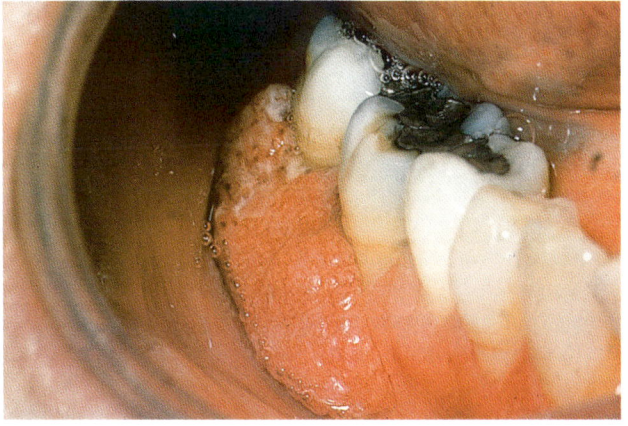

Fig. 41.8. Carcinoma gengival: tipo de célula escamosa.

DILATAÇÕES GENGIVAIS GENERALIZADAS

Fibromatose Gengival (Figs. 42.1 e 42.2) A **fibromatose gengival** é uma dilatação fibrosa rara e lentamente progressiva da gengiva, que pode ser hereditária ou idiopática. Os tecidos gengivais contêm fibroblastos que têm atividade de crescimento baixa, colágeno denso e inflamação mínima. A condição começa com a irrupção do dente e se torna mais proeminente com a idade. A dilatação é geralmente generalizada e não inflamatória, afetando as superfícies bucal e lingual de uma ou ambas as mandíbulas. A gengiva livre, interproximal e marginal é dilatada, uniformemente rosada, firme, não hemorrágica e com frequência nodular.

Há dois tipos de gengivas fibromatosas: generalizada e localizada. O tipo generalizado é nodular e difuso, exibindo diversas áreas de coalescência de crescimento gengival que invadem e eventualmente cobrem as coroas dos dentes. Na variedade localizada, menos comum, crescimentos solitários estão limitados à abóbada palatal da tuberosidade maxilar ou à gengiva lingual do arco mandibular. Esses crescimentos gengivais têm aparência lisa, firme e simetricamente arredondada. O envolvimento localizado pode ser unilateral ou bilateral.

A fibromatose gengival pode interferir com a irrupção do dente, mastigação e higiene oral. Em casos graves, a não irrupção dos dentes de leite ou permanentes pode ser o sintoma principal. A regressão em pacientes dentados não é uma característica dessa doença, mesmo com medidas de higiene oral eficazes. No entanto, em áreas de perda de dente, o tamanho da gengiva tende a diminuir. Gengivectomia, a bisturi frio ou com *laser* de dióxido de carbono é o tratamento usual. O crescimento contínuo pode exigir várias operações. A condição pode estar acompanhada de características faciais acromegálicas, hipertricose, déficits mentais, surdez e convulsões ou associada a outras síndromes.

Crescimento Gengival Induzido por Drogas (Figs. 42.3-42.7) O **crescimento gengival** é um efeito adverso associado ao uso de drogas de prescrição específicas. Ocorre em 25 a 50% dos pacientes em uso de fenitoína e ciclosporina usada. A fenitoína é um medicamento antiespasmódico. A ciclosporina é tomada por pacientes com órgãos transplantados para inibir a proliferação de células T e evitar rejeição ao transplante.

O crescimento gengival também ocorre em 1% a 10% de pacientes em uso de drogas bloqueadoras dos canais de cálcio (como nifedipina, diltiazem, verapamil, felodipina e amlodipina). Essas drogas relaxam e dilatam os músculos arteriais e são usadas para reduzir a pressão arterial e evitar dores no peito (angina) resultantes de espasmos arteriais coronarianos. Valproato de sódio, um medicamento antiespasmódico, e o estrogênio nos anticoncepcionais também foram associados ao crescimento gengival, geralmente em doses altas. Embora o mecanismo de crescimento gengival induzido por drogas permaneça desconhecido, muitas dessas drogas afetam o fluxo de íons de cálcio em fibroblastos gengivais e parecem alterar o metabolismo do colágeno, a atividade da colagenase e a resposta imune do local. O estrogênio pode funcionar separadamente, aumentando o suprimento de sangue e os mediadores inflamatórios na gengiva. *Observação:* Anticoncepcionais modernos de baixa dose de controle de natalidade raramente causam crescimento gengival.

Crescimento gengival induzido por drogas ocorre em qualquer idade e em qualquer sexo. Embora o crescimento resulte de uma resposta hiperplásica, um componente inflamatório induzido por placa bacteriana dentária com frequência coexiste com e tende a exacerbar a condição. O crescimento gengival é geralmente generalizado e começa nas papilas interdentárias. Surge mais exageradamente nos aspectos labiais dos dentes anteriores. O crescimento forma nódulos macios, vermelhos, irregulares que sangram com facilidade. O crescimento progressivo resulta em alterações fibrosas: O tecido interdentário se torna dilatado, rosado e firme. Com o tempo, a condição pode cobrir completamente as coroas dos dentes, o que restringe o cuidado doméstico, limita a mastigação e compromete a estética.

A condição pode ser minimizada, instituindo-se excelentes cuidados de higiene oral no paciente ao iniciar a terapia com drogas. Uma vez que o crescimento se desenvolva, o tratamento pode envolver a troca da droga e a provisão de medidas de controle de placa meticulosas e frequentes. No entanto, o excesso de tecido fibroso que não responde a mudanças na terapia com drogas deve ser cirurgicamente removido.

Gengivostomatite Herpética Primária (Fig. 42.8) O **vírus herpes simples** é um grande vírus de DNA que infecta o epitélio humano. A transmissão é por contato com secreções infectadas, como saliva. A infecção inicial é geralmente subclínica (não prontamente visível), mas pode ser proeminente, dependendo da quantidade da dose inicial, localização e integridade do epitélio e resposta do hospedeiro. **Gengivostomatite herpética** é uma manifestação proeminente de infecção oral primária. A replicação do vírus no epitélio gengival causa edema generalizado, vermelhidão e dor na gengiva marginal. As papilas interdentárias se tornam bulbosas e sangram com facilidade cerca de 4 dias após a infecção, e diversas vesículas orais e úlceras se desenvolvem. O vírus pode se espalhar por toda a mucosa oral e invadir as terminações do nervo periférico. Uma vez dentro das terminações nervosas afetadas, o vírus desloca-se intra-axonalmente para o gânglio do trigêmeo, onde entra em um estado latente. Agentes antivirais sistêmicos como aciclovir, famciclovir ou valaciclovir são recomendados inicialmente durante a infecção herpética. Enxaguantes bucais antimicrobianos com gluconato de clorexidina 0,12% (Peridex, PerioGard) também ajudam a reduzir a sepse oral. Antibióticos sistêmicos são ocasionalmente necessários quando os pacientes se tornam sépticos e sua temperatura fica persistentemente elevada. A cura normalmente leva de 14 a 21 dias. Assim, 30 a 40% dos pacientes com infecção latente desenvolvem **infecções recorrentes por vírus de herpes simples** que reaparecem em locais anteriormente infectados (Figs. 72.4 e 72.6 para mais informações).

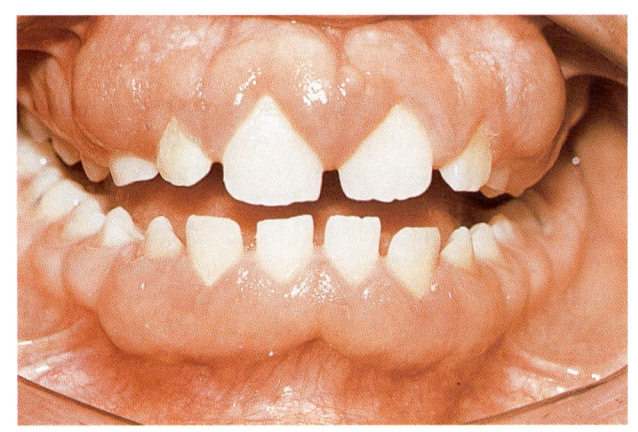

Fig. 42.1. Gengivas fibromatosas: generalizado.

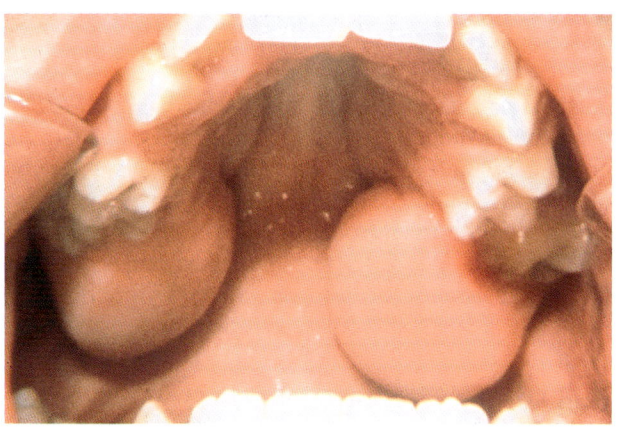

Fig. 42.2. Gengivas fibromatosas: variante localizada.

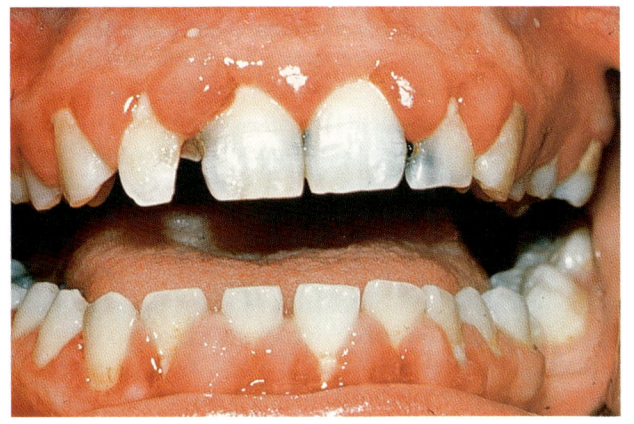

Fig. 42.3. Crescimento excessivo gengival induzido por Dilantina.

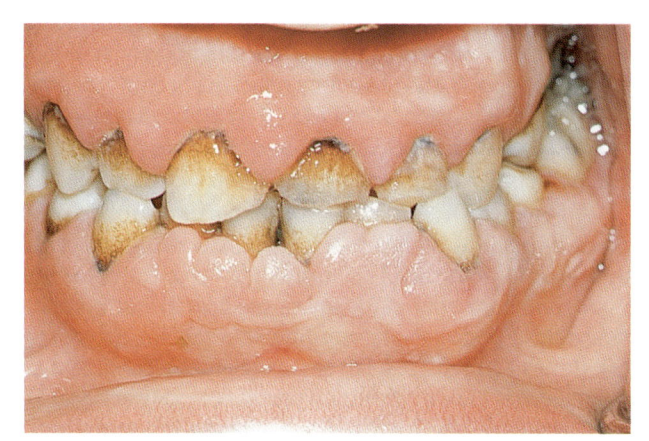

Fig. 42.4. Crescimento excessivo gengival induzido por Dilantina.

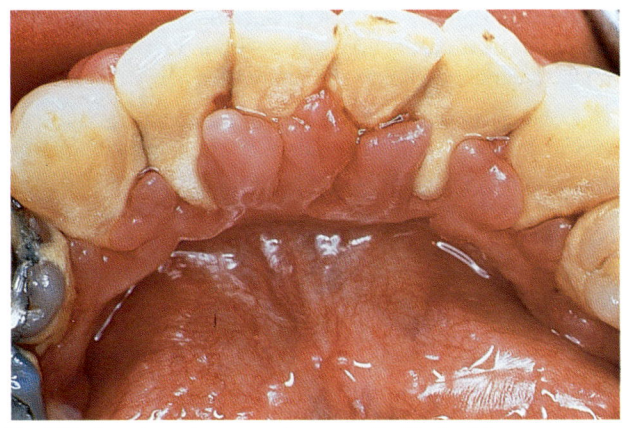

Fig. 42.5. Crescimento excessivo gengival induzido por Nifedipina.

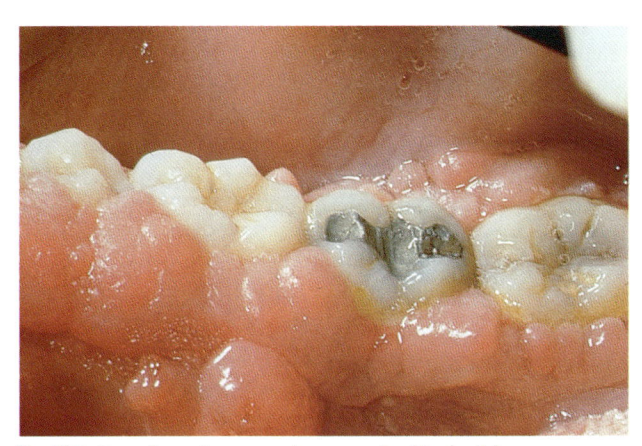

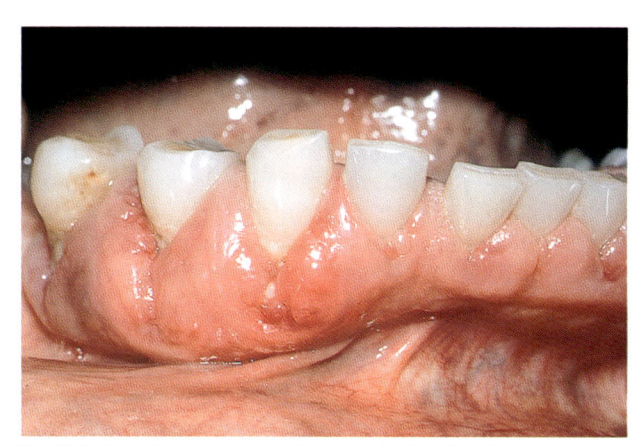

Fig. 42.6. Crescimento excessivo gengival induzido por Nifedipina.

Fig. 42.7. Crescimento excessivo gengival induzido por Ciclosporina.

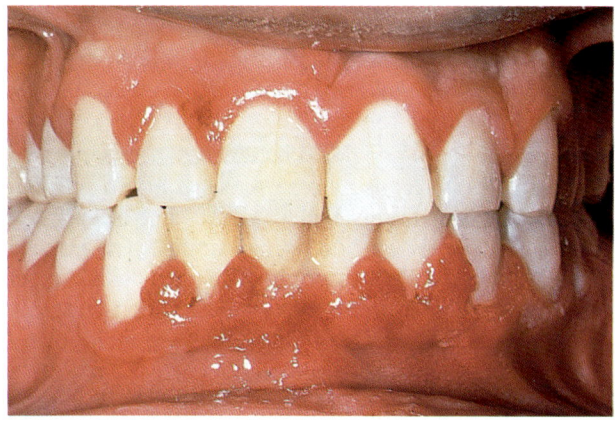

Fig. 42.8. Gengivostomatite herpética primária: dolorosa.

DILATAÇÕES GENGIVAIS ASSOCIADAS A CAUSAS ENDÓCRINAS

Gengivite Hormonal (Gengivite da Gravidez) (Figs. 43.1-43.3) A gengivite hormonal é uma reação hiperplásica à placa microbiana que afeta as mulheres durante a gravidez e, em menor extensão, mulheres durante a puberdade e menopausa. Estrogênio ou progesterona elevada resultante de mudanças hormonais e uso de (versão comercializada anteriormente) pílulas anticoncepcionais foram implicadas. Esses hormônios aumentam a vascularização dos tecidos, o que leva a uma reação inflamatória exagerada à placa.

A gengivite hormonal começa na gengiva marginal e interdentária, torna-se geralmente no segundo mês de gravidez. A gengiva marginal vermelha viva, edemaciada e sensível, e as papilas interdentárias compressíveis e edemaciadas. O tecido é sensível à palpação e sangra com facilidade ao ser sondado. A gravidade está relacionada com o acúmulo de placa e higiene oral mal feita. Esse é com frequência o caso durante a gravidez quando a escovação pode ser menos frequente porque precipita a náusea.

A gengivite hormonal é geralmente transitória e responde a cuidados domésticos meticulosos, profilaxia oral e uma diminuição no nível de hormônios – o que ocorre após o parto ou com uma mudança na medicação hormonal. A persistência pode resultar em fibrose e tecidos mais rosados, firmes e irregulares. Em uma pequena porcentagem de mulheres grávidas, a resposta hiperplásica pode ser exacerbada, em uma área localizada, resultando em granuloma piogênico (tumor de gravidez) (Fig. 40.2). A gengivectomia é utilizada para reduzir a gengiva fibrosa e extirpar crescimentos tumorais.

Gengivite Diabética (Figs. 43.4-43.6) Diabetes melito é uma doença metabólica comum, afetando aproximadamente 7% da população dos EUA e uma alta porcentagem de hispanoamericanos, afro-americanos de ilhas do Pacífico. É caracterizada por produção diminuída de insulina (tipo 1) ou uso diminuído de insulina (tipo 2) que resulta em controle deficiente dos níveis de glicose no sangue. Antes do diagnóstico, os pacientes podem apresentar hiperglicemia, glicosúria, poliúria, polidipsia, pruridos, ganho ou perda de peso, perda de força, problemas de visão e perda de sensações nervosas periféricas (neuropatia). Isso também pode ser característica da síndrome metabólica – um conjunto de distúrbios incluindo resistência à insulina, obesidade, hipertensão, anormalidades no colesterol e risco aumentado de formação de coágulos. Pelo fato de o diabetes ser uma doença progressiva que afeta vasos sanguíneos de grande e pequeno calibres, as complicações podem incluir distúrbios vasculares, incluindo doença cardíaca e infarto, cegueira, hipertensão, falha renal, risco de infecção, boca seca, língua queimando e gengivite persistente.

A gravidade da gengivite diabética depende do nível de controle de glicemia (glicose no sangue). No paciente com diabetes descontrolado ou com mau controle, as proliferações peculiares de tecidos inchados surgem na gengival marginal e aderida. Os inchaços bem demarcados são macios, vermelhos, irregulares e, algumas vezes, hemorrágicos. A superfície do tecido hiperplásico é bulbosa ou lobular. A base do tecido pode estar séssil ou semelhante a um caule. A condição é com frequência acompanhada por boca seca, mudanças no hálito e perda óssea alveolar por causa da periodontite.

A gengivite é difícil de administrar quando os níveis de glicose no sangue permanecem elevados conforme a resposta inflamatória nos tecidos periodontais é alterada. O tratamento bem-sucedido requer autocuidados meticulosos do paciente e controle do nível de glicose no sangue com dieta, agentes hipoglicemiantes, ou insulina. *Observação*: um paciente diabético bem controlado terá um nível de glicose no sangue em jejum abaixo de 126 mg/dL e uma hemoglobina glicosilada (HbA_{1c}) abaixo de 8%; Procedimentos cirúrgicos orais devem ser limitados a quando o nível de glicose no sangue estiver abaixo de 200 mg/dL e a condição do paciente for considerada estável.

Edema Gengival de Hipotireoidismo (Figs. 43.7 e 43.8) O hipotireoidismo é uma doença relativamente comum que é caracterizada por níveis baixos de hormônio tireoidiano. As manifestações clínicas dependem da idade no início, duração e gravidade da insuficiência tireoidiana. Quando a deficiência de hormônio tireoidiano (tri-iodotironina [T_3] ou tiroxina [T_4]) ocorre durante a infância, resulta em cretinismo. Essa doença é caracterizada por estatura baixa, retardamento mental, desproporção cabeça-corpo, irrupção dentária atrasada, micrognatismo mandibular, e rosto, lábios e língua edemaciados. A despeito da idade no início, os pacientes com hipotireoidismo são intolerantes ao frio e têm a pele áspera e amarelada que é fria e seca ao toque, cabelos ásperos e letargia. O hipotireoidismo que se inicia na idade adulta também é caracterizado por expressão entorpecida, perda de cabelos da sobrancelha, atividade física e mental lenta e colesterol elevado. O edema dos tecidos moles é a característica clássica e é mais proeminente na face, particularmente ao redor dos olhos. É causado pelo acúmulo de fluido subcutâneo.

O hipotireoidismo pode ser primário ou secundário. No primário, a glândula tireoide é anormal ou se forma incorretamente. O hipotireoidismo secundário é causado por falta de produção de hormônio estimulante da tireoide (TSH) pela glândula pituitária. O hipotireoidismo em crianças é causado mais comumente por uma doença primária – hipoplasia ou agênese da glândula tireoide. O hipotireoidismo em adultos é geralmente causado por terapia médica que é usada para eliminar uma glândula tireoide hiperativa (hipertireoidismo) e por infiltração linfocítica autoimune (tireoidite de Hashimoto), na qual as células da glândula tireoide são substituídas por linfócitos.

O hipotireoidismo pode produzir uma glândula tireoide aumentada e manifestações orais. Dentro da boca, a língua aumentada (macroglossia) e lábios aumentados (macroqueilia) são comuns e podem causar padrão de fala alterado. A gengiva aparece uniformemente aumentada, rosa pálida e compressível. O edema ocorre em todas as direções tanto no lado facial quanto no lingual da arcada dentária. Quando está presente inflamação secundária, os tecidos se tornam vermelhos e esponjosos e têm a tendência de sangrar com facilidade. O tratamento para a condição gengival depende do grau de deficiência da tireoide. Pacientes com deficiência marginal requerem somente medidas rígidas de higiene oral, enquanto casos francos requerem terapia de substituição suplementar de tireoide (tiroxina ou levotiroxina) para atingir a resolução da condição sistêmica e oral.

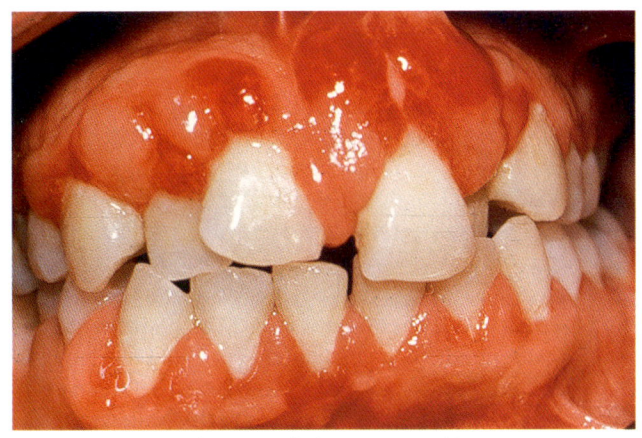

Fig. 43.1. Gengivite hormonal: durante a gravidez.

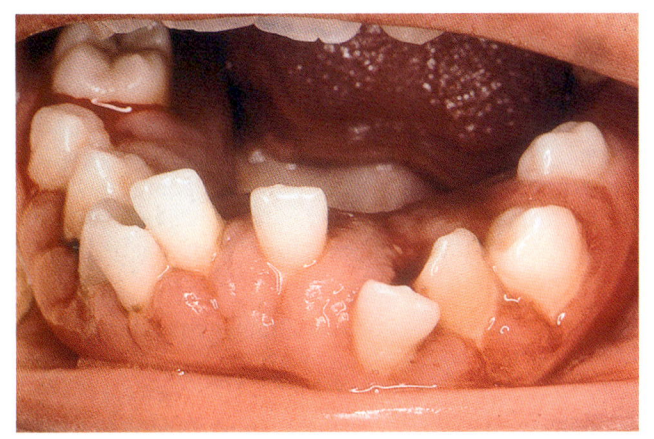

Fig. 43.2. Gengivite hormonal: 3 semanas após o parto.

Fig. 43.3. Gengivite hormonal: causada por pílulas de controle de natalidade.

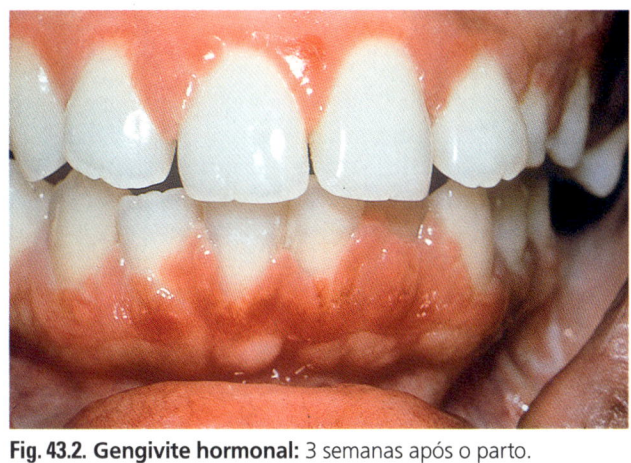

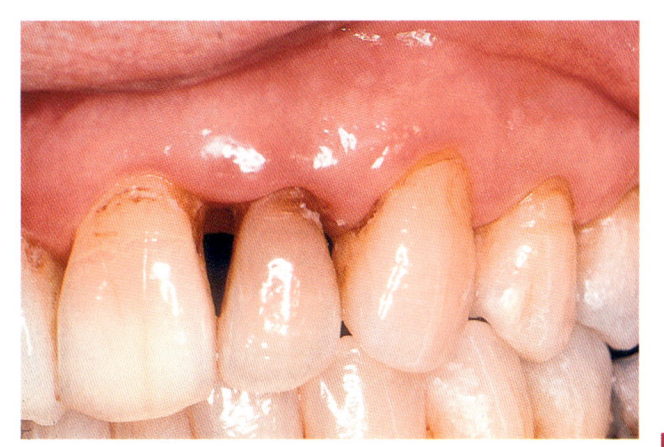

Fig. 43.4. Gengivite diabética: com abscesso periodontal.

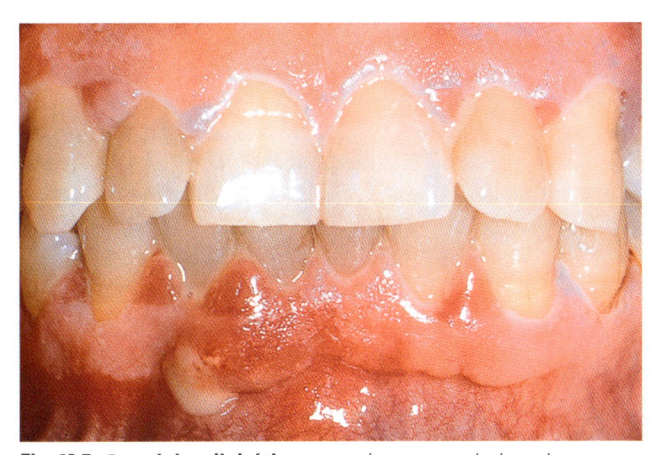

Fig. 43.5. Gengivite diabética: com abscesso periodontal.

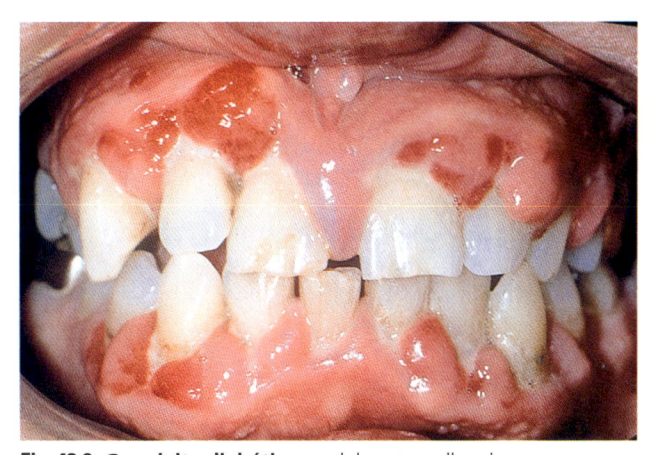

Fig. 43.6. Gengivite diabética: nodular, vermelho-vivo.

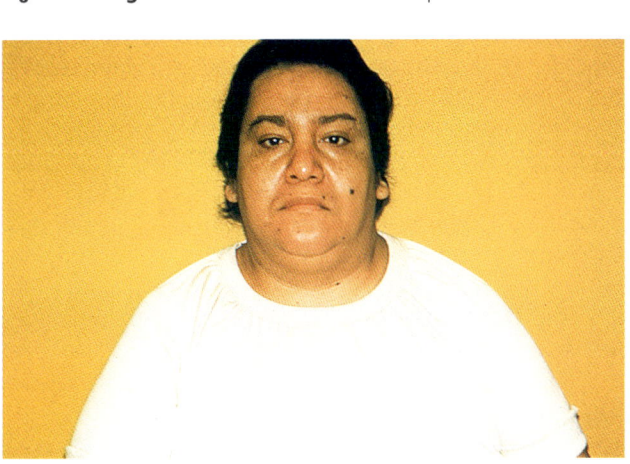

Fig. 43.7. Hipotireoidismo: edema, pele grossa.*

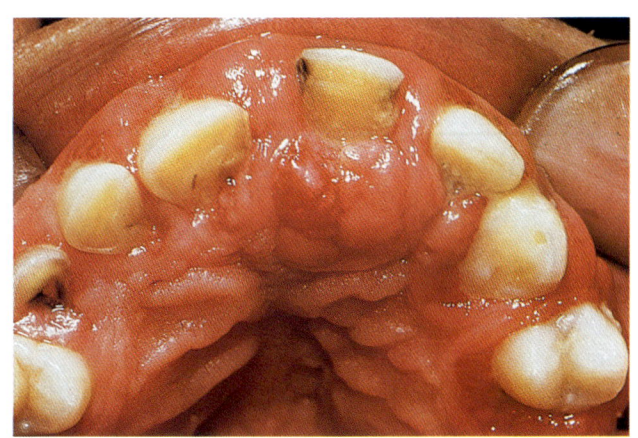

Fig. 43.8. Hipotireoidismo: edema gengival.*

SANGRAMENTO GENGIVAL ESPONTÂNEO

Gengivite Leucêmica (Figs. 44.1 e 44.2) A leucemia é uma condição maligna caracterizada por superprodução de leucócitos e classificada pelo tipo de leucócito envolvido e pelo curso clínico (agudo ou crônico). As manifestações orais são encontradas com mais frequência na leucemia aguda dos subtipos monocítico e mielógeno. As características orais ocorrem cedo no curso da doença por causa da proliferação neoplásica dos leucócitos que se depositam no tecido oral. Os sintomas sistêmicos se desenvolvem conforme as células neoplásicas ultrapassam a produção normal das outras células hematopoéticas.

Sinais consistentes de leucemia aguda são linfoadenopatia cervical, indisposição, palidez anêmica, ulcerações induzidas pela leucopenia, infecções recorrentes e alterações gengivais. Múltipos pontos gengivais adjacentes são afetados e ficam hiperemiados, sensíveis e esponjosos. Com a progressão da doença, a gengiva edemaciada se torna arroxeada brilhante e tende a se sobressair dos dentes. A rugosidade do tecido é perdida, e ocorre eventualmente sangramento espontâneo no sulco gengival. O tecido edematoso é mais proeminente interdentalmente e resulta de infiltração leucêmica de células malignas. Em certos pacientes, as células neoplásicas podem invadir o tecido pulpar e ósseo, induzindo sintomas vagos de dor sem evidências radiográficas correspondentes da patologia. As características purpúricas, como lesões petequiais e equimoses nas membranas mucosas pálidas, junto com hemorragia gengival, ocorrem com frequência. O controle sistêmico da leucemia com frequência envolve radioterapia intensiva, quimioterapia e transfusões de sangue e transplantes de medula óssea. Pode ser encontrada dificuldade em manter saúde oral perfeita por causa das ulcerações orais induzidas pela quimioterapia. É recomendada higiene oral meticulosa combinada com enxágues com antimicrobianos para reduzir a inflamação oral e as ulcerações causadas pela quimioterapia.

Agranulocitose (Neutropenia) Agranulocitose (ou neutropenia) é uma doença caracterizada por uma diminuição no número de neutrófilos circulantes (< 1.500 células/mm^3) – células responsáveis pela defesa contra infecções. Com mais frequência, a condição é reconhecida pelos sintomas clínicos, que consistem em infecções crônicas e uma quase completa ausência de neutrófilos nos testes de sangue de laboratório. Drogas citotóxicas e distúrbios que diminuem a produção de medula óssea ou destroem neutrófilos são agentes causadores na maioria dos casos. Raramente, a condição pode ser congênita. Infecção incontrolável no paciente neutropênico pode resultar em pneumonia bacteriana, sepse e morte.

Neutropenia Cíclica (Figs. 44.3 e 44.4) Uma forma distinta de agranulocitose é a neutropenia cíclica, uma doença herdada, caracterizada por uma diminuição periódica nos neutrófilos circulantes que ocorre cerca de cada três semanas e dura cerca de 5 dias. A condição é causada por uma mutação herdada (dominante autossômica) no gene *ELA2* que é o código para elastase neutrófila. A neutropenia cíclica aparece na infância e algumas vezes é acompanhada por artrite, faringite, febre, dor de cabeça e linfadenopatia. É comum um histórico de infecções repetidas na pele, orelha, e trato respiratório superior. As manifestações orais incluem alterações gengivais inflamatórias periódicas e ulcerações mucosas. As ulcerações são geralmente de grande tamanho, ovais e persistentes. Variam em tamanho e local. Algumas vezes são encontradas na gengiva aderida e outras vezes na língua e na mucosa bucal. Em estágios que correspondem a níveis elevados de neutrófilos circulantes, é evidente inflamação mínima. Em contraste, quando a contagem de neutrófilos diminui de forma rápida, ocorrem hiperplasia inflamatória generalizada e eritema. Se não tratada, a condição é exacerbada pela presença de fatores locais, como placa e cálculo, que resulta em perda óssea alveolar, mobilidade do dente e esfoliação inicial dos dentes.

Aparecimento periódico e regressão espontânea dos sinais e sintomas são características da neutropenia cíclica. O diagnóstico é feito pela mensuração diária da contagem de leucócitos. O tratamento envolve o uso de fator de crescimento sanguíneo, conhecido como *fator estimulante de colônias de granulócitos*, juntamente com agentes antimicrobianos e um programa de higiene oral rígido.

Púrpura Trombocitopática e Trombocitopênica (Figs. 44.5-44.8) As plaquetas ajudam a manter a hemostase fornecendo o plugue hemostático primário e ativando o sistema de coagulação intrínseco. O decréscimo no número de plaquetas circulantes (trombocitopenia) pode ser idiopático ou pode ser o resultado de produção diminuída de plaquetas na medula óssea, destruição periférica aumentada ou sequestro esplênico aumentado. A função diminuída das plaquetas circulantes (trombocitopatia) está com frequência relacionada com síndromes hereditárias ou estados adquiridos, como supressão de medula óssea induzida por drogas, doença hepática ou estados disproteinêmicos, como uremia. A trombocitopatia leve é causada pelo uso diário de aspirina ou clopidogrel.

A contagem normal de plaquetas é de 150.000 a 400.000 células/mm^3. As manifestações clínicas vasculares dos distúrbios nas plaquetas geralmente não se desenvolvem até que a contagem diminua para < 75.000 células/mm^3. As características incluem petéquias, equimoses, epistaxe, hematúria, hipermenorreia e sangramento gastrointestinal, resultando em melena. Sangramento gengival espontâneo é uma ocorrência frequente, dramática e inicial. O sangue se esvai em profusão do sulco gengival, ou espontaneamente ou após traumas menores, como escovação. O fluido então se transforma em glóbulos preto-arroxeados de sangue coagulado que aderem às estruturas orais. O sangue coagulado é deglutido algumas vezes, o que pode causar náuseas. Traumas leves, particularmente na linha oclusal da mucosa bucal e língua, são locais de hemorragia intensa. Manchas petequiais vermelhas no palato mole é outro sinal clínico frequente. A mensuração da contagem das plaquetas e os testes de função das plaquetas devem ser feitos para avaliar os distúrbios das plaquetas. Transfusões de plaquetas podem ser necessárias, se as medidas locais não controlarem o sangramento oral.

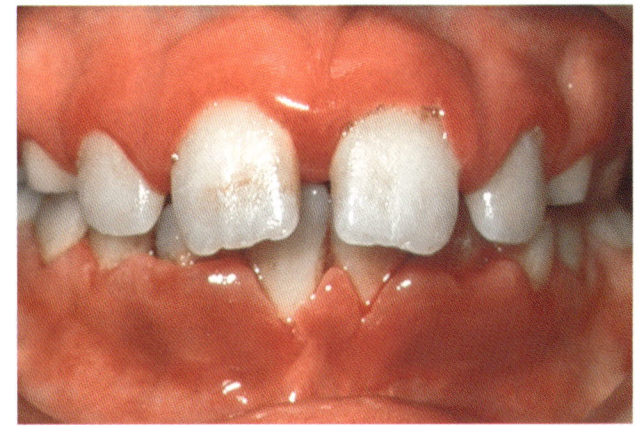

Fig. 44.1. **Gengivite leucêmica:** leucemia mielogênica aguda.

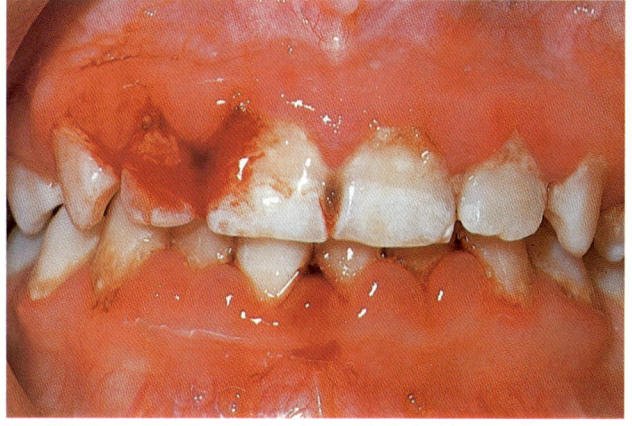

Fig. 44.2. **Gengivite leucêmica:** leucemia linfocítica aguda.

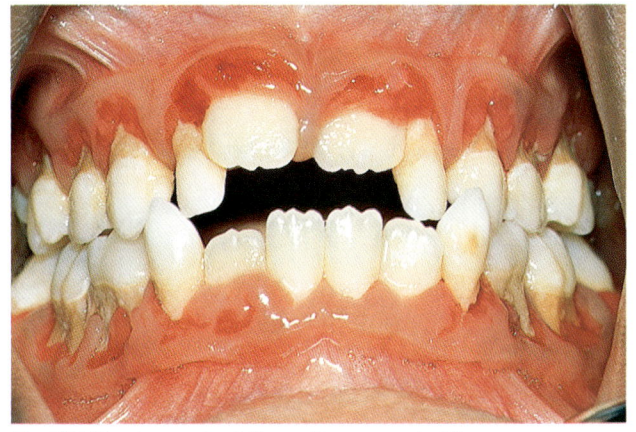

Fig. 44.3. **Neutropenia cíclica:** eritema gengival.*

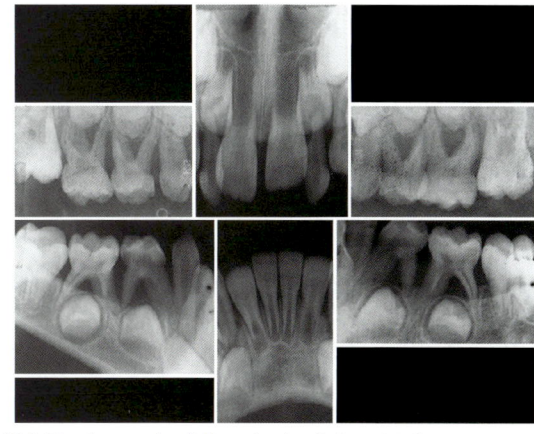

Fig. 44.4. **Neutropenia cíclica:** dentes flutuantes.*

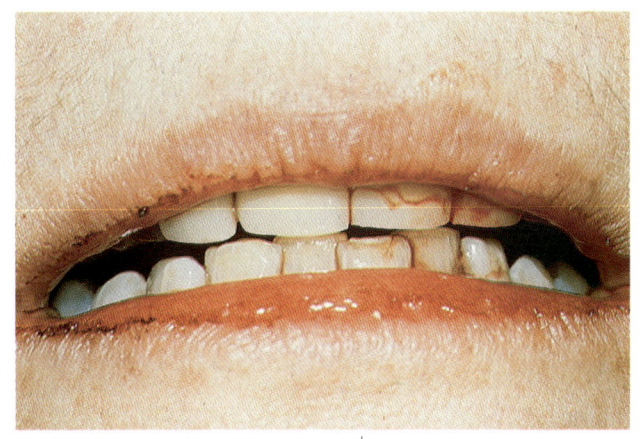

Fig. 44.5. **Trombocitopatia:** e cirrose.‡

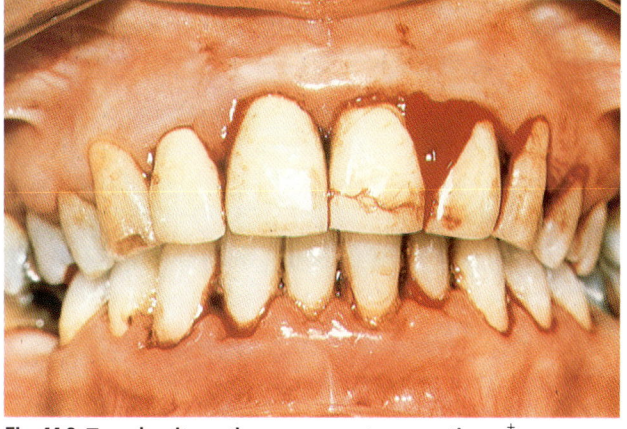

Fig. 44.6. **Trombocitopatia:** sangramento espontâneo.‡

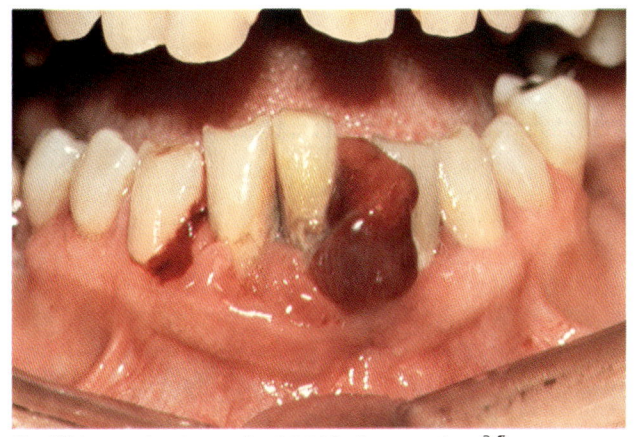

Fig. 44.7. **Trombocitopenia:** 26.000 plaquetas/mm^3.¶

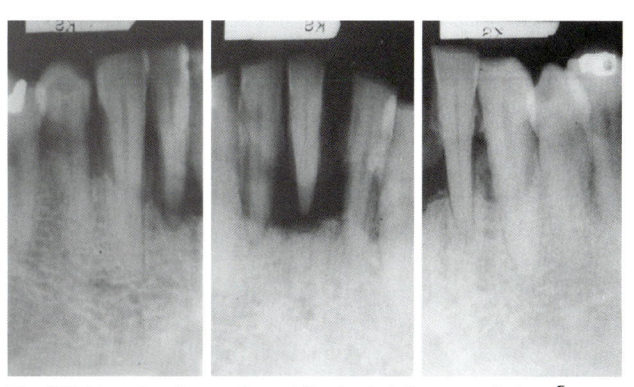

Fig. 44.8. **Trombocitopenia:** evidência de irritantes crônicos.¶

ESTUDOS DE CASO

CASO 13. (Fig. 44.9) Este é um paciente de 31 anos de idade. Ele é portador mentalmente de retardo mental e usa medicamentos para convulsões. Seus pais são falecidos, e ele foi colocado em uma instituição sem cuidado oral adequado por muitos anos.

1. Descreva as descobertas clínicas.
2. Estes tecidos sangram facilmente? Que características fornecem indícios?
3. Que características são sugestivas de que a condição esteve presente por algum tempo?
4. Que fatores contribuem para a condição?
5. Que medicamento ele provavelmente está tomando?
6. O que é anormal a respeito dos dentes e sugere sua condição médica?
7. Que anormalidades gengivais adicionais estão presentes?

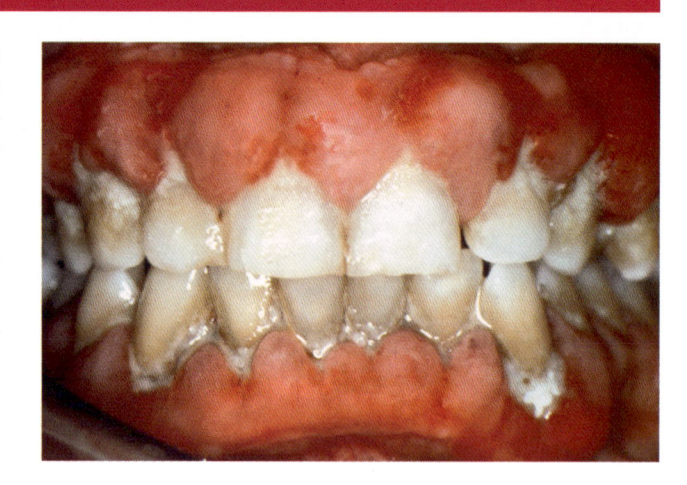

CASO 14. (Fig. 44.10) Um garoto saudável de 7 anos de idade aparece no consultório odontológico com essa massa no tecido mole. Está presente há três semanas e aumentou progressivamente de tamanho. O paciente alega que ocorre sangramento moderado todas as vezes que ele escova os dentes, então tem evitado escovar essa área nos últimos dias. Todos os dentes adjacentes estão assintomáticos e mostraram-se vitais ao teste. As radiografias periapicais da área não revelam anormalidades.

1. Descreva as descobertas clínicas.
2. Esta é uma descoberta normal, uma variante do normal, ou doença?
3. Você espera que essa condição seja dolorosa, e, em caso positivo, por quê?
4. Esta lesão mostra características de malignidade.
   A. Verdadeiro.
   B. Falso.
5. O diagnóstico mais provável da condição é:
   A. Infiltração leucêmica.
   B. Parúlia.
   C. Fibroma ossificante periférico.
   D. Granuloma piogênico.
6. Liste outros locais intraorais onde isso pode ocorrer.
7. Quais são as opções de tratamento para este dente?
8. Que características clínicas sugerem que é um paciente jovem?

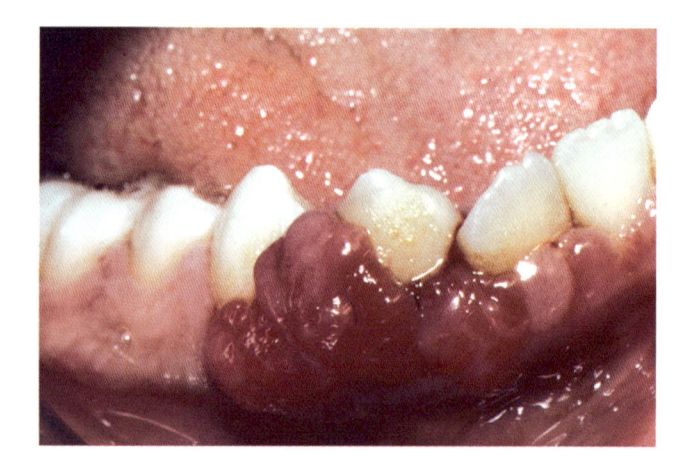

SEÇÃO 8

Anormalidades por Localização

Objetivos Dentários:
- Definir e utilizar termos diagnósticos que descrevem lesões comuns e tumefações nos lábios, língua, assoalho da boca, palato e face.
- Reconhecer as causas e características clínicas de lesões comuns e tumefações nos lábios, língua, assoalho da boca, palato e face.
- Utilizar o diagrama para distinguir processos de aparência semelhante a lesões comuns e tumefações nos lábios, língua, assoalho da boca, palato e face.
- Recomendar as opções de tratamento adequadas para lesões comuns e inchaços nos lábios, língua, assoalho da boca, palato e face.

Objetivos de Higiene Dentária:
- Definir e utilizar termos diagnósticos que descrevem distúrbios da língua, lábios, assoalho da boca, palato e face apresentados nesta seção.
- No ambiente clínico, documentar as características de condições orais ou desvios do normal que afetam os lábios, língua, assoalho da boca, palato e face, e fornecer ao paciente informações sobre a condição ou desvio.
- Identificar condições discutidas nesta seção que (1) requerem a atenção do dentista e/ou (2) afetem a realização de desbridamento periodontal e medidas de higiene oral.

Nas legendas das figuras, (*‡) denota o mesmo paciente.

CONDIÇÕES PECULIARES À LÍNGUA

Língua *(Scalloped* ou *Crenated Tongue)* (Figs. 45.1 e 45.2) Uma língua recortada é uma descoberta comum, caracterizada por uma série de endentações na borda lateral da língua. A condição é causada por pressão anormal (p. ex., sucção) dentro da boca de pessoas que trincam os dentes ou apresentam bruxismo. É geralmente bilateral, mas pode ser unilateral ou isolada para uma região onde a língua é mantida em contato próximo com o dente. A pressão anormal na língua imprime um padrão distinto que aparece como depressões ovais que são algumas vezes circunscritas por uma borda saliente e branca recortada. As causas da língua denteada incluem situações que produzem pressão anormal da língua, como movimentos da língua contra os dentes, empurrar a língua, sugar a língua, trincar os dentes, bruxismo, ou língua alargada. O padrão pode ser acentuado quando é aplicada pressão em áreas de diastema (espaço entre os dentes). A língua denteada é vista em pacientes normais, e também associada a distúrbios da articulação temporomandibular e distúrbios genéticos como síndrome de Down. A condição é inofensiva e assintomática. O tratamento tem como objetivo a eliminação do hábito. A linha alba proeminente na mucosa bucal, um achado coexistente frequente, é causada por pressão intraoral negativa com sucção da língua em pessoas que trincam os dentes ou apresentam bruxismo.

Macroglossia (Figs. 45.3 e 45.4) A macroglossia envolve uma língua anormalmente alargada. Para avaliar o tamanho da língua, a língua deve estar completamente relaxada. A altura normal do dorso da língua deve estar alinhada com o plano oclusal dos dentes mandibulares. As bordas laterais da língua devem estar em contato, não se sobrepor, às cúspides linguais dos dentes mandibulares. Uma língua que se estende além dessas dimensões está alargada.

A macroglossia pode ser congênita ou adquirida. A macroglossia congênita pode ser causada por hipertrofia muscular idiopática, hemi-hipertrofia muscular, tumores benignos, malformações vasculares, hamartomas, reações alérgicas ou cistos. A macroglossia congênita que se desenvolve em pessoas muito jovens é um componente da síndrome de Beckwith-Wiedemann e da síndrome de Down. A macroglossia adquirida pode ser o resultado de alargamento passivo da língua quando os dentes mandibulares são perdidos. Nesse caso, o alargamento pode ser localizado ou difuso, dependendo do tamanho da área edêntula. Doenças sistêmicas, como acromegalia, amiloidose, hipotireoidismo ou neoplasmas, que podem obstruir a drenagem linfática e produzir uma língua edemaciada, podem causar macroglossia. Os indicadores de uma língua alargada são alargamento focal ou difuso da língua, dificuldades de fala, dentes deslocados, maloclusão ou língua denteada. Se o alargamento da língua interferir na sua função, pode ser necessária a eliminação da causa primária ou correção cirúrgica. Uma língua alargada pode fazer com que os pacientes tenham dificuldade em acomodar uma prótese removível.

Língua Pilosa *(Lingua Villosa, Coated Tongue)* (Figs. 45.5 e 45.6) Língua pilosa é um alongamento anormal das papilas filiformes que dá ao dorso da língua uma aparência de pelos. É uma resposta hipertrófica associada à deposição aumentada de queratina ou descamação tardia da camada cornificada. Pacientes que não higienizam suas línguas são os mais comumente afetados. Terapia para câncer, infecção com *Candida albicans,* irradiação, higiene oral mal feita, mudança no pH oral, fumo e uso de antibióticos ou enxaguantes bucais oxidantes estão associados a essa condição.

A língua pilosa pode ser branca, amarela, verde, marrom ou preta, daí os nomes língua branca e língua amarelo-amarronzada, ou língua preta pilosa. A cor da lesão é um resultado de fatores intrínsecos (organismos cromogênicos) e fatores extrínsecos (comida, bebida [café, chá] e manchas de cigarro). A língua pilosa ocorre com mais frequência em homens e, principalmente, em pessoas com mais de 30 anos de idade. Aumenta em frequência com a idade e o consumo de uma dieta pastosa. A condição começa na linha média da língua próxima ao forame cego e se espalha lateral e anteriormente. As papilas filiformes afetadas se descolorem, alongam-se progressivamente e podem atingir uma extensão de vários milímetros. Geralmente, a língua pilosa é somente de preocupação cosmética, e a língua permanece assintomática. Escovar a língua diariamente com pastas abrasivas, em conjunto com eliminação de fatores predisponentes leva à resolução. Em casos refratários, uma condição subjacente, como boca seca ou diabetes melito, deve ser investigada.

Leucoplasia Pilosa (Figs. 45.7 e 45.8) A leucoplasia pilosa é uma doença caracterizada por lesões salientes, brancas e corrugadas na borda lateral da língua. É causada pela replicação do vírus de Epstein-Barr dentro das células epiteliais afetadas. A lesão é vista quase que exclusivamente em pacientes infectados com o vírus da imunodeficiência humana (HIV), ou pessoas com imunossupressão resultante de drogas administradas em virtude de transplante de órgãos ou doença sistêmica. A lesão branca está localizada principalmente nas bordas laterais da língua, mas pode se estender até cobrir o palato e a mucosa bucal. A leucoplasia pilosa é chamada assim, porque a descamação semelhante a pelos da camada da superfície paraqueratótica é evidente histologicamente. O organismo fúngico, *Candida albicans,* é associado, com frequência, a essa lesão.

Lesões iniciais em dobras brancas débeis que se alternam e canais rosados adjacentes que produzem uma aparência característica de tábua de lavar roupa com faixas brancas. As faixas eventualmente coalescem para formar placas brancas discretas ou placas corrugadas brancas extensas. Grandes lesões são geralmente assintomáticas, têm bordas mal demarcadas e não desaparecem com fricção. É comum a ocorrência bilateral, mas lesões unilaterais são possíveis. Agentes antivirais que bloqueiam ou limitam a replicação dos vírus Epstein-Barr são úteis, reduzindo o tamanho ou eliminando as lesões. As terapias que retornam imunológicas também levam à resolução.

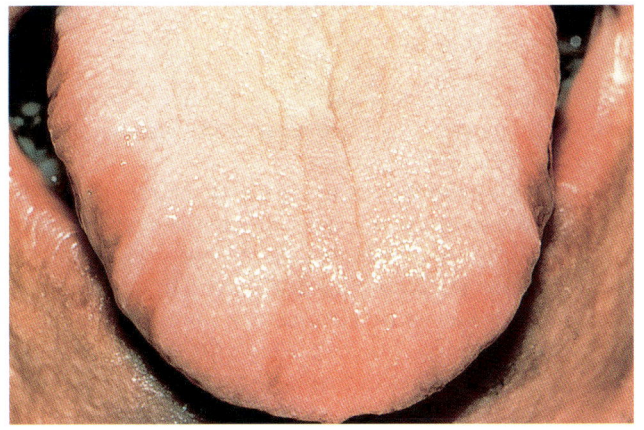

Fig. 45.1. Língua denteada: associada a trincamento dos dentes.

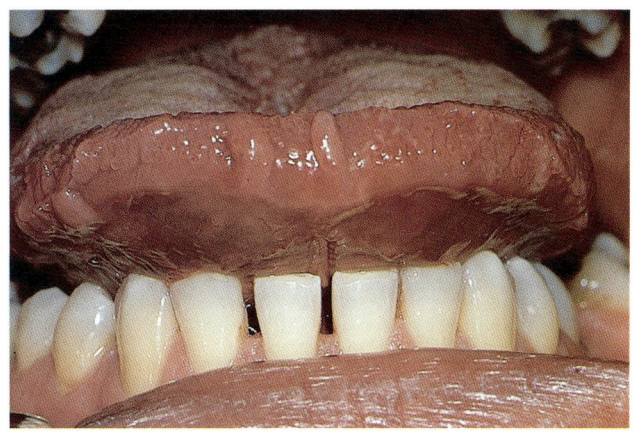

Fig. 45.2. Língua recortada: causada por sucção da língua.

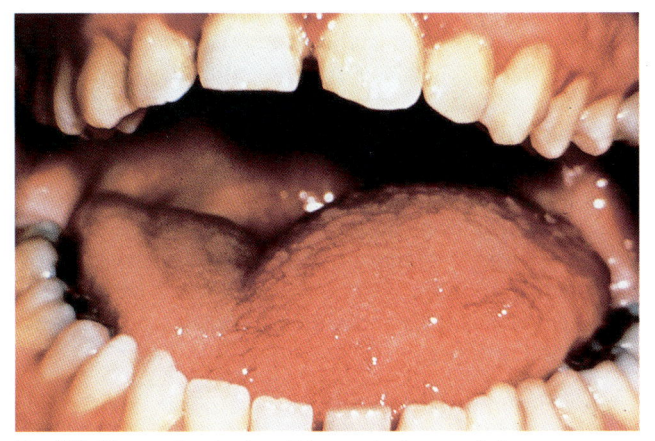

Fig. 45.3. Macroglossia: hemi-hipermetrofia congênita.

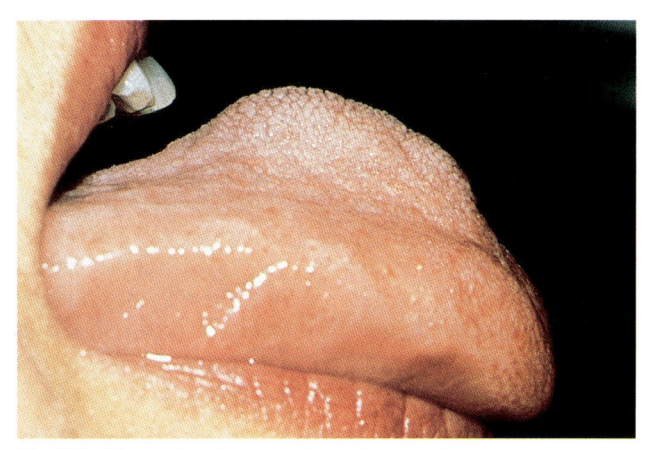

Fig. 45.4. Macroglossia: causada por hemangioma.

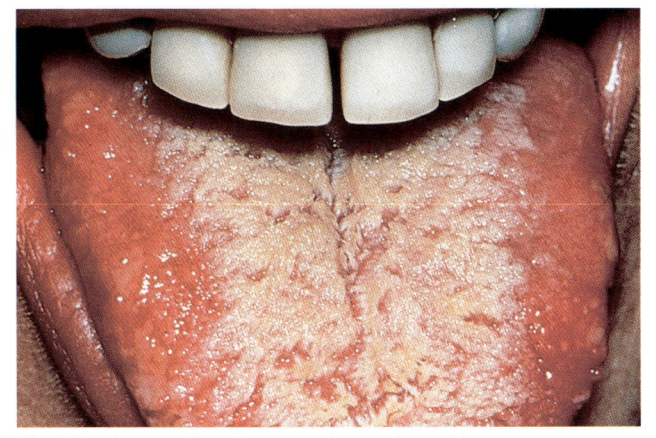

Fig. 45.5. Língua pilosa branca: de terapia antidrogas.

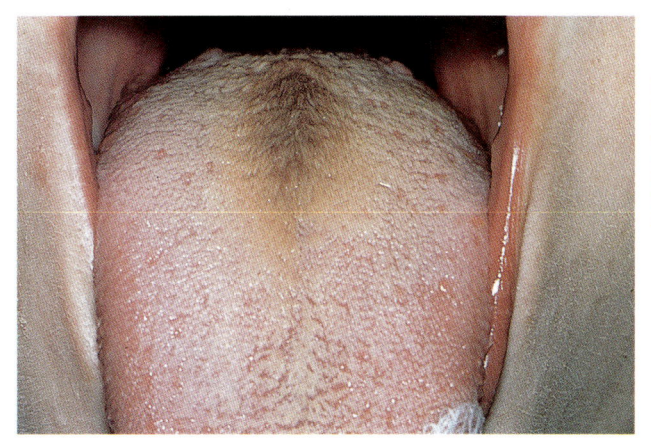

Fig. 45.6. Língua peluda marrom: após antibióticos.

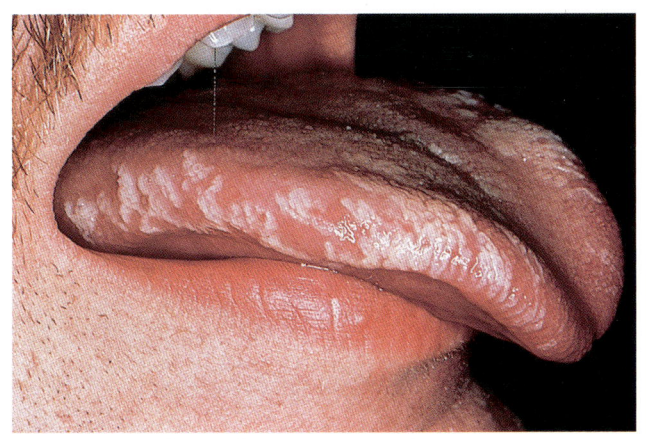

Fig. 45.7. Leucoplasia pilosa: corrugações brancas na AIDS.

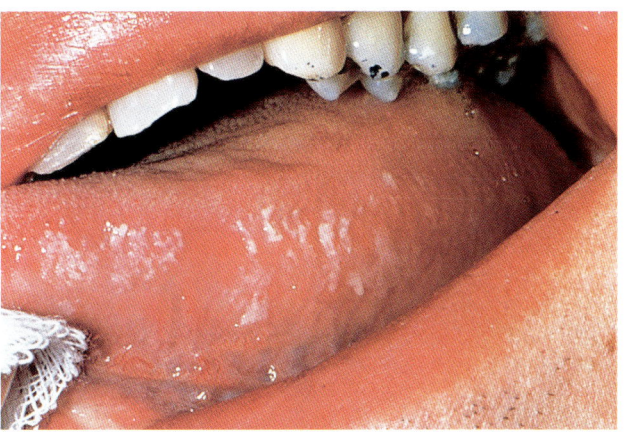

Fig. 45.8. Leucoplaquia cabeluda: vista durante tratamento dentário.

CONDIÇÕES PECULIARES À LÍNGUA

Língua Geográfica (Glossite Benigna Migratória, *Erythema Migrans*) (Figs. 46.1-46.4) A língua geográfica é uma condição inflamatória benigna, caracterizada por placas irregulares encontradas no dorso da língua. O padrão irregular das placas dá à superfície da língua uma aparência de mapa, daí o termo *geográfica*. Ocorre em cerca de 1% da população. Mulheres e adultos jovens são afetados com mais frequência. A causa é desconhecida, mas estresse, deficiências nutricionais e fatores hormonais e hereditários podem ser relevantes. A condição classicamente ocorre nas superfícies dorsais e laterais dos dois terços anteriores da língua, afetando somente as papilas filiformes e deixando as papilas fungiformes intactas.

A língua geográfica se manifesta em três padrões: (1) áreas desiguais de papilas filiformes descamadas; (2) áreas desiguais descamadas, delineadas por bordas salientes, brancas e circinadas (em forma de anel) e (3) áreas desiguais de papilas filiformes descamadas, margeadas por uma faixa eritematosa de inflamação. Podem estar presentes misturas desses padrões, e o padrão da superfície da língua pode mudar em tamanho e local de um dia para o outro. São incomuns sintomas nos dois primeiros padrões, mas a presença da faixa inflamatória vermelha está com frequência associada à irritação por comida condimentada e relatos de ardência. A condição pode aparecer repentinamente e persistir por meses ou anos. Remissões espontâneas e recorrências são típicas.

Estomatite Geográfica (*Areata Erythema Migrans*) (Figs. 46.5 e 46.6) A estomatite é a inflamação da cobertura mucosa de qualquer dos tecidos moles da boca. A língua geográfica é ocasionalmente vista em associação à estomatite geográfica e com frequência à língua fissurada. A estomatite geográfica produz placas anelares vermelhas nas mucosas labial e bucal, no palato mole e ocasionalmente no assoalho da boca. As placas são erosões leves da mucosa. Quando assintomáticas, a língua geográfica ou a estomatite não requerem tratamento. Lesões sintomáticas geralmente respondem a anestésicos tópicos ou esteroides tópicos, em combinação com redução de estresse.

Anemia (Fig. 46.7) A anemia é uma condição caracterizada por aporte deficiente de oxigênio para os tecidos corporais, como resultado da redução do número de eritrócitos, hemoglobina (a proteína dentro das hemácias que carrega oxigênio) ou do volume de sangue total. As causas subjacentes da anemia incluem produção diminuída de eritrócitos, causada por estado de deficiência nutricional ou supressão de medula óssea, destruição aumentada de eritrócitos ou perda de sangue aumentada como resultado de hemorragia. A deficiência de ferro é o tipo mais comum de anemia, com frequência afetando mulheres de meia-idade e adolescentes. Produz uma anemia microcítica (hemácias pequenas). Deficiência de vitamina B_{12} e acido fólico causam anemia macrocítica (hemácias grandes).

A anemia é um sinal de uma doença subjacente. Assim, deve-se sempre procurar a causa da anemia. A anemia produz mudanças nas membranas da mucosa oral, mas essas alterações não são úteis para distinguir o tipo de anemia. A análise dos índices de eritrócitos é necessária para um diagnóstico preciso. Manifestações intraorais de anemia são mais proeminentes na língua. O dorso da língua inicialmente aparece pálido, com achatamento das papilas filiformes. A atrofia continuada das papilas resulta em uma superfície que é desprovida de papilas e tem aparência lisa, seca e vítrea. Essa condição é geralmente chamada língua lisa. No estágio final, é vista uma língua carnuda ou vermelho-viva, algumas vezes com aftas orais concorrentes.

A anemia produz uma língua inflamada, dolorida (glossodinia) ou com sensação de ardência (glossopirose). Os lábios podem estar afinados e firmes, e a largura da boca pode desenvolver uma aparência estreitada. Outros sinais clínicos associados incluem queilite angular, aftas, disfagia, eritema e erosões da mucosa, palidez, respiração entrecortada, fadiga, tontura, taquicardia, parestesias nas extremidades e dificuldade de andar. Após a terapia a aparência do tecido oral melhora.

Língua Fissurada (Fig. 46.8) A língua fissurada é uma condição relativamente comum que apresenta numerosos sulcos lineares ou fissuras no dorso da língua. Em crianças, com frequência está associada a doenças herdadas e é um componente da síndrome de Melkersson-Rosenthal (língua fissurada, lábios edemaciados e paralisia facial; Figs. 50.4-50.6). Em adultos, está geralmente associada à xerostomia. Muitas drogas terapêuticas – principalmente antidepressivos, anti-histamínicos, anti-hipertensivos e agentes cardíacos, descongestionantes, bloqueadores ganglionares e tranquilizantes – produzem xerostomia e por consequência língua fissurada.

A língua fissurada pode ter aparência variada. Muitos casos têm um sulco proeminente na linha média e diversos sulcos laterais ramificados. Outros têm sulcos ondulados irregulares múltiplos. As fissuras com frequência têm de 2 a 5 mm de profundidade e têm larguras variáveis que se estreitam em direção à periferia. Entremeadas entre as fissuras estão ilhas de papilas que podem ter aparência seca, atrofiada ou geográfica. Há forte associação com língua geográfica. A maior parte dos pacientes é assintomática, embora alguns possam relatar desconforto leve ou ardência. A condição é benigna e não requer tratamento. No entanto, os pacientes devem ser encorajados a escovar as regiões afetadas para minimizar acúmulo de alimentos e bactérias.

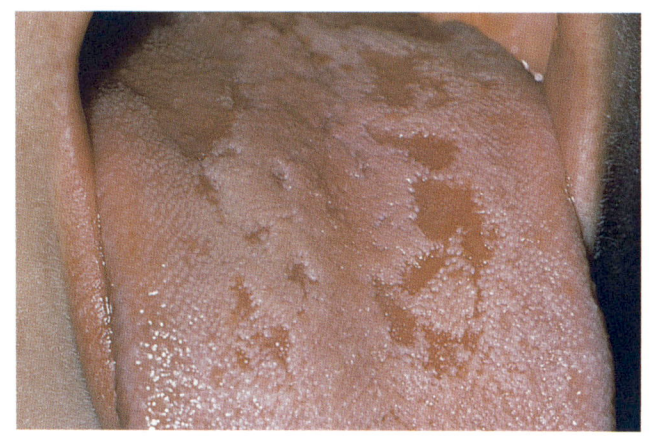

Fig. 46.1. **Língua geográfica:** áreas desnudadas assintomáticas.

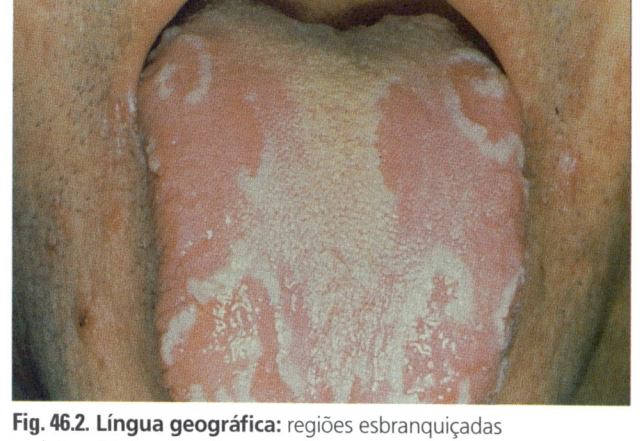

Fig. 46.2. **Língua geográfica:** regiões esbranquiçadas assintomáticas.

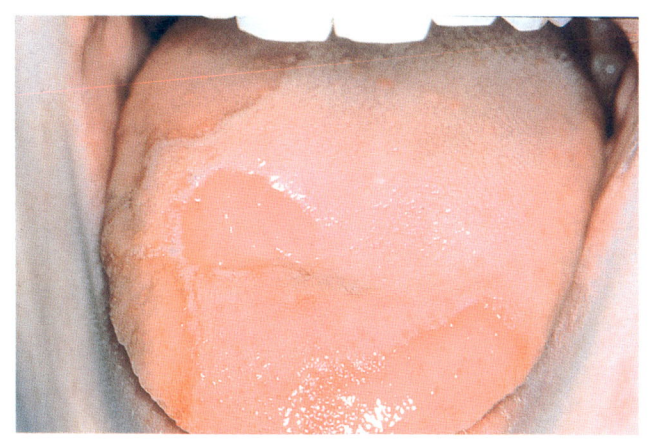

Fig. 46.3. **Língua geográfica:** vermelha e dolorida.

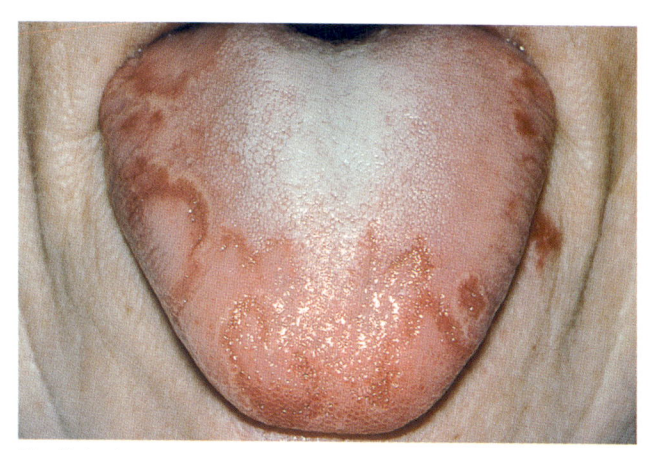

Fig. 46.4. **Língua geográfica:** vermelha e dolorida.

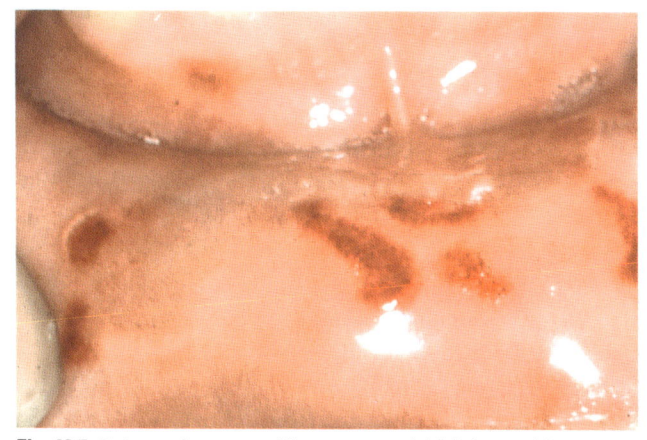

Fig. 46.5. **Estomatite geográfica:** mucosa labial sintomática.

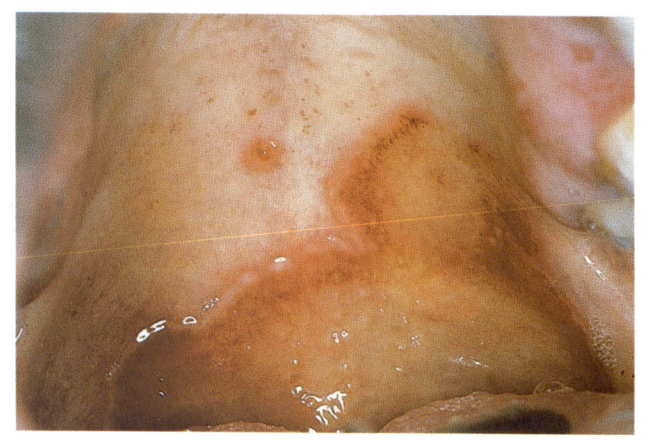

Fig. 46.6. **Estomatite geográfica:** padrão anelar no palato.

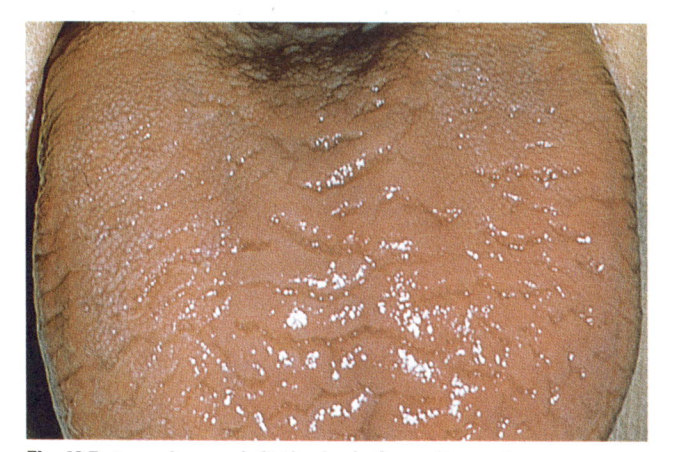

Fig. 46.7. **Anemia por deficiência de ferro:** língua lisa, com ardência.

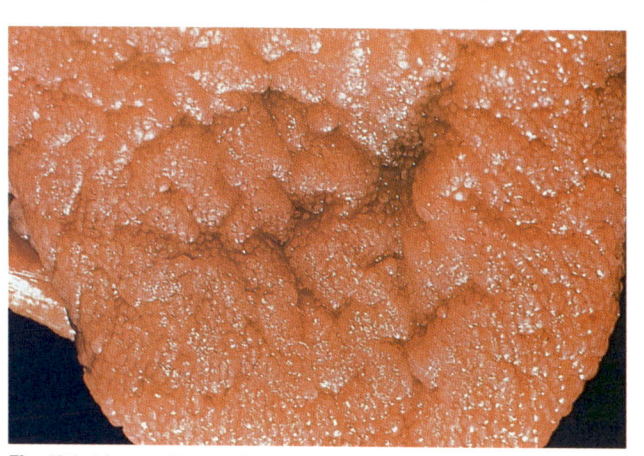

Fig. 46.8. **Língua fissurada:** seca, fissurada e atrófica.

CONDIÇÕES PECULIARES À LÍNGUA

Cisto de Blandin-Nuhn (Fenômeno de Retenção de Muco Lingual) (Fig. 47.1) As glândulas de Blandin-Nuhn são glândulas salivares acessórias na superfície ventral da língua, compostas de elementos serosos e mucosos mistos. Os cistos se desenvolvem quando trauma na superfície ventral induz extravasamento de saliva para os tecidos circundantes. Aparece com uma tumefação rosa-avermelhada indolor pequena, com bordas salientes e bem demarcadas. A lesão é macia e flutuante. Quando superficial, o cisto assemelha-se a um balão e tem base pedunculada. Lesões mais profundas têm base séssil. Embora geralmente induzido por trauma, o cisto de Blandin-Nuhn pode ser congênito. A variante congênita pode representar um cisto verdadeiro no ducto salivar revestido de epitélio. Esses cistos raramente excedem 1 cm de diâmetro. O tratamento é biópsia excisional.

Glossite Romboide Mediana (Figs. 47.2-47.4) Já se pensou que a glossite romboide mediana fosse um defeito de desenvolvimento, a descida incompleta do tubérculo ímpar. Essa teoria não é mais válida. Agora é aceito que a glossite romboide mediana seja uma área vermelha romboide ou ovoide na língua que resulta de uma infecção crônica por *C. albicans*. A localização mais comum é a linha média do dorso da língua, exatamente anterior às papilas circunvaladas. O tamanho e a forma variam, mas com frequência aparece como uma lesão vermelha bem definida de 1 a 2,5 cm com bordas irregulares, mas arredondadas. Afeta pessoas de meia-idade e raramente afeta crianças. Não há predileção racial. A prevalência é com frequência maior em pacientes que têm diabetes, são imunossuprimidos ou completaram curso de antibiótico de amplo espectro.

A glossite romboide mediana se apresenta no início de seu curso como uma placa vermelho-viva, macia e desnudada, desprovida de papilas filiformes. Com o tempo, a lesão se torna granular e lobular. Uma lesão candidal palatal eritematosa é algumas vezes observada diretamente sobre a lesão da língua. Nesse caso, a condição é chamada de candidíase multifocal crônica (Figs. 47.3 e 47.4).

A glossite romboide mediana é facilmente reconhecida por sua aparência clínica, localização característica e natureza assintomática. O reconhecimento no início e o tratamento com agentes antifúngicos geralmente levam à resolução. A glossite romboide mediana no estágio final é geralmente assintomática e refratária a tratamento antifúngico, conforme a lesão se torna fibrosa e hipovascular.

Tumor Celular Granular (Figs. 47.5 e 47.6) O tumor celular granular é um tumor de tecidos moles, raro e benigno, composto de células poligonais que têm citoplasma extremamente granular. Esse tumor pode ocorrer em locais cutâneos, mucosos e viscerais, mas cerca de 50% dos casos ocorrem na superfície dorsal lateral da língua. Sua histogênese é controversa, mas a maioria dos especialistas acredita que é uma proliferação benigna de células neurais ou endócrinas.

O tumor celular granular pode ocorrer em qualquer idade e em qualquer raça, mas tem leve predileção por mulheres. Geralmente a lesão consiste em um nódulo submucosal em forma de domo assintomático e solitário, coberto clinicamente por tecido normal, amarelo ou branco. A superfície é geralmente lisa, mas pode estar ulcerada se traumatizada. O tumor é com frequência séssil, bem circunscrito, e firme à compressão. O crescimento é muito lento e indolor; alguns tumores crescem até vários centímetros em tamanho. Lesões maiores podem demonstrar uma área central com leve depressão. Em casos raros, essas lesões são encontradas na superfície ventral da língua ou na mucosa bucal. Aproximadamente 10% dos pacientes afetados experimentam lesões múltiplas.

Esse tumor é caracterizado por hiperplasia pseudoepiteliomatosa sobrejacente às células neoplásicas granulares. Em alguns casos, essa hiperplasia pode lembrar de forma enganosa um carcinoma epidermoide. A excisão conservadora local é o tratamento de preferência. Essas lesões não tendem a recorrer.

Tireoide Lingual (Fig. 47.7) A tireoide lingual é um nódulo incomum de tecido tireoidiano, encontrado exatamente posterior ao forame cego no terço posterior da língua. Ocorre quando tecido embrionário da glândula tireoide não consegue migrar para a superfície anterolateral da traqueia. O tecido tireoidiano persistente ocorre com muito mais frequência em mulheres do que em homens (a razão é 4:1) e pode aparecer em qualquer idade. Se o tecido remanescente se tornar cístico, a condição se torna um cisto do ducto tireoglosso.

A tireoide lingual é uma massa assintomática, saliente, que tem geralmente cerca de 2 cm de diâmetro. A vascularização aumentada da superfície é uma característica de destaque. Sintomas de disfagia, disfonia ou hipotireoidismo se desenvolvem com mais frequência durante a puberdade, gravidez ou menopausa. Os médicos conseguem diferenciar essa lesão de lesões semelhantes, confirmando sua localização distintiva posterior às papilas circunvaladas e usando estudos com ingestão de iodo radioativo. A biópsia deve ser adiada até que se certifique de que o resto da glândula tireoide esteja presente e funcionando. Em mais de 50% dos pacientes com tireoide ectópica, a tireoide lingual é o único tecido tireoidiano ativo presente.

***Piercing* Corporal (Bijuterias Orais) (Fig. 47.8)** O *piercing* corporal é a colocação de um objeto estranho através do tecido corporal. Localizações extraorais comuns incluem as sobrancelhas, asas do nariz e umbigo. Intraoralmente, a dobra mucobucal do lábio inferior e a língua são locais comuns. Um objeto popular colocado na língua como *piercing* é o haltere metálico. O *piercing* corporal pode ser executado sem anestesia e sem a menor preocupação com controle de infecções. Ocorrências adversas comuns associadas ao *piercing* incluem infecção, edema, sangramento, reações alérgicas, fraturas nos dentes e defeitos mucogengivais. A peça precisa ser removida antes da realização de radiografias, e os pacientes devem ser advertidos sobre os problemas de saúde em potencial associados a esses objetos.

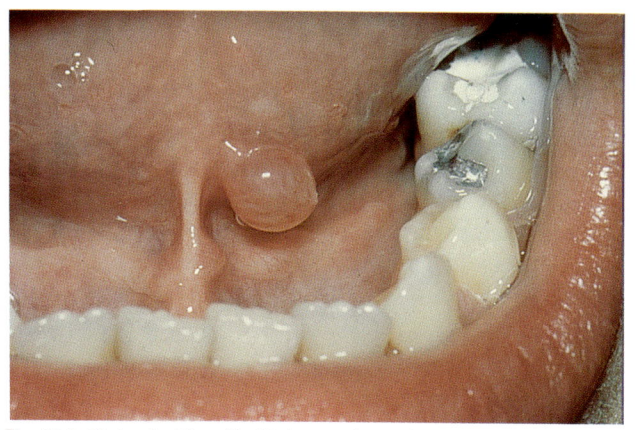

Fig. 47.1. Cisto de Blandin-Nuhn: variante de uma mucocele.

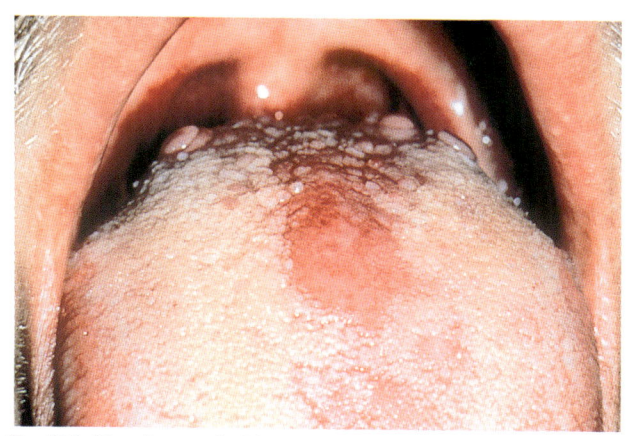

Fig. 47.2. Glossite romboide mediana: apresentação típica.

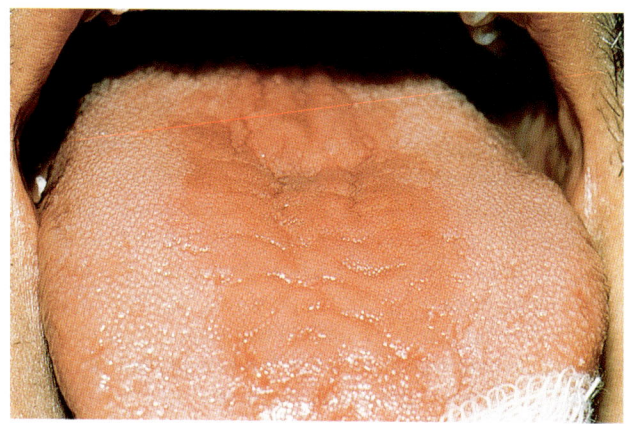

Fig. 47.3. Glossite romboide mediana: placa desnudada lisa.*

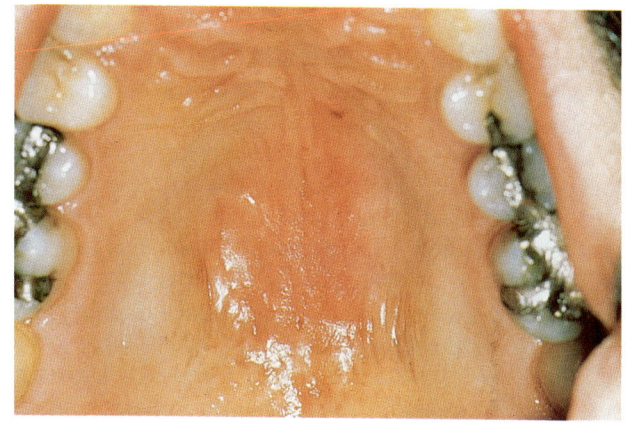

Fig. 47.4. Lesão palatina de contato: borda irregular vermelha.*

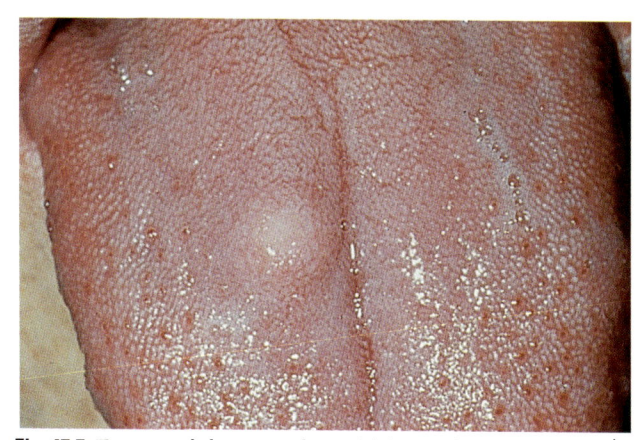

Fig. 47.5. Tumor celular granular: nódulo cor de rosa na língua.‡

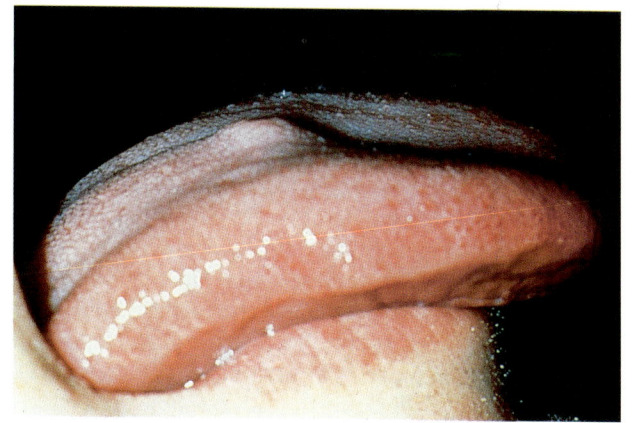

Fig. 47.6. Tumor celular granular: aparência saliente evidente.‡

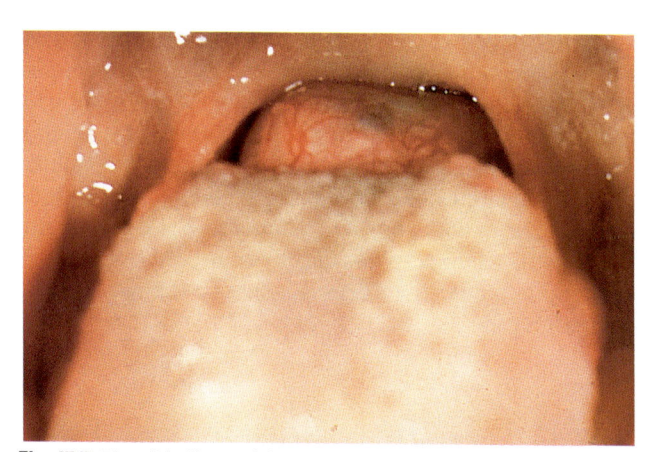

Fig. 47.7. Tireoide lingual: língua com massa vascular na linha média.

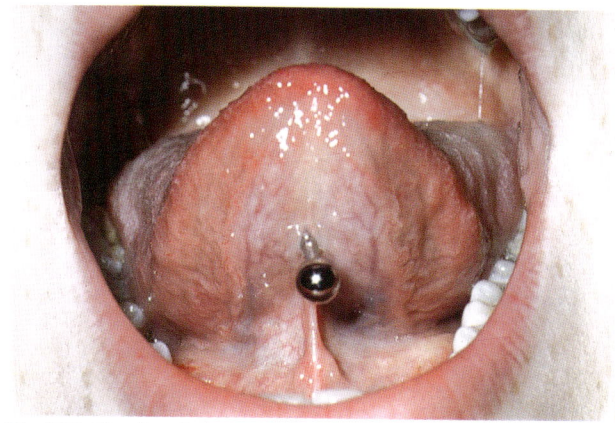

Fig. 47.8. *Piercing*: haltere na língua.

CONDIÇÕES PECULIARES AOS LÁBIOS

Queilose Actínica (Queilite Actínica) (Figs. 48.1 e 48.2) A queilose actinica é uma lesão pré-maligna do vermelhão do lábio inferior, causada por exposição excessiva à luz do sol. Homens mais velhos, de pele clara, com ocupações ao ar livre são geralmente afetados. Em estágios iniciais, o lábio inferior é vermelho e atrofiado com áreas sutis com manchas pálidas intervenientes e perda da borda do vermelhão do lábio. Com exposição ao sol aumentada, desenvolvem-se áreas escamosas irregulares que podem ficar espessas e conter placas brancas focais que podem descascar. Os lábios lentamente se tornam firmes, levemente edemaciados, fissurados e evertidos. A ulceração com uma crosta superficial amarela fina é típica da condição crônica. As úlceras podem ser causadas por trauma, perda de elasticidade, ou podem ser um sinal inicial de transformação displásica ou carcinomatosa. As características histológicas incluem atrofia epitelial, degeneração de colágeno basofílica subepitelial e fibras de elastina aumentadas. A biópsia é recomendada para excluir doenças semelhantes relacionadas com o sol, como displasia epitelial, carcinoma *in situ*, carcinoma de células basais, carcinoma de células escamosas, melanoma maligno, queratoacantoma, queilite glandular e herpes labial.

Até 10% dos casos de queilose actínica evoluem para câncer. Os médicos devem advertir o paciente sobre a probabilidade de progressão da doença sem o uso de agentes protetores/bloqueadores solares. Mudanças displásicas devem ser tratadas cirurgicamente ou com aplicações tópicas de 5-fluorouracil.

Queilite por *Candida* (Figs. 48.3 e 48.4) A queilite por *Candida* é uma condição inflamatória dos lábios, causada por *C. albicans* (um fungo) e o hábito de lamber os lábios. Em suas apresentações típicas, os organismos candidais obtêm acesso e invadem as camadas superficiais dos lábios após ruptura mucosal, que é causada pelo molhar e secar repetido dos tecidos labiais. Resultam descamação e fissuras do epitélio superficial, e uma escama fina esbranquiçada consistindo de muco salivar ressecado pode ser vista. Em crianças, a pele perilabial afetada fica hiperemiada, atrofiada e fissurada. Lábios fissurados, secos, prurido e ardência e dificuldades com alimentos condimentados são sintomas frequentes. A fase crônica dessa infecção é caracterizada por fissuras verticais, doloridas, que ulceram e cicatrizam lentamente. Pomada de nistatina é útil para resolver a condição, mas a resolução completa requer eliminação do hábito de lamber os lábios. Em casos persistentes, uma condição subjacente (p. ex., diabetes melito ou infecção por HIV) deve ser excluída. Uma reação hipersensível aos ingredientes contidos nos protetores labiais ou batons pode imitar clinicamente essa condição.

Queilite Angular *(Perlèche)* (Figs. 48.5 e 48.6) A queilite angular é uma condição dolorosa, consistindo em fissuras eritematosas irradiantes nos cantos da boca. A condição é mais comumente vista após os 50 anos e geralmente é encontrada em mulheres e pessoas que usam prótese. Infecção por *C. albicans, Staplylococcus aureus,* ou ambas, é causa. Esses patógenos são transportados para os cantos da boca por acúmulo de saliva e lamber frequente os cantos da boca (*perlèche*: lamber em francês). Os pacientes com frequência executam esse hábito inconscientemente em um esforço para aliviar a área.

A queilite angular inicialmente produz tecido mucocutâneo macio, vermelho e ulcerado nos cantos da boca. Com o tempo, as fissuras eritematosas se tornam profundas e se estendem vários centímetros além da comissura na pele perilabial, ou ulceram e envolvem as mucosas labial e bucal. As úlceras com frequência desenvolvem crostas que se partem e reulceram durante a função oral normal. Pequenos nódulos amarelo-amarronzados, granulomatosos, podem aparecer eventualmente, O sangramento não é frequente.

A queilite angular é crônica e geralmente bilateral e está com frequência associada à estomatite ou glossite, causada por próteses. As condições que a predispõem incluem anemia, higiene oral mal feita, uso frequente de antibióticos de espectro amplo, dimensão vertical diminuída, alta ingestão de sacarose, boca seca, dobras periorais acentuadas, e deficiência de vitamina B. O tratamento deve incluir medidas preventivas (como eliminação de fatores traumáticos, higiene oral meticulosa, restabelecimento da dimensão vertical correta e fluxo salivar) combinadas com terapias tópicas com antifúngicos e antibióticos. Suplementação vitamínica também provou ser benéfica. A eliminação de qualquer hábito de lamber os lábios é também parte do protocolo de administração.

Queilite Esfoliativa (Figs. 48.7 e 48.8) A queilite esfoliativa é uma condição persistente que afeta os lábios e é caracterizada por fissuras, descamação e formação de crostas hemorrágicas. *C. albicans,* sepse oral, estresse, lamber e morder os lábios habitualmente e alérgenos de contato são agentes etiológicos. Foi relatada associação a distúrbios psicológicos e da tireoide. Essa condição geralmente começa com uma fissura única próxima da linha média do lábio inferior e se espalha produzindo fissuras múltiplas. As fissuras podem por fim desenvolver uma escama amarelo-esbranquiçada ou ulcerar e formar crostas hemorrágicas em todo o lábio. A condição é com frequência incômoda e de má aparência, com o lábio inferior demonstrando sinais mais proeminentes. Quando a condição é sintomática, o sintoma principal geralmente é ardência. A queilite esfoliativa tem predisposição em garotas adolescentes e mulheres jovens, e foi relatado que o estresse pode causar exacerbações agudas. Pelo fato de a causa da condição ser aparentemente multifatorial, a queilite esfoliativa é difícil de administrar e pode persistir por muitos anos. O tratamento é mais bem feito por meio da eliminação dos fatores de predisposição sistêmicos ou psicológicos, aliados à aplicação tópica de pomadas antifúngicas.

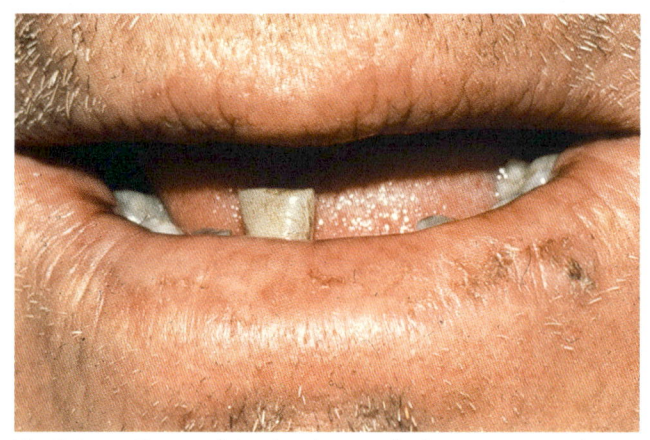

Fig. 48.1. Queilose actínica: borda vermelha frouxa e escamada.

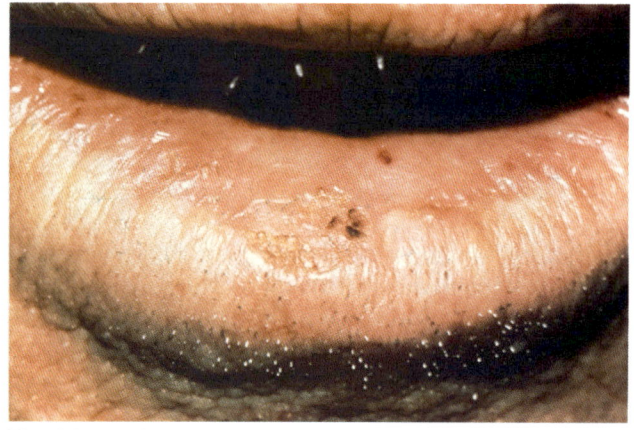

Fig. 48.2. Queilose actínica: evertida, espessada com crostas.

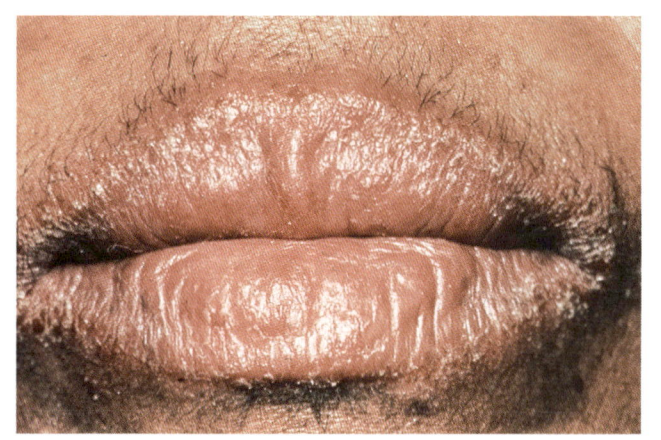

Fig. 48.3. Queilite por *Candida*: escamação esbranquiçada e mucina seca.

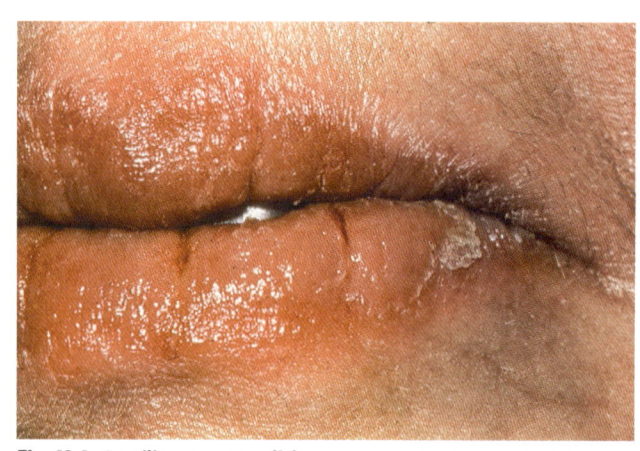

Fig. 48.4. Queilite por *Candida*: em um paciente com diabetes não controlada.

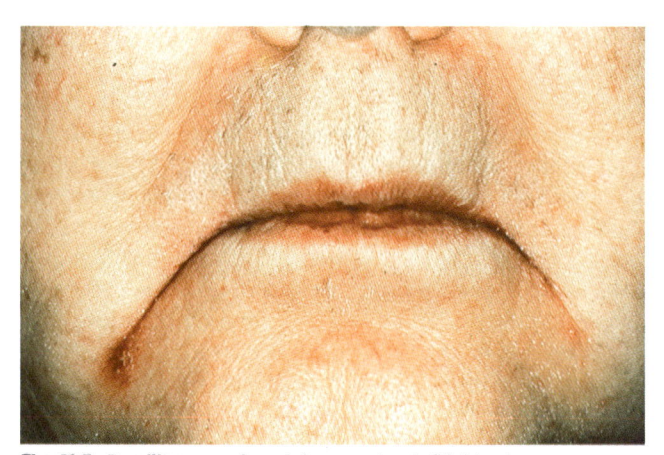

Fig. 48.5. Queilite angular: dobras periorais flácidas.*

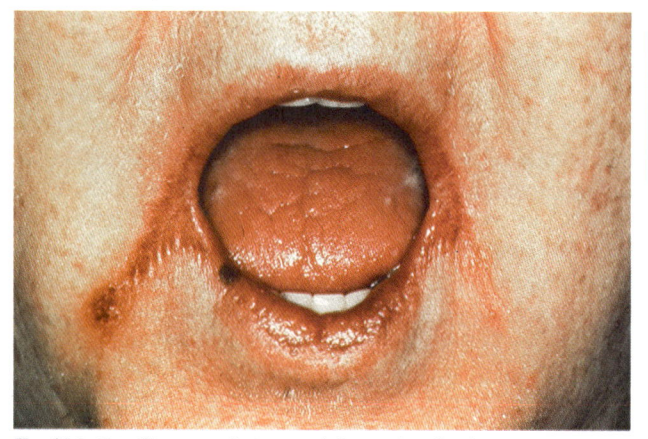

Fig. 48.6. Queilite angular: em adulto mais velho.*

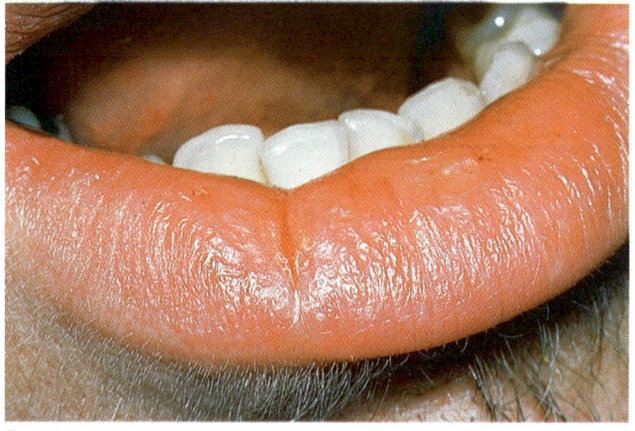

Fig. 48.7. Queilite esfoliativa: lesão inicial; fissura simples.

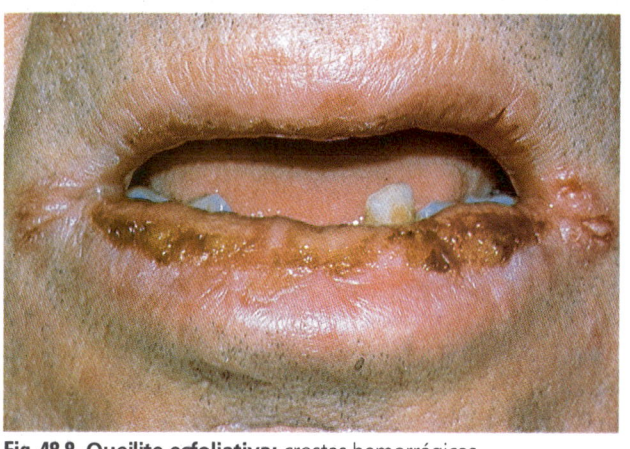

Fig. 48.8. Queilite esfoliativa: crostas hemorrágicas.

NÓDULOS NOS LÁBIOS

Mucocele (Fenômeno de Extravasamento de Muco) (Figs. 49.1 e 49.2) A mucocele é uma tumefação do lábio ou da mucosa que se deve a muco das glândulas salivares acessórias da boca que extravasa para o tecido mole quando um ducto de glândula salivar é lesado. A maior parte das mucoceles ocorre na mucosa labial mandibular. Falta revestimento epitelial (então não são um cisto verdadeiro) e são rodeados por tecido granulado. A rânula é uma variante da mucocele no assoalho da boca, causada por trauma a um ducto glandular sublingual (ducto de Bartholin) ou, raramente, ducto de Wharton da glândula submandibular. As mucoceles se distinguem do raro cisto no ducto salivar (cisto de retenção de muco), que é um cisto verdadeiro com um revestimento epitelial (Fig. 47.1).

A mucocele constitui a tumefação nodular mais comum do lábio inferior. Essas tumefações são assintomáticas, macias, flutuantes, cinza-azuladas e geralmente têm menos de 1 cm de diâmetro. O aumento em tamanho coincidente com as refeições pode ser uma descoberta ocasional. A localização mais comum é no lábio inferior entre a linha média e a comissura, mas outras localizações incluem a mucosa bucal, palato, assoalho da boca e língua ventral. As crianças e os adultos jovens são os afetados com mais frequência. O agente etiológico é trauma.

Mucoceles superficiais com frequência regridem espontaneamente, enquanto mucoceles mais profundas tendem a persistir e se exacerbar com traumas repetidos. Mucoceles persistentes são tratadas por excisão cirúrgica. A recorrência é possível se as glândulas salivares acessórias lesionadas não forem removidas ou se outros ductos forem lesados durante o procedimento.

Tumor nas Glândulas Salivares Acessórias (Figs. 49.3 e 49.4) Tumefações nodulares no lábio superior não são frequentes e são geralmente causadas por tumores benignos nas glândulas salivares menores. Cerca de 90% dos tumores salivares afetam as glândulas salivares maiores e somente 10% afetam as glândulas menores. Os tipos mais comuns de tumores benignos nas glândulas salivares são o adenoma canalicular e o adenoma pleomórfico. Esses tumores são caracterizados por encapsulamento, crescimento lento e longa duração (vários meses). Pessoas com mais de 30 anos de idade são as mais comumente afetadas. Clinicamente, o adenoma pleomórfico é uma lesão em forma de domo ou multinodular, variando de rosada a roxa que se projeta do aspecto interior do lábio ou vestíbulo. É geralmente semissólida, se move livremente, indolor e especialmente firme na palpação. A borda é bem circunscrita. Embora tenha potencial ilimitado para crescimento, o tumor geralmente permanece com < de 2 cm de diâmetro. Flutuação e ulceração superficial não são características clínicas comuns.

Tumores malignos nas glândulas salivares, como carcinoma mucoepidermoide e adenocarcinoma, são raros no lábio superior e podem ser distinguidos da neoplasia benigna por seu crescimento rápido e agressivo, curta duração e tendência a ulcerar e causar sintomas neurológicos. O tratamento da neoplasia glandular salivar consiste em excisão cirúrgica. Se a excisão for incompleta, é possível a recorrência.

Cisto Nasolabial (Cisto Nasoalveolar) (Figs. 49.5 e 49.6) O cisto nasolabial é um cisto de desenvolvimento do tecido mole localizado na região cúspide-lateral do incisivo do lábio superior. A causa não é certa, e foram sugeridas duas teorias. A teoria mais aceita é que os remanescentes epiteliais ficam aprisionados durante a fusão embriológica dos processos lateral nasal, globular e maxilar. Uma teoria mais recente sugere que o tecido se origina do ducto nasolacrimal. A proliferação da degeneração cística do tecido aprisionado geralmente não se torna clinicamente evidente até após os 30 anos de idade, mesmo que o tecido tenha estado aprisionado desde o nascimento. A condição tem predileção pelo sexo feminino.

O cisto nasolabial é uma tumefação palpável do lábio superior com frequência se estendendo da dobra muco-bucal que pode causar elevação da asa do nariz, dilatação da narina e alteração da dobra nasolabial. O cisto intraoral pode ser tenso ou flutuante. Dependendo do tamanho, pode afetar o encaixe de uma prótese maxilar. A aspiração produz um fluido amarelado ou cor de palha. O cisto é com mais frequência unilateral e geralmente não está em contato com o osso adjacente. Assim, os dentes maxilares permanecem vitais. Raramente, se o cisto nasolabial exercer pressão em um osso adjacente, resulta reabsorção local das estruturas ósseas. O tratamento é excisão simples.

Cisto de Implantação (Cisto de Inclusão Epitelial) (Fig. 49.7) O cisto de implantação é um cisto incomum surgido de reação a corpo estranho no epitélio superficial que é implantado dentro de estruturas epidérmicas após trauma de laceração. O cisto pode ocorrer intraoralmente ou extraoralmente em qualquer idade, e em qualquer raça ou gênero. Dentro da boca a lesão aparece como um nódulo firme, em forma de domo e que se move livremente no local da força propulsora, que é com frequência o lábio. Cistos de implantação são geralmente pequenos, solitários e assintomáticos. O crescimento parece ser constante, e a mucosa sobrejacente tem aparência lisa e rosada. Não aumenta durante as refeições, nem drenagem espontânea de mucina como visto na mucocele. O histórico de trauma também deve levar o médico a suspeitar dessa lesão. A excisão cirúrgica e exame histopatológico são recomendados.

Nódulos e Tumores Mesenquimais (Fig. 49.8) Vários tumores mesenquimais, como fibroma, lipofibroma e neuroma, podem causar tumefações nodulares dos lábios. O exemplo mostrado aqui é um neurofibroma. O neurofibroma pode ser solitário ou encontrado em conjunto com a doença de Recklinghausen (Figs. 70.7 e 70.8). Quando solitário, o neurofibroma é geralmente um nódulo assintomático, séssil e de superfície lisa na mucosa bucal, gengiva, palato ou lábios. O exame histológico do tumor mostra tecido conectivo e fibrilas nervosas. A descoberta de um neurofibroma solitário requer exame detalhado para verificar a existência de múltiplas neurofibromatoses, porque essa última condição está associada a uma tendência marcante para transformação em malignidade.

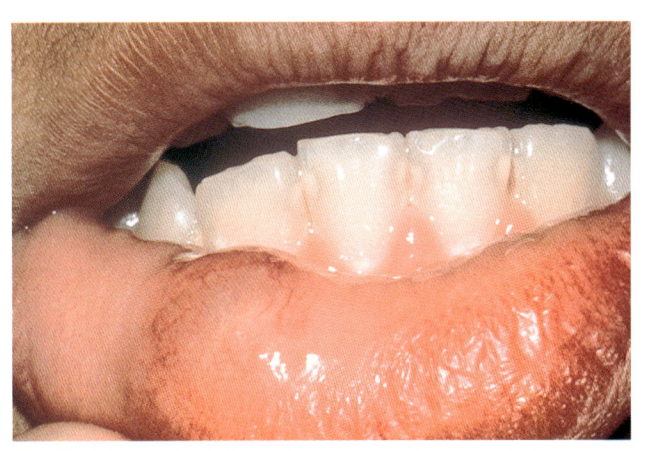

Fig. 49.1. Mucocele: pequena tumefação superficial azulada.

Fig. 49.2. Mucocele: lesão maior e mais profunda, azulada.

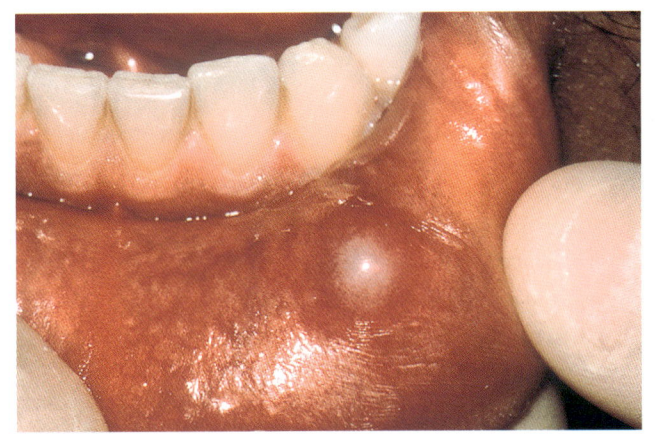

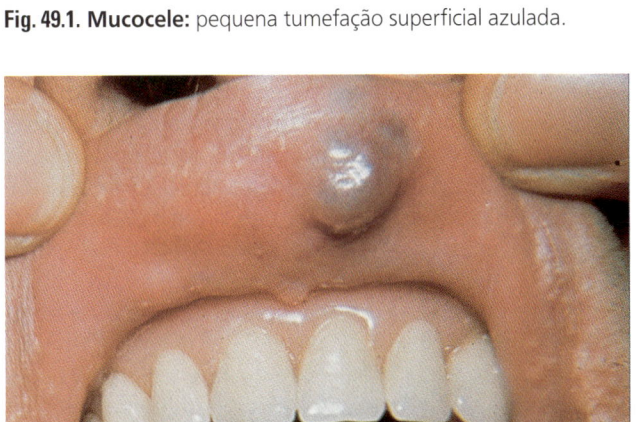

Fig. 49.3. Adenoma pleomórfico: um nódulo azulado firme.

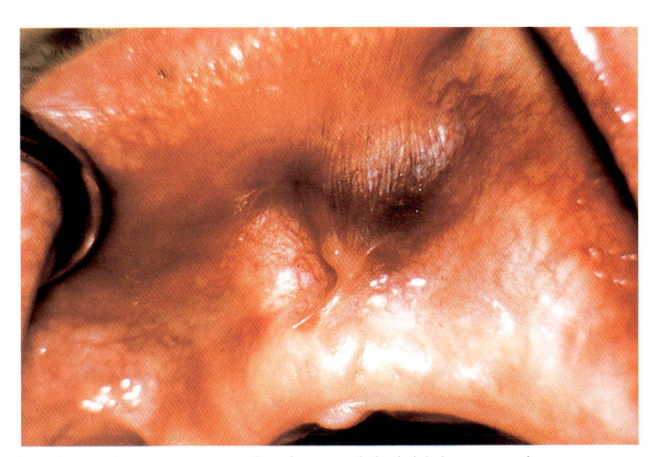

Fig. 49.4. Adenoma canalicular: nódulo labial arroxeado.

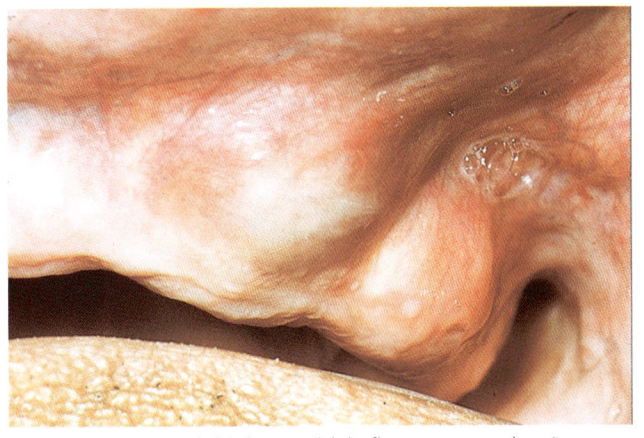

Fig. 49.5. Cisto nasolabial: um nódulo flutuante na palpação.

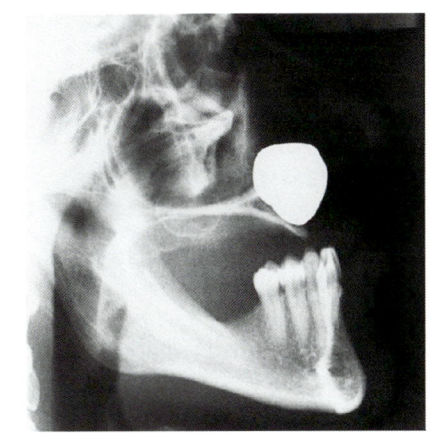

Fig. 49.6. Cisto nasolabial: injetado com meio de contraste.

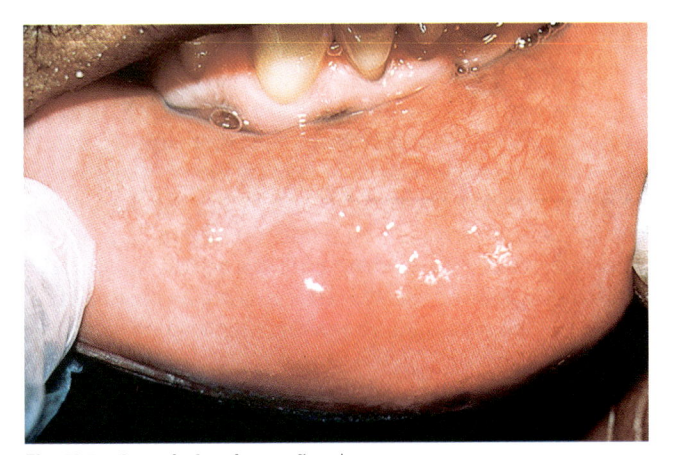

Fig. 49.7. Cisto de implantação: de trauma.

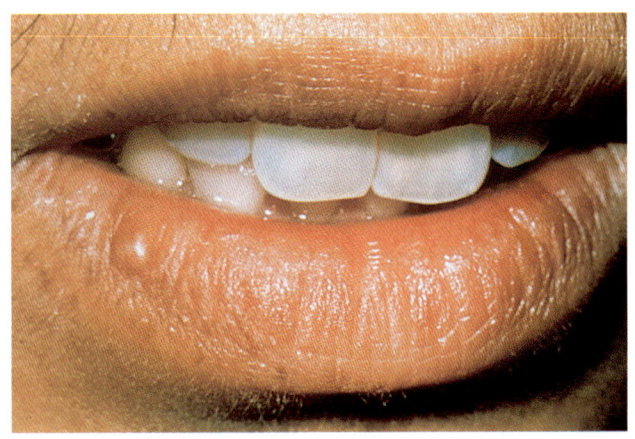

Fig. 49.8. Neurofibroma: base séssil, cor normal.

LESÕES EDEMATOSAS DOS LÁBIOS

Angioedema (Figs. 50.1 e 50.2) O angioedema é um acúmulo intraepitelial de fluidos que é geralmente resultado de uma reação alérgica (hipersensibilidade). Ocorre nas formas hereditária e adquirida e pode ser generalizado ou localizado. A maior parte dos casos é a forma adquirida e resulta de exposição a um alérgeno (como comida, cosméticos, látex ou estresse) que atrai mastócitos que desgranulam e liberam histamina. As infecções e doenças autoimunes podem induzir o angioedema, aumentando a permeabilidade capilar por meio da formação de complexos antígenos-anticorpos ou elevando o número de eosinófilos. As drogas inibidoras da enzima conversora da angiotensina usadas no tratamento de hipertensão podem causar angioedema ao aumentar os níveis de bradicinina. A histamina e a bradicinina medeiam a permeabilidade capilar e o vazamento de plasma para os tecidos moles.

O edema se desenvolve em minutos ou gradualmente em algumas horas. Quando o edema afeta os lábios, é geralmente uniforme e difuso, mas pode ser assimétrico. O vermelhão aparece estirado, evertido, flexível e menos distinto; o epitélio superficial permanece na cor normal ou fica levemente avermelhado. Edema na língua, assoalho da boca, pálpebras, face e extremidades podem acompanhar a condição. O angioedema adquirido é geralmente recorrente e autolimitado e representa pouca ameaça ao paciente. Os sintomas estão limitados à ardência e prurido. O tratamento envolve prescrição de anti-histamínicos, identificação e retirada do alérgeno e redução do estresse.

Os dois tipos da rara forma hereditária de angioedema (tipos 1 e 2) são dominantes autossômicos. Causam angioedema ao ativar a via do complemento. O envolvimento da faringe e da laringe é comum e pode ameaçar a vida. O angioedema hereditário responde mal à epinefrina, corticosteroides e anti-histamínicos. A administração envolve evitar atividades físicas violentas e traumas. Drogas androgênicas, como Danocrina (Danazol), ajudam a evitar ataques.

Queilite Glandular (Fig. 50.3) A queilite glandular é uma doença inflamatória crônica das glândulas salivares labiais que com mais frequência afeta homens mais velhos. O lábio inferior é particularmente suscetível e é caracterizado por alargamento difuso e lábios evertidos. Embora a causa permaneça mal compreendida, a condição está associada à exposição crônica ao sol e ao vento e, com menos frequência, ao fumo, higiene oral malfeita, infecção bacteriana e fatores hereditários.

As manifestações clínicas da queilite glandular incluem lábio inferior simetricamente alargado, evertido e firme. Com o tempo, as glândulas salivares labiais inflamadas alargam, e as aberturas dos ductos se tornam dilatadas, e aparecem múltiplas manchas vermelhas pequenas. Dessas aberturas é secretada uma exsudação viscosa, amarelada e mucopurulenta que torna o lábio pegajoso. A progressão da condição faz com que o lábio se torne atrofiado, seco, fissurado e escamado e fique dolorido. A distinção do vermelhão é geralmente perdida, e a infecção secundária de uma fissura labial profunda com frequência resulta em fístulas e escaras. Emolientes e protetores solares fornecem proteção. Casos graves requerem vermilionectomia (aplainar os lábios) que produz excelente resultado estético. Esses pacientes estão em risco aumentado de transformação em carcinoma de células escamosas.

Granulomatose Orofacial (Queilite Granulomatosa) (Figs. 50.4 e 50.5) A granulomatose orofacial é uma condição que resulta em edema indolor dos tecidos orofaciais com achados histológicos de inflamação granulomatosa nos tecidos. A condição tem duas variantes clinicas: queilite granulomatosa, que envolve somente os lábios, e síndrome de Melkersson-Rosenthal, que tem as características de paralisia facial unilateral, língua áspera fissurada e edema labiofacial persistente. A condição aparenta representar uma reação imune anormal à infecção por material estranho/alérgeno. Não há predileção de sexo. O edema labial se desenvolve lentamente no paciente jovem. Ambos os lábios podem estar firmes e edemaciados, mas o alargamento simétrico do lábio inferior é mais comum. O alargamento difuso é assintomático e não afeta a cor do lábio, mas nódulos discretos podem com frequência ser palpados. A língua, a mucosa bucal, a gengival, a mucosa palatal e a face podem ser afetadas. Os pacientes respondem à eliminação do alérgeno ou infecção odontológica, bem como injeções intralesionais de esteroides. É possível regressão espontânea.

Trauma (Fig. 50.7) O trauma nos lábios resulta com frequência em edema flutuante, irregular e muito doloroso. O trauma pode se originar de uma fonte externa ou pode ser autoinduzido. O trauma pode danificar o tecido mole dos lábios, resultando em laceração ou hemorragia. Fratura nos dentes pode acompanhar a condição. O alargamento traumático dos lábios é com frequência um problema em crianças e pacientes mentalmente incapazes que inadvertidamente mastigam seus lábios, enquanto sob anestesia local. Para danos aos lábios é melhor limitar influências traumáticas, aplicar compressas com gelo e tratar quaisquer lacerações ou hemorragias imediatamente.

Celulite (Fig. 50.8) Celulite significa inflamação do tecido celular. Esse processo degenerativo é causado por uma infecção bacteriana em que a coleção purulenta ainda vai ocorrer. Quando de origem dentária, a celulite produz geralmente tecido facial excessivamente edemaciado, que é quente e dolorido ao toque e é extremamente duro quando apalpado. Um lábio firme e difusamente edemaciado pode ser o primeiro sinal de celulite de origem odontogênica na região anterior. Um dente não vital é geralmente a raiz do problema. A falha em mecanismos hospedeiros de defesa para controlar a infecção pode resultar em um abscesso ou na disseminação da infecção. O tratamento envolve a remoção do tecido necrosado da polpa, drenagem da infecção, cultura, teste de sensibilidade antibiótica e terapia com antibiótico. A injeção de anestésico local na região inflamada deve ser evitada para minimizar a disseminação da infecção.

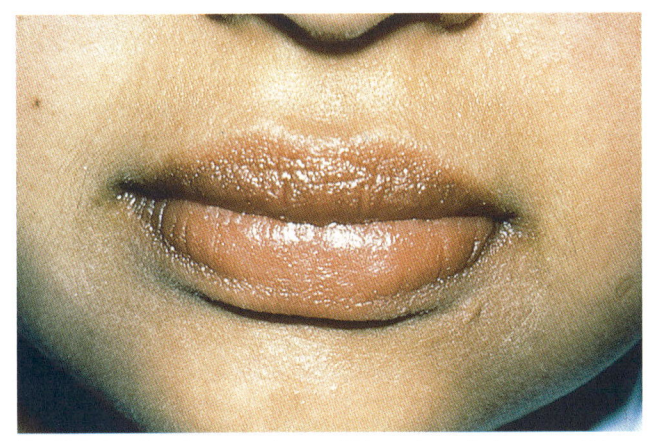

Fig. 50.1. Angioedema: ambos os lábios edemaciados e evertidos.

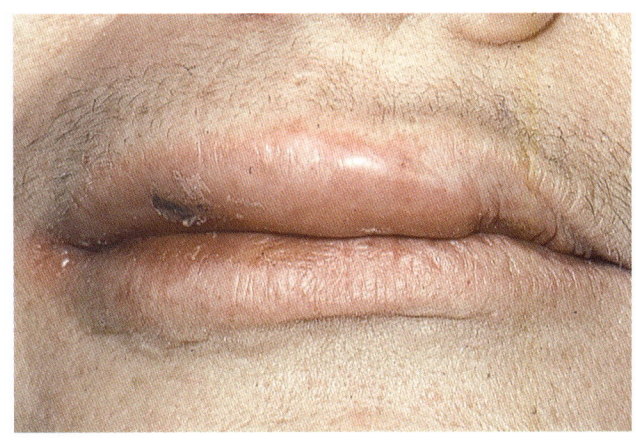

Fig. 50.2. Angioedema: edema dos lábios superior e inferior unilaterais.

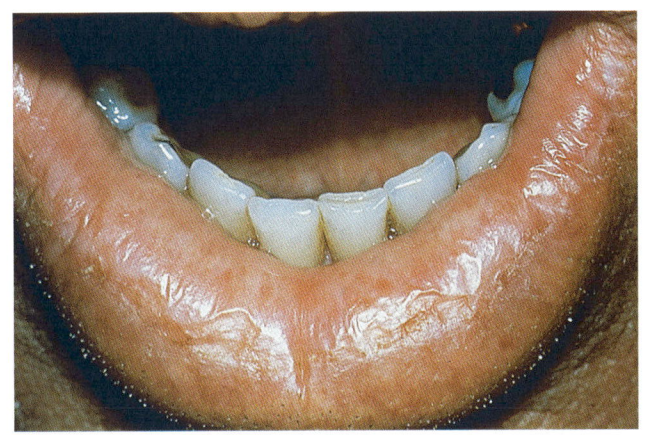

Fig. 50.3. Queilite glandular: lábio evertido; manchas vermelhas.

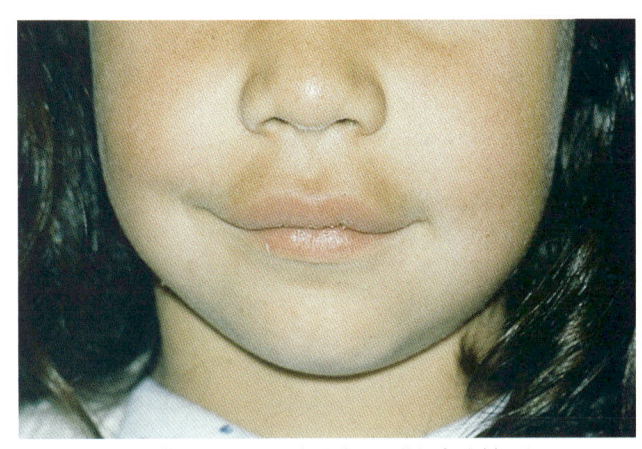

Fig. 50.4. Granulomatose orofacial: paralisia facial.*

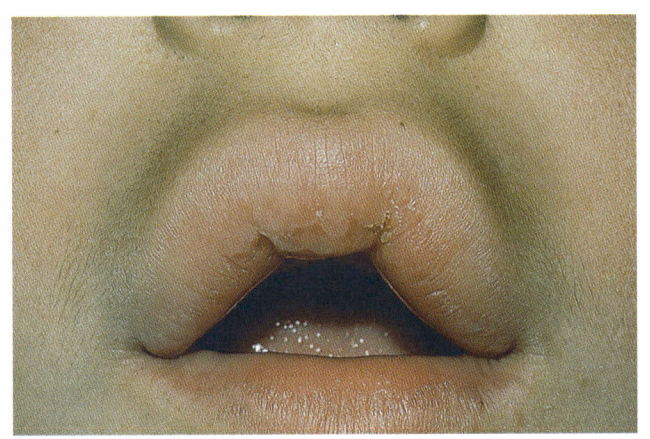

Fig. 50.5. Granulomatose orofacial: envolvimento dos lábios.*

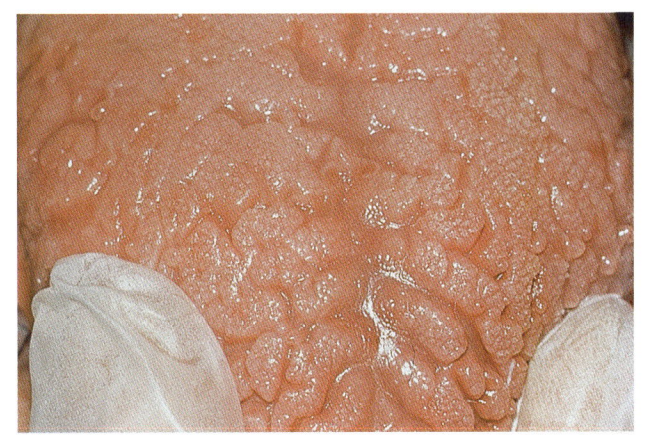

Fig. 50.6. Granulomatose orofacial: língua fissurada.*

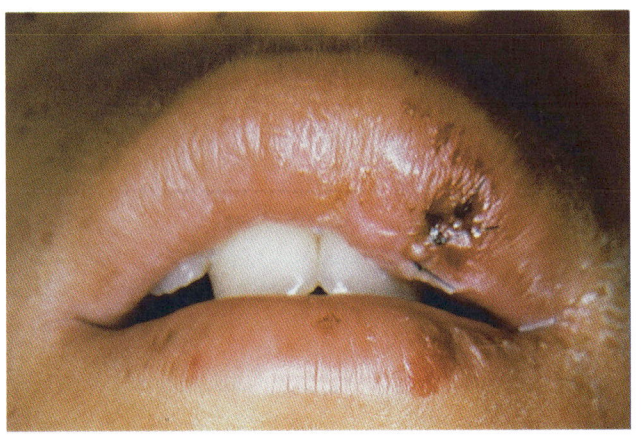

Fig. 50.7. Trauma: lábio edemaciado e ulcerado.

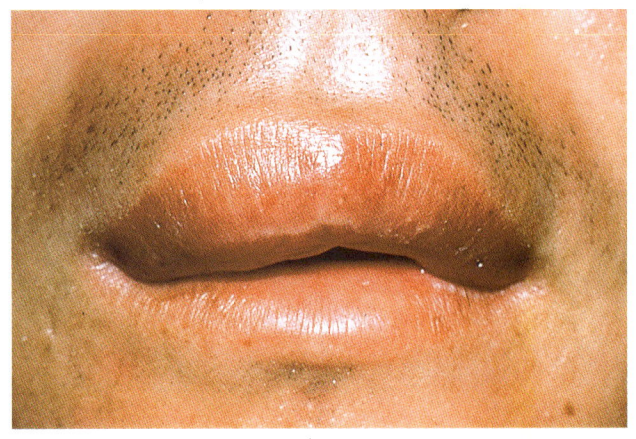

Fig. 50.8. Celulite: incisivo com abscesso.

INCHAÇOS DO ASSOALHO DA BOCA

Cisto Dermoide (Figs. 51.1 e 51.2) Um cisto dermoide é um cisto de desenvolvimento, geralmente presente no nascimento, que se desenvolve em todas as três camadas germinativas (teratoma) e é revestido pelas células epidérmicas. Pode ocorrer em qualquer lugar na pele, mas tem propensão para o assoalho da boca. Alguns aparecem muito cedo na vida, e a maior parte ocorre antes dos 35 anos de idade. Aqueles que surgem acima do músculo milo-hioide aparecem como uma tumefação na linha média, indolor, no assoalho da boca em forma de domo. A mucosa sobrejacente apresenta um rosado natural, a língua é ligeiramente elevada, e a palpação revela consistência semelhante a uma massa. Os pacientes podem relatar dificuldades para comer e falar. O crescimento é lento, mas diâmetros acima de 5 cm podem ser observados. Cistos dermoides podem aparecer abaixo do assoalho da boca, se o local original de desenvolvimento for inferior ao músculo milo-hioide. Nesse caso, uma tumefação submentoniana é observada. A lesão é histologicamente distinta de um cisto epidermoide pela presença de estruturas anexas, como glândulas sebáceas e folículos capilares na parede fibrosa. O lúmen contém queratina semissólida e sebo, o que é responsável pela consistência pastosa e torna a aspiração difícil. A remoção cirúrgica é o tratamento preferível.

Rânula (Mucocele da Glândula Sublingual) (Figs. 51.3 e 51.4) A rânula se refere a grandes mucoceles no assoalho da boca. Como outras mucoceles, uma rânula é causada por reservatórios dentro do tecido submucoso e surge de um sialólito ou após trauma a um ducto glandular salivar (ductos de Bartholin) ou glândula submandibular (ducto de Wharton). Menos comumente, elas surgem de ductos lesados de glândulas salivares acessórias no assoalho da boca. Nenhuma predileção por sexo é aparente, e pessoas com menos de 40 anos de idade são mais comumente afetadas.

Há dois tipos de rânulas: a rânula superficial, mais comum, que aparece como uma tumefação macia compressível elevada no assoalho da boca e a dissecção da rânula penetrante que penetra abaixo do músculo milo-hioide para produzir uma tumefação submentoniana. A rânula superficial é caracteristicamente em forma de domo, translúcida ou azulada, flutuante e lateral à linha média. Conforme a lesão assintomática se alarga, a mucosa se torna estendida, mais fina e tensa. Ao contrário de um cisto dermoide, a pressão digital não faz com que se forme uma depressão na lesão. No entanto, pode romper, fazendo com que extravase muco. Todo o assoalho da boca pode ser preenchido pela tumefação, que eleva a língua e prejudica os movimentos. Isso prejudica a mastigação, a deglutição e a fala.

Uma rânula deveria ser diferenciada de outras tumefações do assoalho da boca pelo uso de sialografia, ressonância magnética e biópsia. O tratamento inicial é a excisão ou marsupialização (operação de Partsch), que consiste na excisão da mucosa sobrejacente e sutura do cisto remanescente, alinhada ao assoalho da boca ao longo das bordas da incisão. A incisão e a drenagem não são o tratamento de escolha, pois podem reacumular fluido. A remoção das grandes glândulas salivares afetadas é necessária para rânulas recorrentes e penetrantes.

Ducto Salivar (Fig. 51.5) O cisto no ducto salivar é um recesso com revestimento epitelial que surge dentro do tecido glandular do ducto salivar, tanto em glândulas menores quanto maiores, como resultado de uma obstrução ou defeito de desenvolvimento. É uma tumefação de crescimento lento e assintomático flutuante que, com frequência, se desenvolve nos lábios, mucosa bucal, assoalho da boca, ou glândula paratireoide. Quando superficial, é azul ou cor de âmbar. Lesões profundas não alteram a cor da mucosa. O tratamento é a excisão.

Cálculos Salivares (Sialólitos) (Fig. 51.6) Sialólitos ou cálculos salivares são complexos calcificados dentro de uma glândula salivar ou ducto que podem obstruir o fluxo salivar e causar tumefações no assoalho da boca. São geralmente arredondados ou ovais e de superfície macia. São vistas com frequência laminações de densidades diferentes. Os cálculos ocorrem com mais frequência após a idade de 25 anos, duas vezes com mais frequência em homens e, geralmente, na glândula submandibular. O curso ascendente do ducto excretor, junto com alto conteúdo mucoso e pH alcalino da saliva são fatores significativos na formação de cálculos.

A obstrução do fluxo salivar por um sialólito no ducto de Wharton resulta em tumefação no assoalho da boca que é firme, sensível e doloroso. Os sintomas agudos, com frequência, recorrem nos horários de refeição. O edema pode se estender ao longo do curso do ducto excretor e durar por horas ou dias, dependendo do bloqueio. A mucosa subjacente geralmente permanece rosada, a menos que infectada secundariamente. Nesse caso, a mucosa pode se tornar vermelha, e pode emanar pus da abertura do ducto. Um sialólito pode também causar um cisto no ducto salivar por pressão intraductal aumentada (Fig. 51.5). Os procedimentos envolvem radiografias oclusais adequadas, sialografia (se não estiver presente infecção) e remoção cirúrgica do sialólito. Celulite localizada e febre requerem o uso de antibióticos antes dos procedimentos invasivos.

Mucocele (Fenômeno de Retenção de Muco) (Figs. 51.7 e 51.8) A mucocele é uma lesão flutuante macia, envolvendo retenção de muco no tecido subepitelial, geralmente como resultado de trauma (possivelmente iatrogênico) a um ducto glandular salivar. Essas tumefações claras ou azuladas podem ocorrer nos lábios (Fig. 49.1), assoalho da boca, língua ventral, palato ou mucosa bucal. São assintomáticas e menores que 1 cm de diâmetro. A base das lesões é geralmente séssil, embora sejam possíveis bases pedunculadas. As crianças e adultos jovens são afetados com mais frequência. Lesões superficiais podem se curar espontaneamente, enquanto lesões persistentes devem ser extirpadas e examinadas microscopicamente. Se a condição for administrada adequadamente, são raras as recorrências.

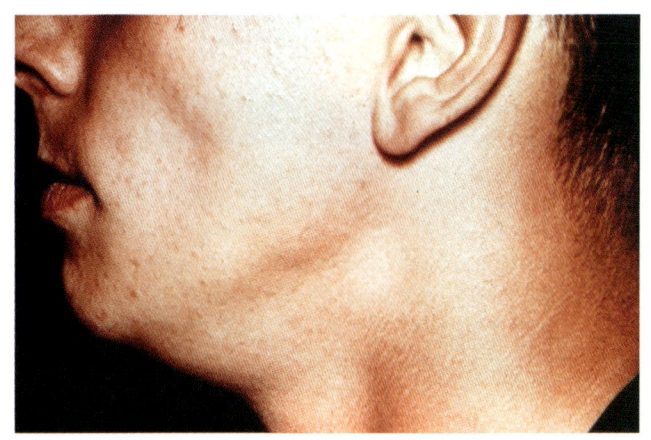

Fig. 51.1. Cisto dermoide: abaixo do músculo milo-hióideo.

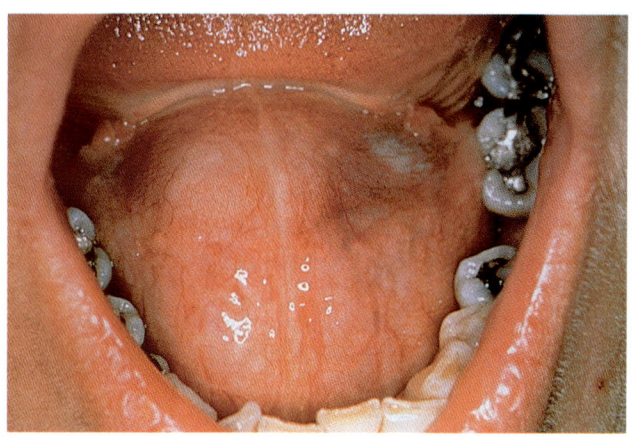

Fig. 51.2. Cisto dermoide: acima do músculo milo-hióideo.

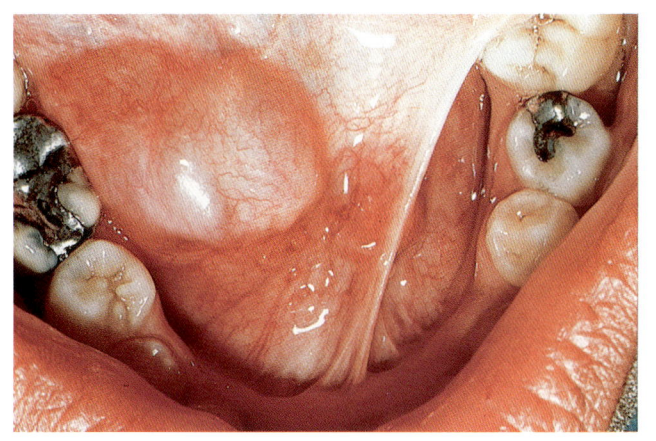

Fig. 51.3. Rânula: tamanho, cor e transparência típicas.

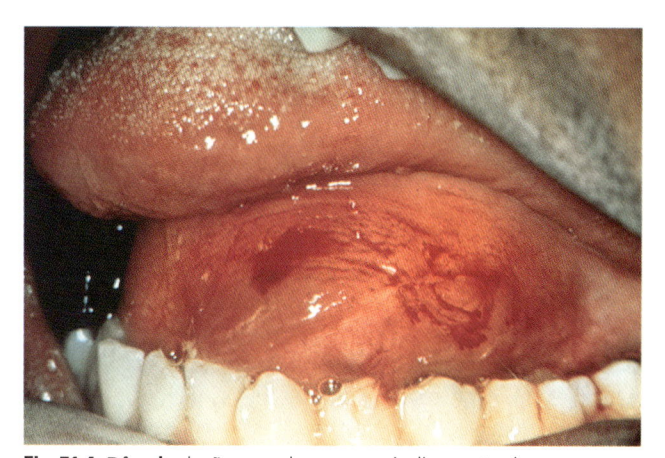

Fig. 51.4. Rânula: lesão grande, rara; prejudica o ato de comer.

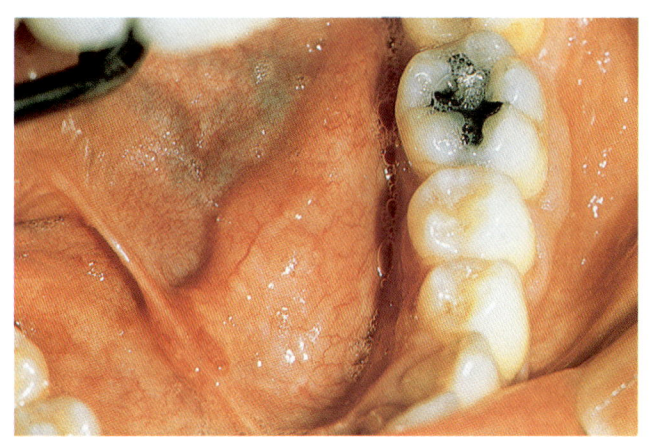

Fig. 51.5. Cisto no ducto salivar: causado por sialólito.

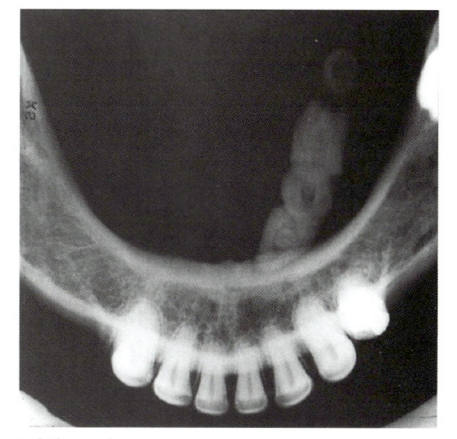

Fig. 51.6. Sialólitos: laminações concêntricas de diversos cálculos.

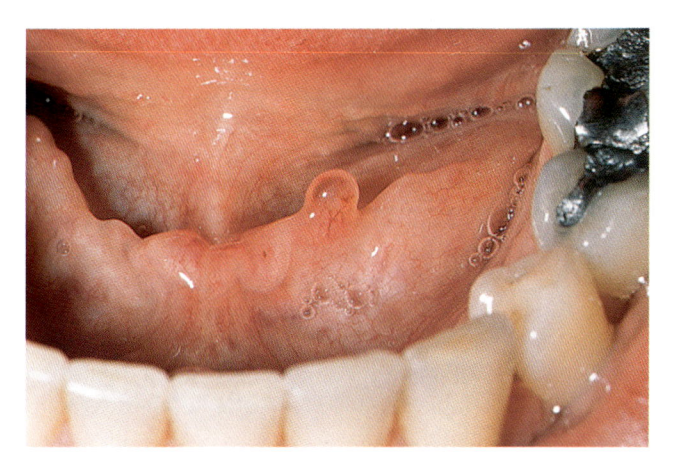

Fig. 51.7. Mucocele: lesão transparente superficial.

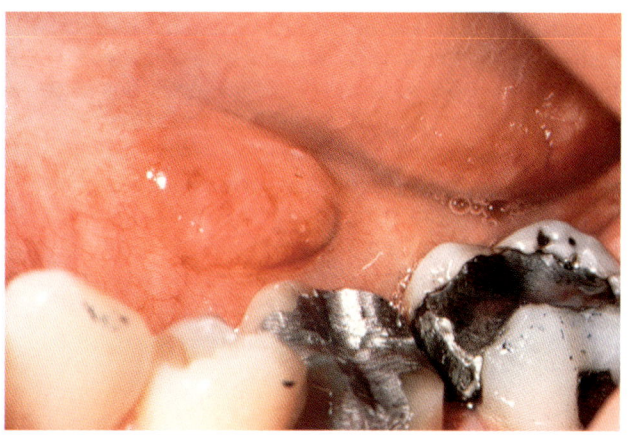

Fig. 51.8. Mucocele: de trauma durante preparação de coroa.

TUMEFAÇÕES DO PALATO

Toro Palatino *(Torus Palatinus)* **(Fig. 52.1)** Um toro palatino é uma exostose óssea (crescimento) localizada na linha média do palato duro posterior aos dentes bicúspides (Fig. 33.2). Afeta aproximadamente 20% dos adultos. São, com frequência, herdados, com incidência mais alta em mulheres do que em homens. Após a puberdade, há tendência para crescimento lento.

Os toros variam em tamanho e forma. O toro achatado fica em uma base ampla; a superfície é lisa e minimamente convexa. O toro fusiforme é uma crista aumentada, estreita e óssea ao longo da linha média do palato. O toro lobular tem uma base única e está dividido em lóbulos por um ou vários sulcos. A mucosa que encobre é rosa pálido, fina e delicada. O limite da lesão é distinto.

O toro palatino é, com frequência, assintomático, a menos que seja traumatizado, com alguns pacientes não tendo conhecimento do toro até depois do episódio traumático. Os toros palatinos devem ser removidos se interferirem com o ato de comer, falar, tocar instrumento musical ou com dispositivo protético.

Lipoma (Fig. 52.2) O lipoma é um tumor mesenquimal benigno, comum, mas um achado intraoral incomum. É composto de adipócitos (células de gordura) e aparece como uma massa submucosa bem circunscrita em forma de domo e amarelada. A mucosa bucal, língua, assoalho da boca e a dobra alveolar são os locais comuns. O palato é um lugar raro de envolvimento. O tratamento é excisão.

Cisto do Ducto Nasopalatino (Cisto do Canal do Incisivo) (Figs. 52.3 e 52.4) O cisto do ducto nasopalatino é um cisto de desenvolvimento que surge de restos epiteliais escamosos ou respiratórios remanescentes do ducto nasopalatino dentro do canal incisivo. É o cisto não odontogênico mais comum na cavidade oral. Pode ocorrer em qualquer idade e em qualquer lugar ao longo do curso do canal do incisivo. No entanto, o cisto está geralmente confinado ao osso do palato entre os incisivos maxilares centrais e a altura do canal do incisivo.

Esse cisto é geralmente assintomático e descoberto incidentalmente durante exame de rotina. Cistos sintomáticos são geralmente infectados por bactérias. Raramente, o cisto das papilas incisivas surge completamente no tecido mole, onde aparece como uma tumefação pequena, superficial e flutuante. Um cisto maduro no canal do incisivo pode edemaciar todo o terço anterior do palato. Radiograficamente, o cisto aparece como uma radiotransparência bem delineada, na linha média, simetricamente oval ou em forma de coração, localizada entre as raízes dos incisivos centrais maxilares vitais. A borda é esclerótica e contígua ao canal do incisivo. Divergência da raiz e reabsorção dos incisivos centrais são descobertas ocasionais associadas a lesões grandes. Um cisto semelhante que está localizado mais posteriormente no palato é chamado de cisto palatal mediano. Crenças atuais são de que ambos os cistos representam a mesma entidade, descoberta em locais ligeiramente diferentes. Todas as três condições são tratadas por enucleação cirúrgica.

Abscesso Periapical (Figs. 52.5 e 52.6) Um abscesso periapical é um edema flutuante no tecido mole que consiste em material necrosado e pus, resultantes de infecção bacteriana da polpa. Aparece no periápice de um dente doente que é, com frequência, sensível à percussão, móvel e ligeiramente alto na oclusão. Linfadenopatia regional, febre, indisposição e trismo são características comuns associadas. O exame dos dentes e do tecido que apoia, juntamente com teste diagnóstico, revela o dente não vital ofensor. As radiografias, com frequência, mostram uma radiotransparência periapical.

Qualquer dente maxilar com abscesso pode produzir edema do palato. Geralmente, o edema é roxo-avermelhado, macio, sensível e lateral à linha média se um dente do maxilar posterior estiver envolvido. Em contraste, um incisivo maxilar com abscesso pode causar um edema na linha média no terço anterior do palato ou lábios. Aspiração ou incisão liberam pus cremoso amarelo ou amarelo-esverdeado. Drenagem, tratamento de canal ou extração são indicados para evitar disseminação da infecção. Antibióticos, analgésicos e agentes antipiréticos também podem ser necessários.

Abscesso Periodontal O diagnóstico diferencial para um edema palatino unilateral deve incluir abscesso periodontal – uma infecção localizada, envolvendo o periodonto (Figs. 37.7 e 37.8).

Hiperplasia Linfoide (Fig. 52.7) Hiperplasia linfoide é um processo reativo raro e benigno que envolve proliferação (crescimento rápido) de tecido linfoide normal na orofaringe (tonsilas), língua, assoalho da boca, palato mole e nódulo linfático em reposta a um estímulo por antígeno, com frequência desconhecido, que é inalado ou ingerido. O exame clínico revela um edema de macio a firme na extensão posterior do palato duro que cresce lentamente (até 3 cm) ou lateral ou bilateralmente. A superfície da lesão madura é de rosada a roxa, não ulcerada e em forma de domo ou protuberante. Os pacientes raramente relatam dor. É recomendada biópsia. No entanto, a condição se resolve espontaneamente.

Linfoma (Fig. 52.8) O linfoma é um crescimento neoplásico maligno de linfócitos. São classificados em linfoma de Hodgkin ou não Hodgkin e são subdivididos em doença nodal e extranodal. O vírus de Epstein-Barr é, com frequência, um fator na indução de transformação maligna nos linfócitos. O linfoma não Hodgkin pode se desenvolver em qualquer local linfoide, incluindo nódulos linfáticos nas mandíbulas, palato e, raramente, na gengiva. Linfomas primários do palato ocorrem mais comumente em pacientes com mais de 60 anos de idade, mas podem ser vistos em pacientes mais jovens, especialmente os com síndrome de imunodeficiência adquirida (AIDS). O tumor surge na junção dos palatos duro e mole como uma tumefação macia, esponjosa, não sensível e não ulcerada. A superfície é, com frequência, repleta de protuberâncias e arroxeada. Raramente afeta o osso palatal subjacente. O reconhecimento no início e biópsia são importantes para que o tratamento possa ser iniciado, quando a lesão estiver confinada inteiramente ao palato. A radioterapia é usada para tratar linfomas palatais, enquanto a quimioterapia é usada para a doença disseminada.

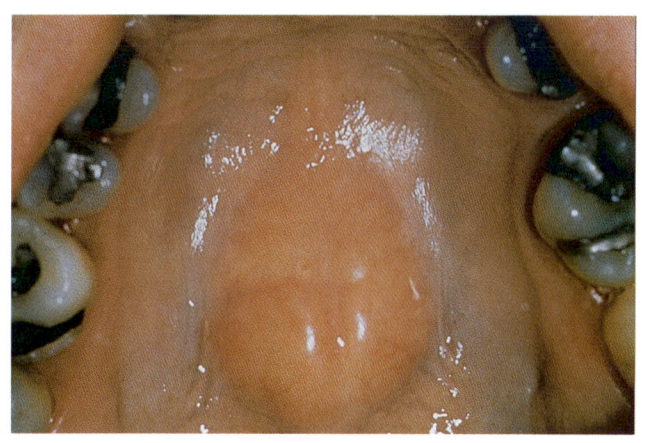

Fig. 52.1. Toro palatino: lobulação achatada e leve.

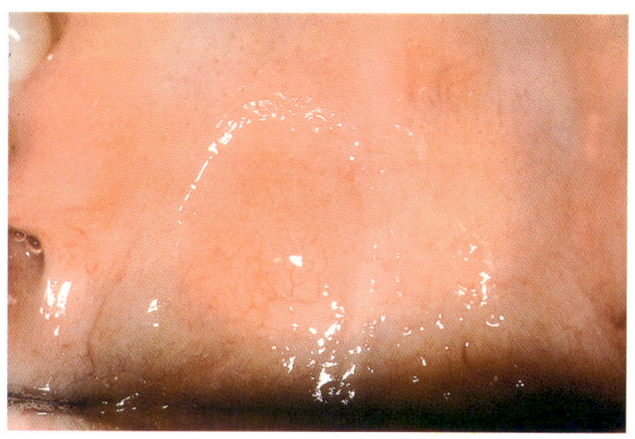

Fig. 52.2. Lipoma: nódulo palatal; superfície hipervascular.

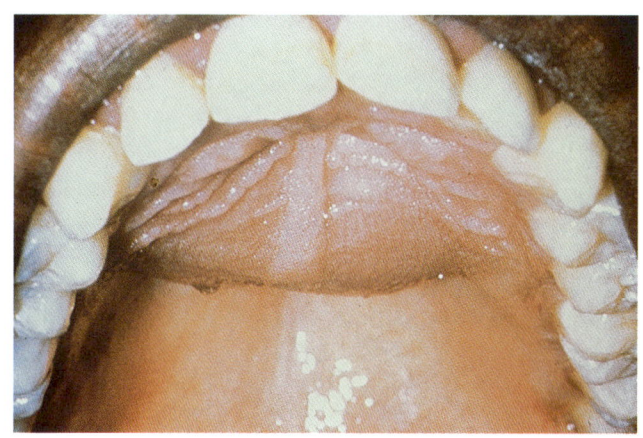

Fig. 52.3. Cisto no ducto nasopalatino: inchaço do palato anterior.

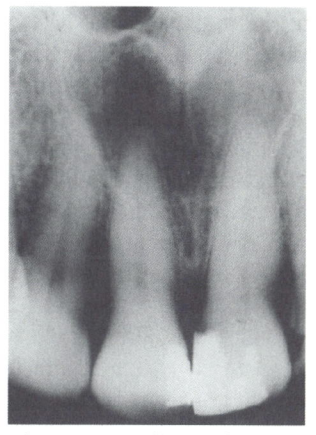

Fig. 52.4. Cisto no ducto nasopalatino: forma de coração clássica.

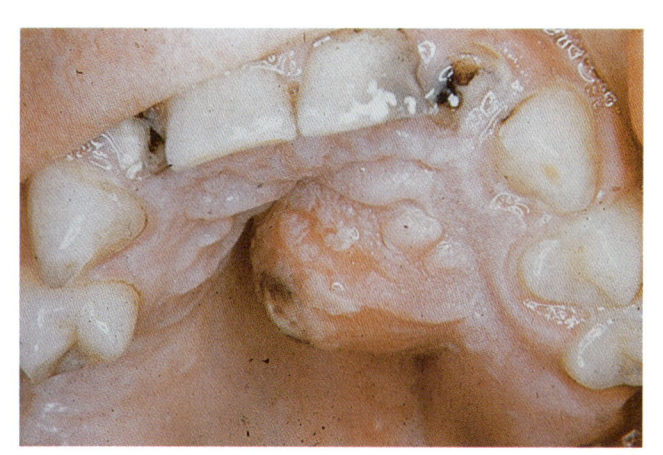

Fig. 52.5. Abscesso periapical: de incisivo lateral não vital.

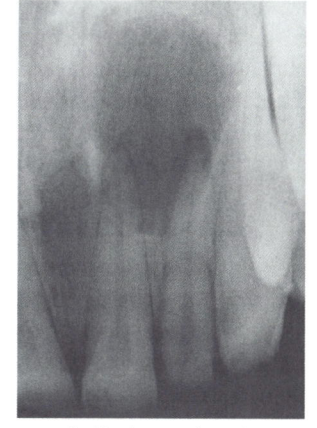

Fig. 52.6. Abscesso periapical: grande radiotransparência periapical.

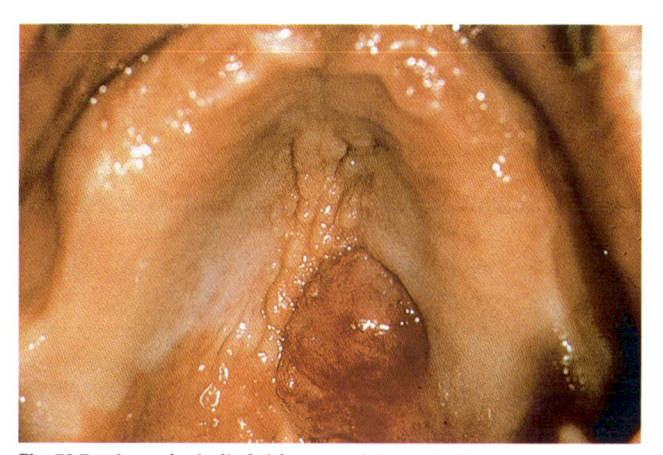

Fig. 52.7. Hiperplasia linfoide: no palato posterior.

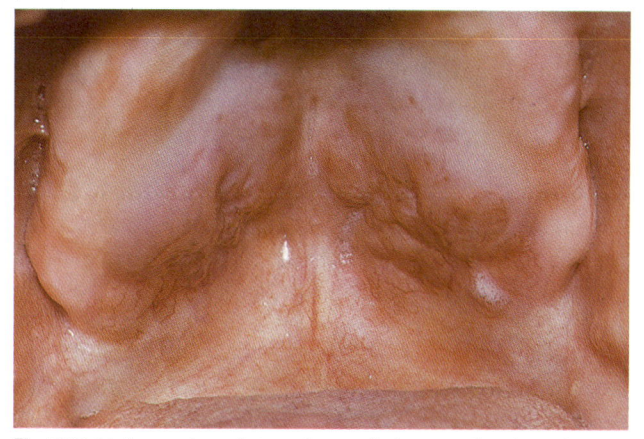

Fig. 52.8. Linfoma do palato: não sensível, com telangiectasia.

TUMEFAÇÕES DO PALATO: LESÕES SALIVARES E GLANDULARES

Sialadenite (Fig. 53.1) A sialadenite é a inflamação de uma glândula salivar. Com frequência é causada por obstrução e infecção bacteriana (sialadenite bacteriana) que surge quando o fluxo salivar é reduzido por causa de desidratação ou doença. Esse estado permite que patógenos (*Staphylococcus aureus, Streptococcus viridans* e *Streptococcus pneumoniae*) invadam o sistema de ductos e se repliquem. Os vírus (caxumba, coxsáckie, echo) também podem ser causadores. Um tipo distinto de sialadenite, sialadenite subaguda, afeta as glândulas salivares menores do palato de homens jovens. Aparece como uma tumefação dolorida e nodular avermelhada (até 1 cm) que tem uma superfície intacta e não ulcerada. A causa é desconhecida, e é recomendada biópsia.

Sialometaplasia Necrosante (Figs. 53.2 e 53.3) A sialometaplasia necrosante é uma lesão benigna, de cura espontânea, das glândulas salivares palatais acessórias que é com frequência confundida clínica e histologicamente com carcinoma. Essa lesão inflamatória destrutiva começa após o trauma e se apresenta como uma tumefação de crescimento rápido na região lateral do palato duro, particularmente em homens com mais de 40 anos de idade. O infarto do tecido, como resultado de vasoconstrição, e isquemia causada por trauma ou injeção dental parecem ser causadores. Raramente, o palato mole ou a mucosa bucal são envolvidos. Foram relatados casos bilaterais. A apresentação inicial é um pequeno nódulo indolor que aumenta e causa dor. Em poucas semanas, ulcera, e a dor diminui. O tamanho do nódulo varia, e o crescimento a um diâmetro de 2 cm é possível. Uma úlcera central profunda com uma pseudomembrana acinzentada é característica. A úlcera é irregular e áspera; a borda é, com frequência, enrolada. A cura ocorre espontaneamente de 4 a 8 semanas ou após uma biópsia. A biópsia é recomendada para excluir a possibilidade de lesões de aparência semelhante, como tumores nas glândulas salivares e linfoma maligno. Histologicamente, demonstra metaplasia escamosa do epitélio ductal, que pode ser diagnosticada erradamente como carcinoma mucoepidérmico.

Neoplasma Glandular Salivar Acessório Benigno (Figs. 53.4 e 53.5) Há mais de 10 tipos de tumores glandulares benignos. Cerca de 80% ocorrem dentro da glândula parótida, 10% na glândula submandibular, e de 10% a 20% nas glândulas salivares menores. A maioria são adenomas, tumor de Wharton, oncocitoma, ou adenoma celular basal. Dois dos tipos mais comuns são discutidos aqui.

O adenoma celular basal (monomórfico) é um tumor da glândula salivar benigno que pode se desenvolver no palato, mais comumente em mulheres mais velhas. Aparece como uma massa em forma de domo de crescimento lento. O tumor é encapsulado e consiste em um padrão glandular regular e geralmente com somente um tipo de célula. Falta a ele um componente mesenquimal como visto no adenoma pleomórfico. O tratamento é excisão cirúrgica.

O adenoma pleomórfico (tumor benigno misto) é o neoplasma benigno mais comum das glândulas salivares acessórias. Ocorre com mais frequência em glândulas salivares maiores do que em menores. Quando as glândulas menores são afetadas, o palato é a localização mais comum. As ocorrências são mais frequentes em mulheres entre 30 e 60 anos de idade. Esses neoplasmas tendem a ocorrer lateralmente à linha média e distais ao terço anterior do palato duro.

A apresentação clínica do adenoma pleomórfico é uma tumoração indolor, firme, de crescimento lento, não ulcerado em forma de domo. A palpação revela áreas mais macias isoladas e uma superfície lisa ou lobulada. O crescimento lento persistente em um período de anos é típico, e as lesões podem atingir tamanhos de > 1,5 cm de diâmetro. Histologicamente mostra células epiteliais em um arranjo semelhante a um ninho, com reservatórios de material mixoide, condroide e mucoide. Uma cápsula de tecido conectivo fibrosa nítida contendo células tumorais envolve e geralmente limita a extensão do tumor. É recomendada biópsia excisional completa porque a condição com frequência recorre após simples enucleação ou excisão incompleta. O envolvimento tumoral da cápsula pode ter um papel na recorrência.

Neoplasma Maligno da Glândula Salivar Acessória (Figs. 53.6-53.8) Há mais de 15 tipos diferentes de tumores das glândulas salivares malignos. O carcinoma adenocístico (cilindroma) e o carcinoma mucoepidermoide são os neoplasmas malignos intraorais mais comuns das glândulas salivares acessórias. As pessoas entre 20 e 50 anos de idade são as com mais frequência afetadas pelo carcinoma mucoepidermoide. O carcinoma adenocístico geralmente ocorre após os 50 anos de idade. O carcinoma adenocístico ocorre também em tecidos respiratórios, gastrointestinais e reprodutores, enquanto que o carcinoma mucoepidermoide pode ocorrer na pele, trato respiratório, ou ossos centrais, particularmente na mandíbula.

Os neoplasmas malignos nas glândulas salivares acessórias ocorrem com frequência no palato posterior. Esses neoplasmas são geralmente tumorações assintomáticas, firmes e em forma de domo que ocorrem lateralmente à linha média. O tecido sobrejacente tem aparência normal nos estágios iniciais, mas a mucosa lateral se torna eritematosa com diversos vasos superficiais telangiectásicos. Esses neoplasmas crescem mais rapidamente e são mais dolorosos do que tumores benignos nas glândulas salivares. O enrijecimento e eventual ulceração espontânea são comuns. Uma aparência azulada ou uma exsudação mucosa que emana da superfície do tumor ulcerado são características marcantes do carcinoma mucoepidermoide.

O tratamento é excisão radical. O prognóstico varia, dependendo da diferenciação histológica, da extensão da lesão e da presença de metástase. O carcinoma adenoide cístico raramente sofre metástase, mas é uma malignidade infiltrativa com propensão à disseminação distante por invasão perineural. Assim, é necessário acompanhamento por toda a vida. Em contraste, o carcinoma mucoepidermoide raramente sofre metástase e é mais facilmente curado por meios cirúrgicos. Outros neoplasmas malignos nas glândulas salivares acessórias incluem o adenocarcinoma celular acínico, adenocarcinoma polimorfo de baixo grau, carcinoma ex-adenoma pleomórfico, carcinossarcoma e tumor maligno misto.

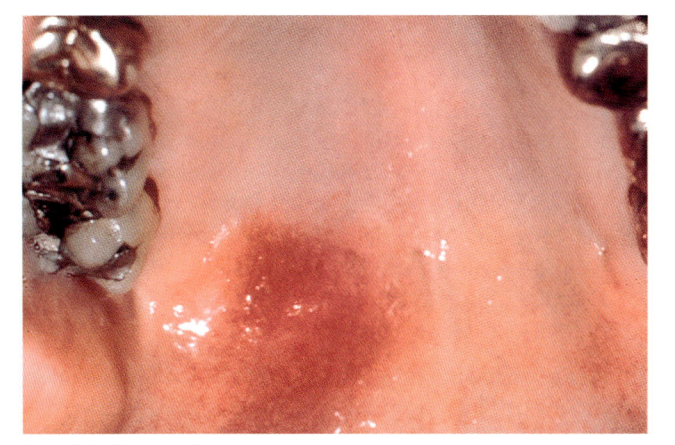

Fig. 53.1. Sialadenite subaguda: em homens jovens.

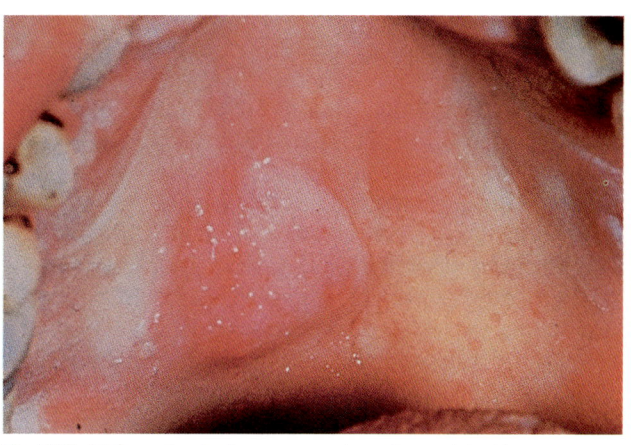

Fig. 53.2. Sialometaplasia necrosante: edema dolorido.

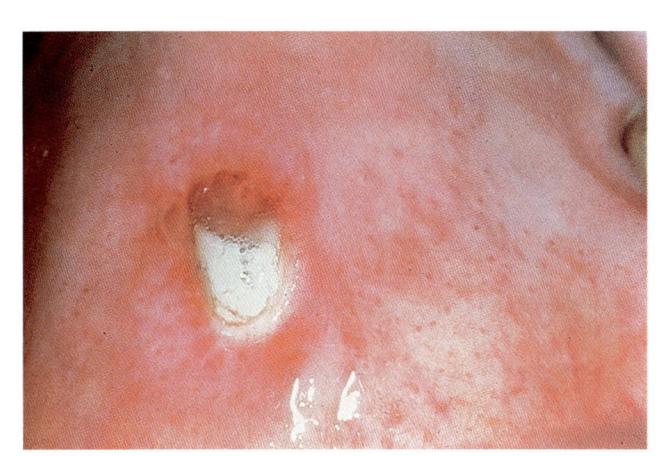

Fig. 53.3. Sialometaplasia necrosante: fase ulcerativa.

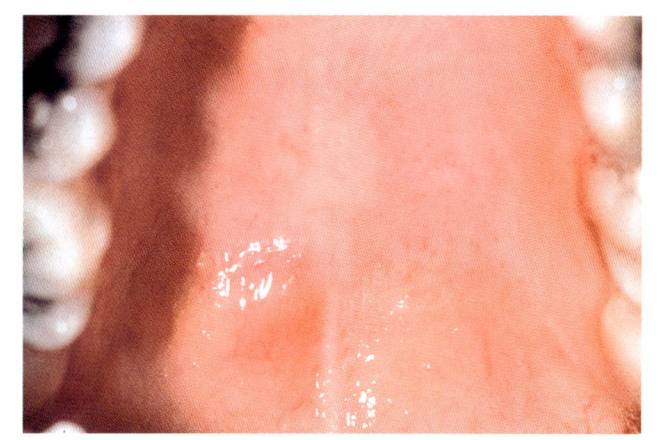

Fig. 53.4. Adenoma celular basal: nódulo indolor.

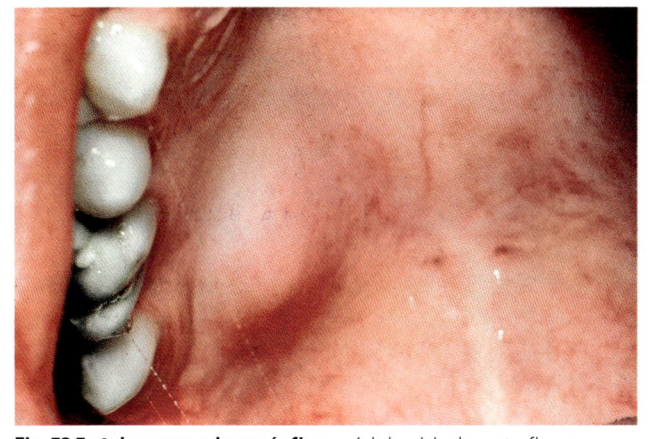

Fig. 53.5. Adenoma pleomórfico: nódulo visivelmente firme.

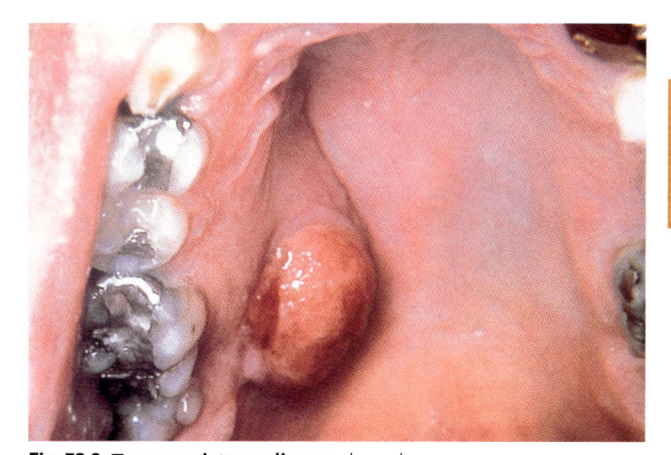

Fig. 53.6. Tumor misto maligno: ulcerado.

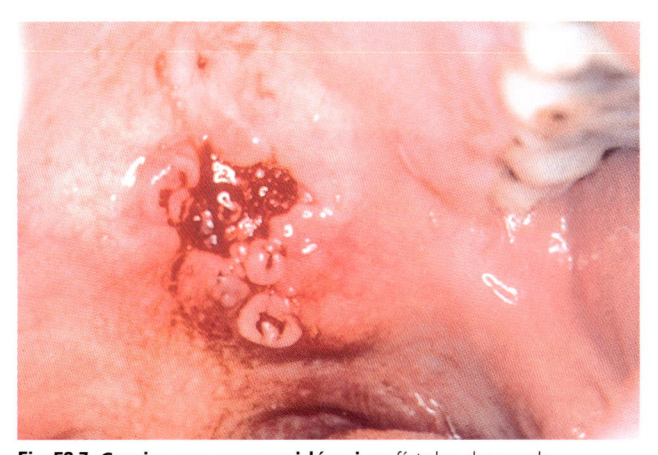

Fig. 53.7. Carcinoma mucoepidérmico: fístulas drenando.

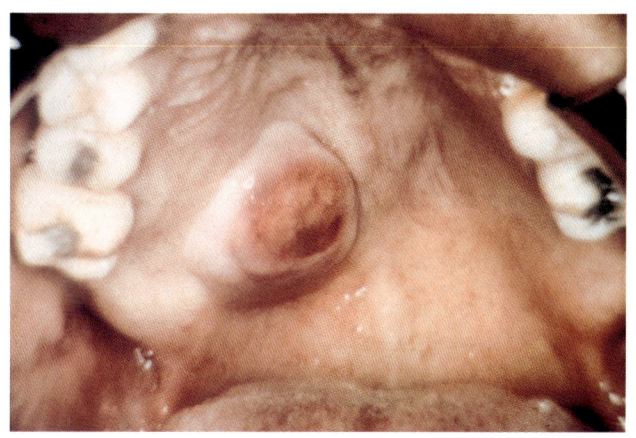

Fig. 53.8. Carcinoma adenocístico: ulceração de superfície.

EDEMAS DA FACE

Infecção Odontogênica (Figs. 54.1-54.8) Infecções orofaciais surgem quando micróbios invadem o tecido, se replicam, e dominam a resposta imunológica do local. As infecções são associadas a mau estado geral ou doença sistêmica, higiene oral malfeita, e cirurgia traumática. As infecções orais são chamadas odontogências quando estão relacionadas com os dentes. A maior parte das **infecções odontogênicas** surge como consequência de necrose da polpa, periodontite apical e pericoronite. Quase todas as infecções odontogênicas são polimicrobianas, consistindo em bactérias aeróbias (65%) e anaeróbias (35%). Anaeróbias Gram-negativas obrigatórias *(Prevotella, Fusobacterium,* espécies *Bacteroides)*, organismos anaeróbios Gram-positivos (espécies *Peptostreptococcus)* e estreptococos Gram-positivos anaeróbios facultativos *(Streptococcus milleri)* são os organismos identificados com mais frequência. Outros contribuintes são espécies *Lactobacillus, Diphteroides, Actinomyces* e *Eikenella*. É comum que esses organismos sejam resistentes a um ou mais antibióticos usados rotineiramente.

Infecções odontogênicas produzem quatro características clássicas: *calor, dor, rubor* e *tumor*. Começam como um edema no tecido mole adjacente a um dente que lentamente aumenta e produz dor monótona e gosto ruim. Podem permanecer localizados por muito tempo ou progredir para um abscesso, parúlia, celulite ou infecção compartimental. Um **abscesso** é uma tumefação aguda que contém pus e restos necrosados. Aparece como um edema bem localizado que é macio e, ocasionalmente, saliente (Fig. 37.7). É visível dentro ou fora da boca e drena espontaneamente ou quando fica incisado. A **parúlia** é semelhante ao abscesso, mas a infecção bacteriana drena através do trato sinusal para a superfície mucosal como uma pápula amarelo-avermelhada (Fig. 41.1). Na maior parte dos casos, a parúlia representa infecção crônica e é assintomática. A **celulite** é uma característica inicial de uma infecção odontogênica disseminada; representa uma resposta inflamatória difusa que ainda não é localizada. A celulite produz um edema difuso, vermelho, quente e duro (geralmente sobre a bochecha ou mandíbula) que é firme e sensível à palpação (Fig. 50.8). Pode evoluir para um abscesso e drenar ou se tornar agressiva e se propagar. A disseminação da infecção além dos limites anatômicos através dos planos fasciais (espaços) é chamada de **infecção compartimental**.

Infecção do Espaço Bucal (Figs. 54.1 e 54.2) Uma **infecção do espaço bucal** é com mais frequência causada por infecção odontogênica que se disseminou além da placa cortical, lateral ao músculo bucinador e anterior ao músculo masseter. Surge com frequência da migração lateral das bactérias patogênicas que infectam o periápice de um molar maxilar ou mandibular. A entrada no espaço é, com frequência, conseguida através da inserção posterior do músculo bucinador. Dor, edema, febre e inflamação crônica de molar mandibular são as características mais proeminentes.

Infecção no Espaço Massetérico (Mastigador) (Figs. 54.3 e 54.4) Uma **infecção no espaço massetérico** é geralmente resultado de uma infecção odontogênica que se espalha posteriormente de um molar mandibular infectado ou espaço bucal para uma região entre o músculo masseter e o aspecto lateral do ramo. O edema é firme e não flutuante e se sobrepõe ao ângulo da mandíbula. O envolvimento do músculo massetérico produz trismo marcante (dificuldade de abertura). Tomografia computadorizada e ressonância magnética são úteis para definir essa condição.

Infecção no Espaço Infraorbital (Figs. 54.5 e 54.6) A **infecção no espaço infraorbital** é o resultado de dentes maxilares infectados (geralmente um dente anterior ao primeiro molar) que se espalha superiormente e envolve a região lateral à asa no nariz e abaixo do olho. Há preocupação quando a infecção invade as pálpebras e afeta a visão, porque as veias oftálmicas (angulares) não têm válvulas, e a disseminação da infecção para o cérebro é possível. A **trombose do seio cavernoso** é uma infecção grave, resultante da disseminação por meio das veias angulares para o cérebro.

O tratamento da infecção odontogênica envolve quatro etapas: (1) remoção da fonte da infecção, (2) estabelecimento de drenagem, (3) provisão de antibióticos quando necessário e (4) provisão de cuidados de apoio. Essa infecção com frequência é controlada instituindo tratamento de canal ou extração do dente ofensor quando a infecção for localizada (p. ex., parúlia, periodontite apical). Esses tratamentos fornecem uma rota para a drenagem e reduzem a carga bacteriana. Alternativamente, pode ser feita drenagem para drenar um abscesso. Se a condição for difusa, como na celulite ou pericoronite, a incisão e a drenagem são geralmente malsucedidas e não recomendadas. O tratamento de canal ou a extração são úteis para tratar a celulite, causada por dente não vital, enquanto a pericoronite é geralmente administrada primeiro com irrigação e antibióticos. Quando a dor da pericoronite diminui, é feita a extração. As diretrizes para prescrever antibióticos incluem a presença de uma infecção disseminada (linfadenopatia regional, febre, edema além dos limites anatômicos) em combinação com a inabilidade de estabelecer drenagem ou comprometimento imune. Penicilina V é a droga de escolha, geralmente prescrita como 500 mg oralmente quatro vezes ao dia por 7 dias.

Angina de Ludwig (Figs. 54.7 e 54.8) A **angina de Ludwig** é uma celulite grave e que se espalha rapidamente, envolvendo os espaços submandibular, submentoniano e sublingual bilateralmente. Esses espaços estão localizados entre a língua, o osso hioide e as placas corticais linguais da mandíbula. Geralmente surge de um molar mandibular infectado ou uma mandíbula fraturada (e infectada). A disseminação da infecção força a língua superior e posteriormente e força os tecidos submandibulares apicalmente. Isso afeta as vias aéreas e pode resultar em obstrução das vias aéreas. O uso agressivo de antibióticos, cultura, sensibilidade e incisões e drenagens múltiplas podem ser requeridos para controlar a infecção. Em alguns pacientes, os procedimentos de emergência, como a traqueostomia, são necessários para manter a vida.

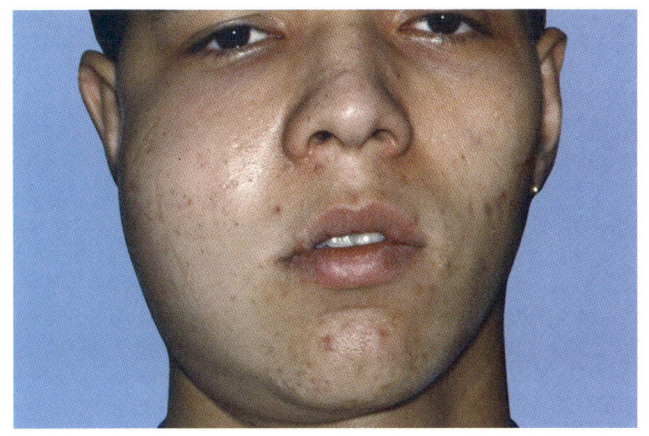

Fig. 54.1. Infecção no espaço bucal: molar mandibular infectado.

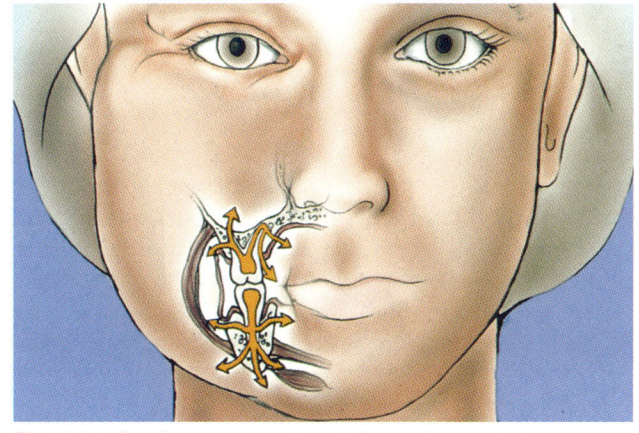

Fig. 54.2. Infecção no espaço bucal: ilustração anatômica.

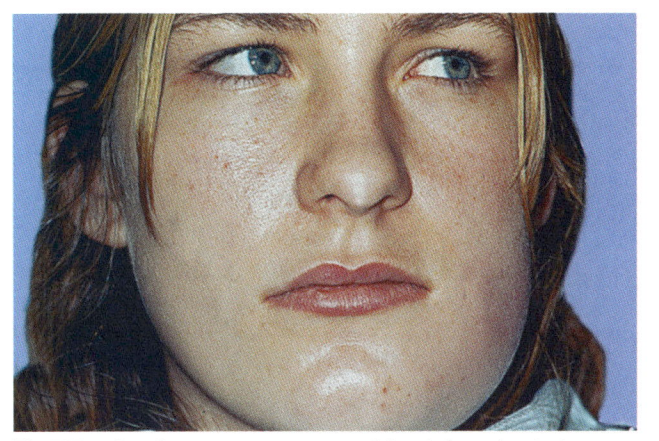

Fig. 54.3. Infecção no espaço massetérico: infectada nº 19.

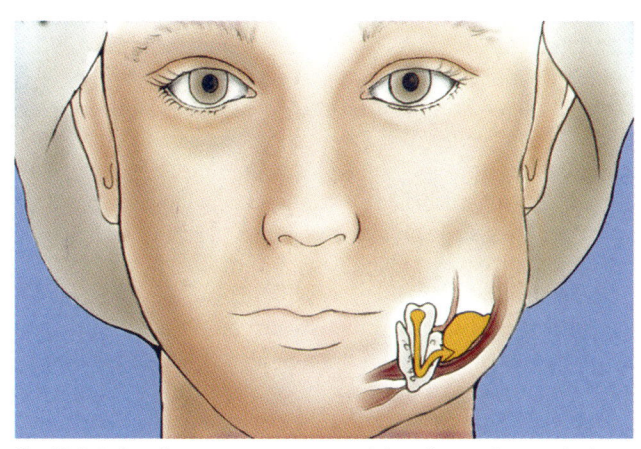

Fig. 54.4. Infecção no espaço massetérico: ilustração anatômica.

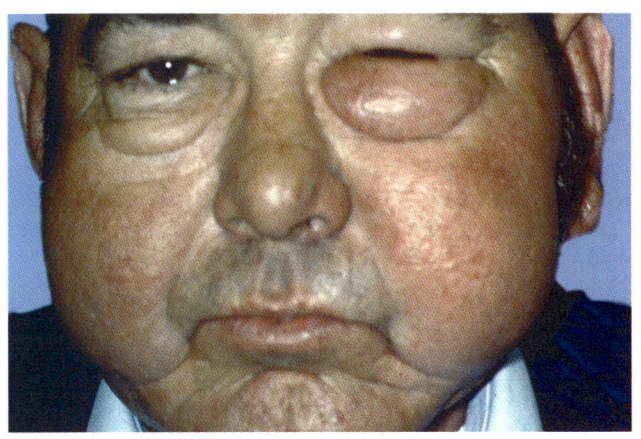

Fig. 54.5. Infecção no espaço infraorbital: impingem nos olhos.

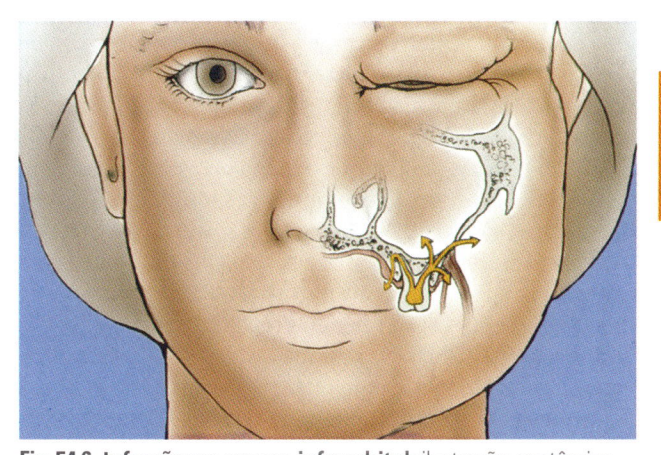

Fig. 54.6. Infecção no espaço infraorbital: ilustração anatômica.

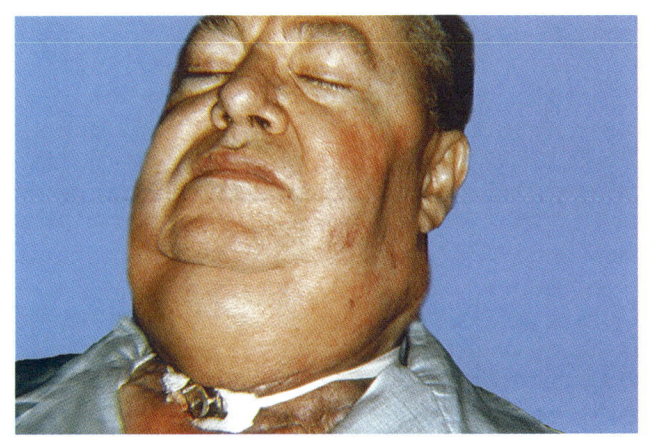

Fig. 54.7. Angina de Ludwig: necessária traqueostomia.

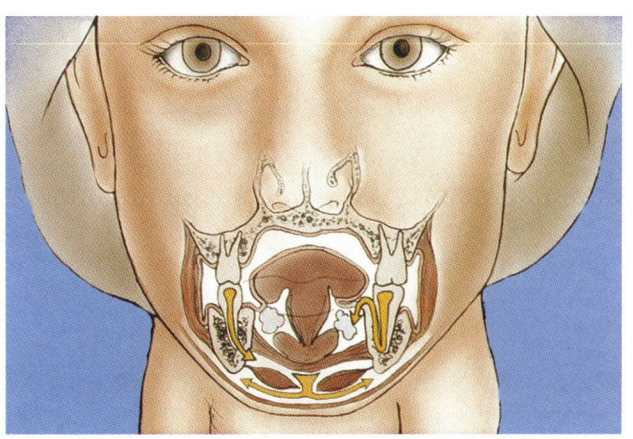

Fig. 54.8. Angina de Ludwig: ilustração anatômica.

TUMEFAÇÕES DA FACE

Sialadenose (Fig. 55.1) A sialadenose é um edema indolor não inflamatório das grandes glândulas salivares. A condição indica uma doença sistêmica subjacente tais como alcoolismo, anorexia nervosa, bulimia, diabetes, reação à droga, malnutrição ou infecção por HIV. Surge quando as células acinares incham, provavelmente por causa de desregulação da inervação autônoma da glândula. É com frequência bilateral, mas pode ser unilateral. O fluxo salivar pode estar reduzido. A microscopia mostra células acinares hipertrofiadas, repletas de grânulos secretores e infiltração de gordura. O tratamento tenta controlar a doença sistêmica.

Tumor de Warthin (Papiloma Cistoadenoma Linfomatoso) (Fig. 55.2) O tumor de Warthin é um tumor benigno que geralmente ocorre após os 60 anos de idade e quase exclusivamente na glândula parótida. Acredita-se que surja de elementos glandulares aprisionados ou proliferação de epitélio ductal. Os fumantes têm oito vezes mais risco do que os não fumantes. Há uma ligeira predileção por homens. Os tumores surgem em sua maioria da extremidade da glândula parótida como uma massa de crescimento lento, pastosa e nodular. De 5 a 10% ocorrem nas glândulas parótidas bilateralmente. As glândulas submandibulares e salivares menores raramente são afetadas. O tumor é composto de epitélio ductal oncocítico com duas camadas que formam fileiras uniformes e espaços císticos ao redor das papilas. Um estroma linfoide rodeia o epitélio. A biópsia e a excisão são recomendadas. São raras a recorrência e a transformação maligna.

Síndrome de Sjögren (Fig. 55.3) A síndrome de Sjögren é uma doença autoimune em que a boca e os olhos se tornam extremamente secos. É caracterizada por infiltração linfocítica progressiva que resulta em disfunção das glândulas exócrinas. A causa da doença permanece desconhecida. Afeta 1 em 2.000 pessoas, mulheres em 90% dos casos e, geralmente, se manifesta entre 35 e 50 anos de idade. A forma primária, a síndrome seca, está limitada às glândulas salivares e lacrimais, produzindo olhos secos (xeroftalmia) e boca seca (xerostomia). Doenças orais e oculares acompanhadas por doença sistêmica (isto é, artrite reumatoide, lúpus eritematoso sistêmico e doenças infiltrativas das glândulas exócrinas gastrointestinais e pulmonares) são conhecidas como síndrome de Sjögren secundária. A síndrome se desenvolve lentamente e envolve aumento progressivo das grandes glândulas salivares, particularmente as glândulas parótidas bilateralmente. As glândulas se tornam firmes, mas não doloridas. O envolvimento do pâncreas ou da bexiga resulta em sintomas abdominais. A biópsia das glândulas salivares labiais mostra múltiplos agregados de linfócitos adjacentes aos ácinos salivares. Marcadores de soro, isto é, anticorpos antinucleares (anti-SS-A e anti-SS-B) e fatores reumatoides ajudam a confirmar o diagnóstico de síndrome de Sjögren secundária. A administração da secura é tentada com lágrimas e saliva artificiais. Pilocarpina, cevimelina, flúor e clorexidina são úteis. Os pacientes estão em risco aumentado de cáries e desenvolvimento de linfoma.

Doença e Síndrome de Cushing (Fig. 55.4) A doença de Cushing (hiperadrenocorticismo) é uma condição que resulta de excesso de secreção de corticosteroides da glândula suprarrenal. É geralmente induzida por um adenoma pituitário. A síndrome de Cushing, em contraste, resulta de uso crônico de corticosteroides. Níveis altos de cortisol no soro sanguíneo causam retenção de fluidos, hipertensão e hiperglicemia, assim como obesidade troncular, face arredondada (em forma de lua) com pletora (acne vermelha facial e troncular, corcova de búfalo na parte detrás do pescoço e estrias abdominais arroxeadas). Essas características são causadas por falta de colágeno, enfraquecimento dérmico, fragilidade capilar e acúmulo de fluidos. O tratamento é direcionado à erradicação dos tumores e correção diária dos níveis de cortisol.

Hipertrofia do Masseter (Fig. 55.5) A hipertrofia do masseter é um aumento no tamanho do músculo masseter por causa do tamanho aumentado das células. Ocorre como resultado de atividade muscular crônica induzida por trincamento dos dentes, mascar chicletes ou bruxismo. Os músculos do masseter são firmes e não sensíveis. O aumento é mais proeminente no ângulo sobre a mandíbula.

Neurofibromatose (Doença de von Recklinghausen). (Fig. 55.6) A neurofibromatose é uma doença herdada (autossômica dominante) causada por perda de gene supressor (NF1 ou NF2) que resulta em múltiplos neurofibromas (tumores envolvendo tecido nervoso) na pele, boca, ossos e trato gastrointestinal e pigmentação da pele. As pigmentações afetam a pele como manchas café com leite e as axilas, como sardas (sinal de Crowe) e também a íris (nódulos de Lisch). Os tumores aparecem após a puberdade como pápulas, nódulos, ou tumorações pendulares. Na mandíbula podem expandir o canal mandibular e as placas corticais, produzindo edema facial, ou, raramente, sofrem transformação maligna.

Higroma Cístico (Linfoangioma) (Fig. 55.7) O higroma cístico é um crescimento benigno ou hamartoma dos vasos linfáticos (linfoangioma) que falha em drenar a linfa adequadamente. A maior parte aparece na cabeça, pescoço e axilas como tumefações compressíveis. A obstrução das vias aéreas pode ser uma preocupação. A excisão é geralmente bem-sucedida.

Sarcoma de Ewing (Fig. 55.8) O sarcoma de Ewing é uma malignidade celular pequena e arredondada causada por translocação cromossômica (isto é, o cromossoma 11 troca de lugar com o cromossoma 12 ou o 22). O tumor parece ter origem neuroectodérmica. Pessoas com menos de 25 anos de idade são afetadas com mais frequência. A maior parte dos sarcomas surge no fêmur, pelve e costelas; < 5% surgem nas mandíbulas. Algumas vezes são encontrados nos tecidos moles sem envolvimento ósseo. Na área das mandíbulas e maxila, as mandíbulas estão envolvidas com mais frequência. Os pacientes apresentam edema, dor, parestesia, dentes frouxos, febre, leucocitose e taxa de sedimentação (VHS) elevada. A massa é macia quando houver penetração na placa cortical óssea. As radiotransparentes mostram dentes deslocados e uma massa radiotransparente destrutiva com margens mal definidas. Ocorre com frequência metástase nos pulmões, fígado e nódulos linfáticos. Taxas de sobrevivência de 50 a 75% foram alcançadas com o uso combinado de radioterapia, cirurgia e quimioterapia.

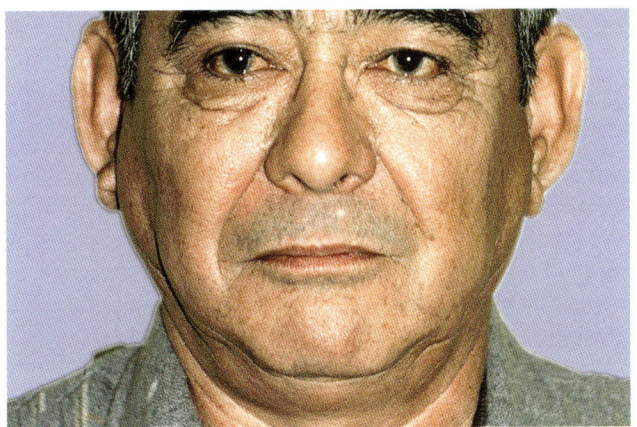

Fig. 55.1. Sialadenose: nas glândulas parótidas de paciente diabético.

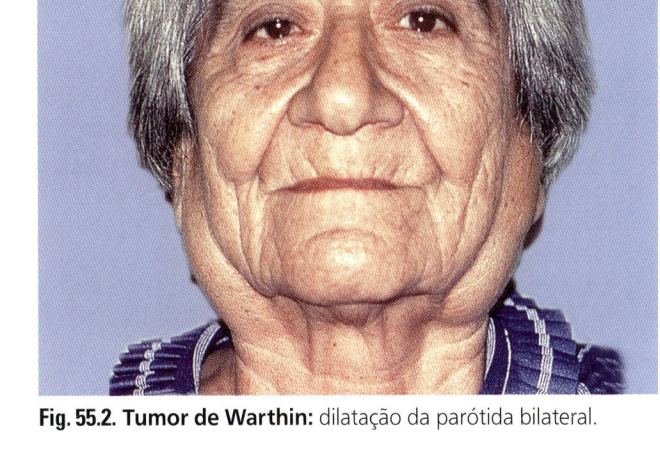

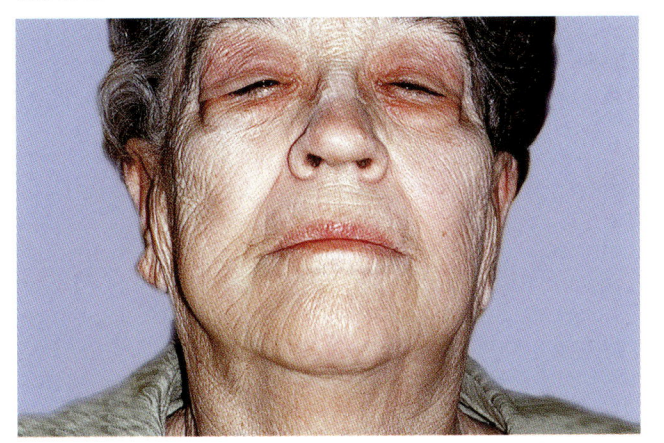

Fig. 55.2. Tumor de Warthin: dilatação da parótida bilateral.

Fig. 55.3. Síndrome de Sjögren: olhos secos, dilatação da parótida.

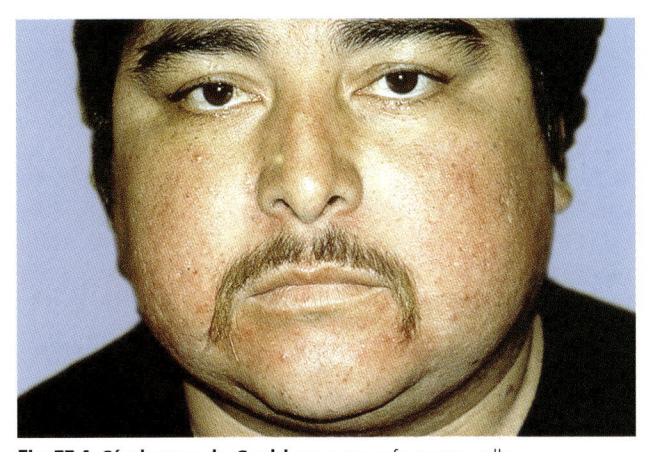

Fig. 55.4. Síndrome de Cushing: acne e face vermelha edemaciada.

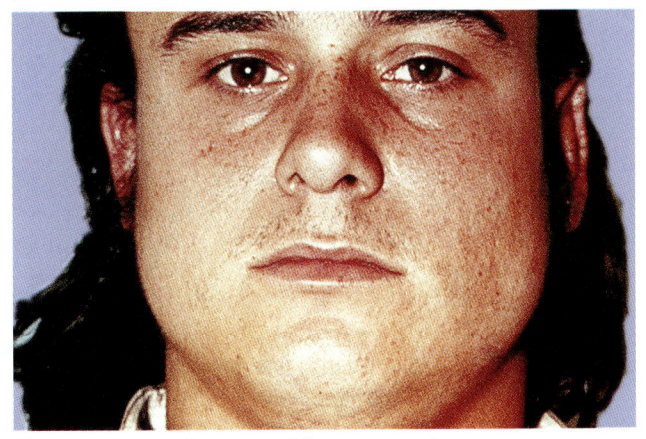

Fig. 55.5. Hipertrofia massetérica: em um trincamento.

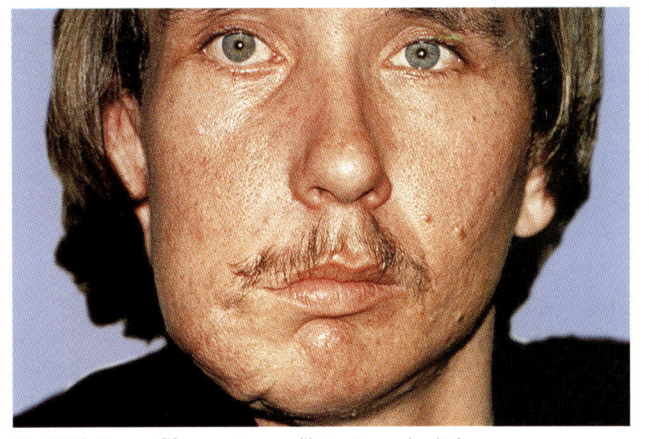

Fig. 55.6. Neurofibromatose: dilatação assimétrica.

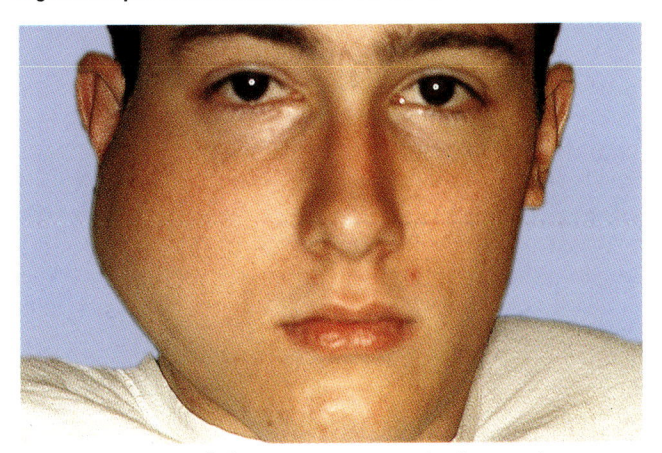

Fig. 55.7. Higroma cístico: suave, presente desde o nascimento.

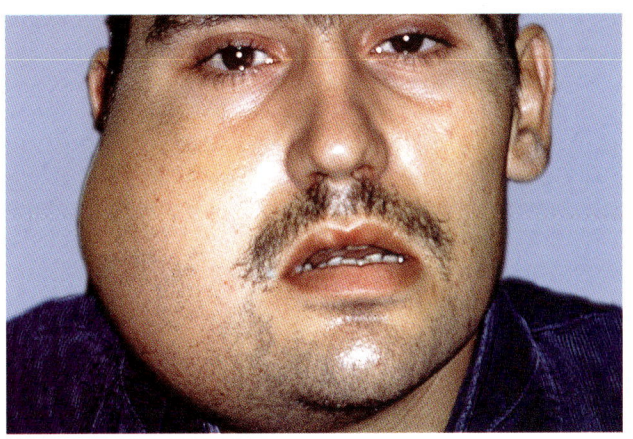

Fig. 55.8. Sarcoma de Ewing: malignidade de crescimento rápido.

CONDIÇÕES PECULIARES À FACE

Angioedema (Fig. 56.1) O **angioedema** é uma reação de hipersensibilidade, caracterizada pelo acúmulo de fluido no interior dos tecidos faciais. Os tecidos resultantes são macios, edemaciados e pruriginosos. Pode ser desencadeado por trauma mecânico, estresse, infecção ou um alérgeno. A maioria dos casos é adquirida e resulta de desgranulação celular dos mastócitos mediada por IgE e liberação de histamina após exposição a um alérgeno (como alimento) ou contato físico. A histamina medeia a permeabilidade dos capilares. As infecções e as doenças autoimunes são gatilhos menos comuns da condição.

O angioedema produz edema facial que se desenvolve em minutos ou em algumas horas. O edema é geralmente uniforme, difuso e simétrico. Os lábios são geralmente afetados, produzindo edema volumoso, expandido, e flexível. Geralmente, o tom de pele permanece na coloração normal ou fica ligeiramente avermelhado. A língua, o assoalho da boca, pálpebras, face e extremidades também podem ser afetados. O angioedema adquirido é geralmente recorrente e autolimitado e representa pouca ameaça para o paciente. Os sintomas são limitados à ardência ou prurido. O tratamento envolve uso de anti-histamínicos, identificação e retirada dos estímulos alergênicos e redução do estresse.

Na rara **forma** autossômica dominante **hereditária**, o angioedema é causado por deficiência de enzimas (tipo I) ou uma enzima disfuncional (tipo II) que resulta em ativação de vias do complemento. O tratamento envolve abstenção de atividades físicas violentas e traumas e profilaxia com drogas androgênicas, como Danocrina (Danazol). Drogas inibidoras da enzima conversora da angiotensina (ECA) usadas para hipertensão também podem causar angioedema. Os inibidores ECA podem induzir a condição, aumentando o nível de bradicinina, não pela liberação de histaminas. Nesses casos, devem ser prescritas drogas alternativas.

Enfisema (Fig. 56.2). O **enfisema** é definido como a presença anormal de ar em um tecido. Embora seja raro na odontologia, ocorre com mais frequência durante um procedimento cirúrgico quando o ar comprimido de uma peça a ar manual ou seringa é forçado em uma dobra mucoperiosteal, por meio de uma câmara de polpa aberta, ou intra-alveolarmente. O ar fica aprisionado em um tecido subcutâneo ou no plano fascial. Sob essas circunstâncias, os tecidos moles adjacentes ao local cirúrgico se distendem em minutos após o início do procedimento. O edema é macio ou levemente firme e produz um som de estalido característico (crepitação) à palpação. O ar aprisionado pode migrar ao longo dos planos fasciais através do pescoço até o esterno, em direção às regiões temporais e orbitais, ou para o interior do sistema vascular. O enfisema está associado a riscos de infecção, embolia e morte. Antibióticos de largo espectro são recomendados para evitar a infecção. Sinais sugestivos de sequelas embólicas, como mudanças súbitas de visão, dispneia, taxa cardíaca alterada, ou perda de consciência, exigem cuidados de emergência imediatos.

Sangramento Pós-Operatório (Figs. 56.3 e 56.6) O edema facial pode resultar de sangramento orofacial quando há sangramento excessivo ou sangue que não tem rota de escape pelo epitélio. O resultado final é **púrpura**, acúmulo de sangue no interior dos tecidos subcutâneos ou submucosos. A púrpura é classificada de acordo com o tamanho da lesão produzida. **Petéquias** são manchas pontuais, achatadas, redondas e vermelhas sob a superfície da pele causada por hemorragias dos capilares (sangramento dentro da pele). Uma pequena escoriação, maior que uma petéquia, causada por extravasamento de sangue de vasos rompidos nos tecidos adjacentes, é chamada de **equimose**. Um **hematoma** é uma porção volumosa de sangue, localizada em um tecido, órgão ou espaço corporal, resultante de um vaso sanguíneo lesado.

Na odontologia, hematomas são comumente causados pela penetração inadvertida de agulhas na veia alveolar superior. Surge uma tumefação indolor em segundos ou minutos após o trauma. A tumefação cresce uniformemente e sem mudança de cor na região da bochecha posterior, sobre e em frente ao ramo mandibular. O hematoma é ligeiramente firme e compressível. Pode causar sensibilidade nos tecidos, parestesia nervosa e trismo muscular. Pressão e gelo devem ser aplicados sobre o hematoma durante as primeiras 24 horas. Após, deve ser aplicado calor para dissipar o sangue. Dependendo de seu tamanho, a lesão pode levar mais de uma semana para ser resolvida e pode descolorir a pele. Devem ser considerados antibióticos se o hematoma for causado por rompimento de um vaso com instrumento contaminado.

Paralisia de Bell (Figs. 56.7 e 56.8) A **paralisia de Bell** é uma súbita fraqueza e paralisia do nervo craniano VII em um lado da face. A condição resulta na inabilidade de mover os músculos de expressão facial no lado afetado. Eventos que danificam ou traumatizam a face são, com mais frequência, causadores e incluem cirurgia, infecção por extração de dente, ou exposição ao frio. Cerca de um terço dos casos está ligado à reativação do vírus do herpes dentro dos gânglios articulados. Todas as pessoas são suscetíveis, mas a condição é vista com mais frequência em adultos de meia-idade (levemente mais frequentes em mulheres). A paralisia se apresenta com início abrupto por inabilidade de levantar a pele da testa, fechar as pálpebras e levantar o canto da boca do lado afetado. Olhos úmidos (lágrimas de crocodilo), escape de saliva pelos cantos da boca e perda de paladar são as consequências comuns. Sem tratamento, a paralisia pode ser temporária ou permanente. Terapia com antiviral (Valaciclovir) e prednisona provaram ser eficazes no tratamento da paralisia de Bell. Cuidados paliativos para proteger os olhos de ulceração córnea também devem ser providenciados.

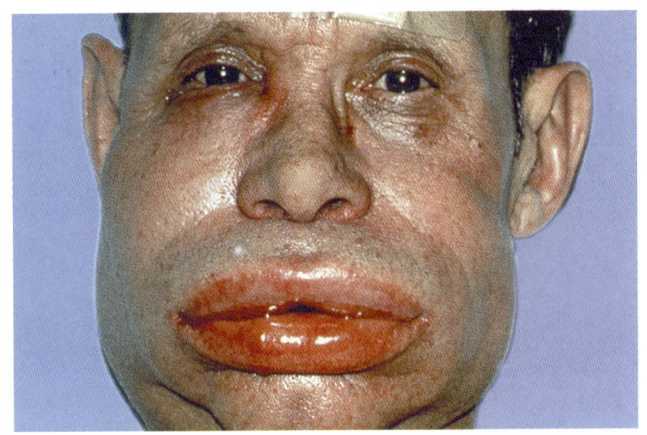

Fig. 56.1. Angioedema: causado por contato com borracha/látex.

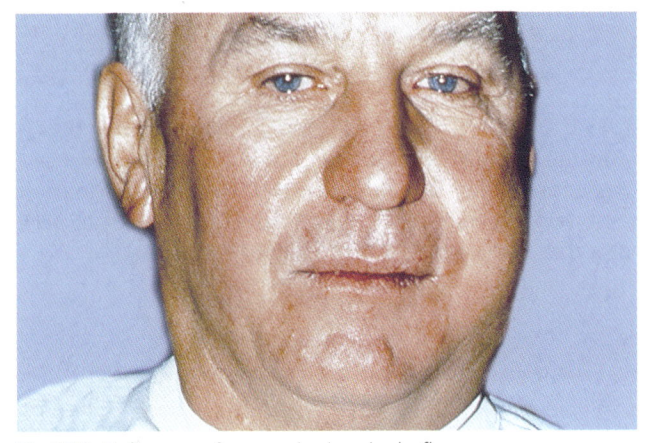

Fig. 56.2. Enfisema aéreo: após cirurgia de *flap*.

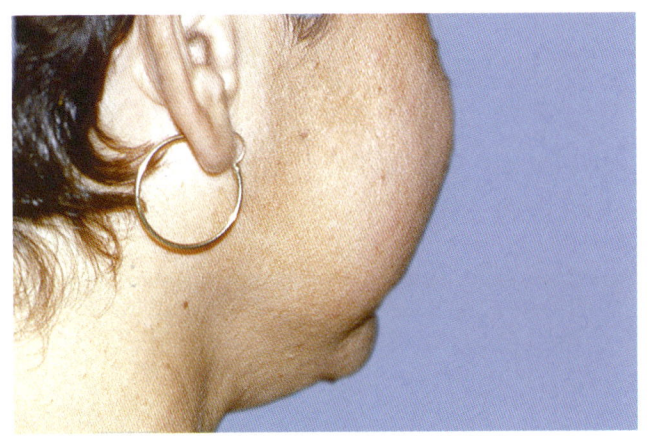

Fig. 56.3. Hematoma: veia alveolar posterior lesada.*

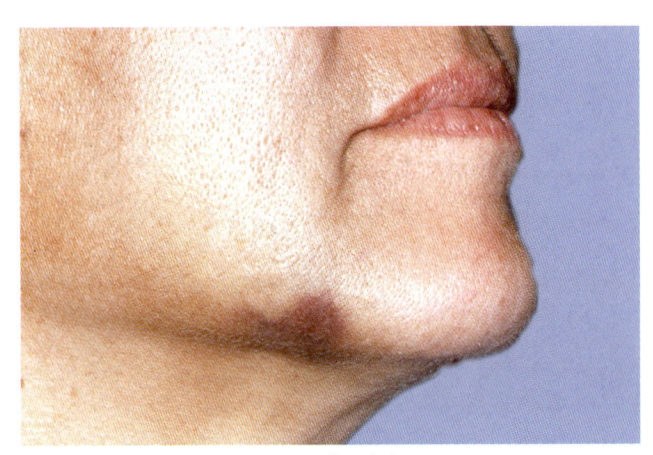

Fig. 56.4. Hematoma: 1 semana depois.*

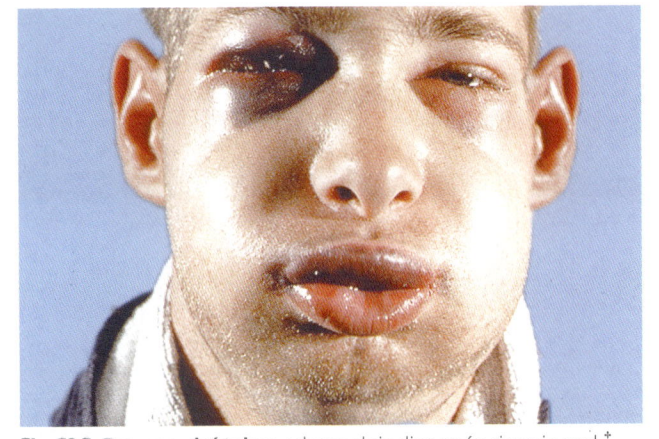

Fig. 56.5. Trauma cirúrgico: edema dois dias após cirurgia oral.‡

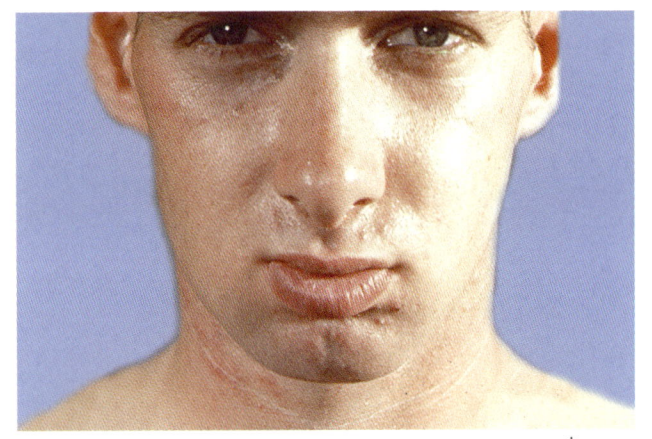

Fig. 56.6. Cura de edema pós-cirúrgico: 2 semanas depois.‡

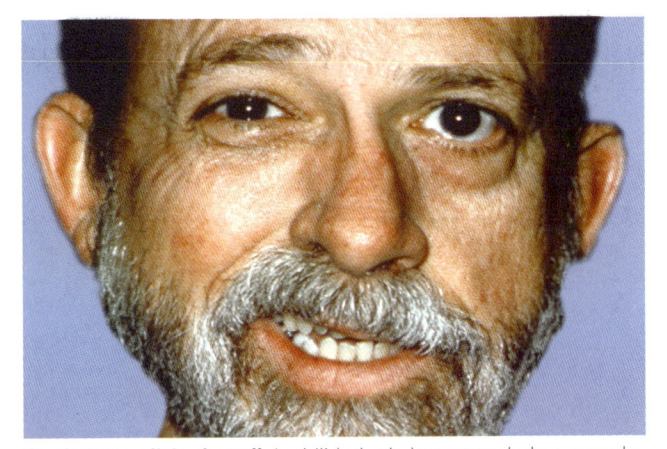

Fig. 56.7. Paralisia de Bell: inabilidade de levantar o lado esquerdo da face.

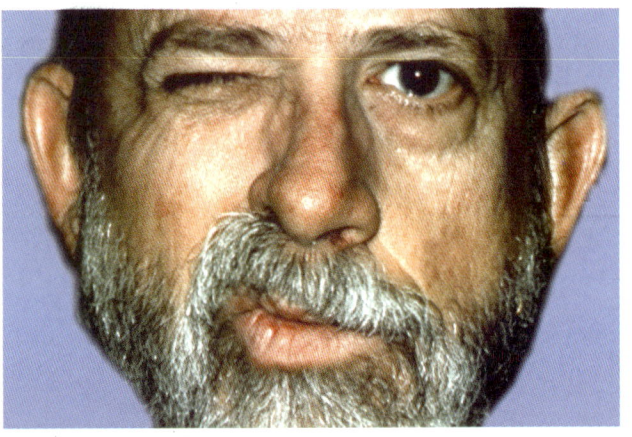

Fig. 56.8. Paralisia de Bell: inabilidade de fechar a pálpebra esquerda.

Estudos de Caso

CASO 15. (Fig. 56.9) Este homem caucasiano de 79 anos de idade foi visitado em um asilo. Seu cuidado oral depende muito do *staff* do local. Durante seu exame oral, você notou este crescimento. O *staff* do asilo acredita que isso não estava presente há alguns dias.

1. Descreva as descobertas clínicas.
2. O que é o fluido na superfície da lesão?
3. É uma descoberta normal, uma variante do normal, ou doença?
4. Você espera que esta condição seja sintomática?
5. Liste as condições que você deve considerar no diagnóstico diferencial, e observe que condição é mais provavelmente o diagnóstico correto.
6. Por que esta lesão é rosada e não clara ou azulada?
7. O que você observa sobre os dentes e o periodonto?
8. A presença desta lesão no tecido mole evita a provisão de desbridamento periodontal?

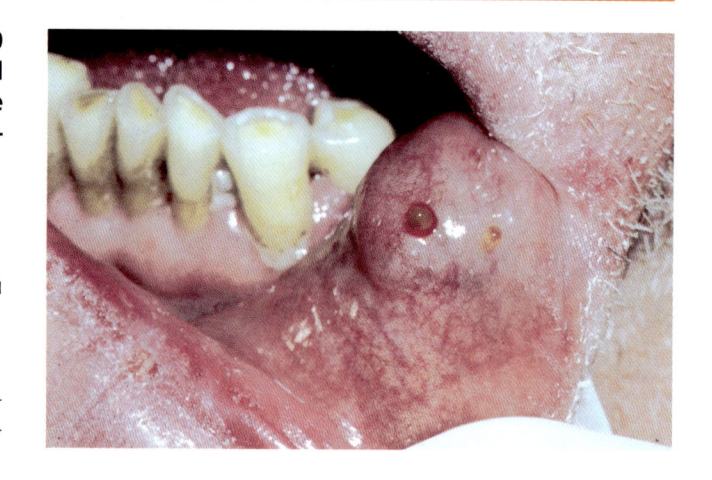

CASO 16. (Fig. 56.10) Este homem de 29 anos de idade vem a seu consultório dentário para trabalho dentário de rotina. Ele não tem sintomas dentários e não tem febre. A lesão não desaparece com a fricção. Ele alega ter múltiplas parceiras sexuais.

1. Descreva as descobertas clínicas. Inclua os achados normais e anormais.
2. Você espera que esta condição seja sintomática?
3. É uma descoberta normal, uma variante do normal, ou doença?
4. Que condições que você deve considerar no diagnóstico diferencial?
5. Esta condição é mais comum em:
   A. Homens HIV negativo.
   B. Homens HIV positivo.
   C. Mulheres HIV positivo.
   D. Mulheres HIV negativo.
6. Verdadeiro ou falso: Esta condição pode ocorrer em pessoas que tomam drogas imunossupressoras por terem órgãos transplantados?
7. Verdadeiro ou falso: Esta condição é limitada à língua.
8. Por que é significativo que a lesão não possa ser removida com fricção?

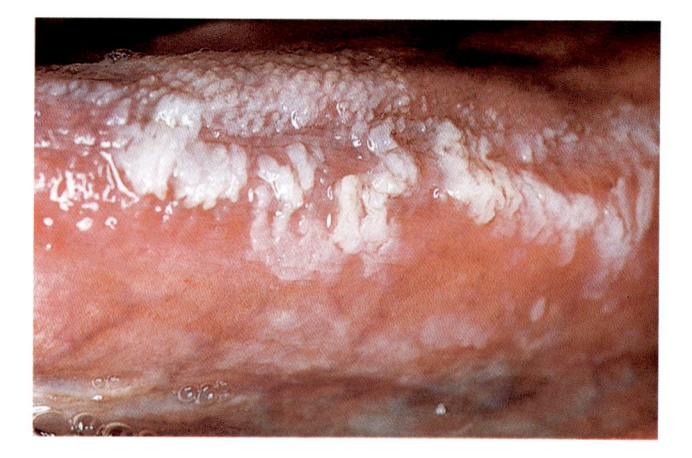

SEÇÃO 9

Achados Intraorais por Mudanças de Coloração

Objetivos Dentais:
- Determinar e usar termos diagnósticos que descrevem as lesões brancas, vermelhas e pigmentadas da mucosa oral.
- Identificar as causas e características clínicas das lesões brancas, vermelhas e pigmentadas da mucosa oral.
- Usar o processo diagnóstico para distinguir lesões brancas, vermelhas e pigmentadas de aparência semelhante da mucosa oral.
- Recomendar as opções de tratamento apropriadas para lesões brancas, vermelhas e pigmentadas da mucosa oral.

Objetivos da Higiene Dental:
- Determinar e usar termos diagnósticos que descrevem as lesões brancas, vermelhas e pigmentadas da mucosa oral.
- No consultório, documentar as características das lesões brancas, vermelhas e pigmentadas da mucosa oral em termos de:
   a. Localização anatômica.
   b. Cor.
   c. Borda.
   d. Configuração.
   e. Tipo.
- Identificar condições discutidas nesse capítulo (1) que requerem a atenção do dentista e/ou (2) afetam a realização de desbridamento periodontal e medidas de higiene dental.

Nas legendas das figuras, (*‡) denota o mesmo paciente.

LESÕES BRANCAS

Grânulos de Fordyce (Figs. 57.1 e 57.2) Grânulos de Fordyce são glândulas sebáceas encontradas dentro da mucosa oral. Tecnicamente falando, elas são coristomas sebáceos (isto é, tecido normal em uma localização anormal); a localização normal deles é dentro da camada superior da derme (pele). Esses grânulos assintomáticos consistem de glândulas sebáceas individuais que têm 1 a 2 mm de diâmetro. Caracteristicamente, eles aparecem como pápulas ligeiramente elevadas, na cor branca, creme-branco ou amarela na mucosa oral ou vermelhão do lábio superior. Eles geralmente aparecem múltiplos, formando grupos, placas ou manchas. Grupos grandes podem apresentar-se de forma rugosa à palpação e à língua do paciente. Eles são, às vezes, achados isolados. Localizações menos comuns incluem a mucosa labial, coxim retromolar, gengiva anexa e frênulo.

Os grânulos de Fordyce surgem das glândulas sebáceas embriologicamente capturadas durante a fusão dos processos maxilar e mandibular. Elas se tornam mais aparentes depois da maturidade sexual, assim como o sistema sebáceo se desenvolve. Raramente, um pelo intraoral pode ser visto em associação a essa condição.

Os grânulos de Fordyce aparecem em, aproximadamente, 80% dos adultos, e não foi relatada a predileção por sexo ou raça. No entanto, a densidade de grânulos por área de mucosa oral é maior em homens do que em mulheres. O exame histológico mostra ninhos arredondados de células claras, 10 a 30 por ninho, na lâmina própria ou submucosa. Essas células têm coloração escura e núcleo central. A aparência clínica é adequada para diagnóstico de grânulos de Fordyce. A biópsia geralmente não é realizada.

Linha Alba (Figs. 57.3 e 57.4) A linha alba *(linea alba)* é um achado intraoral comum que aparece como uma linha branca ondulada, elevada de comprimento e proeminência variáveis, localizada no nível da oclusão da mucosa bucal. Genericamente, essa linha branca assintomática tem de 1 a 2 mm de largura e se estende horizontalmente desde o segundo molar até a região dos caninos na mucosa bucal, terminando no canalículo angular (Fig. 1.3). A lesão é muitas vezes encontrada bilateralmente e não pode ser retirada por esfregadura. Ela se desenvolve em resposta à atividade de fricção com os dentes, a qual resulta em alteração epitelial por espessamento (hiperceratótico). Essa condição está muitas vezes associada à língua denteada e pode ser um sinal de pressão, bruxismo, ceraminto ou trauma por sucção. A aparência clínica é diagnóstica. Não há necessidade de tratamento.

Leucoedema (Figs. 57.5 e 57.6) O leucoedema é uma alteração opalescente da mucosa bucal, com superfície branco-leitosa ou cinzenta. Essa variante comum da mucosa está associada a pessoas com pigmentação escura, mas pode ser vista, de forma infrequente, em pessoas de pigmentação clara. A incidência de leucoedema tende a aumentar com a idade; cinquenta por cento das crianças afro-americanas e 92% dos adultos afro-americanos são afetados. A mucosa labial, o palato mole e o assoalho da boca são os locais menos comuns de ocorrência.

O leucoedema é geralmente débil e bilateral. O exame cuidadoso do leucoedema revela linhas brancas finas e enrugadas. Casos exagerados e de longa duração mostram sobreposição das pregas teciduais. A proeminência da lesão está relacionada com o grau de pigmentação da melanina, nível de higiene oral e quantificação do tabagismo. As bordas da lesão são onduladas e difusas. Elas desaparecem gradualmente no tecido adjacente, o qual torna difícil distinguir os limites da lesão. Essa condição é diagnosticada pelo alongamento da mucosa, o que causa a aparência branca, até a diminuição e desaparecimento em alguns casos. A limpeza da lesão falha em removê-la. A causa do leucoedema é desconhecida, no entanto é mais grave em tabagistas e diminui com a cessação desse hábito. O exame histológico de espécimes biopsiados mostra aumento da espessura epitelial com edema intracelular proeminente da camada espinhosa (média) sem evidência de inflamação. Nenhuma complicação séria está associada a essa lesão, e não há necessidade de tratamento.

Morsicatio Buccarum (Figs. 57.5 e 57.8) O morsicatio buccarum, derivado da palavra latina *morsus* (mordida), é um termo usado para descrever as mudanças da mucosa oral que são causadas por morder ou mascar as bochechas. Morder ou mascar as bochechas é um hábito nervoso comum que produz uma mudança progressiva da mucosa. Inicialmente, placas brancas irregulares ligeiramente elevadas aparecem com um padrão difuso que cobre as áreas de trauma. O aumento da lesão produz resposta hiperplásica que aumenta o tamanho da placa. Um padrão linear ou estriado é observado algumas vezes e contém áreas corrugadas grosseiras e zonas de eritema intercaladas. A lesão persistente leva a um aumento da placa com zonas irregulares de eritema traumático e ulceração.

A mordedura da mucosa oral é geralmente vista na mucosa bucal anterior e menos frequentemente na mucosa labial. As lesões podem ser unilaterais ou bilaterais e podem acontecer em qualquer idade. Não foi relatada predileção por sexo ou raça. O diagnóstico requer confirmação visual ou verbal do hábito nervoso. Apesar de o *morsicatio buccarum* não ter potencial maligno, os pacientes devem ser advertidos das alterações da mucosa. Por causa da aparência clínica similar, a leucoplasia e a candidíase devem ser excluídas. O exame microscópico dos tecidos biopsiados mostram uma maturação epitelial normal da superfície com superfície paraceratótica corrugada e espessada, com mínima inflamação subepitelial.

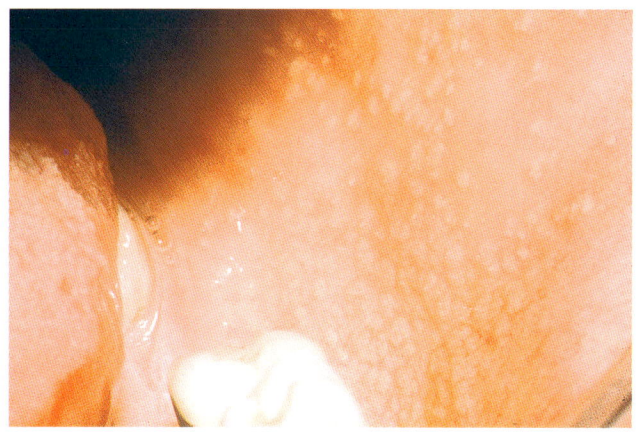

Fig. 57.1. Grânulos de Fordyce: agrupados na mucosa bucal.

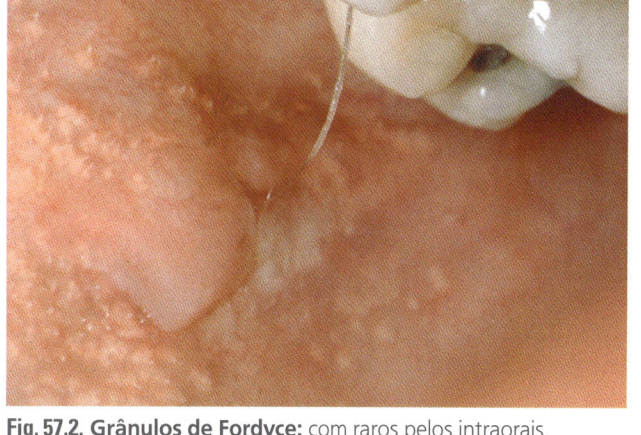

Fig. 57.2. Grânulos de Fordyce: com raros pelos intraorais.

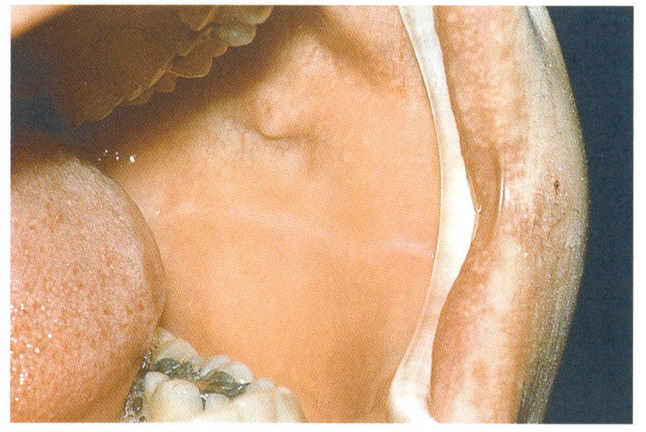

Fig. 57.3. Linha alba: na mucosa bucal.

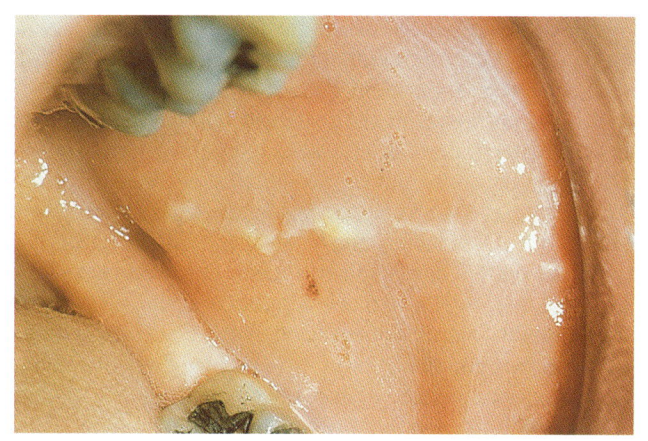

Fig. 57.4. Linha alba proeminente.

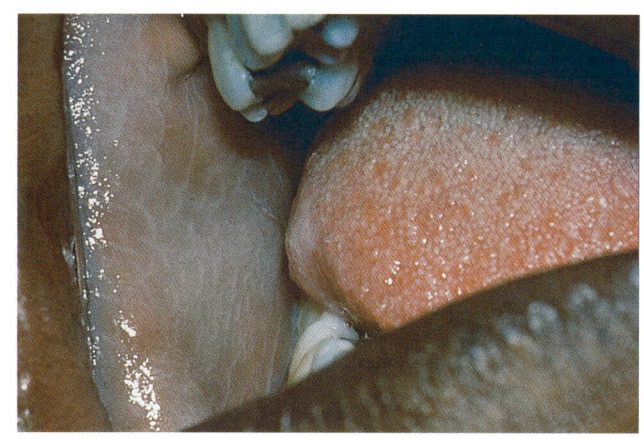

Fig. 57.5. Leucoedema: na mucosa bucal.

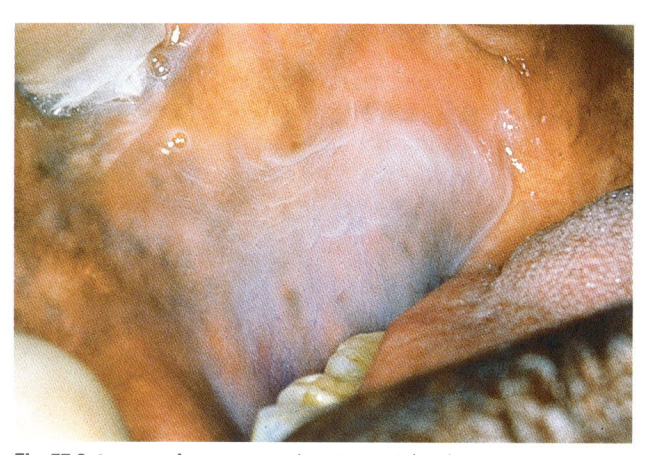

Fig. 57.6. Leucoedema: proeminente em tabagistas.

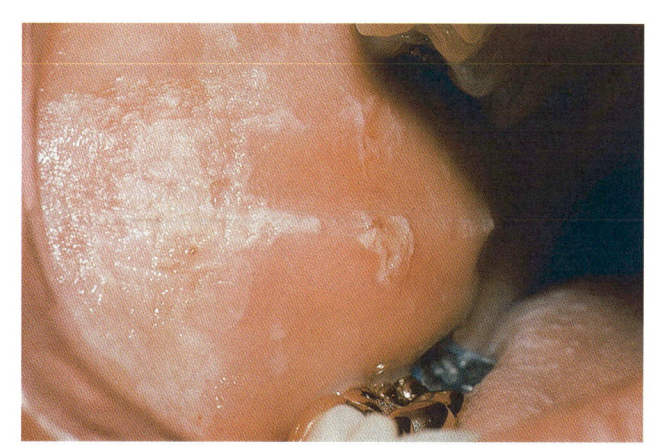

Fig. 57.7. Morsicatio buccarum: causado pelo hábito de morder as bochechas.

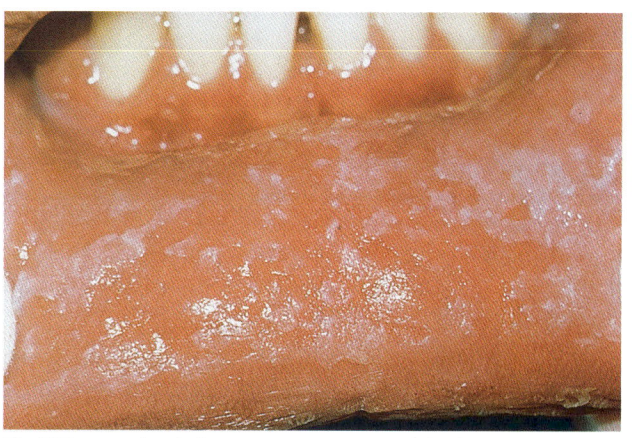

Fig. 57.8. Morsicatio buccarum: na mucosa labial.

LESÕES BRANCAS

Nevo Branco Esponjoso (Displasia Familiar Branca Pregueada) (Figs. 58.1 e 58.2) O nevo branco esponjoso é uma condição hereditária, caracterizada por placas assintomáticas, brancas, pregueadas e esponjosas. As lesões muitas vezes exibem um padrão ondulado e simétrico. Essa condição é uma genodermatose relativamente rara, causada por mutações pontuais nos genes que regulam a produção de queratina 4 e queratina 13. Como resultado, a maturação epitelial e a esfoliação estão alteradas. Aparece no nascimento ou no início da infância, persiste por toda a vida e não exibe predileção por sexo ou raça. Em virtude do padrão de transmissão autossômico dominante, muitos membros de uma família são afetados.

A localização mais comum do nevo branco esponjoso é na mucosa bucal bilateralmente, seguido da mucosa labial, crista alveolar e assoalho da boca. Ele pode envolver a mucosa oral inteira ou ser distribuído unilateralmente como manchas brancas discretas. As margens gengival e dorsal da língua quase nunca são afetadas, embora o palato mole e a porção ventrolateral da língua estejam comumente envolvidos. O tamanho das lesões varia. Sítios extraorais mucosos podem ser envolvidos, como a cavidade nasal, o esôfago, a laringe, a vagina e o reto. Os achados orais são extraordinariamente similares àqueles da disceratose intraepitelial benigna hereditária. No entanto, o envolvimento ocular ocorre com este último. Microscopicamente, o nevo esponjoso branco mostra paraceratose proeminente, espessamento e clareamento da camada espinhosa e emaranhados perinucleares dos tonofilamentos de queratina. Nenhum tratamento é necessário.

Lesões Brancas Traumáticas (Figs 58.3-58.6) As lesões traumáticas brancas são causadas por muitos irritantes químicos e físicos, como trauma friccional, calor, uso tópico de aspirina, uso excessivo de enxaguatórios bucais, líquidos cáusticos e algumas vezes por pasta de dentes. O trauma friccional é muitas vezes notado na gengiva anexa. Ele é causado pelo ato excessivo de escovar os dentes, pelo movimento de próteses orais e mastigação sobre uma arcada edêntula. Com o tempo, a mucosa torna-se espessada e desenvolve uma superfície branca, enrugada, que não desaparece. A dor está ausente. O exame histológico revela hiperceratose.

O trauma agudo pode produzir lesões brancas descamativas ou corrugadas se as camadas superficiais da mucosa forem lesadas. As lesões geralmente aparecem como manchas brancas com bordas irregulares. Embaixo há uma superfície cruenta, vermelha ou sangrante. A mucosa livre é mais suscetível que a mucosa aderida. O alívio da dor e a cicatrização ocorrem com a remoção da causa dentro de poucos dias.

Outra lesão branca causada pelo trauma é uma cicatriz. Ela representa uma resposta cicatricial fibrosa da derme. As cicatrizes são assintomáticas, lineares, rosa-esbranquiçadas e nitidamente delineadas. Uma história minuciosa pode revelar lesão prévia, doença ulcerativa recorrente, doença convulsiva ou cirurgia prévia.

Leucoplasia (Figs. 58.7 e 58.8) A leucoplasia é um termo clínico para placas brancas ou manchas que não podem ser removidas ou classificadas clinicamente como outra doença. Pessoas de qualquer idade podem ser afetadas, mas a maioria dos casos ocorre nos homens entre 45 e 65 anos de idade.

Leucoplasias são reações protetoras contra irritantes crônicos. O tabaco, o álcool, a sífilis, a deficiência de proteínas, o galvanismo, a fricção crônica, a radiação ultravioleta e a candidíase foram implicados na causa dessas lesões. A leucoplasia varia consideravelmente em tamanho, localização e aparência clínica. Os locais preferenciais são nas porções lateral e ventral da língua, no assoalho da boca, na mucosa alveolar, nos lábios, no trígono retromolar-palato mole, e na gengiva mandibular anexa. A superfície pode aparecer regular e homogênea, fina e friável, fissurada, corrugada, verrucosa, nodular ou salpicada. As lesões podem variar em cor, desde ligeiramente branca transparente, cinza, ou marrom-esbranquiçada.

Um sistema de classificação criado pela Organização Mundial de Saúde recomenda duas divisões para as leucoplasias orais: homogêneas e não homogêneas. As leucoplasias não homogêneas são divididas em eritroleucoplasias (lesões brancas com grande componente vermelho), nodulares (lesões brancas com superfície elevada e nodular), salpicadas (lesões brancas com componentes vermelhos pequenos) e verrucosas (lesões brancas com superfície corrugada levantada).

A maioria das leucoplasias (80%) é benigna; as restantes são displásicas (pré-malignas) ou cancerosas. O desafio clínico consiste em determinar quais são pré-malignas ou malignas, porque 1 a 4% das leucoplasias progridem para o carcinoma dentro de 20 anos. Os locais de alto risco para a transformação maligna incluem o assoalho da boca, as porções lateral e ventral da língua, o complexo úvulo-palatal e lábios.

A leucoplasia verrucosa proliferativa é uma leucoplasia persistente com aparência verrucosa (como verrugas) e com alto risco de transformação maligna (Fig. 58.8). Ela é uma leucoplasia pouco habitual, tem forte predileção pelo sexo feminino, tem associação infrequente ao hábito de fumar e uma associação ocasional à infecção pelo papilomavírus. Ela ocorre em qualquer idade adulta, mas mais frequentemente depois dos 60 anos de idade. As lesões são multifocais e têm superfície branca, corrugada ou exofítica nodular (crescimentos nodular ou verrucoso). As lesões se alastram lentamente, raramente regridem e tendem a recorrer depois da excisão. Cerca de 70% dessas leucoplasias se transformam em carcinoma.

As leucoplasias com áreas vermelhas localizadas conferem alto risco de carcinoma. Evidências indicam que leucoplasias não homogêneas, particularmente a leucoplasia salpicada, representam uma displasia intraepitelial em cerca de metade dos casos e têm a taxa mais alta de transformação maligna entre as leucoplasias orais. A *Candida albicans*, muitas vezes associada à leucoplasia salpicada, pode estar relacionada com as mudanças displásicas observadas.

O passo inicial no tratamento da leucoplasia é eliminar os fatores causais e irritantes, e então observar a cicatrização. Uma leucoplasia persistente não explicada deve ser biopsiada. Vários pontos de biópsia podem ser necessários para lesões difusas. As áreas da lesão que são não homogêneas ou avermelhadas deveriam sempre ser selecionadas para biópsia, porque elas estão associadas a alto risco para displasia e transformação maligna.

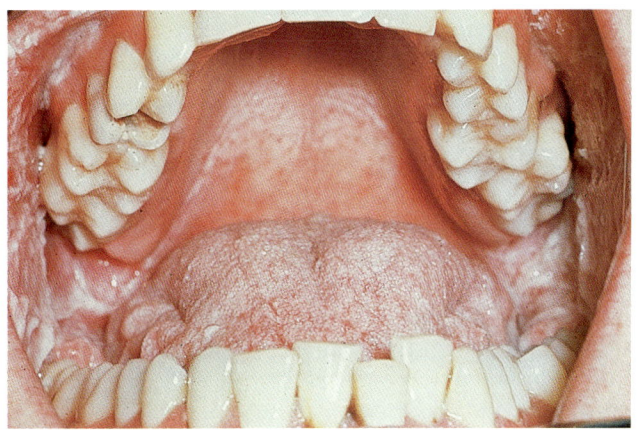

Fig. 58.1. Nevo branco esponjoso: mucosa bucal e palato mole.*

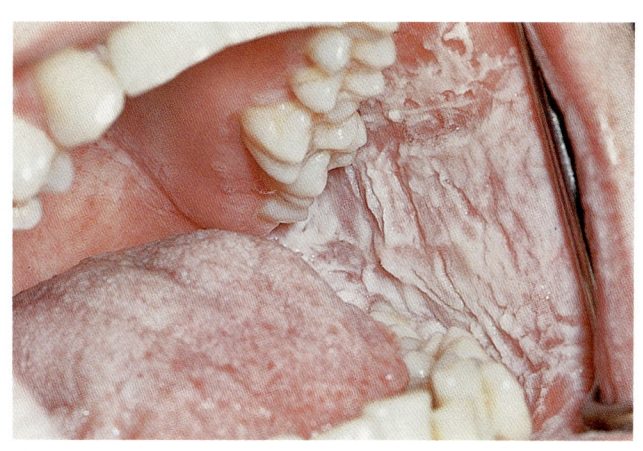

Fig. 58.2. Nevo branco esponjoso: mucosa bucal.*

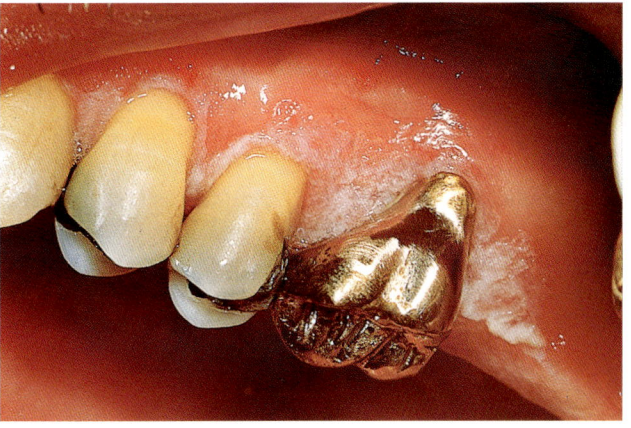

Fig. 58.3. Lesão traumática branca: associada à escovação dentária.

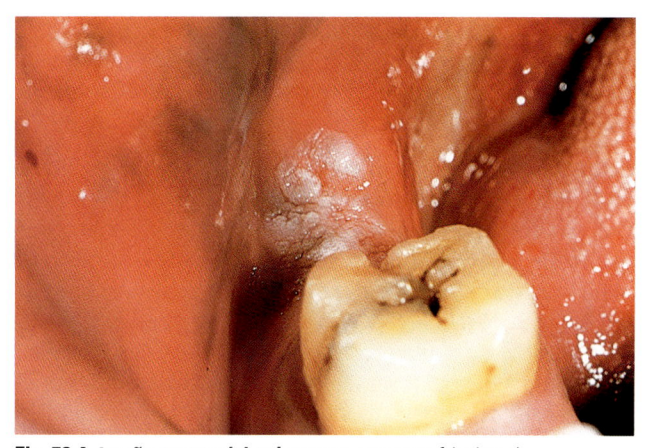

Fig. 58.4. Lesão traumática branca: ceratose friccional.

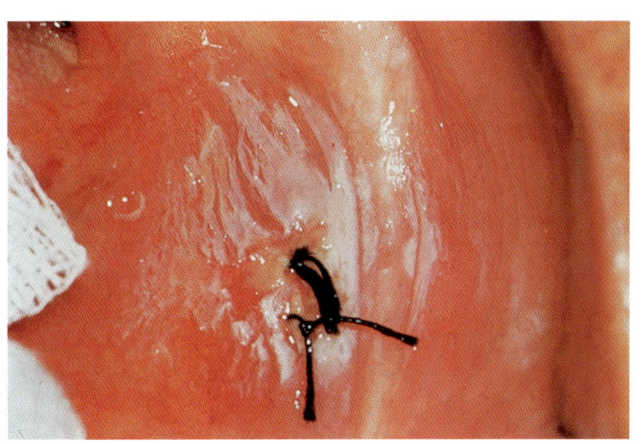

Fig. 58.5. Lesão traumática branca: queimadura por aspirina tópica.

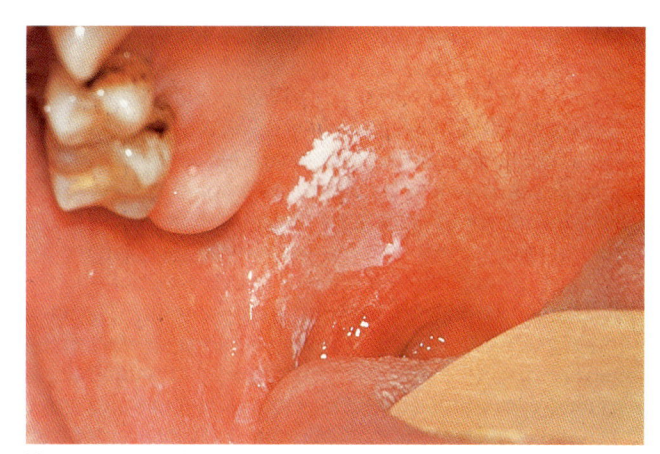

Fig. 58.6. Leucoplasia: hiperceratose do palato mole.

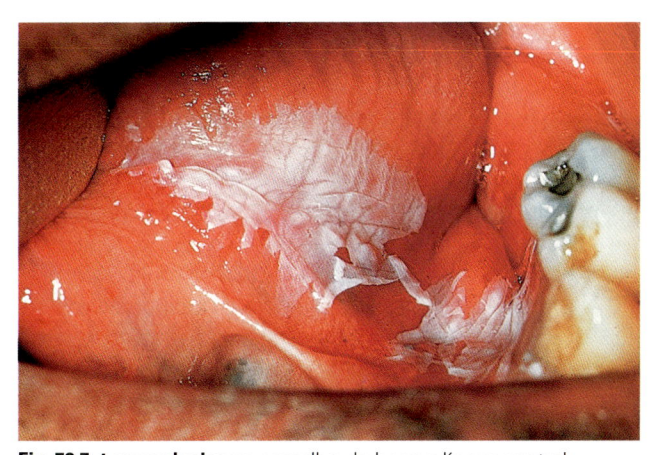

Fig. 58.7. Leucoplasia: no assoalho da boca e língua ventral.

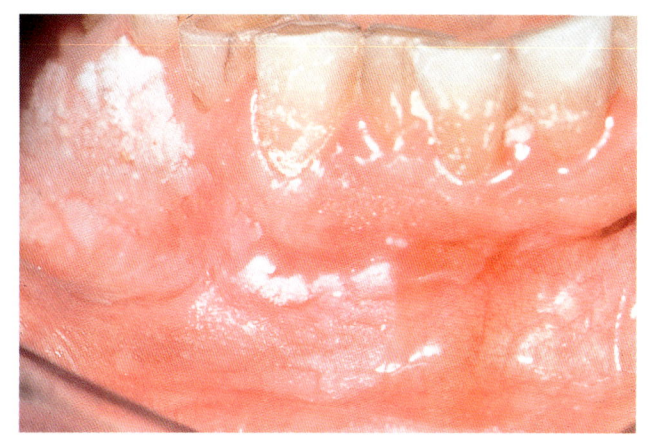

Fig. 58.8. Leucoplasia verrucosa proliferativa: alastrada.

LESÕES BRANCAS ASSOCIADAS AO TABACO

Ceratose do Tabagista (Figs. 59.1 e 59.2) Ceratose é uma condição caracterizada por manchas espessadas na pele. A ceratose do tabagista é uma reação específica evidente em pessoas que fumam cigarros sem filtro ou cigarros de maconha por muito pouco tempo. As lesões, que se aproximam uma da outra no fechamento dos lábios, envolvem as partes superior e inferior dos lábios no local de colocação do cigarro. Essas manchas ceratóticas têm cerca de 7 mm de diâmetro e estão localizadas invariavelmente laterais à linha média. As pápulas brancas elevadas são evidentes, ao longo da mancha, produzindo uma textura rude e firme à palpação. A ceratose do tabagista pode se estender para a mucosa labial, mas a borda do vermelhão raramente está envolvida. Homens idosos são mais comumente afetados. A cessação do hábito de fumar geralmente traz solução. O desenvolvimento de úlcera e formação de crosta deve levantar suspeita de transformação neoplásica.

Estomatite Nicotínica (Palato do Fumante) (Figs. 59.3 e 59.4) A estomatite nicotínica é resposta direta da mucosa oral ao hábito prolongado de fumar cachimbo e charuto. A gravidade está relacionada com a intensidade e duração da exposição ao hábito de fumar. Ela é geralmente encontrada em homens de meia-idade e nos idosos, em regiões do palato não protegidas (não cobertas por uma prótese maxilar) que contêm glândulas salivares menores, isto é, posterior às rugas palatinas, no palato mole e algumas vezes estendendo para mucosa bucal. Raramente, o dorso da língua é afetado. Essas mudanças associadas ao tabaco, na língua, têm sido chamadas de *glossitis stomatitis nicotina*.

A estomatite nicotínica mostra mudanças progressivas com o tempo. A irritação, inicialmente, faz com que o palato torne-se eritematoso. O palato eventualmente torna-se branco-acinzentado secundário à hiperceratose. Múltiplas pápulas ceratóticas discretas com centros vermelhos deprimidos desenvolvem-se na abertura do ducto excretor dilatado e inflamado das glândulas salivares menores. As pápulas aumentam com a irritação persistente, mas falham ao coalescer, produzindo um aspecto característico ao palato (escaldado). As pápulas isoladas, mas proeminentes, com centros avermelhados são comuns. A coloração marrom da superfície lingual e posterior dos dentes é comumente associada a essa condição. Quer a estomatite nicotínica surge como uma consequência do calor ou do tabaco é um problema a se debater. No entanto, a ausência de progressão maligna sugere que o calor pode contribuir mais para essa lesão do que substâncias químicas no tabaco fumado.

O hábito de fumar cigarros invertidos (a porção de brasa acesa colocada na boca – comum em pessoas da Índia) produz achados semelhantes. A parada com o hábito de fumar geralmente resulta em regressão. Uma biópsia raramente é necessária para confirmar esse diagnóstico.

Mancha do Aspirador de Rapé (Lesão do Mastigador de Tabaco, Ceratose do Rapé) (Figs. 59.5 e 59.6) Uma área enrugada, branco-amarelada na dobra mucobucal – ou na mucosa bucal mandibular ou mucosa labial – sugere uso intraoral persistente de tabaco não queimado. O palato mole, o assoalho da boca e a língua ventral podem também ser afetados pelo tabaco colocado no vestíbulo maxilar ou sob a língua. O tabaco sem fumaça é comercializado sob várias formas ("snuff" ou aspirada, "dip", aplicar o pó na mucosa com auxílio do dedo, "plug" ou tabaco mascado, "quid", também mascado, comum na Ásia) e deixam características marcantes no local preferencial de colocação do tabaco. Locais posteriores são comumente usados para o tabaco mascado ou aplicado sobre a mucosa, enquanto locais anteriores são preferenciais para a aspiração. As pessoas que variam os locais de colocação do tabaco têm lesões múltiplas, mas menos proeminentes. Os homens adolescentes são mais frequentemente afetados, porque há comercialização intensa e associação a esportes e sofisticação. Alta prevalência é encontrada nos estados do sul e Apalaches.

As manchas do aspirador de rapé são ceratoses rosa-claro com superfície corrugada ou enrugada. A cor pode progredir do branco e branco-amarelado ao marrom-amarelado assim que a hiperceratose e a coloração exógena ocorrem. As lesões são assintomáticas e muitas vezes têm pelo menos 1 cm de diâmetro.

O uso de tabaco sem fumaça por longo tempo está associado à recessão periodontal, cáries, mudanças displásicas epidermais e carcinoma. As mudanças displásicas, as quais levam muitos anos para se desenvolver, estão associadas à nitrosaminas carcinogênicas presentes no tabaco. Para alcançar a resolução, a cessação do hábito de fumar tabaco está recomendada. Se a normalização não ocorrer dentro de 14 dias depois da cessação do tabaco, uma biópsia é recomendada.

Carcinoma Verrucoso (de Ackerman) (Figs. 59.7 e 59.8) O carcinoma verrucoso aparece como uma massa verrucosa, exofítica, rosa e branca que é firme à palpação. Alguns gostam de descrevê-lo como um tumor em forma de couve-flor ou papulonodular. Ele é uma variante maligna de células escamosas, de baixo grau, não produz metástase e 25 vezes menos comuns que o carcinoma de células escamosas. Ele surge mais frequentemente em associação a uso de tabaco por longo tempo, especialmente no local onde o tabaco sem fumaça é colocado cronicamente. Cerca de 30% dos casos estão associados à infecção por papilomavírus humano.

A mucosa bucal, vestibular, gengiva mandibular e palato são os locais da boca mais acometidos pelo carcinoma. Homens com mais de 60 anos que têm o hábito de fumar sem fumaça por muitos anos são os mais frequentemente acometidos. A doença é rara em pessoas com menos de 40 anos e em pessoas que não usam tabaco. Locais não orais podem também ser afetados.

O carcinoma verrucoso tem um aspecto superficial distinto. Um achado característico é a superfície ceratótica branco-acinzentada, com pápulas globosas rosa-avermelhadas por toda parte. Crescimentos laterais, os quais geralmente excedem os crescimentos verticais, levam a um aumento da massa e de largura em vários centímetros. As lesões grandes podem ser localmente destrutivas, invadindo e erodindo o osso alveolar adjacente. São lesões de aparência semelhante: a hiperplasia epitelial verrucosa, a pioestomatite verrucosa e a leucoplasia verrucosa proliferativa.

O tratamento recomendado para o carcinoma verrucoso é a excisão cirúrgica ampla. Depois da cirurgia, o prognóstico a longo prazo dos pacientes afetados é melhor do que aqueles afetados pelo carcinoma de células escamosas, e o prognóstico melhora se o uso de tabaco sem fumaça for descontinuado.

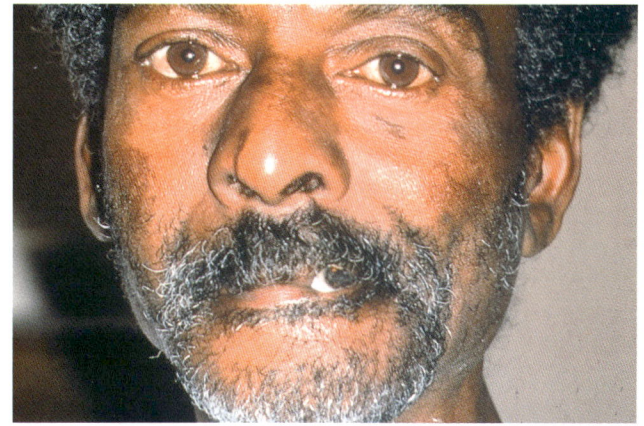

Fig. 59.1. Ceratose do tabagista: usuário de cigarros sem filtro.*

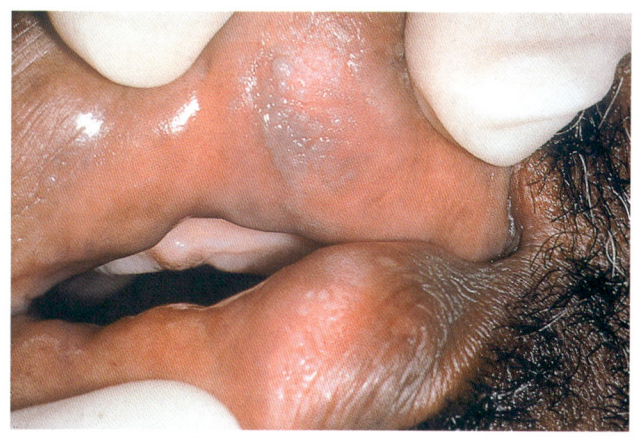

Fig. 59.2. Ceratose do tabagista: na mucosa labial.*

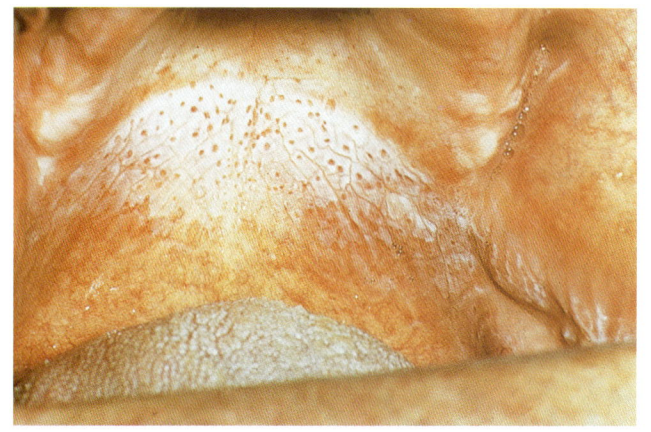

Fig. 59.3. Estomatite nicotínica: proeminente no palato mole.

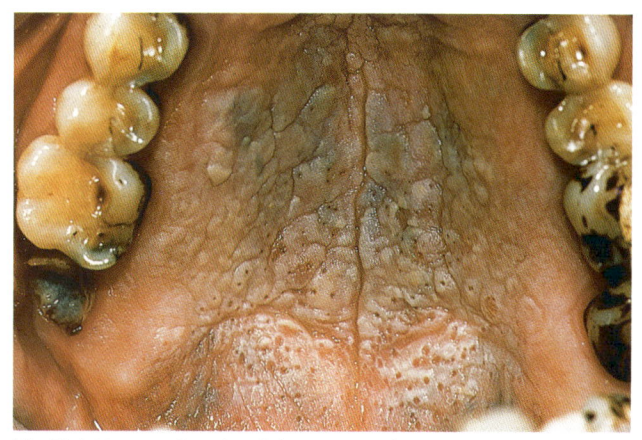

Fig. 59.4. Estomatite nicotínica: em um fumante invertido.

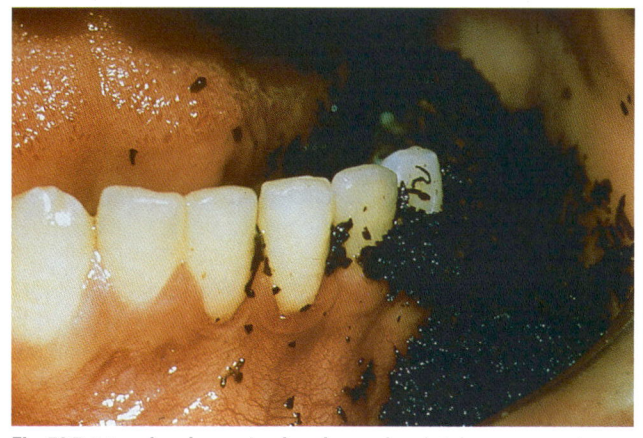

Fig. 59.5. Mancha do aspirador de rapé: sob tabaco mascado.

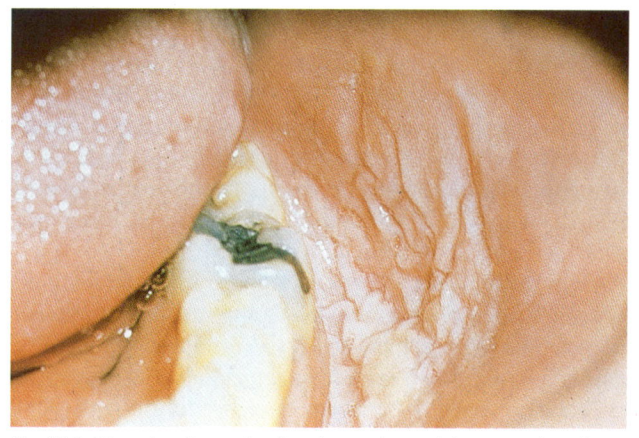

Fig. 59.6. Mancha do aspirador de rapé: na dobra mucobucal.

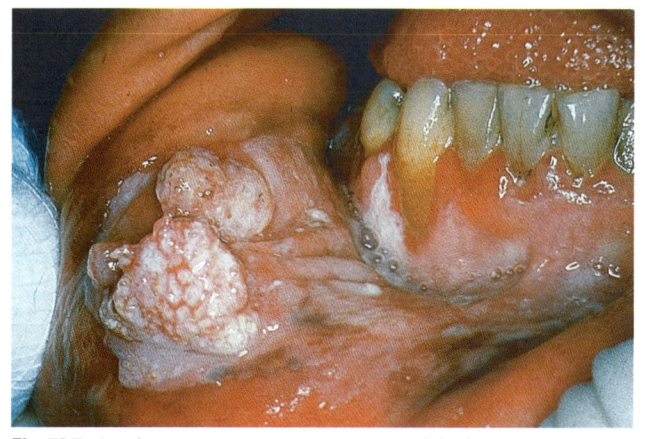

Fig. 59.7. Carcinoma verrucoso: na mucosa labial.

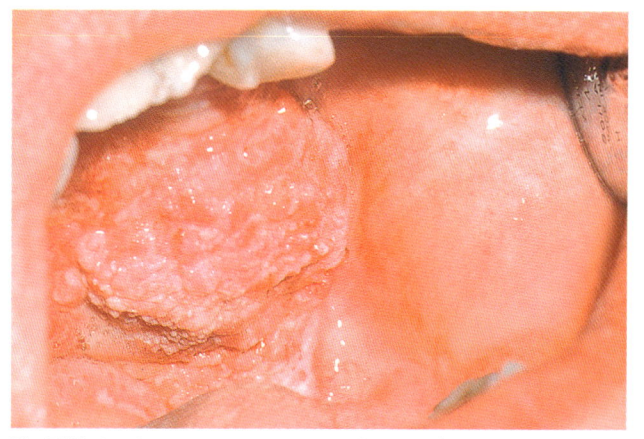

Fig. 59.8. Carcinoma verrucoso: na crista maxilar.

LESÕES VERMELHAS

Várias lesões se apresentam vermelhas porque têm componente vascular. Essa seção discute as lesões vermelhas associadas a anormalidades dos vasos sanguíneos e sangue.

Púrpura (Petéquia, Equimose e Hematoma) (Figs. 60.1-60.4) As púrpuras são alterações demarcadas da coloração, produzidas pelo sangramento sob a superfície da pele. Elas representam um sinal ou de trauma (iatrogênico, factício ou acidental) ou associada a alguma anormalidade, como doença plaquetária ou da coagulação, fragilidade capilar ou infecção. A púrpura inicialmente aparece vermelho-clara, mas tende a descolorir com o tempo, tornando-se uma púrpura azul e depois marrom-amarelada. Como essas lesões consistem de sangue extravasado, elas não branqueiam na diascopia (pressão com uma lâmina de vidro).

Há três tipos de púrpura – petéquia, equimose e hematoma – classificados pelo tamanho. As petéquias são puntiformes, não elevadas e pontos vermelhos circulares. O palato mole é a localização intraoral mais comum para petéquias multifocais. As petéquias palatais podem representar um sinal precoce de infecção viral (mononucleose infecciosa), escarlatina, leucemia, doença plaquetária ou da coagulação. Elas podem também indicar a ruptura de capilares palatais causados por tosse, espirros, vômitos ou felação. As petéquias de sucção sob uma prótese maxilar não são púrpuras verdadeiras. Elas resultam de uma infecção por *Candida* e o processo inflamatório resultante dos orifícios das glândulas salivares acessórias, e não porque a prótese cria pressão negativa como previamente se acreditava.

A equimose (contusão comum) é uma área de sangue extravasado geralmente maior que 1 cm de diâmetro. Ela varia em cor desde um vermelho-purpúreo (isto é, recente) até azul-verde-marrom (isto é, dias depois). Um exame clínico cuidadoso pode revelar a causa do trauma, um distúrbio hemorrágico, a doença de Cushing, amiloidose, uma doença neoplásica, uma púrpura trombocitopênica secundária idiopática ou primária ou uso de antiagregantes, como aspirina, warfarin (Coumadin) ou heparina.

Os hematomas (contusão grande) são grandes coleções de sangue extravasado, resultantes de um trauma, que geram uma massa palpável. Eles ocorrem comumente na cavidade oral como resultado de um golpe na face, irrupção dentária, ou lesão da veia alveolar posterior durante administração de anestesia local (Figs. 56.3 e 56.4). Eles são geralmente vermelho-marrons escuros e macios à palpação. As púrpuras desvanecem com o tempo e não requerem tratamento específico. Determinar o agente causador é a primeira consideração.

Varicosidade (Varizes) (Fig. 60.5) Varizes são veias dilatadas frequentemente encontradas em pessoas mais idosas. A dilatação é causada por redução da elasticidade da parede vascular, como resultado da idade ou por bloqueio interno da veia. A superfície ventrolateral dos 2/3 anteriores da língua é uma localização comum; são locais comuns, também, o assoalho da boca, os lábios e a comissura labial. As varizes têm aparência vermelho-escura até azul-purpúreo. Elas são geralmente isoladas, arredondadas, em forma de domo e flutuantes. A palpação dessas lesões dispersa o sangue dos vasos e causa branqueamento da área. Deste modo, as lesões têm diascopia positiva.

As varizes são benignas, assintomáticas e não requerem tratamento. Se houver acometimento cosmético, as varizes podem ser retiradas cirurgicamente sem sangramento significativo. As varizes apresentam algumas vezes consistência ligeiramente firmes em virtude de mudanças fibróticas. A trombose é uma rara complicação que produz um nódulo firme no interior da variz. Quando várias veias da porção ventral da língua estão proeminentes, a condição é chamada de flebectasia da língua ou língua em caviar.

Trombo (Fig. 60.6) Um trombo é a formação de coágulo de sangue num vaso sanguíneo. Uma série de eventos que incluem trauma, ativação da cacata de coagulação e formação de um coágulo tipicamente resulta na interrupção de sangramento. Vários dias depois, o plasminogênio inicia a reabsorção do coágulo, e o sangue volta a circular normalmente. Em certos casos, o coágulo não se dissolve, o fluxo sanguíneo fica estagnado, e um trombo se forma.

Os trombos intraorais se assemelham a nódulos redondos marrom-avermelhados ou azuis, tipicamente na mucosa labial. Eles são firmes à palpação que pode ser ligeiramente sensível. Não há predileção por sexo evidente, mas os trombos são mais frequentemente vistos em pacientes acima dos 30 anos de idade. Os trombos crescem concentricamente até ocluírem a totalidade do lúmen do vaso ou atingem a maturidade e calcificam, formando um flebólito. Os flebólitos são raros achados que se desenvolvem nas bochechas, lábios ou língua. As radiografias mostram flebólitos em forma de roscas, circulares, com focos radiopacos e centro radiotransparente.

Hemangioma (Figs. 60.7 e 60.8) Os hemangiomas são tumores benignos dos vasos sanguíneos (células endoteliais) que proliferaram. Eles ocorrem precocemente na vida, mais comumente em mulheres que em homens, e desenvolvem-se em locais de tecidos moles ou ossos intraorais. Eles são divididos em duas formas: capilares (consistindo de vasos pequenos) ou cavernosos (consistindo de vasos grandes e espaços vasculares de paredes delgadas).

Hemangiomas de tecido mole ocorrem mais comumente no dorso da língua, gengiva e mucosa bucal. Quando situado na profundidade do tecido conectivo, os hemangiomas não alteram a coloração normal da superfície mucosa. Os hemangiomas superficiais, em contraste, são vermelhos, azuis ou roxos; eles são planos ou ligeiramente elevados; superfície mole e algo firmes. Os hemangiomas têm diascopia positiva e podem variar em tamanho, desde poucos milímetros até vários centímetros. As bordas geralmente são difusas. As superfícies lobuladas são infrequentes. Hemangiomas isolados são os mais comuns, enquanto que lesões múltiplas podem ser vistas na síndrome de Maffucci. Os hemangiomas faciais e orais formam o componente da síndrome de Sturge-Weber.

Os hemangiomas congênitos tipicamente involuem. Têm sido usados no tratamento de hemangiomas grandes e lesões persistentes à remoção cirúrgica, agentes esclerosantes, crioterapia e radioterapia. O diagnóstico diferencial deve considerar o componente maligno (hemangioendotelioma) e sarcoma de Kaposi (Fig. 82.7), outro tumor vascular maligno associado à imunossupressão, idade e infecção pelo herpesvírus humano tipo 8.

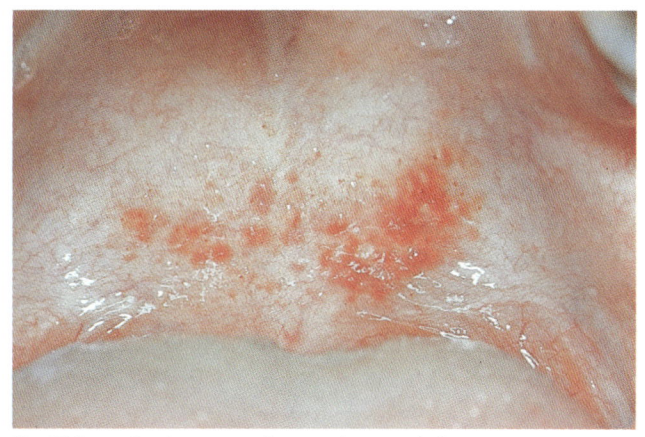

Fig. 60.1. Petéquias: causadas por doença viral e tosse.

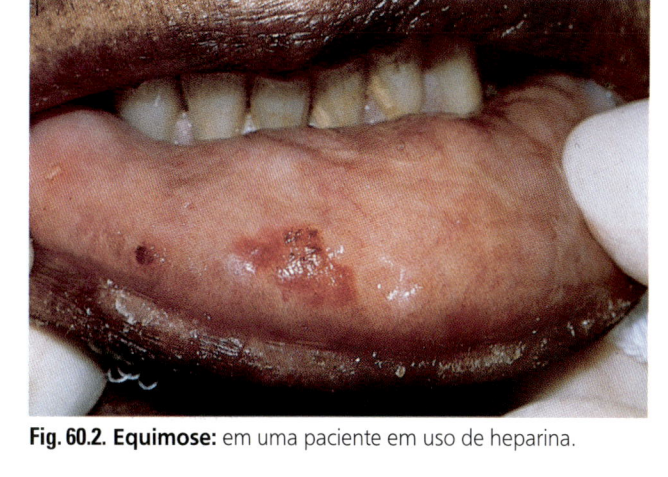

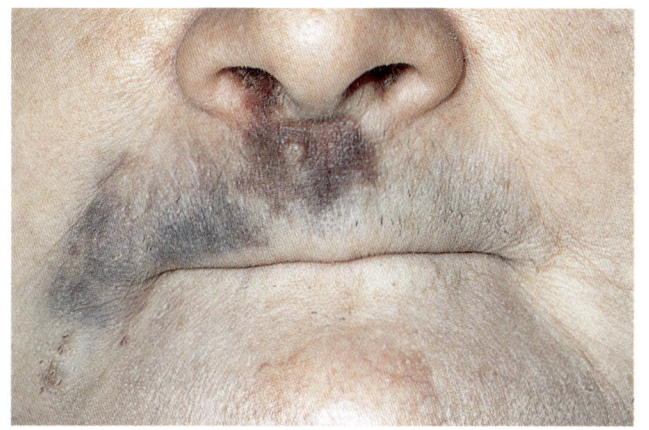

Fig. 60.2. Equimose: em uma paciente em uso de heparina.

Fig. 60.3. Hematoma: após trauma por queda.*

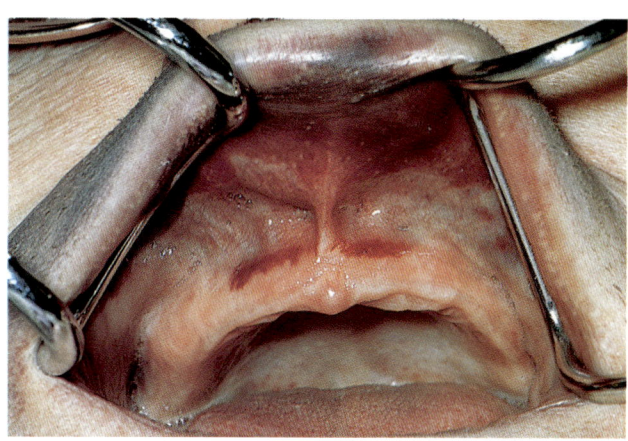

Fig. 60.4. Hematoma: na mucosa maxilar e gengiva.*

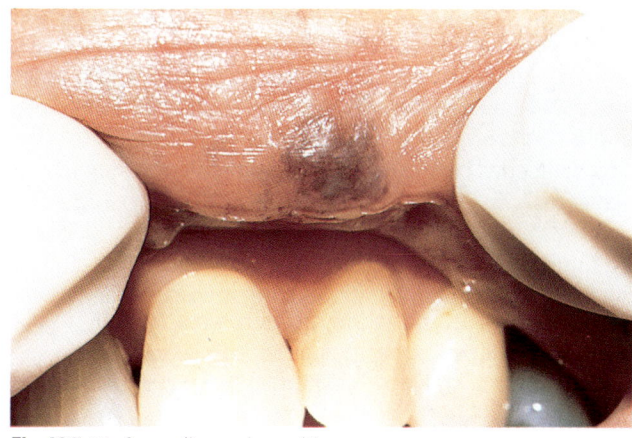

Fig. 60.5. Varizes: diascopia positiva.

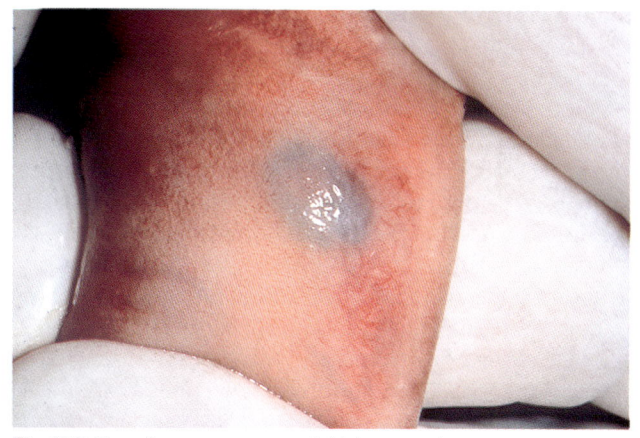

Fig. 60.6. Trombose: na mucosa labial com varizes.

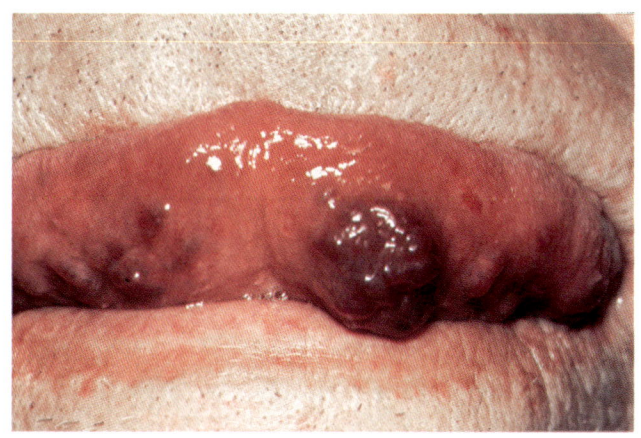

Fig. 60.7. Hemangioma: na língua ventral.

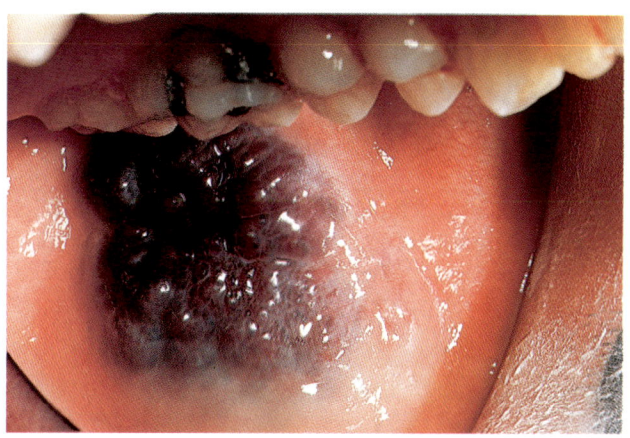

Fig. 60.8. Hemangioma: na mucosa bucal.

LESÕES VERMELHAS

Telangiectasia Hemorrágica Hereditária (Síndrome de Osler-Weber-Rendu) (Figs. 61.1-61.4) A telangiectasia hereditária hemorrágica é uma doença genética rara, que causa anormalidades nos vasos sanguíneos tal que algumas artérias fluem diretamente para as veias, em vez de capilares. Essa doença autossômica dominante é causada por um defeito em uma proteína transmembrana (endoglina ou activina – activin receptor – like kinase-1) que auxilia a formação do complexo receptor para fator de crescimento transformador beta (TGF-β), o qual é necessário para a integridade da parede dos vasos sanguíneos. Esses defeitos resultam em dilatação dos vasos sanguíneos terminais da pele e membranas mucosas.

A telangiectasia hemorrágica hereditária é caracterizada por numerosas telangiectasias, as quais aparecem vermelhas – máculas roxas na pele, na mucosa e outros tecidos e órgãos. As lesões são geralmente de 1 a 3 mm, falta pulsação central e branqueiam a diascopia. As telangiectasias surgem precocemente. Depois da puberdade, o tamanho e o número de lesões tendem a aumentar com a idade. Os homens e as mulheres são afetados igualmente. Sangramento, como o sangramento nasal (epistaxe), é um achado proeminente e precoce nessa doença.

A história, a aparência clínica e achados histológicos são importantes para fazer o diagnóstico da telangiectasia hemorrágica, uma vez que a doença é assintomática em muitas pessoas. As lesões clinicamente evidentes estão localizadas imediatamente subjacentes à mucosa e são facilmente traumatizadas, resultando em ruptura, hemorragia e formação de úlcera. Lesões de pele são menos sujeitas à ruptura em virtude do epitélio cornificado adjacente. As localizações mais comuns na pele são as palmas, os dedos, leitos ungueais, face e pescoço. As lesões mucosas podem ser encontradas nos lábios, na língua, no septo nasal e conjuntiva. A gengiva e o palato duro são menos comumente envolvidos. As malformações vasculares também envolvem os pulmões, o cérebro e o trato gastrointestinal, especialmente o fígado. Complicações estão associadas ao sangramento em vários locais, incluindo epistaxe pelo ressecamento e irritação da mucosa nasal envolvida ou por intubação nasotraqueal; sangramento gastrointestinal, melena e anemia por deficiência de ferro causada pela ruptura de telangiectasias na mucosa gastrointestinal e sangramento prolongado e hematúria causada pela ruptura de telangiectasias no interior do trato urinário. Outras complicações incluem a cirrose hepática, as fístulas arteriovenosas pulmonares levando à hipertensão pulmonar, aos abscessos cerebrais e à embolia. É recomendada a precaução com o uso de analgesia inalatória, anestesia geral, procedimentos cirúrgicos orais e drogas hepatotóxicas e anti-hemostáticas. A ruptura de uma telangiectasia pode causar hemorragia que é mais bem controlada por tampos infláveis. Como os abscessos cerebrais se formam numa pequena porcentagem dos pacientes, esses pacientes se beneficiam de antibióticos profiláticos antes de qualquer tratamento dentário invasivo. A identificação dessa doença garante o rastreio dos membros da família ao médico.

Angiomatose de Sturge-Weber (Síndrome de Sturge-Weber ou Síndrome Encefalotrigeminal) (Figs. 61.5-61.8) A angiomatose de Sturge-Weber é uma doença rara e não hereditária presente ao nascimento, caracterizada por manchas congênitas de coloração em vinho-do-porto e anormalidades neurológicas. A síndrome resulta da persistência do plexo vascular e produz quatro apresentações marcantes: (1) angiomas das leptomeninges do cérebro, (2) manchas vinho-do-porto na face, (3) deficiência neuromuscular e (4) lesões óculo-orais.

As manchas vinho-do-porto ou *nevus flammeus*, um hemangioma macular, é o achado mais impressionante da síndrome. O hemangioma facial é bem demarcado, plano ou ligeiramente elevado, geralmente unilateral e da cor vermelha ou roxa. Ele branqueia sob pressão. A mancha está presente ao nascimento, se distribui ao longo de um ou vários ramos do nervo trigêmeo e tipicamente se estende até a linha média sem cruzar para o outro lado. A divisão oftálmica do nervo trigêmeo é a mais frequentemente afetada. Nenhuma inflamação ou sensibilidade está associada ao hemangioma, e ele não aumenta com a idade. Em muitos pacientes com angiomas vinho-do-porto congênito solitários na face, a lesão desaparece na puberdade. Aproximadamente 20% das pessoas com manchas faciais vinho-do-porto têm angiomatose de Sturge-Weber. As restantes estão livres de outros achados da síndrome. O envolvimento do ramo oftálmico do nervo trigêmeo parece ser o maior preditivo de envolvimento completo da síndrome.

O fluxo sanguíneo venoso alterado, causado pelo angioma das leptomeninges, pode resultar em degeneração do córtex cerebral, convulsões, retardo mental e hemiplegia. Em radiografias laterais do crânio, calcificações giriformes aparecem caracteristicamente como "trilhos de bonde" de duplo contorno. Aproximadamente 30% dos pacientes têm anormalidades cerebrais, incluindo angioma, coloboma ou glaucoma.

O achado mais frequente envolvendo a boca e os lábios é a hiperplasia vascular. O palato, a gengiva e o assoalho da boca podem também ser afetados. As manchas orais vermelhas brilhantes estão localizadas nas áreas supridas pelo nervo trigêmeo. Como nas lesões faciais, essas manchas param abruptamente na linha média. O envolvimento da gengiva pode produzir edema tecidual e causar dificuldade com a hemostasia quando procedimentos cirúrgicos envolvendo esses tecidos são realizados. Irrupção anormal de dentes, lábios aumentados (macroqueilia), dentes grandes (macrodontia) e aumento da língua (macroglossia) são sequelas dos crescimentos vasculares. Crescimentos anormais da gengiva podem ser resultado da terapia com fenitoína, a qual é administrada nesses pacientes em virtude das convulsões. Avaliação clínica da gengiva aumentada do lado ipsolateral, incluindo biópsia, pode ser necessária para estabelecer o envolvimento vascular ou crescimento secundário ao uso de drogas. Nas áreas de hiperplasia vascular, cirurgias orais devem ser realizadas de acordo com medidas estritas de hemostasia.

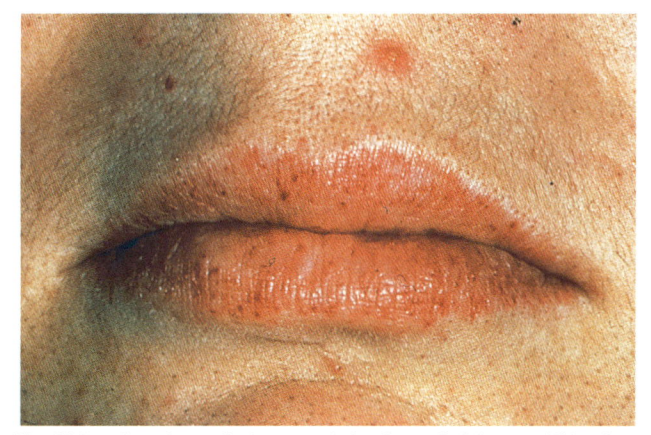

Fig. 61.1. Telangiectasia hemorrágica hereditária: nos lábios.*

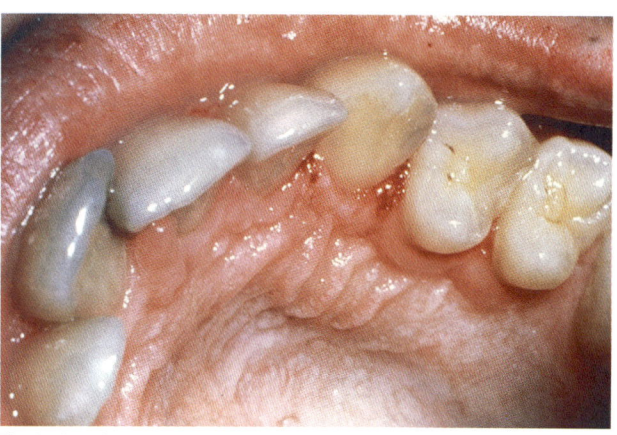

Fig. 61.2. Telangiectasia hemorrágica hereditária: na gengiva.*

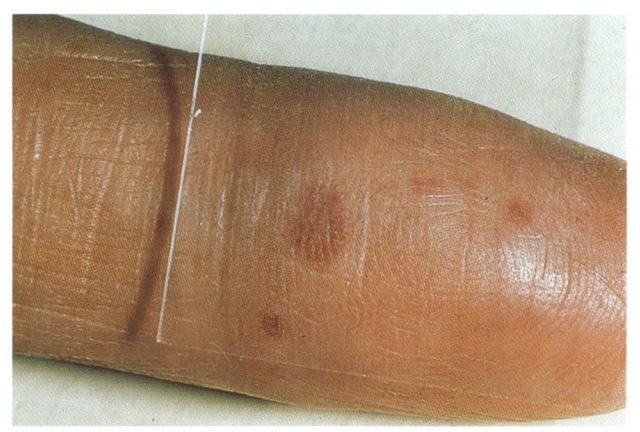

Fig. 61.3. Telangiectasia hemorrágica hereditária.

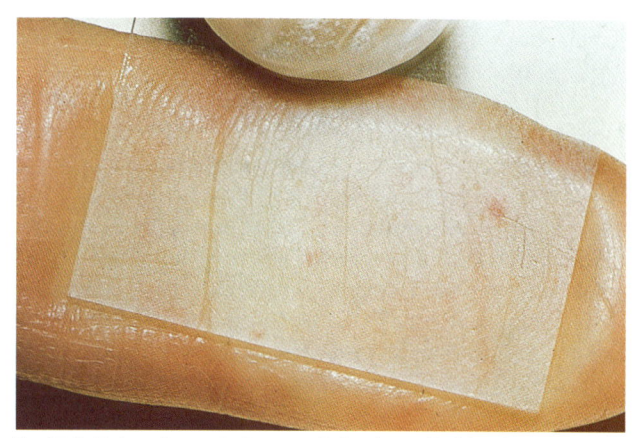

Fig. 61.4. Telangiectasia hemorrágica hereditária: diascopia positiva.

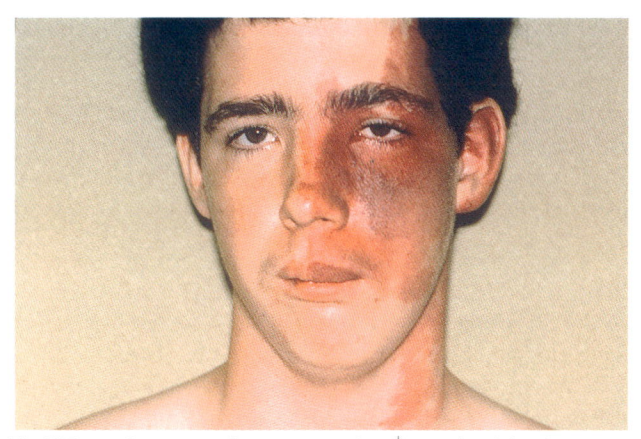

Fig. 61.5. Angiomatose de Sturge-Weber:‡ mancha vinho-do-porto.

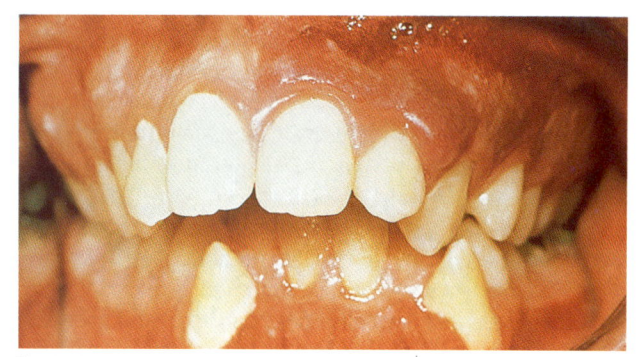

Fig. 61.6. Angiomatose de Sturge-Weber:‡ envolvimento oral.

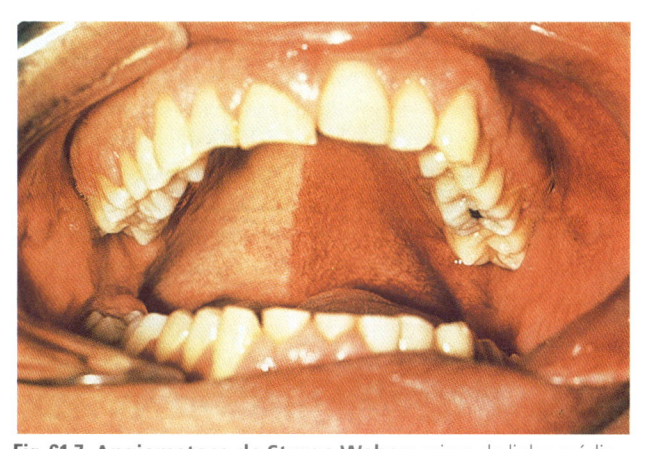

Fig. 61.7. Angiomatose de Sturge-Weber: acima da linha média do palato.

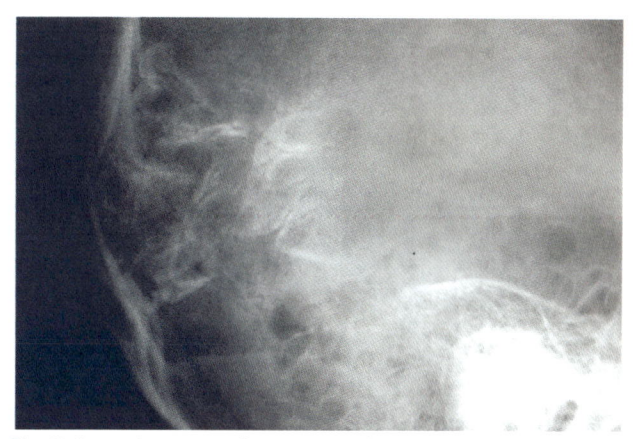

Fig. 61.8. Angiomatose de Sturge-Weber: calcificações cranianas.

LESÕES VERMELHAS E BRANCO-AVERMELHADAS

Eritroplasia (Figs. 62.1-62.4) A eritroplasia é definida como uma mancha vermelha persistente que não pode ser caracterizada clinicamente por outra condição. Como a leucoplasia, o termo não tem conotação histológica. Contudo, ao contrário da leucoplasia, a maioria das eritroplasias são histologicamente diagnosticadas como displasia epitelial ou pior, e tem uma muito maior propensão à progressão para o carcinoma. As eritroplasias são mais prevalentes na dobra mandibular mucobucal, orofaringe, língua e assoalho da boca, e frequentemente está associada a tabaco e uso de álcool. Elas são geralmente assintomáticas. O rubor da lesão é resultado da atrofia da mucosa recobrindo e uma submucosa vascularizada e inflamada. A borda é muitas vezes bem demarcada. Não há predileção por sexo, e pacientes acima dos 55 anos de idade são mais frequentemente afetados.

Há três variações clínicas conhecidas da eritroplasia: (1) a forma homogênea, a qual é completamente vermelha; (2) a eritroleucoplasia, a qual tem predominantemente manchas vermelhas interpostas com áreas brancas ocasionais e (3) a eritroplasia salpicada, a qual contém pontos ou grânulos difusos pela lesão. Uma biópsia é mandatória para todos os tipos de eritroplasia, porque 91% representam displasia grave, carcinoma *in situ* ou carcinoma de células escamosas. Uma inspeção da cavidade oral completa é necessária porque 10 a 20% desses pacientes têm várias áreas eritroplásicas, um fenômeno conhecido por campo de cancerização.

Eritroleucoplasia e Eritroplasia Salpicada (Fig. 62.5) A eritroleucoplasia e eritroplasia salpicada, ou leucoplasia salpicada, como alguns preferem, são lesões brancas e vermelhas pré-cancerosas. Ambas são geralmente assintomáticas. A eritroleucoplasia e eritroplasia salpicada têm uma predileção por homens, e a maioria é detectada em pacientes acima dos 50 anos. Elas podem ocorrer em muitos locais intraorais, mas frequentemente afetam a borda lateral da língua, mucosa bucal e palato mole. As lesões estão muitas vezes associadas ao tabagismo pesado, alcoolismo e higiene dental precária.

Infecções por fungos são comuns na eritroplasia salpicada. A *Candida albicans*, organismo predominante, tem sido isolada na maioria dos casos. Deste modo, o manuseio dessas lesões deve incluir análise para *Candida*. A relação causa–efeito entre candidíase e leucoplasia salpicada é incerta, mas a eritroplasia com regiões leucoplásicas confere alto risco para alterações citológicas atípicas e progressão para carcinoma.

Carcinoma de Células Escamosas (Figs. 62.6-62.8) O carcinoma de células escamosas é uma malignidade invasiva do epitélio oral. Ele é o tipo mais comum de câncer oral, contando com mais de 90% de todas as malignidades da cavidade oral. O câncer oral pode ocorrer em qualquer idade, mas é uma doença principalmente dos idosos. Estudos recentes demonstraram que 90% dos cânceres orais ocorrem em pessoas acima dos 45 anos de idade, e a prevalência é maior em homens do que em mulheres.

A causa exata do carcinoma de células escamosas é desconhecida, mas parece estar envolvido com mutação dos genes nos cromossomas 3 e 9 *(p53, ras)* que regulam a proliferação e morte celular (apoptose). Alterações citológicas ocorrem com o uso excessivo de tabaco e álcool e podem ser influenciadas por infecção microbiana por papilomavírus, *Treponema pallidum* ou *C. albicans*. Outros fatores que contribuem são aqueles associados à idade, comprometimento imunológico, nutrição pobre, negligência oral, trauma crônico e radiação ultravioleta.

Nos Estados Unidos o local mais comum de carcinoma de células escamosas intraoral é a borda lateral e a superfície ventral da língua, seguido pela orofaringe, assoalho da boca, gengiva, mucosa bucal, lábios e palato. A mucosa bucal é um lugar comum nas pessoas de países em desenvolvimento que usam cronicamente tabaco mascado quid ("betel nut") tabaco. A ocorrência de carcinoma nos lábios tem diminuído dramaticamente na última década com o aumento do uso de agentes protetores solares. A superfície dorsal da língua quase nunca é afetada.

O aspecto do carcinoma de células escamosas é variável; mais de 90% dos casos são eritroplasias, e cerca de 60% têm componente leucoplásico. A combinação de cores e padrão da superfície – como lesões vermelhas e brancas que são exofíticas, infiltrativas ou ulceradas – indica instabilidade do epitélio oral e é altamente sugestiva de carcinoma. As lesões precoces são muitas vezes assintomáticas e têm crescimento lento. Assim que as lesões se desenvolvem, as bordas tornam-se difusas e irregulares, enduradas, seguindo-se. Se a superfície mucosa torna-se ulcerada, o sintoma oral mais frequente é uma ferida persistente ou irritação que não cicatriza. O avanço da doença pode causar obnubilação, edema ou dificuldade para falar ou deglutir. As lesões podem se estender em vários centímetros de diâmetro, se o tratamento for retardado. Esse atraso permite que as lesões invadam e destruam tecidos vitais.

O carcinoma de células escamosas propaga-se localmente e por disseminação pelos vasos linfáticos. Os pacientes afetados podem ter nódulos linfáticos regionais palpáveis (submandibular ou cervical anterior). Esses nódulos podem ser grandes, firmes, textura de borracha e possivelmente fixos no tecido adjacente. O estadiamento é feito de acordo com o sistema TNM – tamanho do tumor (T), nódulos linfáticos regionais (N) e metástases a distância (M) – permite avaliação da extensão da doença. As principais formas de tratamento para o câncer da cavidade oral são a cirurgia e a radioterapia. O prognóstico do câncer oral depende, em grande medida, dos locais envolvidos (tumores posteriores têm pior prognóstico), do estadiamento clínico quando diagnosticado e tratado, do diâmetro do tumor, do acesso de o paciente a uma assistência adequada e da capacidade de o paciente enfrentar e ajustar uma resposta imunológica. Como o tratamento precoce é soberano, se houver suspeição de uma neoplasia, uma biópsia deve ser realizada. O rápido reconhecimento e a rapidez do processo diagnóstico podem ser ajudados por novos dispositivos de imagem e corantes.

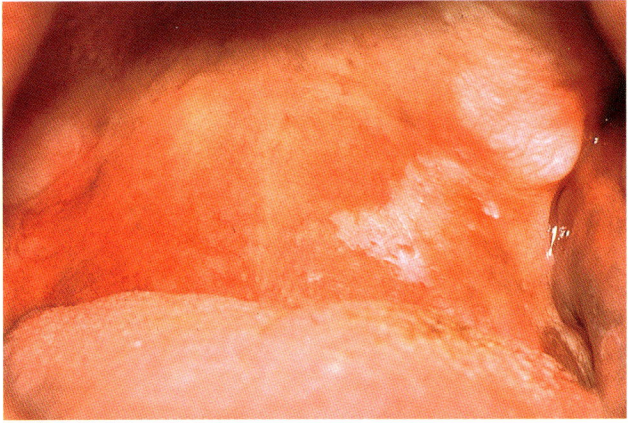

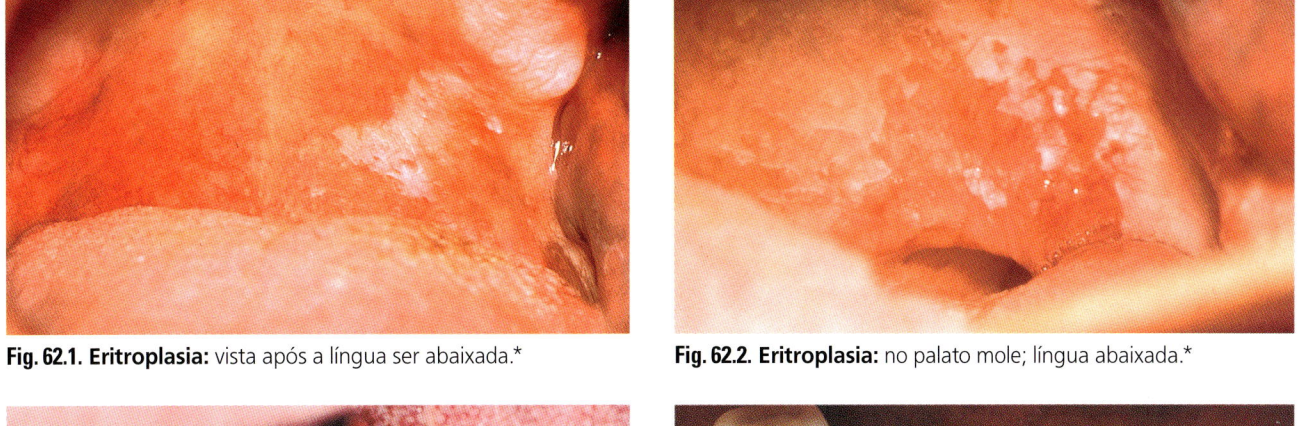

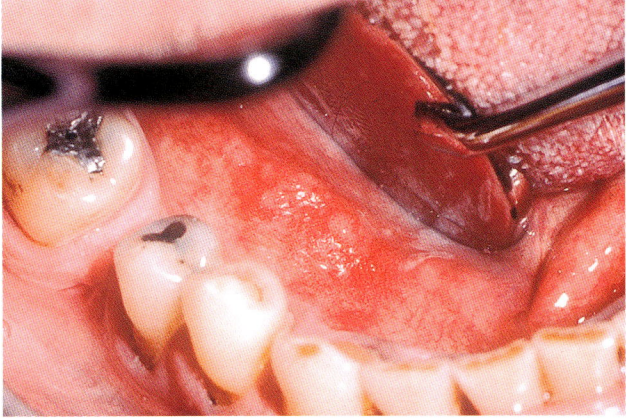

Fig. 62.1. Eritroplasia: vista após a língua ser abaixada.*

Fig. 62.2. Eritroplasia: no palato mole; língua abaixada.*

Fig. 62.3. Eritroplasia: no assoalho da boca.

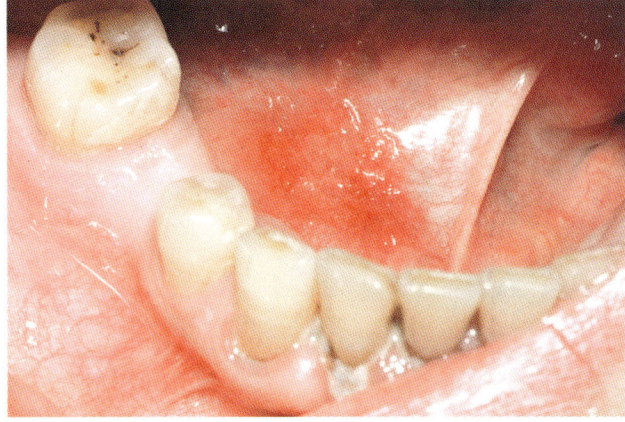

Fig. 62.4. Carcinoma se apresentando como eritroplasia.

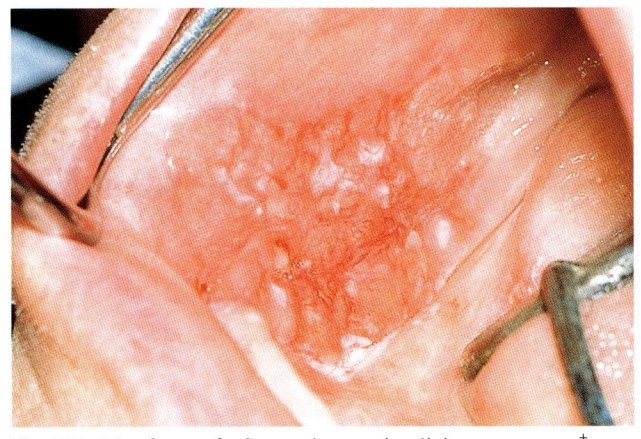

Fig. 62.5. Eritroleucoplasia: carcinoma de células escamosas.‡

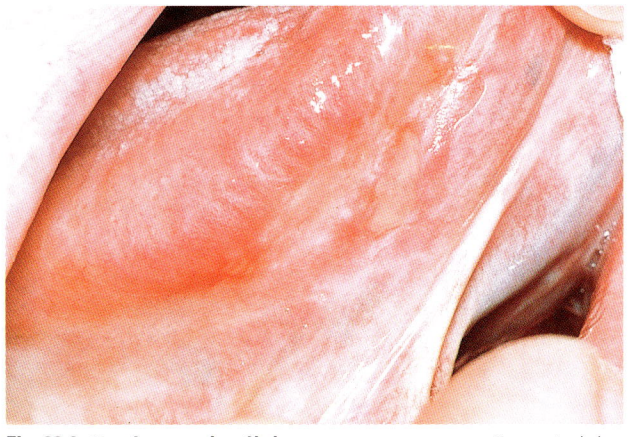

Fig. 62.6. Carcinoma de células escamosas: na porção ventral da língua.‡

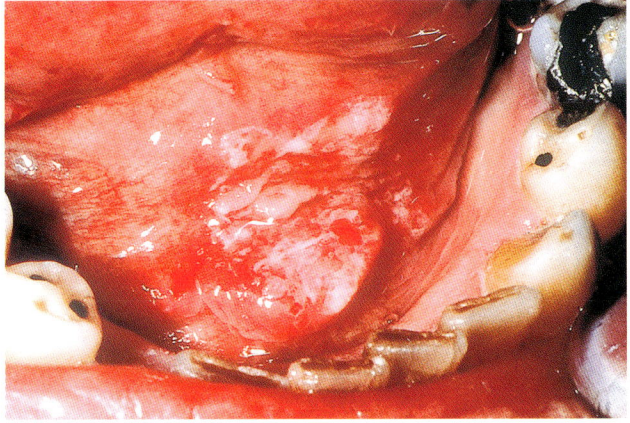

Fig. 62.7. Eritroplasia salpicada: carcinoma de células escamosas.

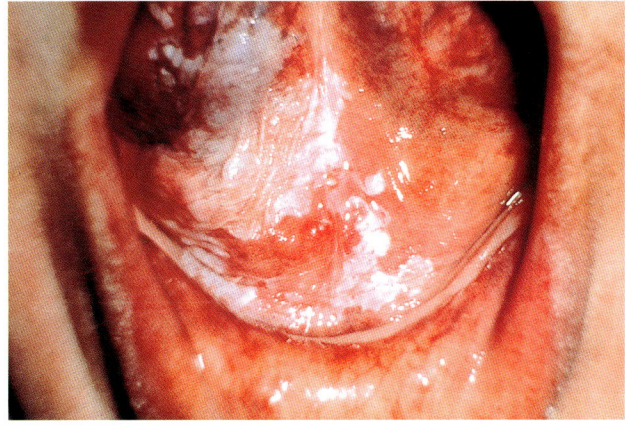

Fig. 62.8. Carcinoma de células escamosas: assoalho da boca.

LESÕES VERMELHAS E BRANCO-AVERMELHADAS

Líquen Plano (Figs. 63.1-63.6) O líquen plano é uma doença de pele comum que pode aparecer nas mucosas. A causa e a patogenia são desconhecidas, mas evidências sugerem que ele é uma doença imunológica em que os linfócitos T são atraídos para um antígeno dentro do epitélio. Os subtipos de células T CD4 e CD8 são encontrados profundamente dispersos no tecido conectivo epitelial dos tecidos afetados. Esse estado inflamatório crônico leva a alterações epiteliais, quantidade excessiva de fibrinogênio depositado na base da membrana, e eventual destruição da camada celular basal do epitélio afetado. Pessoas nervosas, pessoas hipersensíveis e pessoas infectadas com o vírus da hepatite C estão predispostas ao líquen plano. A maioria dos pacientes são mulheres acima dos 40 anos de idade. A doença exibe um curso prolongado com períodos de remissão e exacerbação.

As lesões de pele do líquen plano são classicamente descritas como roxas, poligonais e papulares pruriginosas. Inicialmente elas consistem de pápulas pequenas, topos plano e vermelho, com uma área central deprimida. As lesões podem crescer e tornarem-se de forma poligonal ou coalescer em placas maiores. As pápulas progressivamente adquirem uma tonalidade violácea e uma superfície liquenificada, a qual consiste de finas estrias brancas. As lesões de pele geralmente são pruriginosas e podem mudar de cor para amarelo ou marrom antes da resolução. É comum a distribuição bilateral nas superfícies flexoras das extremidades, ocasionalmente, envolvendo as unhas, causando mudanças distróficas. A vulva ou a glande do pênis são algumas vezes afetadas.

As lesões orais do líquen plano podem ter uma das quatro aparências: **atrófica**, **erosiva**, **estriada (reticular) ou em placa**. Mais de uma forma pode afetar um paciente isolado. O local mais frequentemente afetado é a mucosa bucal. A língua, os lábios, o palato, a gengiva e o assoalho da boca podem também ser afetados. As lesões relativamente simétricas e bilaterais são comuns. Os pacientes com líquen plano oral reticular caracteristicamente têm várias linhas delicadas e pápulas minúsculas arrumadas em renda, como uma rede em forma de teia, conhecida como **estrias de Wickham**. As áreas brancas brilhantes são muitas vezes assintomáticas, mas podem produzir alterações cosméticas. Elas podem envolver áreas extensas.

O **líquen plano atrófico** resulta da atrofia do epitélio e predominantemente aparece com uma mancha mucosa vermelha não ulcerada. As estrias de Wickham são muitas vezes presentes nas bordas dessas lesões. Quando a gengiva aderida é afetada, o termo **gengivite descamativa** tem sido usado.

O **líquen plano erosivo** ocorre se a superfície do epitélio estiver completamente destruída e resulta em erosão. A mucosa bucal e a língua são comumente locais afetados. Uma vesícula ou uma bolha pode inicialmente aparecer. Elas eventualmente se rompem e produzem erosão. Lesões maduras têm bordas vermelhas irregulares, uma membrana central necrótica amarelada e uma mancha branca anular, muitas vezes na periferia. A condição é dolorosa intermitentemente e pode se desenvolver rapidamente. Todos esses achados são úteis para diferenciar o líquen plano oral de outras lesões de aparência clínica semelhantes, como a leucoplasia, eritroplasia, candidíase, lúpus eritematoso, penfigoide e eritema multiforme.

O tipo menos comum de líquen plano é o em **forma de placa** assintomática. Essa lesão é uma placa ou mancha branca sólida que apresenta superfície de lisa a ligeiramente irregular e uma configuração assimétrica. As lesões são comumente encontradas na mucosa oral ou na língua. Os pacientes podem não ter percebido essas lesões.

Em muitos casos, a aparência clínica isolada pode confirmar o diagnóstico de líquen plano oral, e uma biópsia não é necessária. Lesões intraorais assintomáticas podem ter conduta expectante. Uma biópsia, das formas erosiva e atrófica, deve ser realizada na borda das lesões, fora das áreas de ulceração.

As lesões orais do líquen plano tendem a ser mais persistentes do que as de pele. Férias, mudança na rotina ou resolução de alterações psicológicas sérias podem trazer uma resolução das lesões abrupta e dramática. As lesões erosivas do líquen plano crônico e sintomático são mais bem manejadas com esteroides tópicos ou cursos curtos de esteroides sistêmicos e agentes imunossupressores. Alguns poucos pacientes com líquen plano oral são diabéticos, então eles deveriam ser testados para intolerância à glicose. Tem sido descrita uma transformação carcinomatosa (num número limitado de casos) que tem associação a líquen plano erosivo e tabagismo. Essa relação, no entanto, ainda é controversa.

Mucosite Liquenoide (Reação/Irrupção Liquenoide à Droga) (Figs. 63.7 e 63.8) A **mucosite liquenoide** lembra muito o líquen plano. Essa enfermidade é mais aparente depois dos 30 anos de idade e frequentemente ocorre na mucosa bucal, imediatamente adjacente a um material metálico (geralmente uma restauração antiga ou corroída). Os casos leves são assintomáticos, enquanto que os casos erosivos podem causar dor em queimação. Os achados histológicos dessa lesão mimetizam aqueles do líquen plano. As evidências correntes sugerem que essa enfermidade resulta de uma reação de hipersensibilidade tardia a antígenos de várias substâncias (como metais, particularmente o mercúrio). Curiosamente, a reação à droga liquenoide pode ser causada por administração sistêmica ou aplicação dos mesmos metais (mercúrio e ouro) encontrados em restauração dentárias. Outras drogas mostraram induzir irrupções liquenoides, incluindo inibidoras da enzima conversora da angiotensina, antimaláricos, beta-bloqueadores, drogas anti-inflamatórias não esteroides, sulfassalazina e sulfonilureia (Figs. 64.5- 64.8). Também, a canela (em gomas de marcar ou alimentos) pode induzir mucosite liquenoide nos locais de contato. Teste de contato, para confirmar os alérgenos de contato, podem ajudar no diagnóstico. O tratamento consiste na retirada dos agentes causadores. Se uma restauração tiver que ser trocada, um material de restauração diferente, preferencialmente porcelana, ou materiais compostos deveriam ser usados. O prognóstico é excelente, e a cura acontece dentro de semanas após a retirada do agente causador.

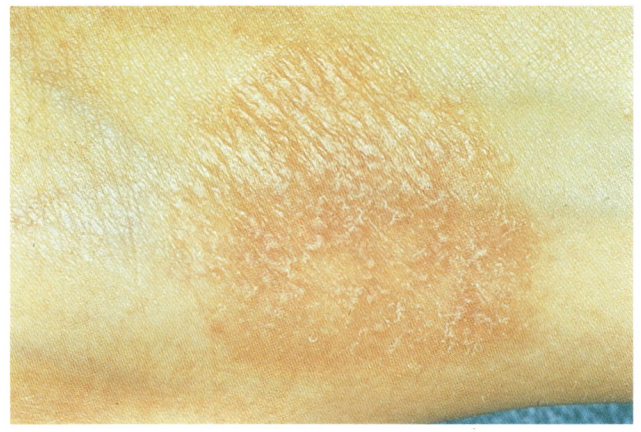

Fig. 63.1. Líquen plano: placa cutânea violácea no punho.

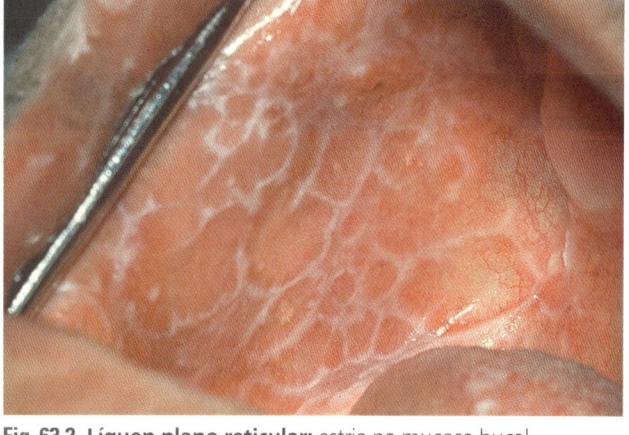

Fig. 63.2. Líquen plano reticular: estria na mucosa bucal.

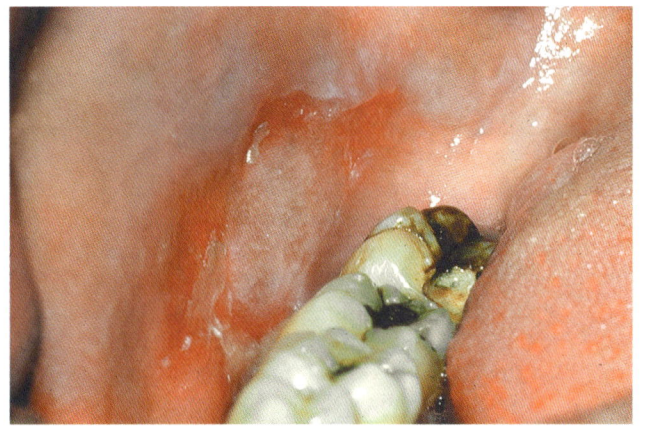

Fig. 63.3. Líquen plano erosivo: na mucosa bucal.*

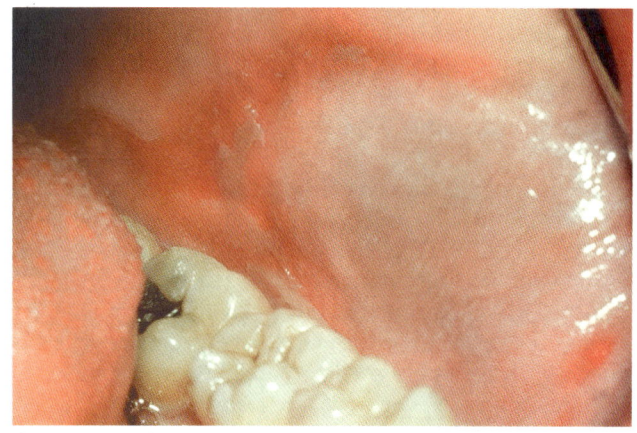

Fig. 63.4. Líquen plano erosivo: mucosa bucal oposta.*

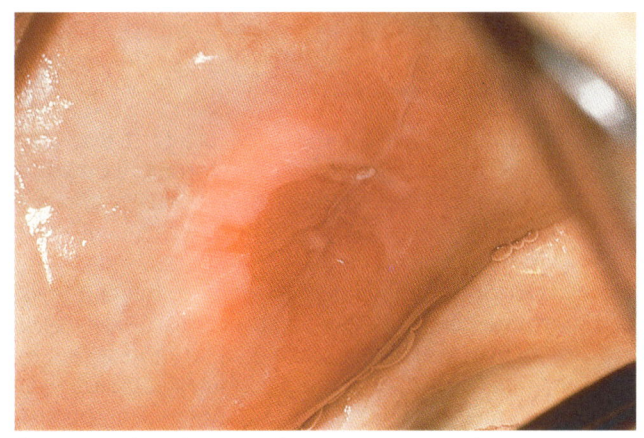

Fig. 63.5. Líquen plano atrófico: na mucosa bucal.

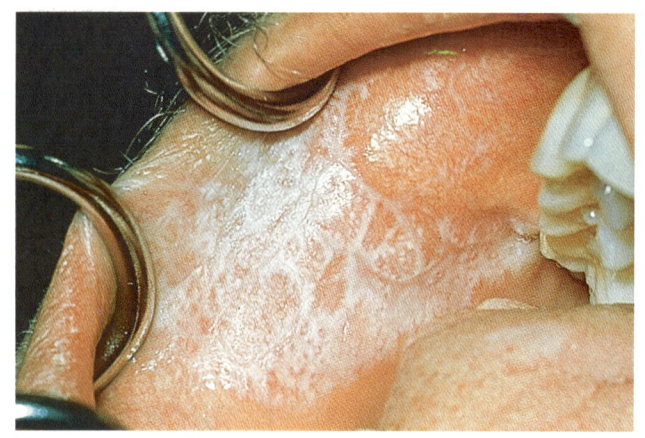

Fig. 63.6. Líquen plano em forma de placa.

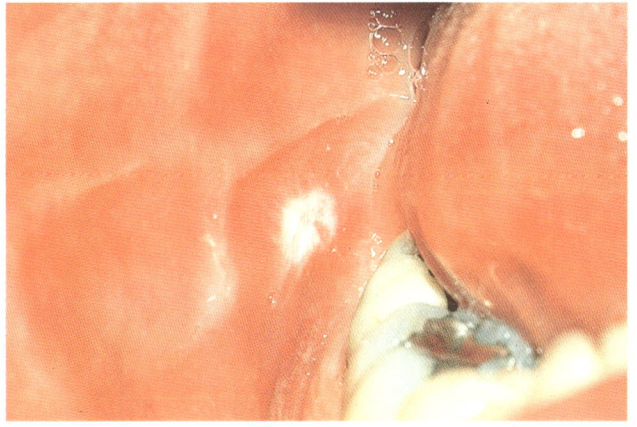

Fig. 63.7. Mucosite liquenoide: adjacente à liga facial.‡

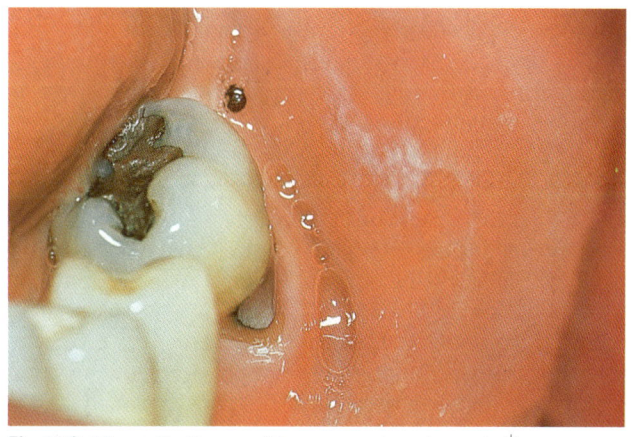

Fig. 63.8. Mucosite liquenoide: mucosa bucal oposta.‡

LESÕES VERMELHAS E BRANCO-AVERMELHADAS

Lúpus Eritematoso (Figs. 64.1-64.4) O **lúpus eritematoso sistêmico (LES)** é uma doença autoimune que se desenvolve quando o sistema imune do corpo ataca as próprias células e tecidos, resultando em inflamação e danos teciduais. Os pacientes afetados produzem anticorpos antinucleares (FAN – fator antinuclear), antiDNA e anticorpos anti-histonas contra componentes do núcleo celular. Eles também têm anticorpos dirigidos contra a membrana basal do epitélio. Todos esses anticorpos participam do ataque imunologicamente mediado aos antígenos próprios, resultando em lesão tecidual. Existem três formas: (1) **lúpus eritematoso crônico discoide**, também conhecido como **lúpus crônico cutâneo eritematoso**, o qual envolve a pele; (2) **lúpus eritematoso sistêmico**, em que múltiplos órgãos estão envolvidos e (3) **lúpus eritematoso cutâneo subagudo**, uma forma intermediária que produz lesões de pele que não cicatrizam, sintomas musculoesqueléticos brandos (artrite) e lesões nos órgãos limitadas ou ausentes. A causa desses três tipos é desconhecida.

O **lúpus eritematoso crônico discoide** ou **lúpus crônico cutâneo,** uma forma benigna, é uma enfermidade puramente mucocutânea. Ele pode aparecer em qualquer idade, mas predomina em mulheres com mais de 40 anos. A condição classicamente produz lesões cutâneas vermelhas em forma de borboleta, distribuídas simetricamente nas bochechas, atravessando o dorso nasal. Produz, também, lesões importantes nas áreas da face expostas ao sol – incluindo áreas malares, fronte, couro cabeludo e orelhas – que podem estar envolvidas.

As lesões do lúpus eritematoso são crônicas, com períodos de exacerbação e remissão. As lesões maduras exibem três zonas: um centro atrófico, rodeado por uma margem hiperqueratótica, por sua vez rodeada por uma periferia eritematosa. Quando o centro cicatriza, uma hipopigmentação (em alguns casos hiperpigmentação) resulta do dano aos melanócitos na junção dermoepidérmica. São achados comuns nos locais envolvidos: telangiectasias, cravos, uma escama fina e queda de pelos e cabelos. As lesões são geralmente limitadas na porção superior do corpo, particularmente cabeça e pescoço.

As lesões orais são encontradas em 20 a 40% dos pacientes com lúpus eritematoso. Essas lesões podem se desenvolver antes ou depois das lesões de pele. Lesões nos lábios são vermelhas com uma margem escamosa branca ou prateada. O lábio inferior exposto ao sol na borda do vermelhão é um local comum, enquanto que o lábio superior está geralmente envolvido como resultado da extensão direta das lesões dermais. As lesões intraorais são frequentemente placas eritematosas difusas, com componentes erosivos, ulcerativos e esbranquiçados.

O lúpus eritematoso discoide crônico algumas vezes aparece como placa isolada branco-avermelhada. A mucosa bucal é o local intraoral mais frequente, seguido pela língua, palato e gengiva. As lesões orais são caracterizadas por uma área central vermelha atrófica, algumas vezes coberta por uma pontilhagem de pontos brancos. As margens periféricas são irregulares e alternam linhas vermelhas e brancas ceratóticas, estendendo-se por um pequeno comprimento cerca de 1 cm radialmente. As lesões podem mimetizar o líquen plano, mas o envolvimento concomitante da orelha ajuda a excluir o diagnóstico de líquen plano. Lesões ulcerativas são dolorosas e requerem tratamento. É necessário evitar estresse emocional, calor, frio, luz solar e alimentos picantes. É eficaz o tratamento com protetores solares, esteroides tópicos e sistêmicos, antimaláricos e imunossupressores. Os pacientes que usam agentes antimaláricos necessitam de avaliação periódica do oftalmologista.

As manifestações sistêmicas da doença muitas vezes iniciam com queixas de fadiga, febre e dor articular. Linfadenopatia generalizada, com nódulos endurecidos, está muitas vezes presente. Anormalidades, como hepatomegalia, esplenomegalia, neuropatia periférica e anormalidades hematológicas, podem ser observadas. A exposição solar é expressamente proibida, porque queimaduras solares podem ser o gatilho para exacerbações. O envolvimento renal e cardíaco é de ocorrência comum e pode ser fatal. As lesões orais e de pele podem acompanhar essa enfermidade, mas há uma pequena chance de conversão do lúpus discoide para o sistêmico. Pacientes com lúpus eritematoso sistêmico muitas vezes têm outras doenças autoimunes colágeno-vasculares concomitantes, como a síndrome der Sjögren e artrite reumatoide. A mucosite alérgica, a candidíase, a leucoplasia, a eritroleucoplasia e o líquen plano podem ser considerados diagnósticos diferenciais do lúpus eritematoso sistêmico. Uma biópsia e exame histológico com imunofluorescência confirmam o diagnóstico. Precauções são aconselhadas no tratamento dentário dos pacientes com lúpus eritematoso, os quais podem estar em uso de altas doses de esteroides sistêmicos, com risco de cicatrização demorada de feridas, risco de infecção e possibilidade de crise suprarrenal induzida pelo estresse (caracterizada pelo colapso cardiocirculatório). Em adição, esses pacientes estão em risco de cardiomiopatia e defeitos nas válvulas cardíacas.

Irrupções Liquenoides Similares ao Lúpus *(Lupus-Like)* **Associada a Drogas (Figs. 64.5-64.8)** A **estomatite medicamentosa** é um termo geral usado para descrever uma reação de hipersensibilidade a drogas que resultam em lesões orais. Existem duas subcategorias de hipersensibilidade oral, chamadas **irrupção liquenoide associada a drogas** e **irrupção similar ao lúpus**. Elas produzem erosões reticulares ou erosivas similares ao líquen plano e lúpus eritematoso. No entanto, a aparência pode variar, placas lineares brancas com margens vermelhas são comuns. As lesões podem irromper imediatamente ou após um tempo prolongado de uso da droga. Alterações inflamatórias persistentes podem resultar em grandes áreas eritematosas, ulceração mucosa e dor. O lúpus eritematoso induzido por drogas está muitas vezes associado à artrite, febre e doença renal. Drogas, como hidralazina e procainamida, estão entre as mais comuns promotoras de irrupção similar ao lúpus. Outras drogas, como ouro, griseofulvina, metildopa, penicilina, fenitoína, procainamida, estreptomicina e trimetadona, são conhecidas por causarem irrupções semelhantes. Drogas conhecidas por induzir irrupções liquenoides são a cloroquina, dapsona, furosemida, ouro, mercúrio, metildopa, paládio, penicilamina, fenotiazina, quinidina, tiazida, alguns antibióticos e metais pesados. Uma consulta com um médico e interrupção do uso da medicação danosa permite a regressão das lesões. Uma droga substituta é geralmente selecionada para manejar o tratamento da doença sistêmica do paciente.

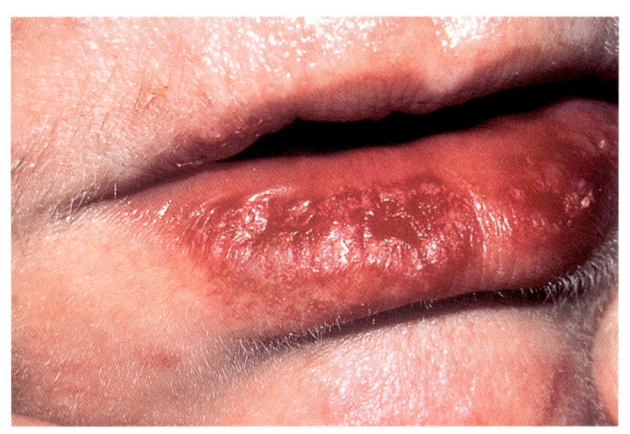

Fig. 64.1. Lúpus eritematoso discoide: irrupção cutânea em forma de borboleta.

Fig. 64.2. Lúpus eritematoso discoide: área exposta ao sol.

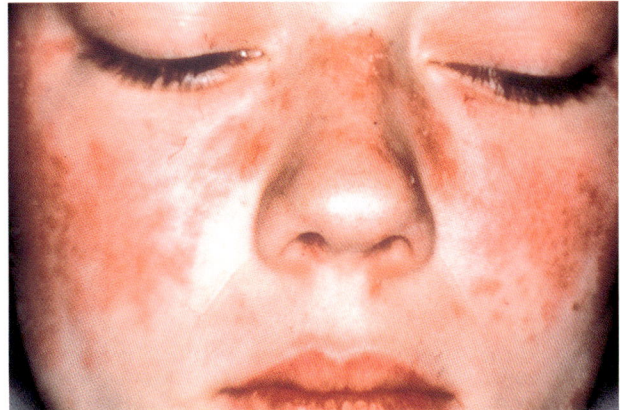

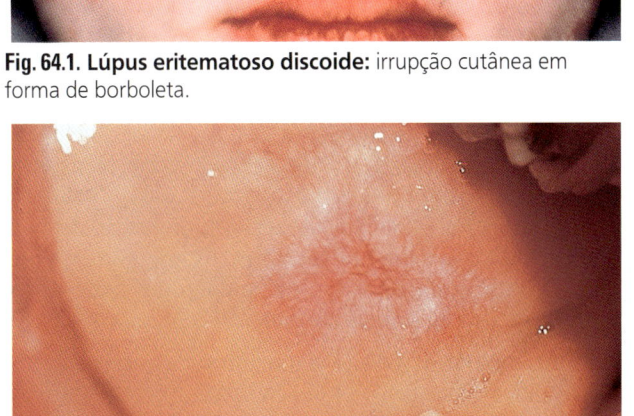

Fig. 64.3. Linhas vermelhas e brancas alternadas do lúpus eritematoso.

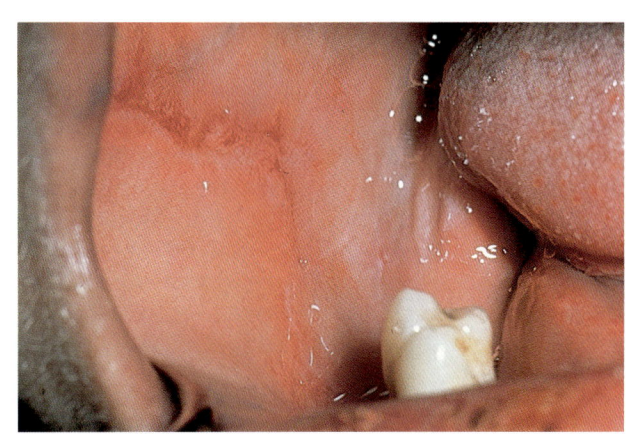

Fig. 64.4. Lesão atrófica do lúpus eritematoso.

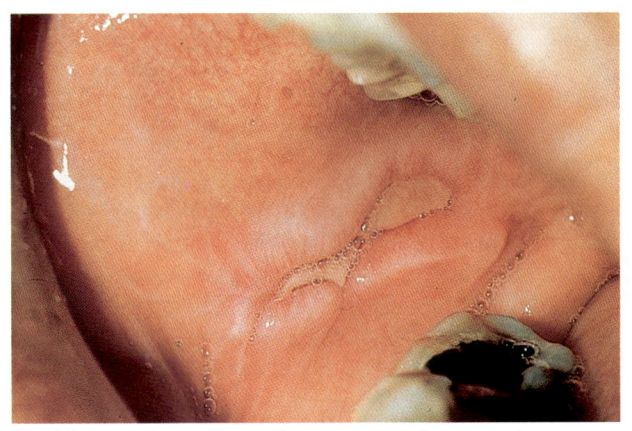

Fig. 64.5. Irrupção similar ao lúpus: associada ao uso de amitriptilina.*

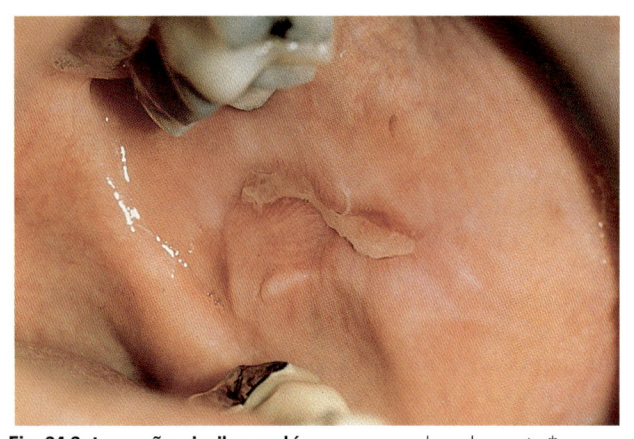

Fig. 64.6. Irrupção similar ao lúpus: mucosa bucal oposta.*

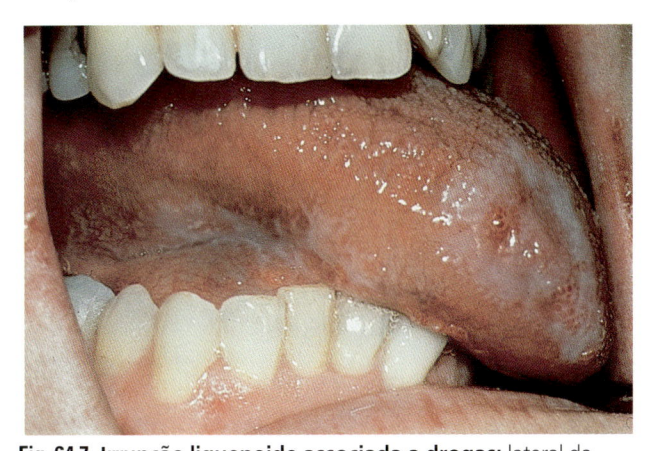

Fig. 64.7. Irrupção liquenoide associada a drogas: lateral da língua.‡

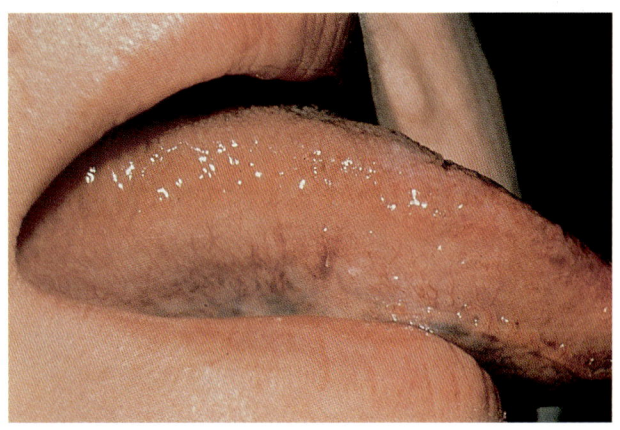

Fig. 64.8. Irrupção liquenoide associada a drogas: após retirada da droga.‡

LESÕES VERMELHAS E BRANCO-AVERMELHADAS

Candidíase Pseudomembranosa (Sapinho) (Figs. 65.1 e 65.2) A candidíase pseudomembranosa é uma infecção oportunista, causada pelo supercrescimento de fungos superficiais como a *C. albicans*. Ela aparece como placas mucosas difusas, aveludadas e brancas que são indolores até que sejam destacadas, deixando uma superfície vermelha, cruenta ou sangrante. O microrganismo é um habitante comum da cavidade oral, trato gastrointestinal e vagina. As crianças que têm mães com candidíase vaginal no momento do parto e adultos que tiveram uma mudança na microflora normal em virtude de antibióticos, esteroides, ou alterações sistêmicas como diabetes, imunodeficiência ou quimioterapia, são frequentemente afetados. Não há predileção por sexo ou raça. A candidíase pseudomembranosa é geralmente encontrada na mucosa bucal, língua e palato mole. Em pacientes com asma que usam esteroides inalatórios, é padrão aparecer como uma mancha circular ou oval branco-avermelhada no lado de contato do palato com o aerossol. O diagnóstico é feito pelo exame clínico, cultura de fungos ou exame microscópico direto de tecido raspado. Um esfregaço citológico tratado com hidróxido de potássio, Gram ou ácido periódico de Schiff (PAS) revelará organismos brotando com ramificação em pseudo-hifas. A resolução ocorre com medicação antifúngica tópica ou sistêmica por duas semanas.

Candidíase Hiperplásica Crônica (Figs. 65.3 e 65.4) A candidíase hiperplásica crônica é causada por microrganismos *Candida* que penetram na superfície mucosa e estimulam uma resposta hiperplásica. Irritação crônica, higiene oral precária e xerostomia são fatores predisponentes. Deste modo, fumantes e usuários de próteses dentárias são comumente afetados. Condições, como diabetes e infecção pelo HIV, podem contribuir. Os locais mais afetados são o dorso da língua, palato, mucosa bucal e comissuras labiais. A lesão invariavelmente tem borda elevada distinta, uma superfície multinodular branca ou acinzentada e zonas vermelhas causadas pela destruição da mucosa. Deste modo, a condição pode lembrar a leucoplasia, eritroleucoplasia ou crescimento verrucoide.

A candidíase hiperplásica crônica não pode ser removida. Assim, o diagnóstico deve ser feito por biópsia. Na microscopia, os organismos podem ser identificados na rotina de coloração hematoxilina e eosina, ou, mais apropriadamente, pela coloração PAS. Com aplicação adequada de agente antifúngico, a condição geralmente se resolve. Em alguns casos, desbridamento cirúrgico pode ser necessário. Todos os pacientes com candidíase hiperplásica devem ser seguidos de perto porque essa forma pode estar relacionada com eritroplasia salpicada, uma lesão que é muitas vezes pré-maligna ou pior.

Candidíase Eritematosa Há diversas formas de candidíase com aparência avermelhada. Três são discutidas aqui: a glossite romboide mediana (a quarta forma) é discutida em outro ponto (Figs. 47.2-47.3).

Candidíase Atrófica Aguda (Ferimento Bucal por Antibiótico) (Fig. 65.5) O uso de antibióticos de amplo espectro, particularmente tetraciclinas ou esteroides tópicos, pode resultar em candidíase atrófica aguda. Essa infecção fúngica é resultado de falta de balanço no ecossistema oral entre *Lactobacillus acidophilus* e *C. albicans*. Os antibióticos tomados pelo paciente podem reduzir a população de lactobacilos e permitir que organismos *Candida* floresçam. A infecção produz áreas descamadas na superfície da mucosa que parecem manchas vermelhas difusas e atróficas, causando dor em queimação. A localização das manchas pode indicar a causa. Lesões afetando a mucosa bucal, lábios e orofaringe geralmente sugerem o uso sistêmico de antibióticos, ao passo que vermelhidão da língua e palato são mais comuns após o uso de antibióticos tópicos. Quando a língua é afetada, é comum sê-la na superfície desprovida de papilas filiformes. A candidíase raramente afeta a gengiva. Se esse é o achado clínico, imunossupressão grave é uma possibilidade. O diagnóstico é confirmado pela demonstração de organismos ou formas hifais numa coloração citológica do esfregaço. O tratamento deve ser o abandono dos antibióticos nocivos e o uso de drogas antifúngicas.

Queilite Angular (Fig. 65.6) A queilite angular ou *perlèche* – que significa "lamber" – é uma condição crônica, erosiva e dolorosa, envolvendo as comissuras labiais, causadas por *C. albicans, Staphylococcus aureus,* hábito de lamber os lábios e acúmulo de saliva. Ela aparece nos cantos dos lábios como erosões vermelhas com fissuras centrais, que pode se tornar úlceras. Eritemas, crostas e nódulos granulomatosos marrons podem ocorrer nas margens. O desconforto causado ao abrir a boca pode limitar a função oral normal. São fatores predisponentes: malnutrição, perda de dimensão vertical e alto consumo de sacarose. O tratamento envolve agentes antifúngicos, correção de fatores predisponentes e lamber os lábios.

Candidíase Atrófica Crônica (Estomatite Associada à Prótese) (Figs. 65.7 e 65.8) A candidíase atrófica crônica ou estomatite à prótese é a forma mais comum de candidíase crônica. Ela se apresenta como uma lesão vermelha assintomática no palato de usuários de próteses parciais ou completas, particularmente mulheres idosas que usam suas próteses à noite. Raramente a mandíbula é afetada. Outros nomes para essa doença são ferimento à prótese e alergia à prótese.

A candidíase atrófica crônica é causada por organismos *Candida* sob a base da prótese. Existem três estágios de estomatite da prótese. As primeiras lesões são pequenas áreas vermelhas, limitadas ao orifício palatal menor. O segundo estágio produz um eritema difuso que, em alguns casos, é acompanhado por descamação epitelial. As hiperplasias papilares, consistindo de múltiplas pápulas similares a fibromas, é o terceiro estágio. Com o tempo, as pápulas podem aumentar de tamanho e formar nódulos vermelhos. A terapia eficaz requer tratamento antifúngico da mucosa e da base da prótese. As influências traumáticas, como a ação degradante de uma prótese fora de tamanho inadequado, devem ser eliminadas para acelerar a cicatrização. Ocasionalmente, desbridamento cirúrgico pode ser necessário.

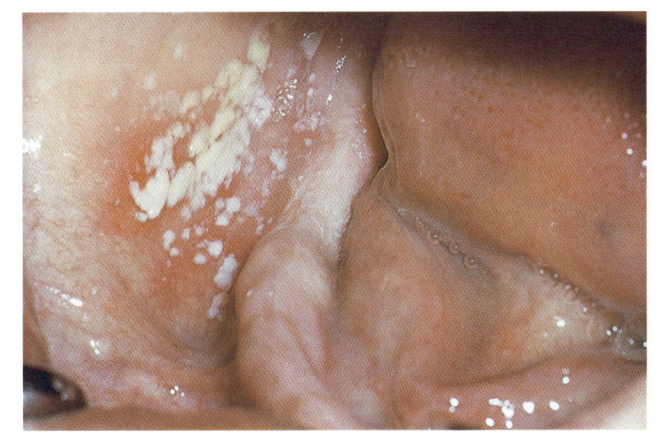

Fig. 65.1. Candidíase pseudomembranosa aguda: em paciente com diabetes.

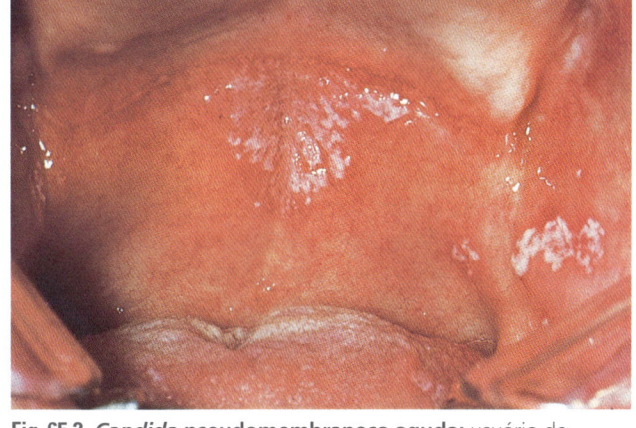

Fig. 65.2. *Candida* **pseudomembranosa aguda:** usuário de esteroides.

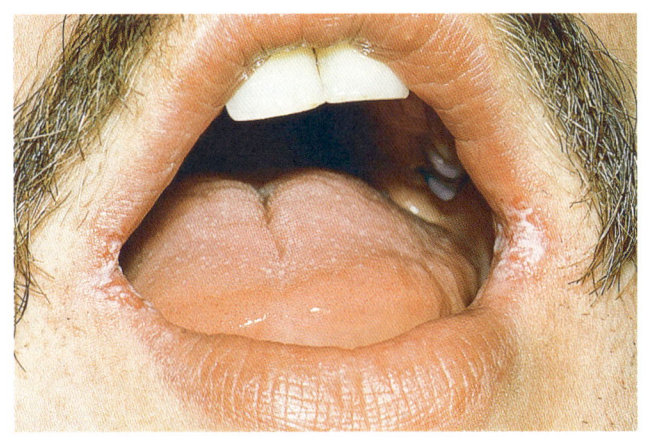

Fig. 65.3. Candidíase hiperplásica crônica: nas comissuras.

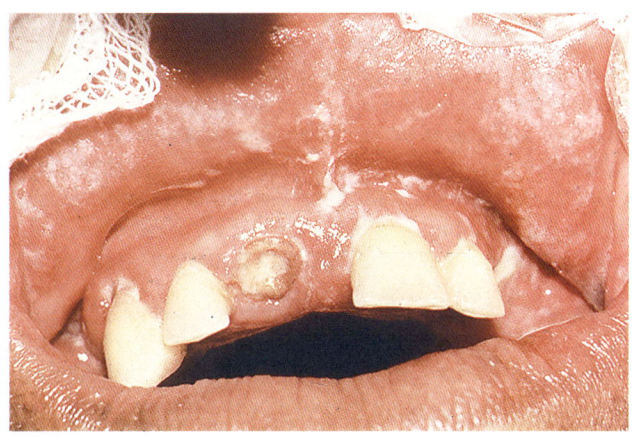

Fig. 65.4. Candidíase hiperplásica crônica: na mucosa labial.

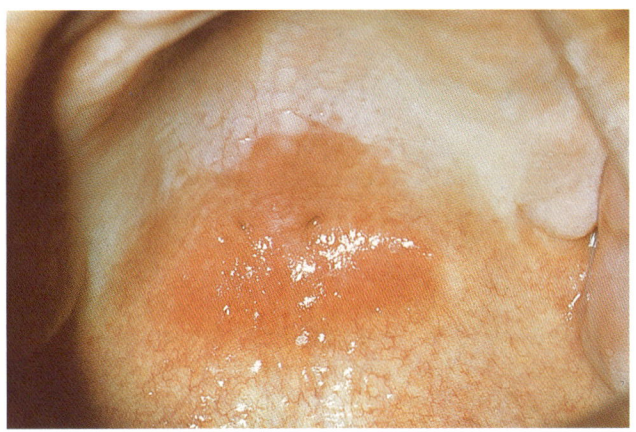

Fig. 65.5. Candidíase atrófica aguda: usuário de esteroides inalatórios.

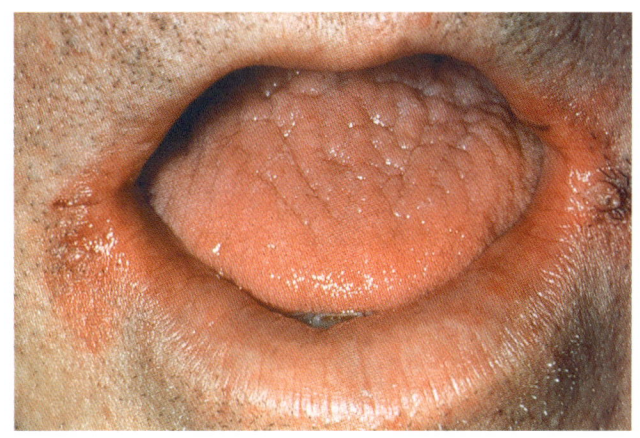

Fig. 65.6. Queilite angular: após tratamento com antibióticos.

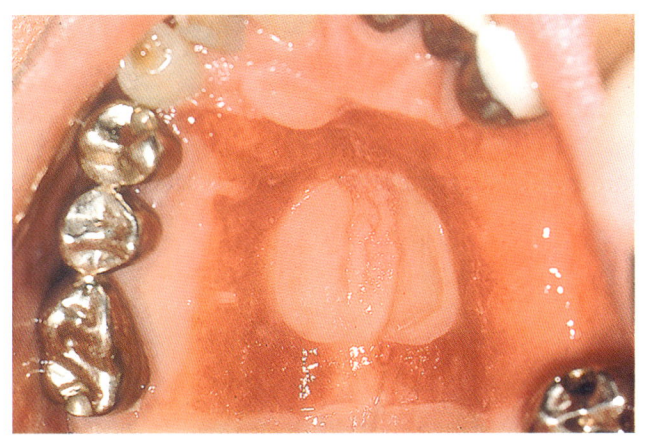

Fig. 65.7. Candidíase atrófica crônica: área da prótese.

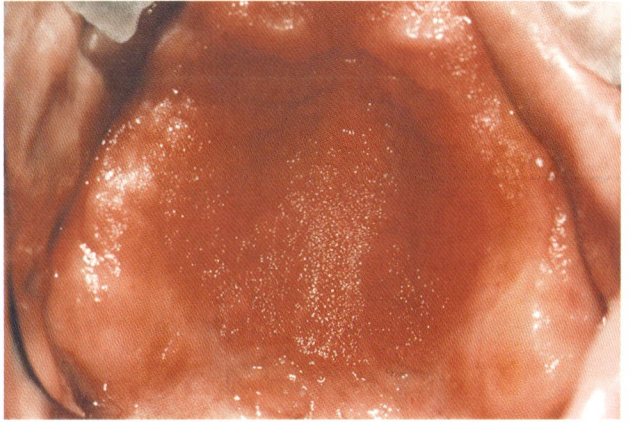

Fig. 65.8. Hiperplasia papilar: terceiro estágio.

LESÕES PIGMENTADAS

Melanoplasia (Pigmentação Fisiológica) (Fig. 66.1) A melanoplasia é uma pigmentação escura generalizada e constante da mucosa oral, comumente vista em pessoas de pele escura. A condição é fisiológica, não patológica. É resultado do aumento da quantidade de melanina (um pigmento endógeno) que é depositado na camada basal da mucosa e lâmina própria. O local mais comum para observar a melanoplasia é na gengiva. Ela muitas vezes aparece como uma banda escura e difusa, com uma borda curvilínea e bem demarcada que a separa da mucosa alveolar. A região é caracteristicamente simétrica e assintomática. De forma infrequente, pode ser assimétrica. O grau de pigmentação varia de marrom-claro (Fig. 7.10) para marrom-escuro e de maneira menos frequente pode ter aparência preto-azulada. Outros locais de ocorrência são a mucosa bucal, o palato duro, lábios e língua. Nestes locais, o depósito de pigmentos é normalmente multifocal e difuso. A melanoplasia não requer tratamento, mas deve ser diferenciada de condições com aparência similar que produzem pigmentação oral, como doença de Addison, síndrome de Albright, síndrome de Peutz-Jeghers, pigmentação por metais pesados, drogas antimaláricas e outras condições discutidas nessa seção.

Tatuagem (Figs. 66.2-66.5) As tatuagens são causadas por implante intencional ou acidental de pigmentos exógenos na mucosa. O tipo intraoral mais comum é a tatuagem de amálgama. A tatuagem de amálgama aparece como uma alteração na coloração não elevada, de tom entre cinza e preto, que é normalmente de formato irregular e varia em tamanho. É resultado da captura de amálgama em uma ferida de tecido mole como um orifício de extração ou a abrasão gengival por uma broca. A deterioração de compostos metálicos de amálgama concede a ela uma cor azul-acinzentada característica. As alterações focais de descoloração podem ocasionalmente ter aparência verde em virtude de depósito de ligas de cobre.

As tatuagens de amálgama são vistas normalmente na gengiva e áreas posteriores à área adjacente a uma grande restauração de amálgama ou cobertura de ouro. Essas lesões não são limitadas à gengiva e podem também ser vistas em áreas edêntulas, mucosa vestibular, palato, mucosa bucal e assoalho da boca. O diagnóstico clínico de uma tatuagem de amálgama pode ser confirmado por evidências de achados radiográficos de material metálico estranho no tecido paradental (Fig. 66.4). A aparência radiográfica pode variar de ausência de partículas demonstráveis a pontos ou radiopacidades globulares de vários milímetros de diâmetro. Se radiografias falharem em demonstrar partículas metálicas suspensas ou não houver restaurações na vizinhança, uma biópsia é necessária para excluir lesões pigmentares mais graves.

Outros tipos de tatuagens são vistos na cavidade oral que são a ferida por lápis grafite (implantação de grafite) e tatuagem de tinta da Índia ("india lnk"). A implantação de grafite aparece como uma mácula focal cinza-ardósia depois de um trauma causado por uma ponta de lápis cravada para dentro da mucosa. Os locais frequentemente afetados são os lábios e o palato. A natureza da lesão pode ser facilmente apurada, questionando o paciente. Tatuagens de tinta da Índia ordinárias são ocasionalmente encontradas na mucosa labial do lábio inferior, algumas vezes transmitindo uma mensagem. Em geral, tatuagens são inofensivas e sem significância clínica. No entanto, elas podem ser confundidas com lesões potencialmente perigosas.

Efélides (Sardas) (Fig. 66.6) Uma efélide é uma pequena mácula marrom-clara ou marrom-escura que aparece no lábio após um depósito ativo de melanina, desencadeado por exposição à luz solar. Diferente de algumas pigmentações, a lesão permanece não elevada, essencialmente sem alteração de tamanho (< 3 mm) com o tempo, escurece em resposta à luz do sol e tem predileção por pessoas de pele clara ou cabelos ruivos. Uma sarda é clinicamente distinta de uma mácula melanótica pelo histórico de um episódio traumático ou inflamatório que precede o desenvolvimento daquela condição. Ao exame microscópico, uma efélide demonstra um aumento de pigmento de melanina sem um aumento do número de melanócitos. Múltiplas sardas no lábio devem ser distinguidas da efélide labial idêntica, vista em conjunção com pigmentações palmares e pólipose intestinal da síndrome Peutz-Jeghers (Figs. 68.1 e 68.2). As efélides podem ser de preocupação cosmética, porém requerem apenas observação clínica.

Melanose do Tabagista (Pigmentação Associada ao Tabagismo) (Figs. 66.7 e 66.8) Fumar tabaco leva à melanose do tabagista, uma alteração característica na cor das superfícies mucosas expostas. A condição não é um processo fisiológico normal, resultando principalmente de depósitos de melanina na camada celular basal da mucosa. A relação entre a melanose do tabagista e as mudanças inflamatórias resultantes do calor, inalação de fumaça e absorção de pigmentos exógenos não foi totalmente determinada. No entanto, tem sido sugerido que o depósito de melanócitos é uma resposta protetora contra substâncias tóxicas na fumaça do tabaco.

A melanose do tabagista afeta pessoas mais idosas que são fumantes inveterados. Ela aparece como uma mancha esfumaçada cinza-marrom com vários centímetros de tamanho. Focos ou zonas marrom-escuras são normalmente distribuídos assimetricamente pela mancha. A gengiva mandibular anterior e a mucosa bucal são os locais mais afetados. Outros locais suscetíveis incluem a mucosa labial, palato, língua, assoalho da boca e lábios. O grau de pigmentação vai de marrom-claro a marrom-escuro e parece ser diretamente relacionado com a quantidade de tabaco fumado. Dentes com coloração marrom e halitose costumam acompanhar a condição. A melanose do tabagista por si só não é pré-maligna. No entanto, o clínico deve inspecionar cuidadosamente o tecido adjacente procurando outras lesões induzidas por tabaco que possam ser mais significativas. Programas de cessação do tabagismo devem ser oferecidos a esses pacientes.

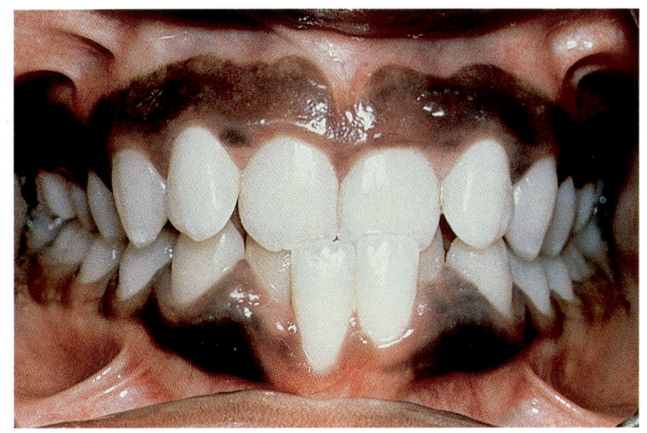

Fig. 66.1. Melanoplasia: ao longo da gengiva aderida.

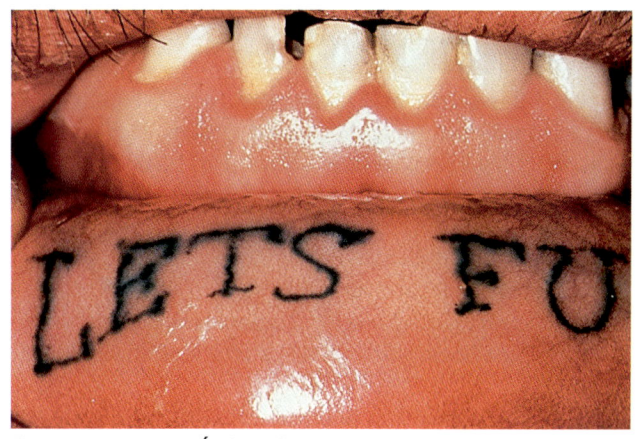

Fig. 66.2. Tatuagem Índia Ink: transmitindo uma mensagem.

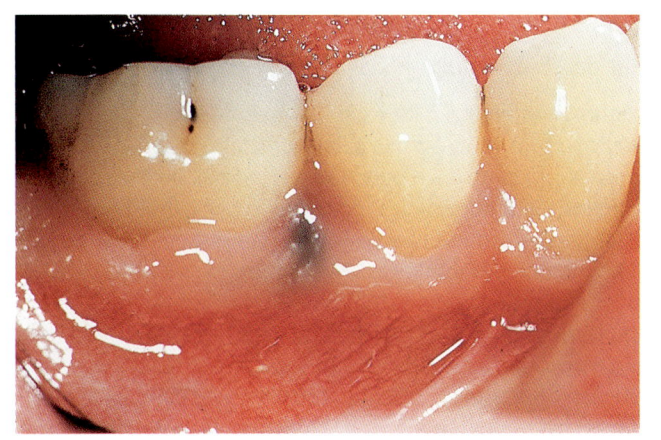

Fig. 66.3. Tatuagem de amálgama: na gengiva aderida.*

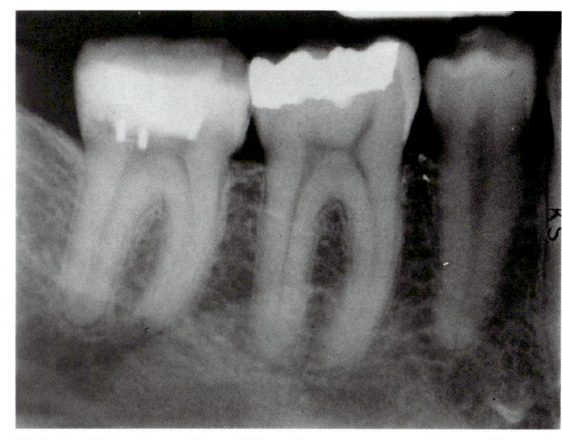

Fig. 66.4. Evidência radiográfica de tatuagem de amálgama.*

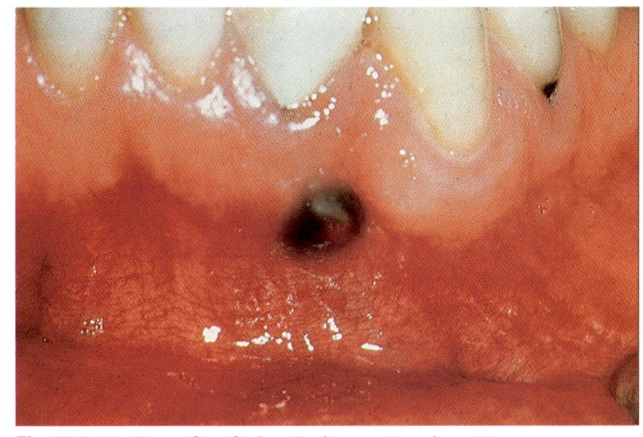

Fig. 66.5. Argirose focal: depois dos pontos de prata endodônticos.

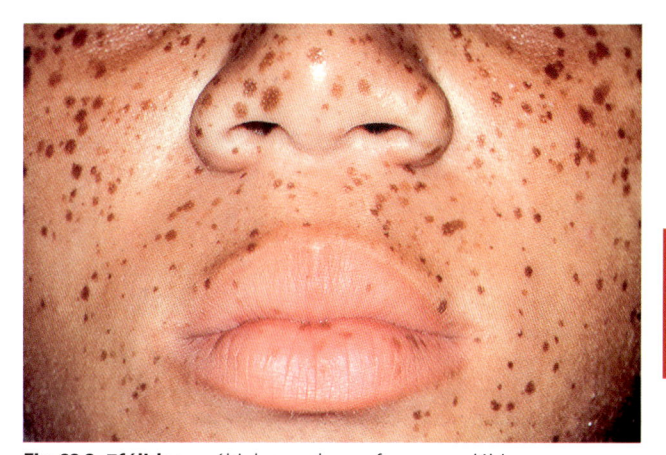

Fig. 66.6. Efélides: múltiplas sardas na face e nos lábios.

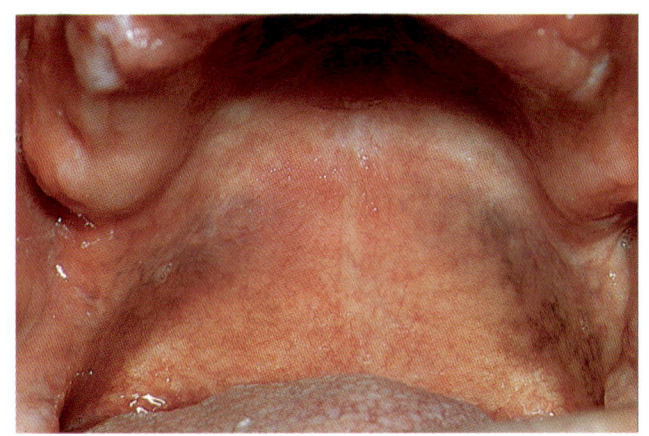

Fig. 66.7. Melanose do tabagista: na lateral do palato mole.

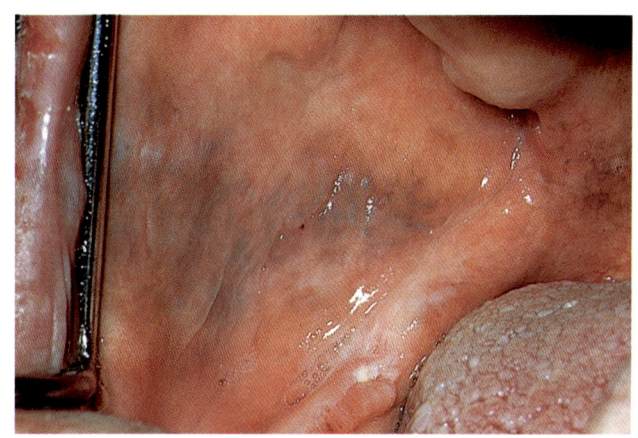

Fig. 66.8. Melanose do tabagista: da mucosa bucal.

LESÕES PIGMENTADAS

Mácula Melanótica Oral (Melanose Focal) (Figs. 67.1 e 67.2) Uma **mácula melanótica oral** é uma pigmentação pequena, plana e circunscrita do lábio ou da boca. Ela resulta de depósitos locais de melanina ao longo da camada basal do epitélio e camada superficial do tecido conectivo. Essas pigmentações assintomáticas são geralmente únicas, < 1 cm e comuns em pessoas de pele clara entre 25 e 45 anos de idade. Elas representam reações a um trauma, inflamação ou danos causados pelo sol. O local mais comum é o lábio inferior, próximo à linha média. Outros locais incluem gengiva, mucosa bucal e palato. A coloração é uniforme e pode ser azul, cinza, marrom ou preta. Uma biópsia é recomendada a não ser que nenhuma mudança visível tenha ocorrido em muitos anos. A observação periódica deve ser feita.

Nevus (Figs. 67.3-67.6) Um **nevo** é um crescimento plano ou algumas vezes elevado, composto de uma coleção de células névicas (chamadas *tecas*) no epitélio ou derme. Ele é geralmente preto e observado na pele. Ocasionalmente, pode ocorrer na mucosa oral. Há vários tipos de nevos, os quais são amplamente classificados como congênitos ou adquiridos. Os nevos congênitos estão presentes ao nascimento e são também conhecidos como manchas de nascença ou nevos externos do tronco. Eles são geralmente maiores que os nevos adquiridos e têm maior incidência de transformação maligna.

Os **nevos adquiridos**, ou **sinais de pele**, surgem posteriormente e geralmente aparecem pretos, ligeiramente elevados e papulares. Eles são muitas vezes simétricos, de coloração uniforme, mas podem ser rosados (amelanótico), marrons, acinzentados ou pretos. Na boca os nevos são raros. A maioria dos nevos orais são pápulas ou máculas assintomáticas, papulares, pequenas, bem delimitadas em forma de domo, que ocorrem no palato e mucosa oral, mais frequentemente em mulheres. O tamanho tende a permanecer constante até a puberdade.

Os nevos são classificados em quatro tipos de acordo com a aparência histológica e localização das tecas, as quais se estendem profundamente assim que a lesão amadurece.

Em ordem crescente de importância: nevo juncional, nevo composto, nevo azul e nevo intramucoso.

O **nevo juncional** é um nevo em estágio precoce em que as células do nevo estão localizadas na camada juncional do epitélio e lâmina própria. Essas lesões são as mais raras dos nevos orais e geralmente aparecem planas, marrons e têm um diâmetro menor que 1 cm. O palato e a mucosa bucal são locais comuns.

Os **nevos compostos**, como o nome indica, são compostos de células de nevos localizadas no epitélio e na lâmina própria. Os nevos compostos raramente sofrem transformação maligna.

O **nevo intramucoso** tem células de nevos ovais e tem localização única no tecido conectivo. Essa entidade é análoga aos nevos intradermais, os quais aparecem como uma pápula negra elevada na pele, muitas vezes vista com pelos crescendo dela. Ela é rara, no entanto, ao se encontrar um pelo associado a nevo na boca. O nevo intramucoso é geralmente marrom, levantado e menor que 8 cm de diâmetro.

O nome **nevo azul** se origina da coloração típica azul ou preto-azulada conferida pelas células do nevo em forma de fuso, localizadas profundamente no tecido conectivo. Ele aparece como uma mácula pequena persistente, focal e azul, mais comumente no palato de adultos jovens. A transformação maligna dos nevos azuis intraorais é muito rara.

Em ocasiões raras a **sarda de Hutchinson** (lentigo maligno) é encontrada na boca. A sarda melanótica é geralmente vista nas áreas de pele exposta ao sol (face) de pessoas com mais de 50 anos de idade. As lesões são planas, de forma irregular, com zonas variando na coloração marrom. Ela tende a se disseminar superficialmente (lateralmente) e sofrer transformação maligna.

Pode ser difícil distinguir os nevos de outras lesões malignas. Deste modo, todas as lesões pigmentadas intraorais deveram ser biopsiadas.

Melanoma (Figs. 67.7 e 67.8) O **melanona** é um tumor maligno que se inicia nas células (melanócitos) que produzem os pigmentos de pele. Os melanomas ocorrem principalmente nas superfícies expostas ao sol e de forma infrequente na cavidade oral. Eles ocorrem duas vezes mais em homens que em mulheres, e a maioria em pessoas de pele clara entre 20 e 50 anos de idade. Os melanomas aparecem muitas vezes após os 50 anos de idade. Não há predileção por sexo. Cerca de 30% dos melanomas surgem de lesões previamente pigmentadas, como sinais de pele, particularmente naqueles com história de trauma. Eles podem se apresentar planos ou elevados, não pigmentados ou pigmentados. As lesões pigmentadas são geralmente profundas, marrons, cinzas, azuis ou pretas. 80% dos melanomas intraorais ocorrem no palato ou arcada alveolar maxilar. Menos frequentemente, a gengiva anterior e mucosa labial são afetadas. Transformações malignas são resultado de danos aos genes do DNA críticos para células do controle do ciclo celular, muitas vezes induzidos pela luz ultravioleta.

O melanoma inicia como uma mancha pequena superficial ou ligeiramente elevada que cresce lenta e lateralmente por vários meses. Sinais de reconhecimento precoce são *A – lesão assimétrica*; *B – borda irregular*; *C – variação de coloração na lesão*; e *D – aumento do diâmetro*. Eventualmente, uma lesão proeminente, imóvel e escura se desenvolve. O médico deve estar alerta aos que incluem cores múltiplas (a combinação de vermelho junto com preto-azulado é particularmente ameaçadora); mudança de tamanho; lesões satélites surgindo na periferia da lesão; e sinais de inflamação, como uma zona periférica eritematosa. Sinais tardios incluem sangramento e ulceração, endurecimento e linfonodos regionais firmes. Os melanomas intraorais são extremamente perigosos e mais sérios que outras lesões cutâneas porque geram metástases precoces e amplas, o que resulta em prognóstico pior. O diagnóstico precoce, quando os tumores têm < 1,5 mm de tamanho, somado a ressecção completa, é crítico para a sobrevivência a longo prazo. A taxa de sobrevida em cinco anos dos melanomas orais é de apenas 40%. Cerca de 5% dos melanomas recorrem, determinando que cuidados permanentes sejam tomados.

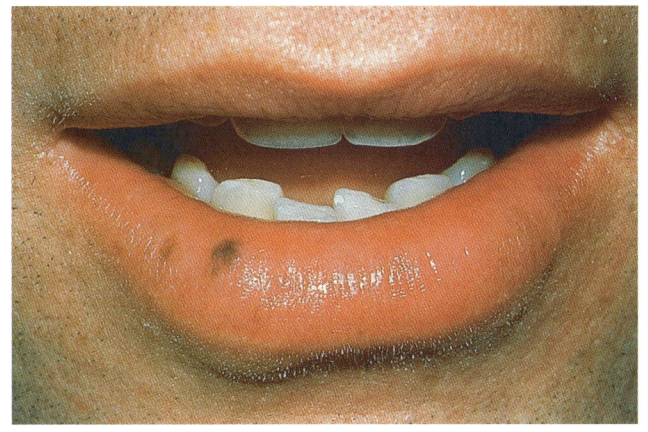

Fig. 67.1. Mácula melanótica oral: no lábio inferior.

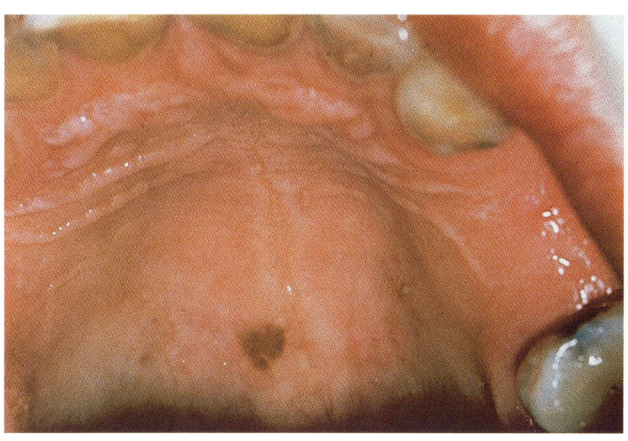

Fig. 67.2. Mácula melanótica oral: no palato duro.

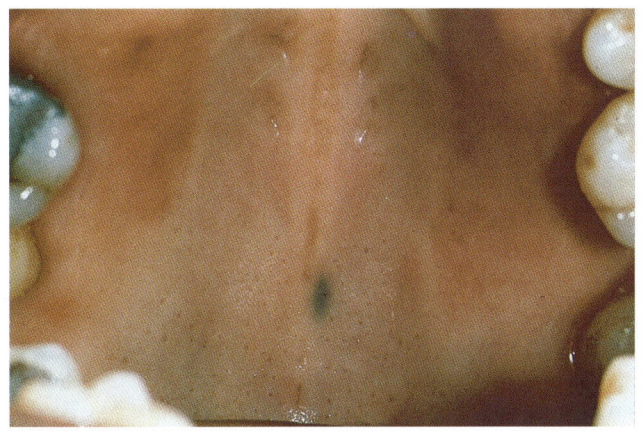

Fig. 67.3. Nevo composto: cor uniforme, no palato.

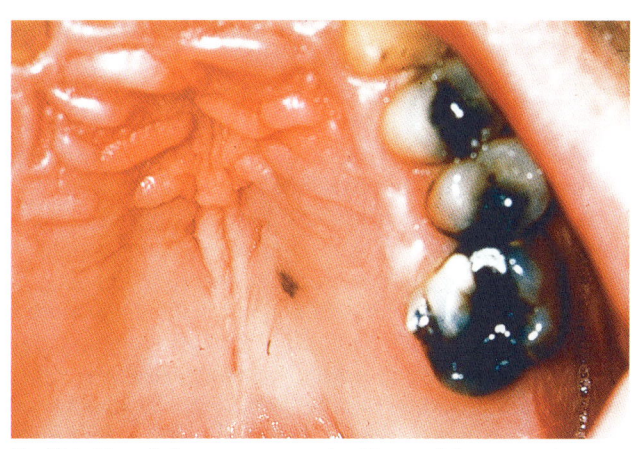

Fig. 67.4. Nevo intramucoso: amelanótico, próximo ao molar.

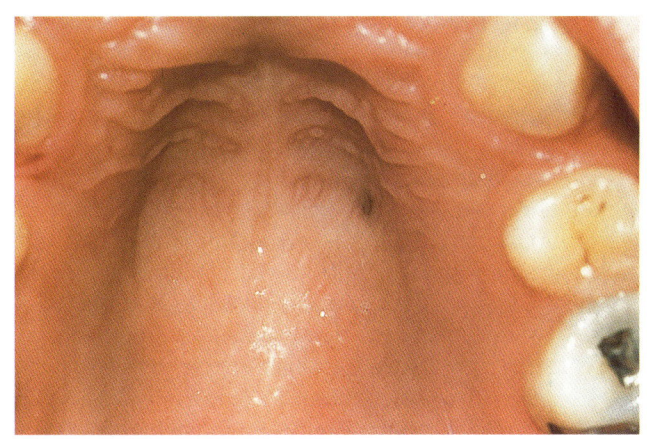

Fig. 67.5. Nevo azul: de coloração azul-ardósia, no palato duro.

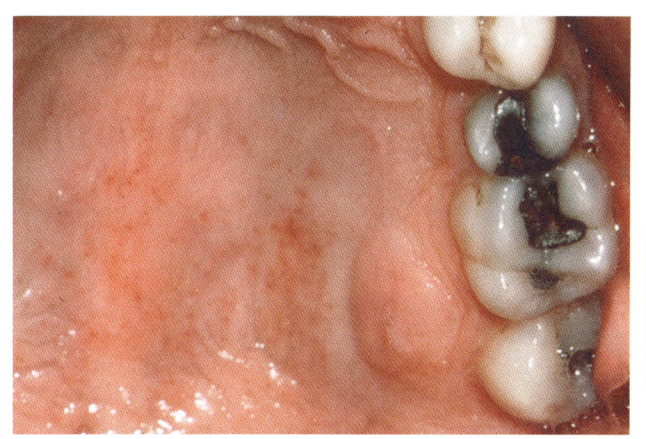

Fig. 67.6. Nevo azul: na lateral do abaulamento palatal.

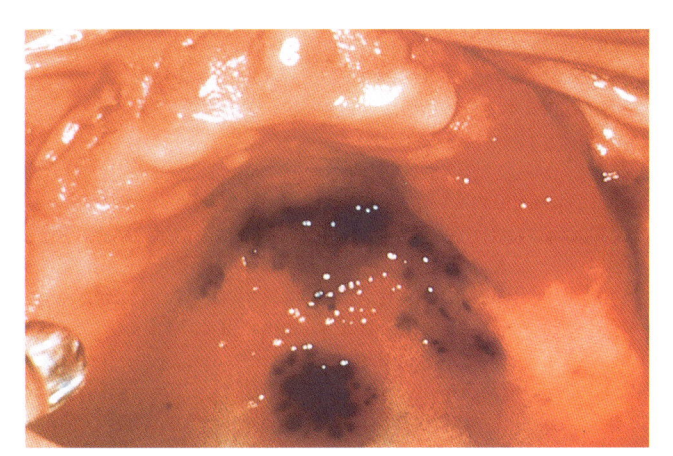

Fig. 67.7. Melanoma: lesões satélites no palato.

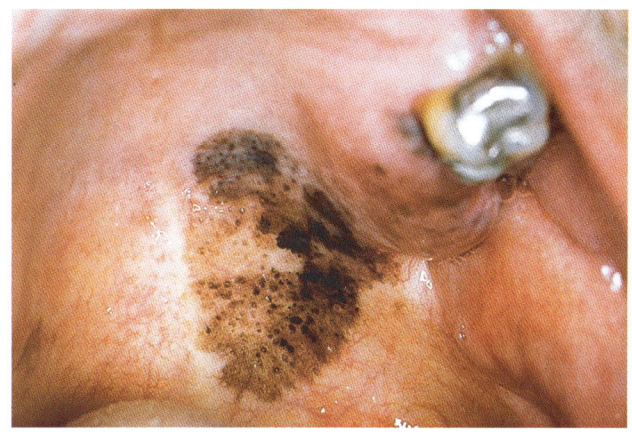

Fig. 67.8. Melanoma: variação de cores, no palato mole e tuberosidade.

LESÕES PIGMENTADAS

Síndrome de Peutz-Jeghers (Polipose Intestinal Hereditária) (Figs. 68.1 e 68.2) A síndrome de Peutz-Jeghers é uma condição genética causada por múltiplas máculas pigmentadas e pólipos benignos, principalmente nos intestinos. É uma condição autossômica dominante, causada por mutações germinais no gene LKB1 do cromossoma 19 que codifica uma cinase multifuncional serina-treonina. As máculas estão distribuídas na pele ao redor dos olhos, nariz, boca, lábios, períneo, mucosa oral, gengiva e superfícies palmar e plantar das mãos e pés. A polipose intestinal benigna múltipla são crescimentos de tecidos hamartomatosos que geralmente ocorrem no íleo, mas também podem ser encontrados no estômago e cólon. Sintomas, como dor em cólica intermitente e relatos de obstrução, podem ser concomitantes. As pigmentações periorais devem ser distinguidas das múltiplas efélides e lentigos da síndrome de LEOPARD.

A localização oral mais comum para as máculas são os lábios e a mucosa bucal. Caracteristicamente, a densidade das máculas é maior no vermelhão do que na área adjacente. As máculas são assintomáticas, pequenas, planas, ovais e marrons, que não escurecem com o sol, como acontece com as sardas. Em contraste com outras lesões homólogas, as manchas intraorais tendem a persistir na idade adulta, enquanto as máculas dermais podem clarear com a idade. Nenhum tratamento é necessário para as máculas, e no exame microscópico, observam-se melanócitos alongados ao longo da camada celular basal da lâmina própria. Apesar de as máculas serem benignas, elas são de importância considerável porque uma pequena porcentagem dos pacientes afetados está propensa a desenvolver adenocarcinoma gastrointestinal (colorretal) e apresentam risco aumentado para tumores do sistema reprodutor. O diagnóstico da síndrome de Peutz-Jeghers necessita, portanto, de avaliação médica imediata.

Doença de Addison (Insuficiência Suprarrenal Cortical) (Figs. 68.3 e 68.4) A doença de Addison é uma enfermidade endocrinológica em que a glândula suprarrenal produz quantidade insuficiente de hormônios esteroides. Ela comumente é resultado de destruição autoimune da glândula suprarrenal. Outras causas incluem a insuficiência pituitária, invasão tumoral, adrenalectomia, doenças infecciosas e sepse por Gram-negativos. A progressão da doença resulta em anemia, anorexia, diarreia, hipotensão, náusea, compulsão por sal, fraqueza e perda de peso.

Quando o nível sérico de cortisol cai, uma alça de retroalimentação da glândula suprarrenal para a glândula pituitária aciona a produção de hormônio estimulador-melanocítico na glândula pituitária. Isso permite o depósito de melanina na pele, especialmente nas áreas expostas ao sol. Classicamente, a pele adquire um bronzeado que persiste depois da exposição solar. O escurecimento pode ser inicialmente notado nas articulações, cotovelos, dobras palmares e na mucosa intraoral.

Na boca, a doença é caracterizada por hipermelanose de aparência similar à pigmentação fisiológica. O padrão não é único e pode consistir de manchas múltiplas focais marrom-bronze até o preto-azulado ou generalizada, estrias difusas ou pigmentação marrom-escura. As áreas pigmentadas são geralmente maculares, não elevadas, marrons e de forma variada. A mucosa bucal e gengiva são mais frequentemente afetadas, mas a pigmentação pode também se estender para língua e lábios. Uma biópsia não é diagnóstica, e os testes de níveis de cortisol sérico são recomendados. Terapia de reposição com corticosteroides produz uma diminuição gradual da hiperpigmentação. Deste modo, o grau de pigmentação oral é um indicador sensível da eficácia terapêutica. Mudanças transitórias na pigmentação num paciente em tratamento pode indicar terapia inadequada.

Pigmentação por Metais Pesados (Figs. 68.5-68.8) A ingestão excessiva de metais pesados (bismuto, chumbo, mercúrio, prata) e certas drogas (cisplatina, agentes antimaláricos, agentes antipsicóticos, pílulas anticoncepcionais) podem produzir pigmentação mucocutânea. O bismuto é comumente encontrado em medicações antidiarreicas, as quais, se usadas por longos períodos, podem resultar em depósitos de metais na gengiva. A alteração de coloração é confinada à gengiva marginal, particularmente em áreas em que o processo inflamatório está presente. A linha do bismuto geralmente se apresenta do azul ao preto, em uma distribuição linear ao longo do sulco gengival. Um gosto metálico e queimação na mucosa são sintomas comuns.

A intoxicação por chumbo, ou plumbismo, é geralmente resultado da exposição ocupacional excessiva por chumbo usado em pinturas, baterias ou solda. O achado oral mais proeminente e sinal de diagnóstico precoce é uma linha de chumbo preto-acinzentada do depósito de sulfeto de chumbo na gengiva marginal. Máculas cinzas irregulares na mucosa bucal, uma língua revestida, déficits neurológicos (tremor da língua estendida) e hipersalivação são outros achados intraorais. A condição é reversível, se a exposição for eliminada.

O envenenamento por mercúrio, ou acrodinia, pode ser adquirido pela absorção, inalação ou ingestão. Embora seja incomum nos dias de hoje, a acrodinia era resultado do tratamento para sífilis no início do século XX. Medidas de higiene inadequadas, como manipulação de mercúrio, respirar vapores de mercúrio e derramamento de mercúrio, fazem com que pessoas que trabalham em consultório dentário estejam em risco para acrodinia. Como a intoxicação por bismuto e chumbo, o envenenamento por mercúrio produz uma linha gengival escura de mercúrio. No mais, a doença é muitas vezes acompanhada por vários sinais e sintomas, incluindo dor abdominal, anorexia, cefaleia, insônia, sintomas psicológicos, vertigem, ulceração oral, hemorragia, gosto metálico, sialorreia, sensação de ardência na boca e destruição periodontal.

A pigmentação pela prata, ou argiria, é uma ocorrência rara que muitas vezes resulta da exposição prolongada a medicações oculares, nasais e orais que contêm prata. Pigmentações assintomáticas se acumulam na pele exposta ao sol, ao longo dos cabelos, unhas e mucosa oral. Uma pigmentação azul-acinzentada é característica. Uma vez evidente, a pigmentação é irreversível. Com a inalação nasal de soluções contendo sais de prata, há propensão à formação de depósitos na mucosa do palato, conferindo uma coloração similar àquela observada na pele. O tratamento é a retirada imediata da medicação.

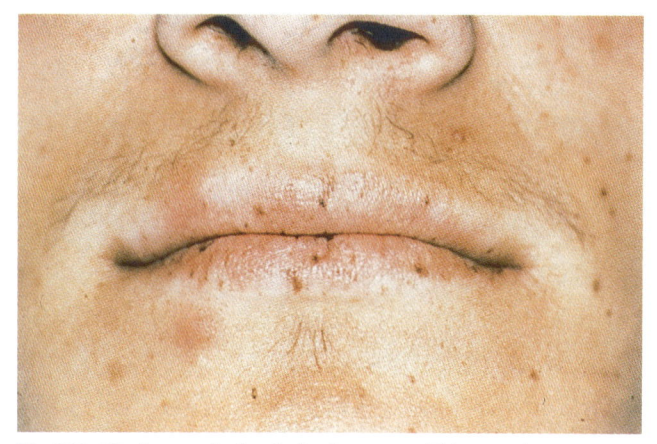

Fig. 68.1. Síndrome de Peutz-Jeghers: nos lábios e pele.

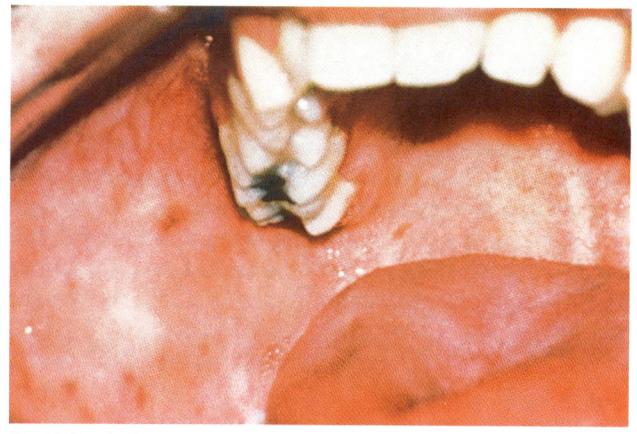

Fig. 68.2. Síndrome de Peutz-Jeghers: na mucosa bucal.

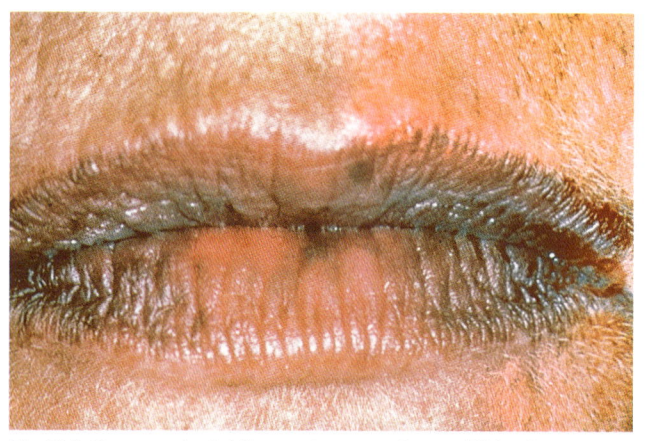

Fig. 68.3. Doença de Addison: pigmentação nos lábios.*

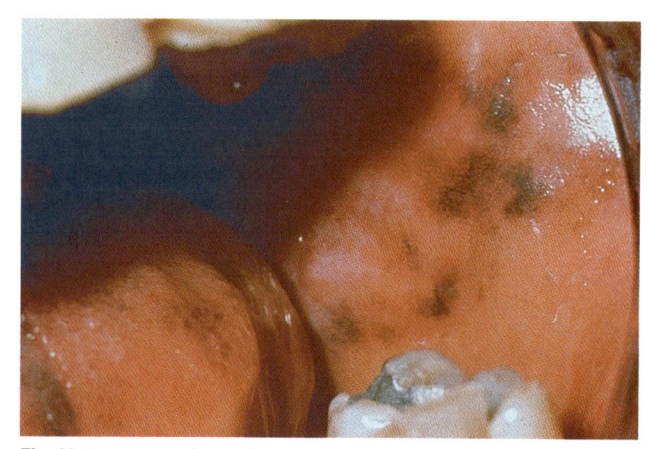

Fig. 68.4. Doença de Addison: na mucosa bucal.*

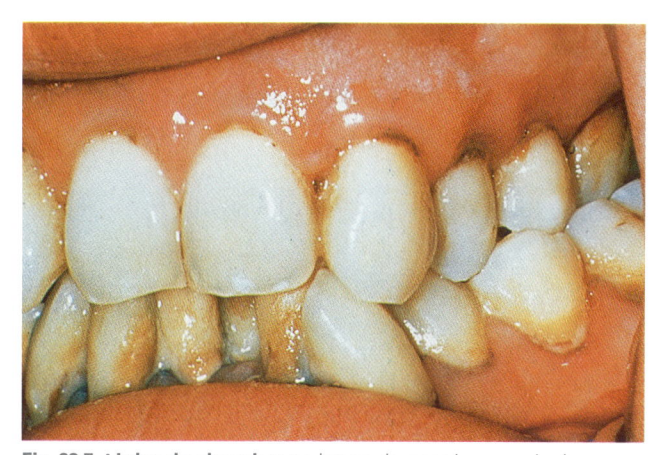

Fig. 68.5. Linha de chumbo: ao longo da gengiva marginal.

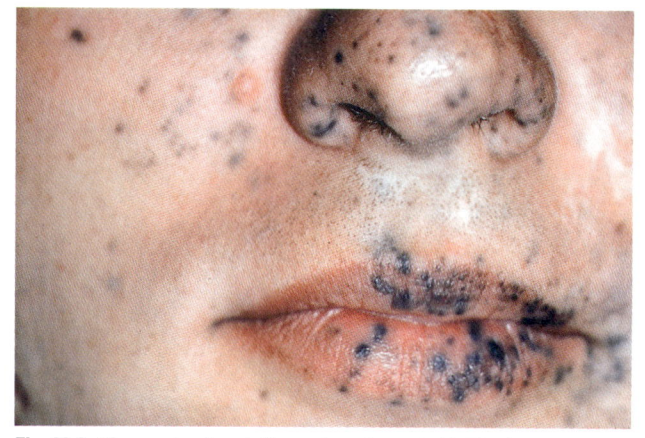

Fig. 68.6. Pigmentação: deflagrada pelo acetaldeído de prata.

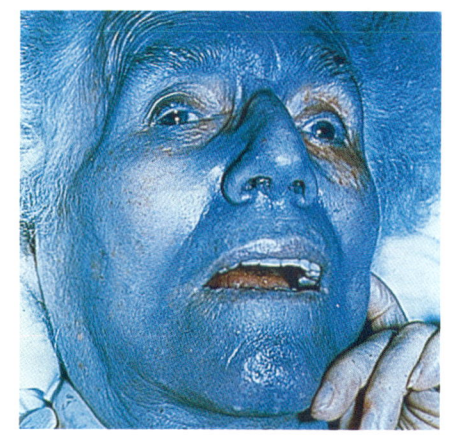

Fig. 68.7. Argiria: uso crônico de gotas nasais contendo prata.‡

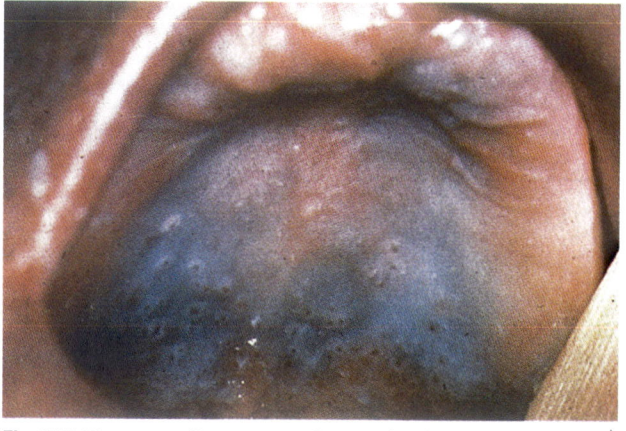

Fig. 68.8. Pigmentação por metais pesados (argiria): no palato.‡

Estudos de Caso

CASO 17. (Fig. 68.9) Essa mulher hispânica de 28 anos de idade se apresenta no consultório para uma visita de rotina. Ele tem bom cuidado oral e boas restaurações sem sinais visíveis de enfraquecimento, mas ela não fazia visitas há algum tempo. Ela refere que fuma quatro cigarros ao dia nos últimos 11 anos. Ela não é casada e namora. Você a viu há dois anos e meio atrás, e a lesão era muito menor do que é.

1. O que é a estrutura rosada, plana, na linha média, linear e de tecido mole?
2. Descreva os achados clínicos (aparência e localização).
3. Qual o termo que melhor descreve a lesão?
   A. Leucoplasia.
   B. Eritroplasia.
   C. Eritroplasia salpicada.
   D. Morsicatio buccarum.
4. Qual o termo que mais especificamente descreve a lesão?
5. Essa lesão é um achado normal, uma variante do normal ou uma doença? Quais os achados clínicos sugerem que essa condição seja benigna ou maligna?
6. Essa condição está associada a tabagismo? Como você percebe se ela fuma?
7. Se essa lesão for removida, você espera resolver o problema ou que ele recorra?
8. Você espera que essa condição seja sintomática?

CASO 18. (Fig. 68.10A e B) Você fez esta fotografia de um homem de 50 anos de idade no seu consultório dentário. Ele tem várias restaurações que foram realizadas por um profissional de outro consultório dentário, e ele está assintomático. Ele tem hipertensão arterial e toma medicação para esse problema de saúde. Ele recentemente fez uma biópsia de próstata. Os resultados estão pendentes.

1. Baseado apenas neste fotografia, com que materiais esses molares foram restaurados?
2. Em qual parte do dente está o componente amarelado visto na margem gengival do pré-molar inferior? Por que essa aparência?
3. Descreva as mudanças nos tecidos moles que afetam a gengiva.
4. Num caso similar, você tirou uma radiografia interproximal (Fig. 68.10B). Descreva os achados radiográficos.
5. Essa condição mostrada na fotografia clínica e radiografia é normal, uma variação do normal ou uma doença? E você espera que essa condição seja sintomática?
6. Depois de rever a radiografia, parece que há comprometimento do osso alveolar nessa condição?
7. Qual é o diagnóstico mais provável?
   A. Tatuagem de amálgama.
   B. Nevo azul.
   C. Nevo intramucoso.
   D. Melanoma.
8. Por que realizar uma radiografia e interpretar o filme é importante nesse caso?

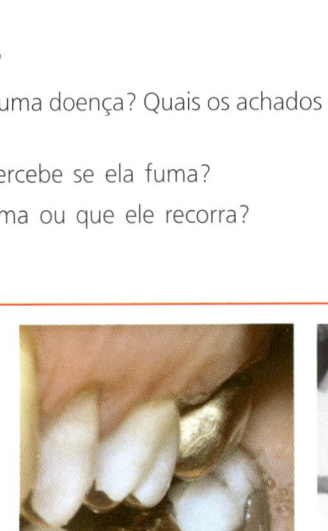

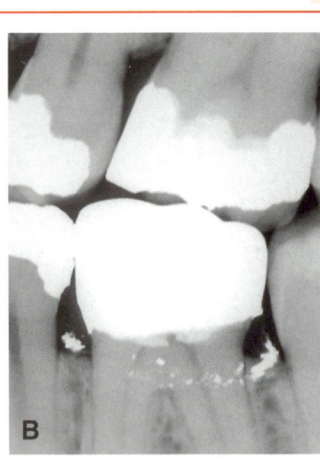

SEÇÃO 10

Achados Intraorais pelas Mudanças da Superfície

Objetivos Dentais:
- Determinar as entidades clínicas que se apresentam como nódulos, papulonódulos, bolhas e lesões ulcerativas na cavidade oral.
- Reconhecer as causas e os achados clínicos dessas condições.
- Usar o processo diagnóstico a fim de distinguir nódulos, papulonódulos, vesículas bolhosas e lesões ulcerativas de aparência semelhante na cavidade oral.
- Recomendar as opções de tratamento apropriadas para essas condições.

Objetivos da Higiene Dental:
- Determinar e usar termos diagnósticos que descrevem os achados intraorais pela mudança da superfície.
- No consultório, documentar as características das condições orais discutidas nessa seção em termos de:
  a. Localização anatômica.
  b. Cor.
  c. Borda.
  d. Configuração.
  e. Tipo.
- Identificar condições discutidas nesse capítulo (1) que requerem a atenção do dentista e/ou (2) afetam a realização de desbridamento periodontal e medidas de higiene dental.

Nas legendas das figuras, (*‡¶) denota o mesmo paciente.

NÓDULOS

Papila Retrocúspide (Figs. 69.1 e 69.2) Não são todas as pessoas que têm papila retrocúspide. Esse crescimento particular aparece como uma pápula firme, redonda e fibroepitelial de aproximadamente 1 a 4 mm de diâmetro. Ela se localiza na superfície lingual da gengiva anexa às cúspides mandibulares, logo abaixo ou poucos milímetros abaixo da gengiva marginal. A superfície da mucosa é rosa, macia e lisa. Raramente, as estruturas podem ser pedunculares, e a haste pode ser elevada da gengiva por sonda periodontal. A papila retrocúspide é uma variação normal e frequentemente encontrada bilateralmente. Algumas autoridades afirmam que elas são um desenvolvimento anormal que representa uma forma variante de fibroma. A papila retrocúspide parece estar presente na maioria das crianças, mas regridem com a maturidade; desse modo, a incidência e o tamanho diminuem com a idade. A papila retrocúspide não tem predileção por sexo, e nenhum tratamento é necessário a não ser que se antecipe interferência com prótese removível.

Cisto Oral Linfoepitelial (Figs. 69.3 e 69.4) O cisto oral linfoepitelial geralmente apresenta-se como uma tumefação pequena, móvel e indolor que se caracteriza por uma massa bem circunscrita, macia e pastosa. Ele é uma pápula encapsulada dérmica ou submucosa que surge do epitélio aprisionado no tecido linfoide que foi submetido à transformação cística. O cisto é benigno e assintomático, mas pode crescer e drenar espontaneamente. Aparece mais frequentemente em crianças e em adultos jovens. Nenhuma predileção por sexo foi demonstrada.

Locais comuns para o cisto linfoepitelial são o assoalho da boca, frênulo lingual, porção ventral da língua, borda lateral posterior da língua e raramente o palato mole. Essas pequenas tumefações raramente excedem 1 cm de diâmetro e são caracteristicamente amarelas, quando superficiais, e rosas, quando profundas. A palpação revela um nódulo superficial móvel. Quando localizado no assoalho anterior, a lesão pode assemelhar-se a um cisto mucosorretentor. De forma infrequente, múltiplos cistos linfoepiteliais podem ser encontrados.

Quando o cisto linfoepitelial é derivado do tecido degenerativo do segundo arco branquial, ele é chamado de cisto linfoepitelial cervical ou cisto branquial (fenda). O cisto aparece na porção lateral do pescoço, imediatamente anterior e profundamente ao terço superior do músculo esternoclidomastóideo, próximo ao ângulo da mandíbula. O cisto pode estar próximo à glândula parótida. O cisto linfoepitelial extraoral é uma massa bem circunscrita, macia, flutuante e com textura de borracha ao toque. Ele pode aumentar até 1 ou 2 cm e drenar externamente

O exame histológico mostra que os cistos linfoepiteliais são geralmente constituídos de epitélio escamoso estratificado; ocasionalmente, epitélio pseudoestratificado, colunar ou cuboide é encontrado. Ao redor do revestimento do cisto linfoepitelial há uma parede de tecido fibroso conectivo que contém agregados linfoides de coloração escura com vários centros germinativos. O fluido luminal é amarelo e viscoso, porque contém queratina caseosa. Biópsia excisional pode ser realizada para provar confirmação histológica. Os cistos linfoepiteliais raramente são recorrentes.

Toro, Exostose e Osteoma (Figs. 69.5-69.8; Figs. 33.1 e 33.2) Toro, exostose e osteomas periféricos são facilmente reconhecidos, nódulos ósseos duros que se apresentam histologicamente idênticos. O termo usado depende da localização, aparência e associações sistêmicas.

Toros são protuberâncias ósseas das maxilas, localizadas na linha média do palato ou superfície lingual da mandíbula, na área canino-pré-molar-molar. São as lesões orais mais comuns. As mulheres são afetadas mais frequentemente. Toros são crescimentos endurecidos, de contornos lisos e arredondados, mucosa de aparência normal ou ligeiramente pálida, com base séssil. Eles são muitas vezes lobulados na superfície. Internamente eles são compostos de osso cortical denso com área central, ocasional, de osso esponjoso. Fatores hereditários contribuem para desenvolvimento de toro.

Exostoses são crescimentos ósseos em locais alternativos do toro. São locais comuns as cristas alveolares nas porções facial maxilar e mandibular. É infrequente a crista alveolar palatal adjacente aos molares maxilares ser afetada. A maioria das exostoses são nódulos duros múltiplos que demonstram um tipo de dobras entre os nódulos distintos. A superfície mucosa é firme, tensa e de coloração branca ao rosa-pálido.

Toros e exostoses tendem a aumentar de tamanho lentamente com o avançar da idade, mas permanecem assintomáticos a não ser que sejam traumatizados. Depois de um incidente traumático, pacientes podem se preocupar com neoplasia e achar que a massa óssea está crescendo ou que não estava presente antes da lesão. Remoção é geralmente desnecessária a não ser por questões cosméticas, prostodônticas, psicológicas ou considerações traumáticas.

Osteomas são crescimentos neoplásicos benignos que são distintos das lesões em desenvolvimento (toros e exostoses), porque osteomas têm maior crescimento potencial, tendem a ser maiores e podem raramente ser confinados no tecido mole. Quase todos osteomas ocorrem em ossos limitados à face e cabeça. Dois tipos são descritos baseados na superfície óssea em que ocorrem. Aqueles que ocorrem do lado de fora da superfície óssea são conhecidos como osteomas periosteais (Figs. 33.2 e 33.4), enquanto que aqueles que ocorrem no osso medular são osteomas endosteais. Ambos os tipos aparecem como estruturas radiodensas com bordas bem definidas, lisas e arredondadas. A presença de mais de um osteoma determina que um exame radiográfico deve ser feito para múltiplos dentes supranumerários impactados, e odontomas que podem indicar a presença da síndrome de Gardner (Figs. 20.7 e 20.8). Essa condição hereditária, associada a uma anormalidade genética no cromossoma 5, é caracterizada por osteomas, cistos dermais, múltiplos dentes supranumerários impactados, odontomas, pigmentação anormal da retina e polipose intestinal. A polipose intestinal tem alta propensão à transformação maligna. A maioria dos pacientes com síndrome de Gardner apresenta polipose maligna aos 40 anos; deste modo, todos os pacientes requerem avaliação médica precoce. Além disso, há risco aumentado de carcinoma de tireoide nesses pacientes.

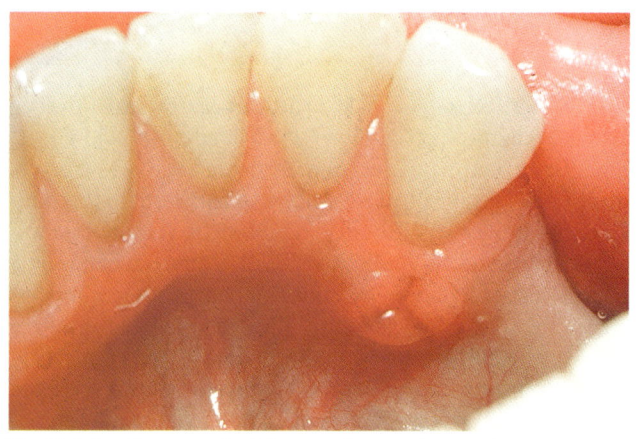

Fig. 69.1. Papila retrocúspide: aparência de nódulo rosa típico.

Fig. 69.2. Papila retrocúspide: com fissura não usual.

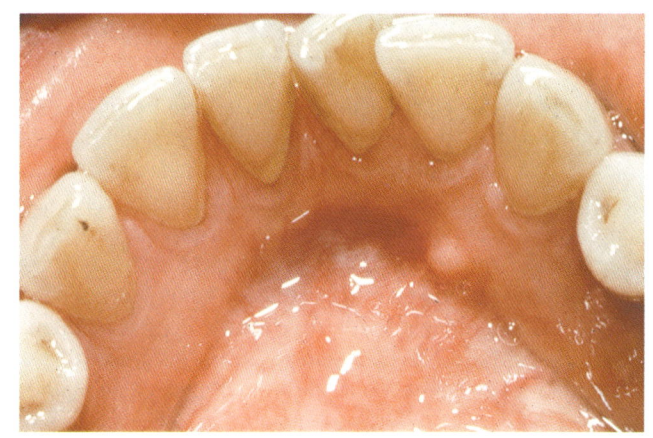

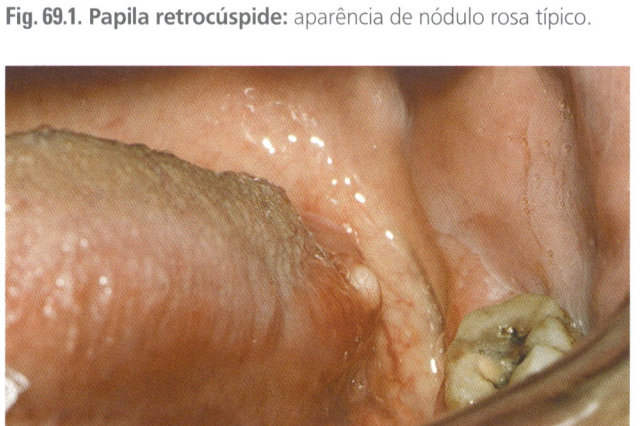

Fig. 69.3. Cisto linfoepitelial oral: amarelo, lateral da língua.

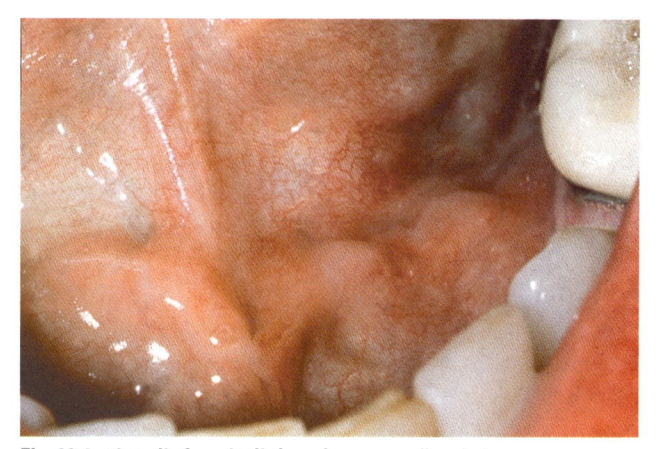

Fig. 69.4. Cisto linfoepitelial oral: no assoalho da boca.

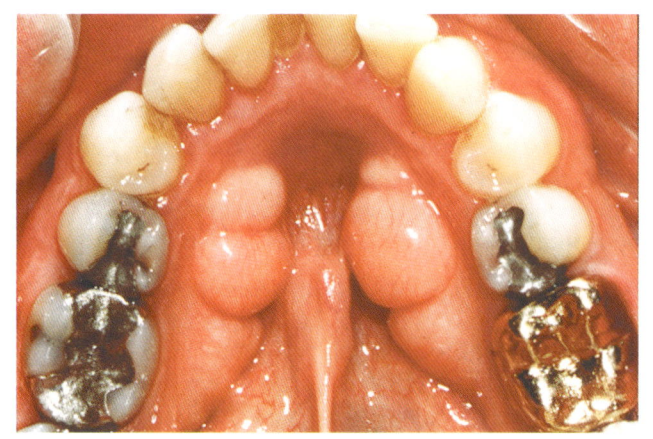

Fig. 69.5. Toro mandibular: lobulado, simétrico bilateralmente.

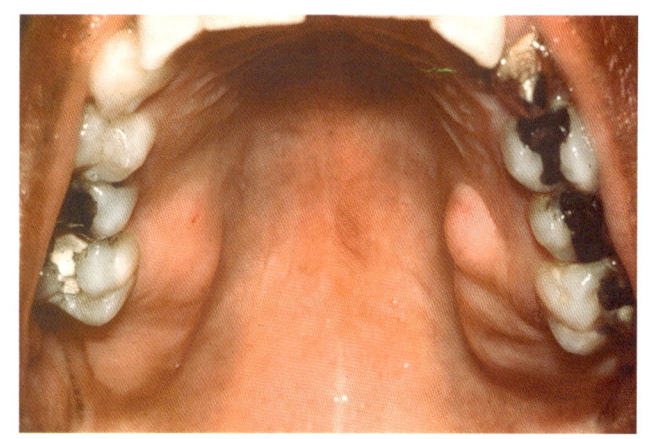

Fig. 69.6. Exostose: localização palatal.

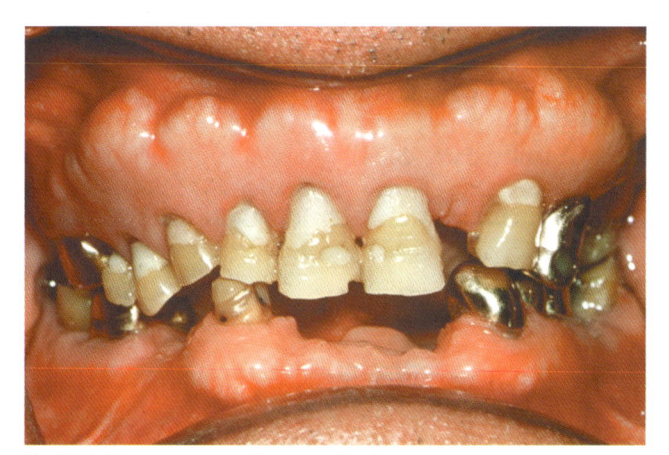

Fig. 69.7. Exostose: maxila e mandíbula.

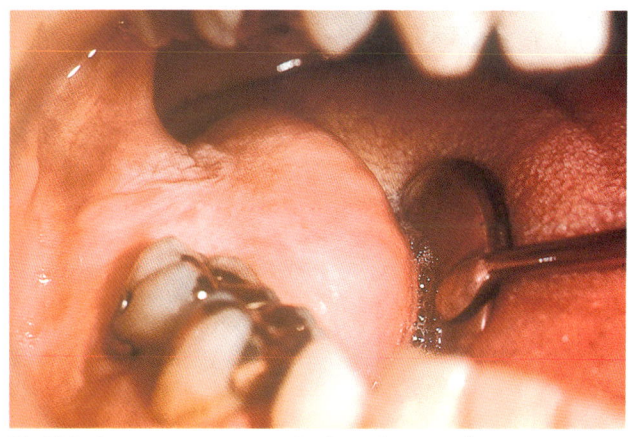

Fig. 69.8. Osteoma: aumentando, lingual para molares mandibulares.

NÓDULOS

Fibroma Irritativo (Fig. 70.1) O fibroma irritativo é uma das lesões benignas mais comuns da cavidade oral. Ele é uma hiperplasia reativa que surge em resposta à irritação crônica; no entanto, essa lesão não é uma neoplasia verdadeira como o termo implica. Os fibromas neoplásicos verdadeiros são raros (veja adiante). O fibroma irritativo aparece como uma pápula rosa-pálida bem definida, que aumenta lentamente até formar um nódulo. Ele é liso, simetricamente arredondado, firme e indolor. De forma infrequente, uma superfície branca, de contornos grosseiros ou ulcerada está presente em virtude do trauma de repetição. A maioria são crescimentos sésseis que surgem na mucosa oral, mucosa labial, gengiva ou língua. O exame histológico mostra uma massa entrelaçada de tecido colágeno denso coberto por epitélio fino. Fibromas são tratados pela remoção da fonte irritativa com incisão cirúrgica. A maioria dos fibromas são encontrados em adultos. Eles recorrem de forma pouco frequente quando tratados adequadamente. Múltiplos (angio)fibromas intraorais, os quais se assemelham com fibromas, estão associados à esclerose tuberosa, uma doença autossômica dominante, caracterizada por convulsão, deficiência mental e angiofibromas em face.

Fibroma Odontogênico Periférico O fibroma odontogênico periférico é clinicamente similar ao fibroma irritativo, porém caracterizado por sua localização única e tecido de origem – surgindo das células do ligamento periodontal. Em conformidade, ele é geralmente encontrado na região da papila interdental. Um exemplo é mostrado na Fig. 40.7.

Fibroma de Célula Gigante (Fig. 70.2) O fibroma de célula gigante é uma pápula ou nódulo indolor e rosa que tem uma base séssil e superfície lisa ou ligeiramente rugosa. Ao contrário do fibroma irritativo, a evidência irritativo-crônica está geralmente ausente. O fibroma de célula gigante contém muitos fibroblastos grandes, polinucleados em forma de estrela, dispersos entre tecido conectivo vascular frouxo; o fibroma irritativo não. A maioria dos fibromas de células gigantes ocorrem antes dos 35 anos de idade na gengiva mandibular, língua ou palato. A excisão é recomendada, e a recorrência é rara.

Lipoma (Fig. 70.3) O lipoma é um tumor benigno dermal comum, mas é um achado intraoral raro. Essa neoplasia de crescimento lento é composta de células gordurosas maduras, rodeadas por uma parede de tecido conectivo delgado e fibroso. Adultos depois dos 30 anos de idade são os comumente afetados e não há predileção por sexo. Na boca, o lipoma se apresenta indolor, em forma de domo liso, ligeiramente lobulado ou um nódulo difusamente elevado que tem cor amarela ou rosa-pálido. Algumas vezes, os lipomas são polipoides, pedunculados ou lobulados. A maioria ocorre na mucosa bucal ou vestibular. Os locais menos comuns incluem a língua, assoalho da boca e lábio. O palato é raramente envolvido (Fig. 52.2). Palpação revela tumor submucoso macio, mole, móvel e compressível. O tratamento consiste em remoção cirúrgica; recorrência é rara.

Fibrolipoma (Fig. 70.4) O fibrolipoma é uma neoplasia intraoral rara e benigna, originada em diversos tecidos conectivos. É uma massa submucosa bem demarcada consistindo de lóbulos maduros de células adiposas interligadas com significativo componente de tecido fibroso conectivo. O exame clínico mostra uma gama de lipomas e fibromas. É geralmente encontrado na mucosa bucal e labial como lesões não enduradas, móveis, indolores e firmes ou moles, dependendo do conteúdo do colágeno adiposo. Eles crescem lentamente, mas podem adquirir vários centímetros de diâmetro.

Neuroma Traumático (Figs. 70.5 e 70.6) O neuroma é um tumor benigno do tecido neural. Ele surge espontaneamente ou como resultado de um trauma (amputação ou neuroma traumático). O neuroma traumático resulta de uma resposta hiperplásica ao dano no nervo após destruição de uma grande fibra nervosa. Na boca, o neuroma traumático é frequentemente encontrado na cavidade mucobucal mandibular na região adjacente ao forame mental. Ele também ocorre nos incisivos mandibulares, lingual ao coxim retromolar, e porção ventral da língua. O tamanho da lesão depende do grau de lesão e resposta hiperplásica.

Neuromas traumáticos são normalmente pequenos nódulos, medindo < 0,5 cm de diâmetro. A visualização pode ser difícil, se a lesão estiver localizada muito profundamente abaixo da mucosa oral normal. Neuromas são doloridos quando palpados. A pressão aplicada ao neuroma estimula uma resposta comumente descrita como um choque elétrico. Múltiplos neuromas descobertos nos lábios, língua ou palato podem indicar neoplasia endócrina múltipla tipo III, também conhecida como NEM 2b – uma condição autossômica dominante caracterizada por numerosos neuromas mucosos, tipo corpóreo marfanoide, e neoplasias endócrinas. O tratamento do neuroma traumático é a excisão cirúrgica ou injeção intralesional com corticosteroides. Excisão pode futuramente danificar o nervo e levar à recorrência.

Neurofibroma (Figs. 70.7 e 70.8) Neurofibromas são tumores benignos resultantes da proliferação de componentes do nervo periférico: as células de Schwann e fibroblastos perineurais. Eles normalmente aparecem como nódulos roxos e firmes. Eles podem ser solitários ou múltiplos. Os nódulos solitários são raros. Mais comuns, os neurofibromas múltiplos de crescimento lento são encontrados com neurofibromatose (doença de Von Recklinghausen – ver tumefações da face, Fig. 55.6).

Neurofibromas intraorais normalmente aparecem na mucosa bucal, língua e lábios e menos comumente, nos ossos. A maior parte dos neurofibromas de tecidos moles são assintomáticos, porém aqueles localizados em tecidos profundos ou ossos podem produzir dor e parestesia. Neurofibromas de grande tamanho podem ser moles, em forma de bolsa ou firmes e fisicamente deformados. No osso, eles podem expandir o canal alveolar inferior. Neurofibromas solitários não têm tendência para transformação maligna, mas quando associados a neurofibromatose, têm.

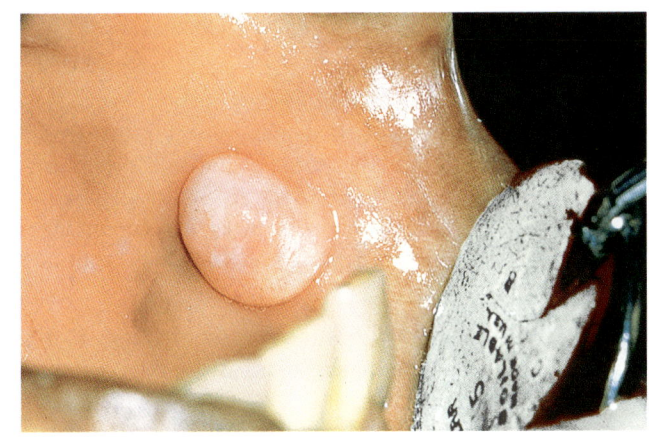

Fig. 70.1. Fibroma irritativo: na mucosa bucal.

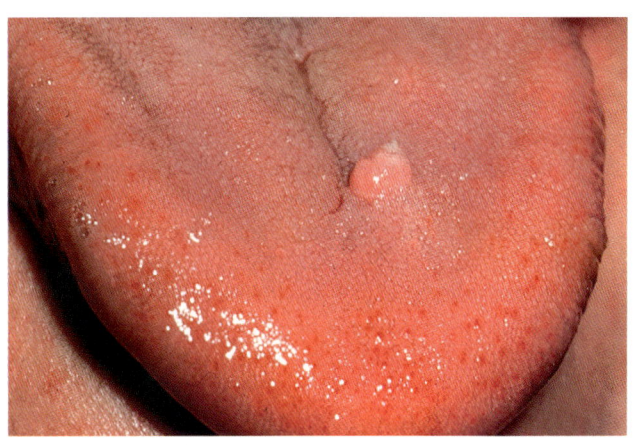

Fig. 70.2. Fibroma de célula gigante: no dorso da língua.

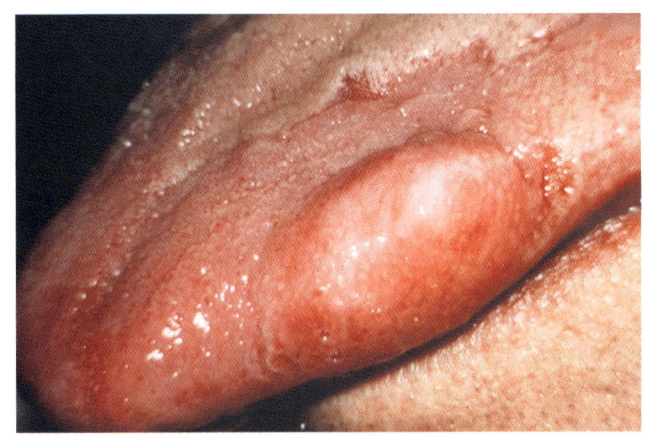

Fig. 70.3. Lipoma: na margem lateral da língua.

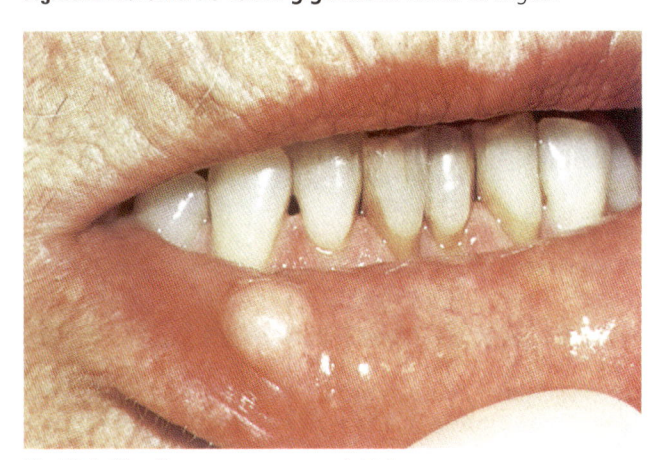

Fig. 70.4. Fibrolipoma: na mucosa labial.

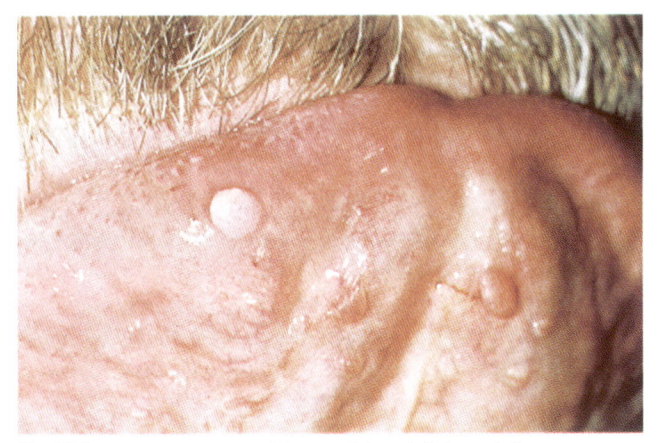

Fig. 70.5. Neuroma traumático: próximo à linha média e um papiloma.

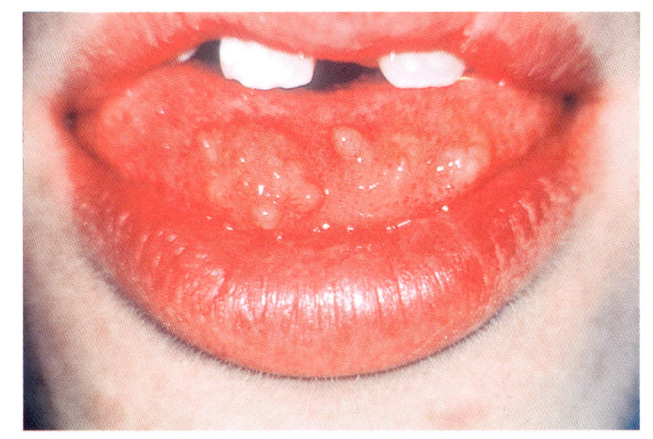

Fig. 70.6. Neuromas de neoplasia endócrina múltipla.

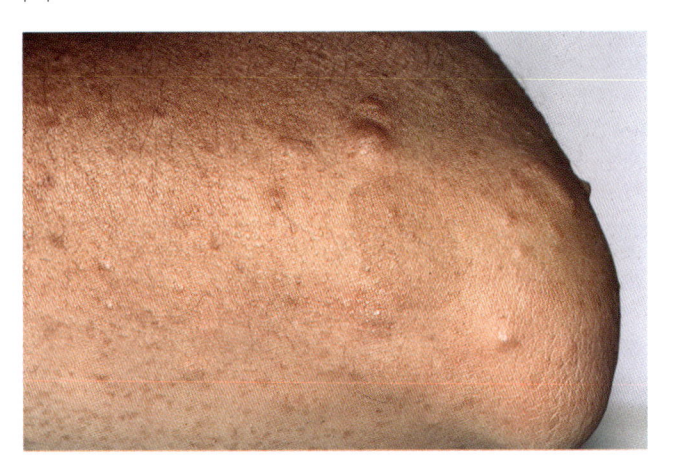

Fig. 70.7. Neurofibromatose: tumores múltiplos, manchas café com leite.

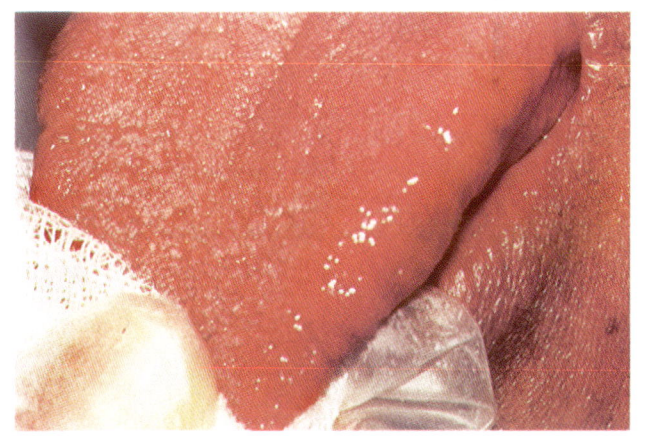

Fig. 70.8. Neurofibroma: nódulo na porção lateral da língua.

PAPULONÓDULOS

Papiloma Escamoso Oral (Papiloma) (Figs. 71.1 e 71.2) Os papilomas são as mais comuns e benignas neoplasias da cavidade oral. Eles aparecem como massas pequenas, róseas, esbranquiçadas, indolores e exofíticas que são geralmente < 1 cm de diâmetro. A superfície da pápula pode ser lisa, rósea ou vegetativa ou ter numerosas projeções digitiformes. A base é pedunculada e bem delineada. As lesões intraorais são tipicamente macias, no entanto as lesões produtoras de queratina têm consistência endurecida. As lesões são normalmente solitárias, porém múltiplas lesões são vistas ocasionalmente. Os papilomavírus humanos (HPV) tipos 6 e 11 foram detectados em mais de 50% de papilomas examinados e são geralmente aceitos como a causa da doença.

A idade média mais comum de ocorrência do papiloma é de 35 anos; ambos os sexos são afetados igualmente. A maioria ocorre no palato, úvula, língua, frênulo, lábios, mucosa bucal e gengiva. Outras lesões induzidas por HPV, como condiloma acuminado, hiperplasia epitelial focal (doença de Heck) e verruga vulgar, compartilham características clínicas similares, mas são microscopicamente distintas. Características histológicas incluem projeções epiteliais digitiformes e núcleo fibrovascular. O tratamento é a excisão completa, incluindo a base. A recorrência é rara. Caso não seja tratado, eles podem aumentar, espalhar-se para outros pontos, e servir como transmissor de HPV para outras pessoas. Transformação maligna não ocorre.

Verruga Vulgar (Fig. 71.3) A verruga vulgar é a verruga de pele comum que ocorre ocasionalmente intraoral. Os agente etiológicos são os HPV tipos 2, 4, 6, 11 e 40. As mudanças celulares induzidas pelos vírus resultam nos achados clínicos característicos. A superfície lesional é tipicamente áspera e irregular, com projeções brancas digitiformes. O tom de branco varia nas verrugas intraorais, dependendo da quantidade de ceratinização na superfície. As áreas rosas não são incomuns na base da lesão. Verrugas são contagiosas e normalmente localizadas na pele, lábio, mucosa labial/bucal, língua e anexa à gengiva. A base da lesão é ampla, mas o tamanho é geralmente < 1 cm. No exame clínico, ela aparece idêntica ao papiloma, no entanto as fendas são mais superficiais, e a massa, mais séssil. Os corpos de inclusão virais são frequentemente vistos nos exames histológicos. Pacientes com verrugas cutâneas são mais suscetíveis a terem lesões orais como resultado de autoinoculação. Uma lesão pode, algumas vezes, regredir espontaneamente. Se isso não ocorrer, o tratamento é eficaz pela excisão, remoção a *laser*, criocirurgia ou aplicações químicas. A recorrência é possível.

Hiperplasia Epitelial Focal (Doença de Heck) (Fig. 71.4) A hiperplasia epitelial focal é uma doença induzida por vírus associada a múltiplos crescimentos assintomáticos papulonodulares da mucosa oral, particularmente na língua e mucosas labial e bucal. Foi descrita pela primeira vez em Americanos Nativos e Esquimós, mas agora tem sido encontrada em diversas populações. Os agentes etiológicos são HPV tipos 13 e 32. O vírus é transmitido durante o beijo. O vírus se replica nas células epiteliais e produz pápulas macias que crescem em crianças e adolescentes. As lesões são inicialmente pequenas, discretas, pápulas planas que são rosas ou rosa-esbranquiçadas. Mais tarde as lesões crescem, tornam-se papilares ou com aspecto em "cobble stones" e podem coalescer. Algumas lesões podem regredir espontaneamente; a excisão cirúrgica pode ser realizada nos casos que não regridem.

Condiloma Acuminado (Verruga Venérea) (Figs. 71.5 e 71.6) O condiloma acuminado é um crescimento papilomatoso transmissível que ocorre na cavidade oral muito menos frequentemente que o papiloma. Os locais de crescimento frequentes são as áreas quentes, úmidas e intertrignosas da pele e mucosa anogenital. Em mais de 85% dos casos de condiloma acuminado, o DNA dos HPV tipos 6 e 11 está presente no epitélio. Os vírus são transmitidos pelos contatos sexual e oral.

Condilomas acuminados são crescimentos pequenos, rosas aos cinzentos, solitários ou múltiplos. A superfície é muitas vezes inrregular, parecendo-se com uma couve-flor, mas pode ser plana. A base é séssil, e as bordas são levantadas e arredondadas. Quando múltiplas lesões estão presentes, a proliferação de condilomas adjacentes pode formar aglomerações extensas que parecem uma massa única. Qualquer superfície oral pode ser afetada, mas a mucosa labial é o local mais comum. Outros locais incluem língua, frênulo lingual, gengiva e palato mole. O exame histológico mostra paraqueratose, inavaginação críptica das células cornificadas e coilocitose. Excisões amplas e agentes antivirais são usados no tratamento, pois o condiloma tem alta taxa de recorrência. Transformação oncogênica ocasional de crescimentos anogenitais que se prolongam por muito tempo tem sido reportada, mas esse não é o caso de lesões orais.

Linfangioma (Figs. 71.7 e 71.8) Um linfangioma é uma coleção de vasos linfáticos (hamartomas benignos) que têm crescimento além do normal e se aglomeram. Linfangiomas desenvolvem-se cedo na vida e não têm predileção por sexo. Eles podem ocorrer na pele ou membrana mucosa. Na cavidade oral, eles surgem geralmente na superfície dorsal e lateral da porção anterior da língua, lábios e mucosa labial.

Linfangiomas superficiais pequenos têm projeções papilares irregulares que se assemelham a um papiloma. Eles são macios e compressíveis e variam do rosa normal ao esbranquiçado, ligeiramente transparente ou azul. Lesões profundas causam aumento difuso e alongado da superfície mucosa. Um linfangioma difuso da língua leva à macroglossia; nos lábios, leva à macroqueilia; e no pescoço ele é chamado de higroma cístico. A aspiração ou diascopia é mandatória antes da excisão cirúrgica de um linfangioma para prevenir complicações associadas a um hemangioma de aparência semelhante. Os pacientes com lesões grandes e difusas muitas vezes requerem internação hospitalar para monitorar o edema pós-operatório e possível obstrução da via aérea. Linfangiomas não sofrem transformação maligna. Alguns linfangiomas, especialmente os congênitos, regridem espontaneamente durante a infância.

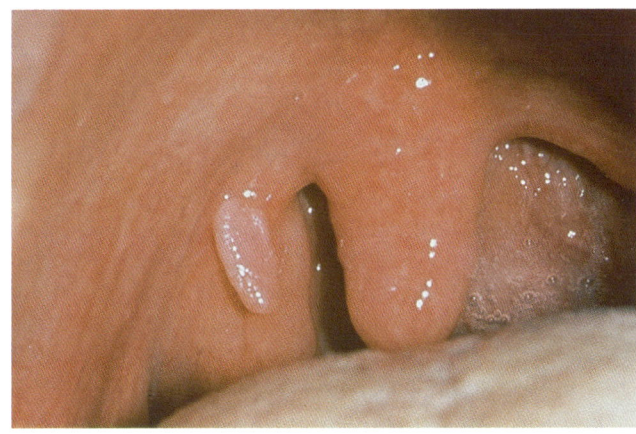

Fig. 71.1. Papiloma escamoso oral: no palato mole.

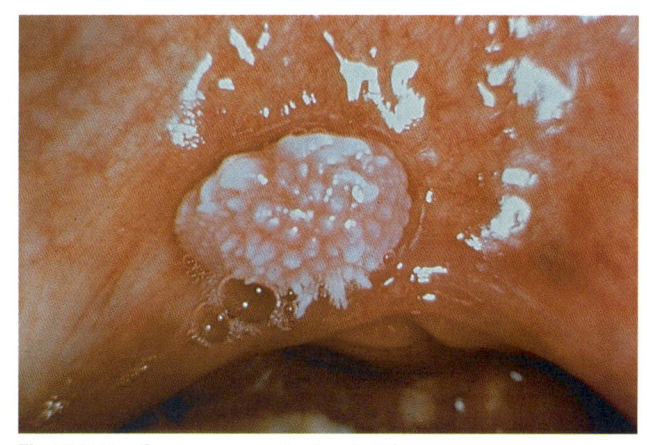

Fig. 71.2. Papiloma: com projeções digitiformes.

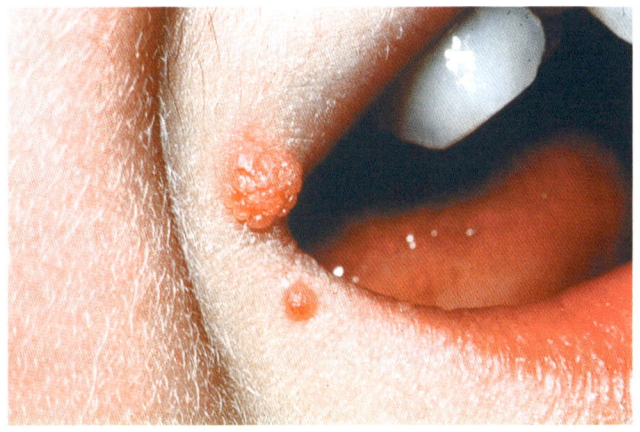

Fig. 71.3. Verruga vulgar: autoinoculação pelos dedos.

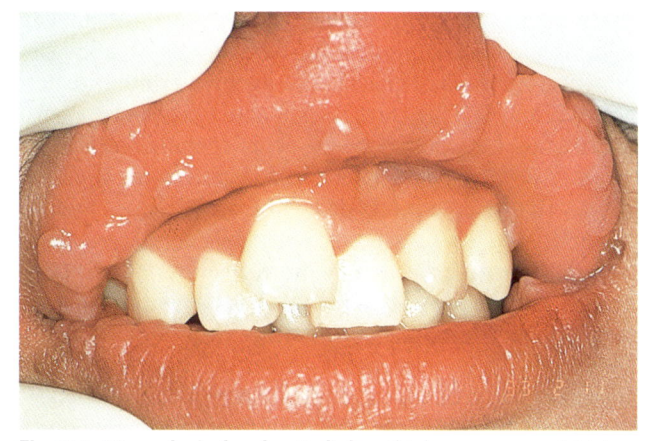

Fig. 71.4. Hiperplasia focal epitelial: múltiplos na mucosa labial.

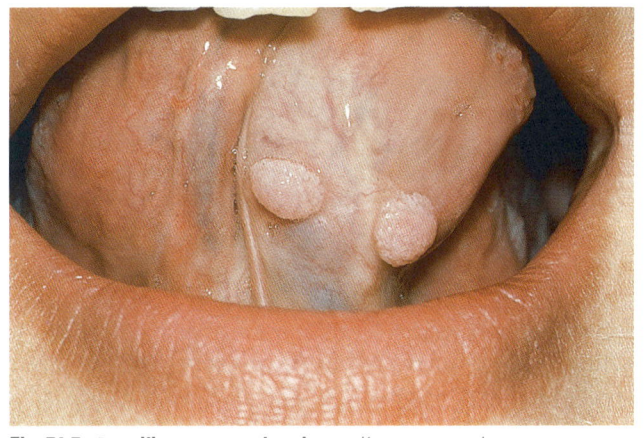

Fig. 71.5. Condiloma acuminado: na língua ventral.

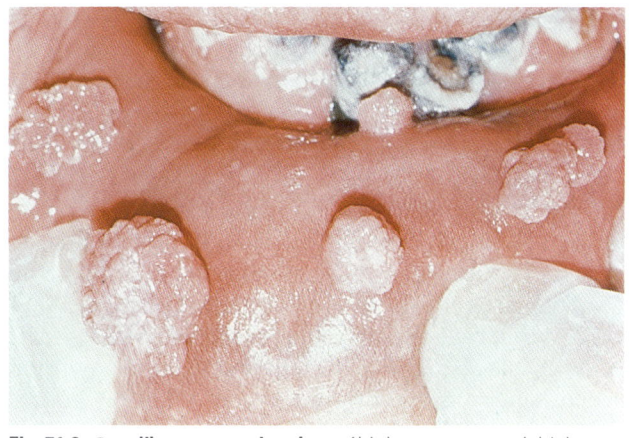

Fig. 71.6. Condiloma acuminado: múltiplos na mucosa labial.

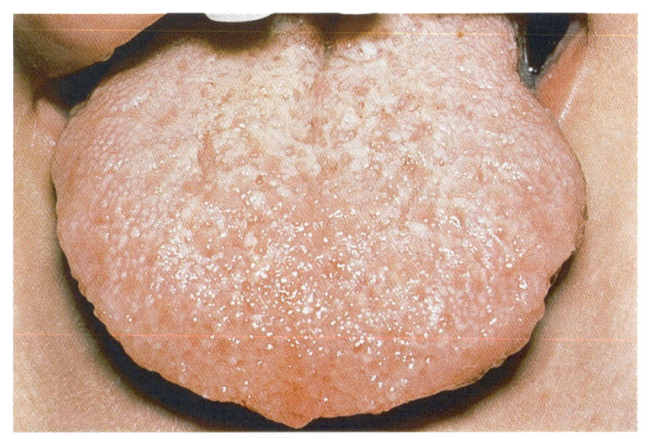

Fig. 71.7. Linfangioma: causando macroglossia.*

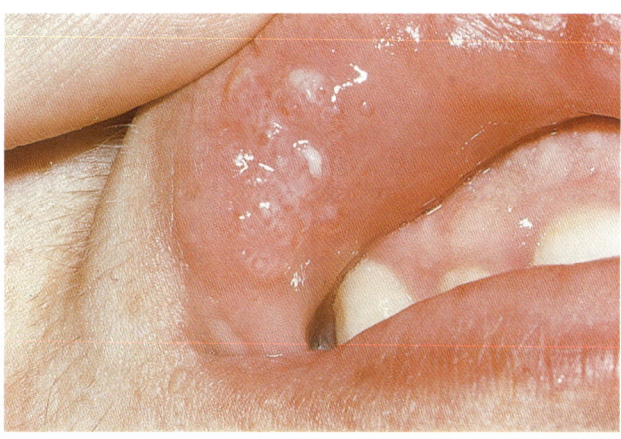

Fig. 71.8. Linfangioma: superfície inrregular, rosa-branco no lábio.*

LESÕES VESICULOBOLHOSAS

Gengivo-Estomatite Herpética Primária (Figs. 72.1 e 72.3) Vírus herpes simples (HSV) tipos 1 e 2 pertencem à família *Herpesviridae,* a qual contém oito vírus (citomegalovírus, vírus varicela-zóster, Epstein-Barr e herpes vírus humano tipos 6, 7 e 8). Aproximadamente 75 a 90% da população humana adulta tem sido infectada com HSV. A transmissão ocorre pelo contato com secreções infectadas com a mucosa ou a pele de uma pessoa suscetível. Na maioria dos casos de infecção primária, HSV-1 é o organismo causador; no entanto, HSV-2, o qual tem propensão a infectar a pele abaixo da cintura, pode causar gengivo-estomatite herpética pelo contato oral-genital ou contato oral-oral.

A infecção primária pelo HSV pode ser trivial ou fulminante. Sinais subclínicos não reconhecidos ou que simulam sintomas de um quadro de gripe são a norma. Quando sintomática, a infecção é chamada de gengivo-estomatite herpética primária. Ela ocorre comumente em crianças abaixo de 10 anos e secundariamente mais comuns em adultos jovens. A resposta inflamatória aguda geralmente segue-se aos 2 a 10 dias do período de incubação. Pacientes infectados informam febre, mal-estar e irritabilidade. Áreas focais da gengiva marginal inicialmente tornam-se inflamadas e edemaciadas. A papila interdental abruptamente se incha e sangra depois de um mínimo de trauma por causa da fragilidade capilar e do aumento da permeabilidade. Desenvolve-se inflamação difusa da gengiva marginal e anexa, pequenos grupos de vesículas rapidamente irrompem pela boca. As vesículas se rompem, formando úlceras amareladas que são circunscritas individualmente por um halo vermelho. Lesões adjacentes coalescem e formam úlceras grandes na mucosa bucal, mucosa labial, gengiva, palato, língua e lábios. Erosões rasas da pele perioral e crostas hemorrágicas nos lábios são características. Cefaleia, linfadenopatia e faringite são comuns, especialmente em adultos jovens infectados com HSV-2.

Dor é um problema significativo nos pacientes com gengivo-estomatite herpética primária. Mastigação e deglutição podem ser prejudicadas, resultando em desidratação e subsequente elevação da temperatura. Cultura de vírus, anticorpos séricos e resultado de testes citológicos são úteis ao diagnóstico. Tratamento é de suporte e deveria incluir agentes antivirais, se administrado nos primeiros poucos dias de instalação da doença. Pacientes com elevação da temperatura (acima de 38,3°C) deveriam receber drogas antipiréticas (exceto aspirina) e antibióticos.

Gengivo-estomatite herpética primária é uma doença contagiosa que geralmente regride espontaneamente entre 12 a 20 dias sem cicatriz. Complicações associadas à infecção primária incluem autoinoculação de outros locais epidermais, produção de ceratoconjuntivite (olho) e unheiro herpético (dedo); infecção epidermal extensa em pacientes atópicos, a qual é chamada de irrupção variceliforme de Kaposi; e infecções disseminadas em pacientes imunodeprimidos. A imunidade ao HSV é relativa, e pacientes previamente infectados com vírus podem ser reinfectados com uma cepa diferente de HSV.

Infecção Recorrente de Herpes Simples (Figs. 72.4-72.7) Depois de uma infecção aguda, o HSV infecta terminações nervosas, migra para gânglios regionais sensitivos e entra em latência dentro de neurônios infectados. As reativações virais e recorrências clínicas se desenvolvem em 40% das pessoas portadoras de vírus latentes. As recorrências são muitas vezes precipitadas por luz solar, calor, estresse, trauma (procedimentos dentários) ou imunossupressão. Mecanismos normais de imunidade são solicitados para eliminar HSV reativados. Eliminação assintomática de vírus na saliva pela ausência de lesões orais ocorre em 10% da população em qualquer dia.

Infecções recorrentes de herpes simples produzem aglomerações de vesículas que ulceram. As vesículas repetidas vezes se desenvolvem no mesmo lugar, seguindo a distribuição do nervo infectado. Recorrência no vermelhão do lábio (herpes labial recorrente) é clinicamente mais aparente do que a recorrência intraoral (estomatite herpética recorrente). As lesões de herpes labial recorrente aparecem como pequenas aglomerações de vesículas que irrompem, coalescem, ulceram, formam uma crosta de ferida e curam sem cicatriz. A propagação para a pele perioral é comum, especialmente com uso de pomadas gordurosas nos lábios que permitem espalhar horizontalmente o fluido vesicular. O contato do fluido vesicular com outros locais epidermais pode espalhar a infecção. Em pessoas relativamente saudáveis, a estomatite herpética recorrente produz úlceras pequenas com halos vermelhos que se limitam à mucosa queratinizada próxima ao periósteo (isto é, gengiva anexa e palato duro). As recorrências na mucosa bucal e língua são infrequentes, exceto nos pacientes imunossuprimidos.

A maioria dos pacientes com herpes simples recorrente reporta dor e sensibilidade nos tecidos afetados. Sintomas de pródromo neurogênico, como formigamento, latejamento e queimação, muitas vezes precedem a irrupção da lesão por 6 a 24 horas. Os protetores solares são eficazes na prevenção de recorrência nos lábios e pele. O manejo também inclui uso de agentes dessecantes com lisina e drogas antivirais (aciclovir, famciclovir, penciclovir e valaciclovir). Os pacientes deveriam ser informados que suas lesões são contagiosas e que a sua saliva está contaminada com vírus.

Herpangina (Fig. 72.8) Herpangina é uma infecção altamente contagiosa, mas autolimitada, envolvendo a cavidade oral que é causada pelo vírus Coxsáckie do grupo A e algumas vezes pelo grupo B, e pelo Echovírus. A doença se espalha pela saliva contaminada. Ela é vista principalmente em crianças durante os meses quentes do verão. Adultos jovens são ocasionalmente afetados. Ela produz um pequeno número de vesículas papilares cinza-claras que se rompem para formar úlceras discretas e rasas. As úlceras têm borda eritematosas e são limitadas à porção posterior da cavidade oral (pilares tonsilares, palato mole e úvula). O eritema faríngeo difuso, dor de garganta são achados comuns, assim como a febre, mal-estar, cefaleia, linfadenite, dor abdominal e vômito. Convulsão raramente ocorre. O tratamento é paliativo, e a cura espontânea ocorre dentro de 1 a 2 semanas.

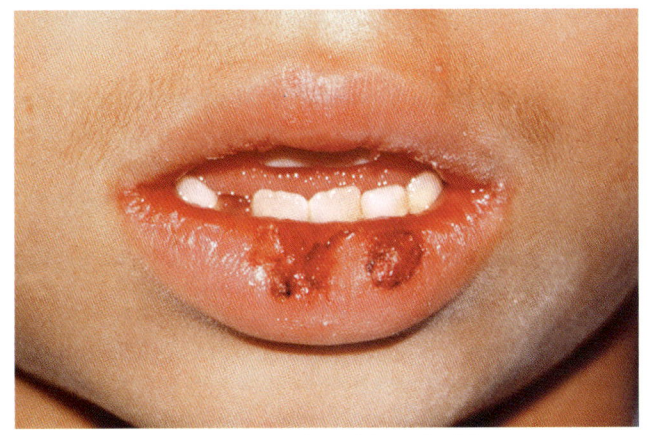

Fig. 72.1. Gengivo-estomatite herpética primária: 7 anos de idade.*

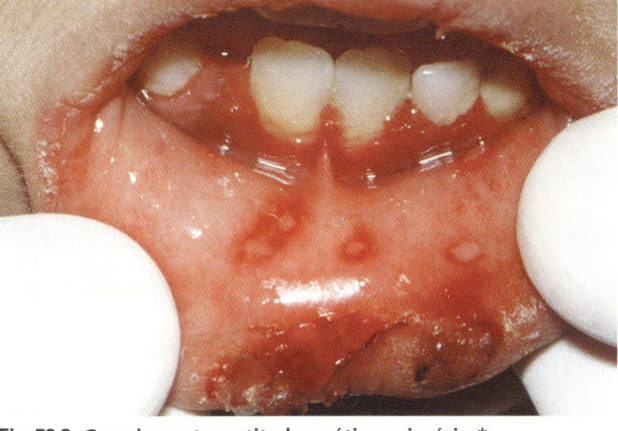

Fig. 72.2. Gengivo-estomatite herpética primária.*

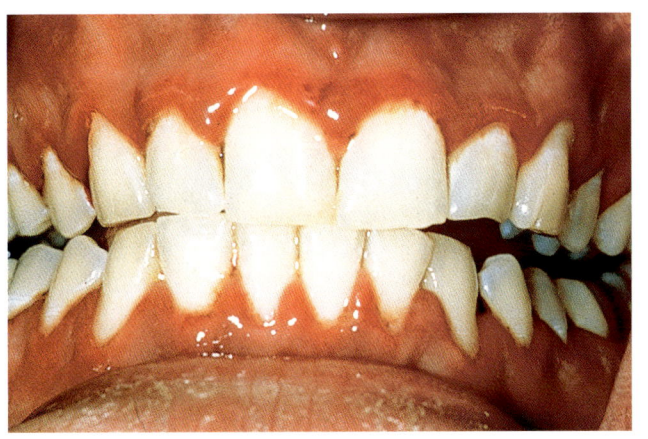

Fig. 72.3. Gengivite herpética primária: em um homem de 27 anos de idade.

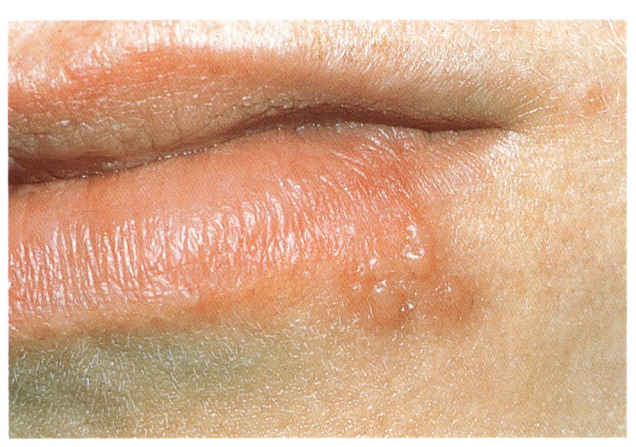

Fig. 72.4. Herpes labial recorrente: aglomerado de vesículas.

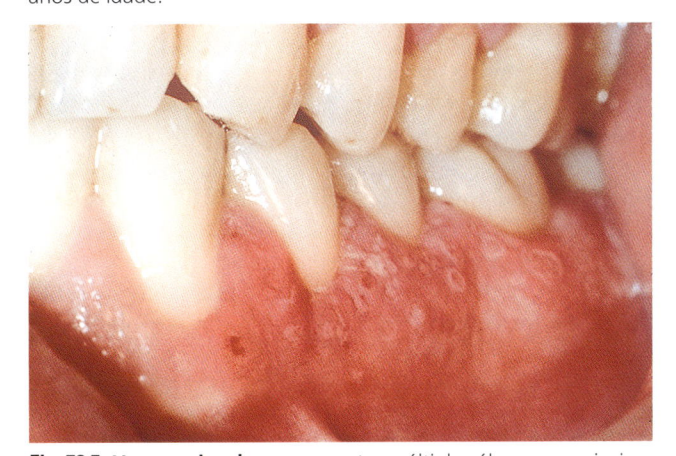

Fig. 72.5. Herpes simples recorrente: múltiplas úlceras gengivais.

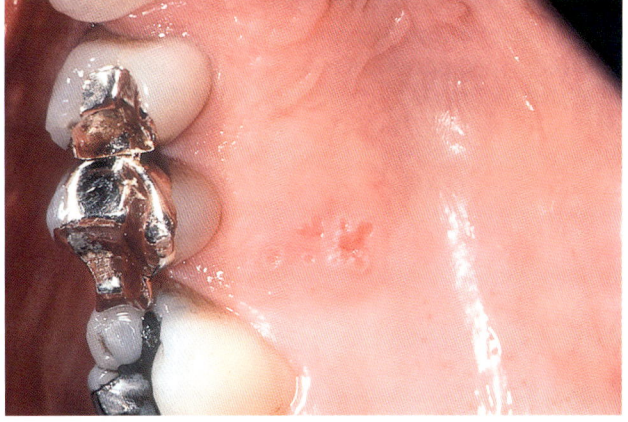

Fig. 72.6. Herpes simples recorrente: no palato duro.

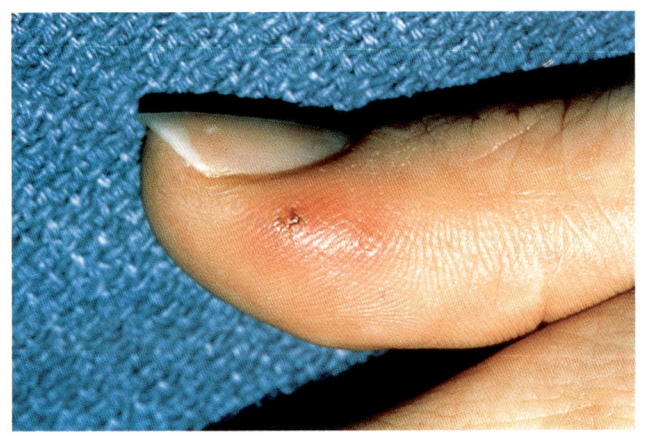

Fig. 72.7. Unheiro herpético: causado por autoinoculação.

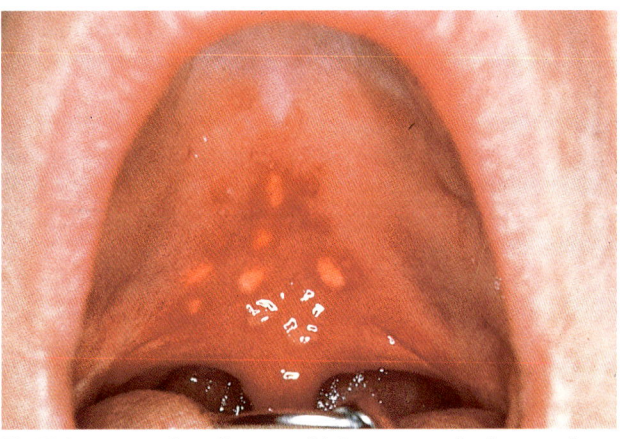

Fig. 72.8. Herpangina: úlceras múltiplas e avermelhadas no palato mole.

LESÕES VESICULOBOLHOSAS

Varicela (Catapora) (Figs. 73.1 e 73.2) Varicela e herpes-zóster são causadas pelo mesmo vírus, vírus varicela-zóster (VZV). Varicela (catapora) é a infecção primária altamente infecciosa, ao passo que herpes-zóster é a infecção neurodermal recorrente. Tipicamente, crianças se infectam com o vírus durante o final do inverno e os meses da primavera. Depois da exposição ao vírus e 2 a 3 semanas de incubação, sintomas de um pródromo leve aparecem.

A catapora é geralmente uma doença benigna da infância. Febre, mal-estar e lesões vermelhas características e muito pruriginosas na face e tronco são os primeiros sinais reconhecidos da doença. As irrupções pruriginosas disseminam-se rapidamente para pescoço e extremidades e são seguidas pela irrupção de pápulas que formarão vesículas e pústulas. Na irrupção, as vesículas carregadas de pus têm aparência de uma gota de orvalho numa pétala de rosa. A primeira e maior lesão de pele é chamada de *lesão precursora*. Ela é muitas vezes localizada na face e, se ferida, pode deixar cicatriz. As pessoas infectadas são contagiosas desde 2 dias antes do aparecimento das lesões até todas as lesões crostosas desaparecerem.

Lesões intraorais da varicela são poucas e muitas vezes despercebidas. Elas aparecem como lesões vesiculares que se rompem e formam úlceras com halo eritematoso. O palato mole costuma ser o lugar predominante, seguido pela mucosa bucal e prega mucobucal. Anorexia, febre, calafrios, cefaleia, nasofaringite e dores musculares podem acompanhar essa condição. Complicações, como a pneumonia e a encefalite, são infrequentes; no entanto, cerca de 100 pessoas morrem todo ano nos Estados Unidos em consequência das complicações. Vesículas tipicamente desaparecem e resolvem espontaneamente em 7 a 10 dias. Infecção durante a gestação impõe risco significativo ao feto. A vacina de vírus vivo atenuado (Varivax) é recomendada a ser dada às crianças entre 12 a 18 meses para prevenir o desenvolvimento da catapora.

Herpes-Zóster (Herpes) (Figs. 73.3 e 73.4) Herpes-zóster é a infecção recorrente da varicela. Fatores desconhecidos associados à idade, ao câncer e imunossupressão resultam em reativação de vírus da varicela dormentes nos gânglios sensitivos e migração dos vírus pelos nervos sensitivos afetados. A prevalência aumenta com a idade, com mais de 20% da população sendo afetada, geralmente depois dos 50 anos de idade. Raramente adultos jovens ou crianças são afetados. Antes da irrupção, sinais de pródromo de prurido, formigamento, queimação, dor ou parestesia ocorrem. As lesões são caracterizadas por irrupções vesiculares agudas dolorosas na pele e mucosa que são unilateralmente distribuídas por um dermátomo e param abruptamente na linha média. Duas áreas são mais afetadas: (1) o tronco, entre as vértebras T3 e L2 e (2) a face, ao longo da divisão oftálmica do nervo trigêmeo.

Lesões cutâneas do herpes começam como máculas pruriginosas e eritematosas que se tornam irrupções vesiculares e pustulosas. A formação de crostas ocorre dentro de 7 a 10 dias e persistem por várias semanas. A dor é intensa, mas geralmente se dissipa depois que as crostas caem.

Tipicamente, um pródromo intenso de dor se desenvolve em 1 a 2 dias antes de as lesões intraorais irromperem. As lesões se desenvolvem como aglomerados de vesículas que ulceram com bordas vermelhas e inflamadas. Dentro de vários dias, aparecem uma superfície amarelada de forma descascada e zonas de sangramento. O envolvimento do ramo mandibular do nervo trigeminal resulta em úlcera nos lábios, língua e mucosa bucal que se estende até a linha média. O envolvimento do ramo maxilar do nervo tipicamente produz ulceração palatal unilateral que se estende acima, mas não além da rafe palatal. Mal-estar considerável, febre e angústia acompanham essa doença, e em muitos casos, os dentes podem se tornar desvitalizados ou resultar em necrose óssea.

O herpes-zóster habitualmente cura sem deixar cicatrizes em aproximadamente 3 semanas. No entanto, cicatrizes podem acontecer, e muitos pacientes podem experimentar dor persistente depois que as lesões diminuírem. Essa condição, chamada neuralgia pós-herpética, pode continuar por meses antes da regressão. Pacientes imunossuprimidos são particularmente suscetíveis ao herpes e têm alta taxa de morbidade. A infecção pelo vírus Varicela-zóster que causa paralisia facial e envolve terminações nervosas da orelha (irrupções auriculares) é conhecida por síndrome de Ramsay Hunt. A doença pode estar associada à síndrome de Reye (febre alta, edema cerebral, degeneração hepática, alta mortalidade) se salicilatos são usados no manejo da doença em crianças. Agentes antivirais famciclovir (Famvir) e valaciclovir (Valtrex) são altamente eficazes em bloquear a replicação do vírus Varicela-zóster e deveriam ser usados dentro de 72 horas após a instalação da doença. A vacina está disponível para idosos (NOTA: conferir se estão disponíveis no Brasil).

Doença da Mão-Pé-e-Boca (Figs. 73.5-73.8) A doença da mão-pé-e-boca é uma doença fracamente contagiosa causada por vários vírus Coxsáckie A e B. Ela geralmente afeta crianças, mas pode ser vista em adultos jovens, tipicamente durante primavera e verão. Como o nome indica, ela produz pequenas lesões ulcerativas na boca junto com irrupção eritematosa na pele das mãos e sola dos pés. Raramente, as pernas e o tronco inferior estão envolvidos. São características múltiplas vesículas puntiformes que ulceram e formam crostas. Os pacientes podem ter de várias a mais de 100 lesões puntiformes com halos eritematosos distintos.

As lesões orais da doença da mão-pé-e-boca são dispersas principalmente na língua, palato duro e mucosas bucal e labial. Como a tempo, elas coalescem para formar grandes áreas de erosão. Diferente da herpangina, a orofaringe geralmente não é afetada, e o número total de lesões está acima de 30. Dor e sintomas de gripe (febre, mal-estar e linfadenopatia) são comuns, junto de tosse, anorexia, vômito e diarreia. O diagnóstico pode ser feito pelas culturas virais e estudos de anticorpos séricos. No entanto, a distribuição clássica das lesões nas palmas das mãos, solas dos pés e mucosa oral é diagnóstica na maioria das instâncias. A cura ocorre apesar do tratamento em cerca de 10 dias.

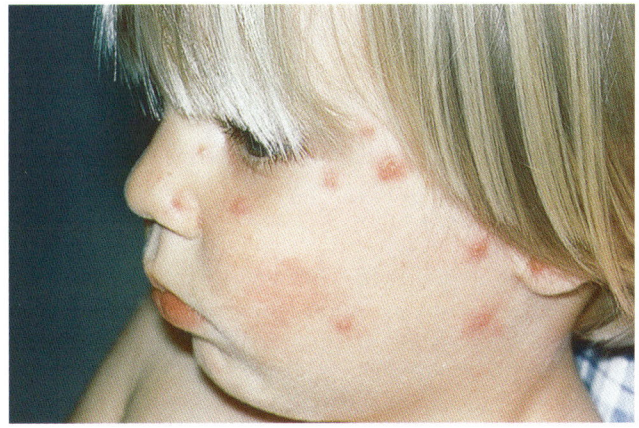

Fig. 73.1. Varicela (catapora): lesão precursora na lateral do olho.

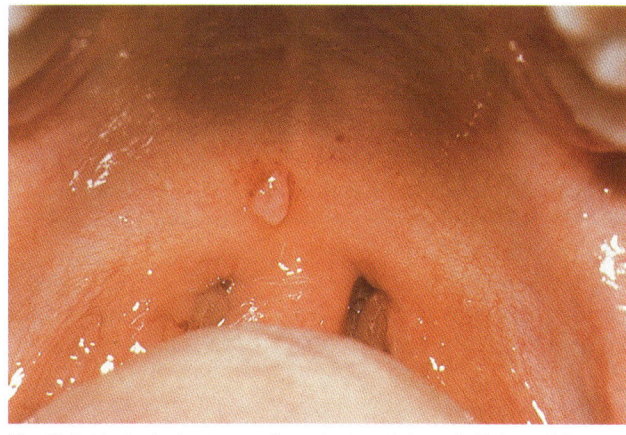

Fig. 73.2. Varicela (catapora): vesícula próximo da linha média.

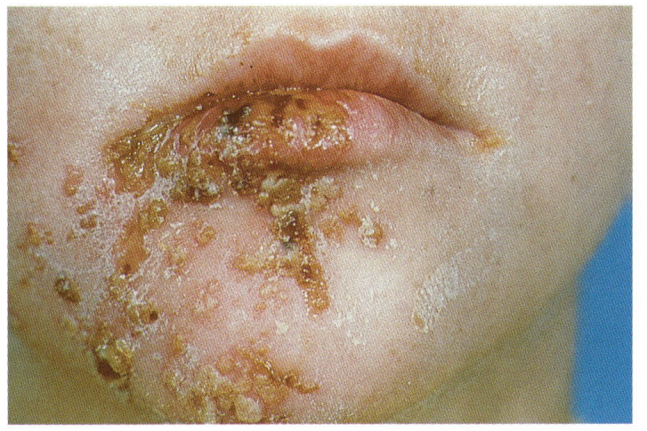

Fig. 73.3. Herpes-zóster (herpes): irrupção mandibular.*

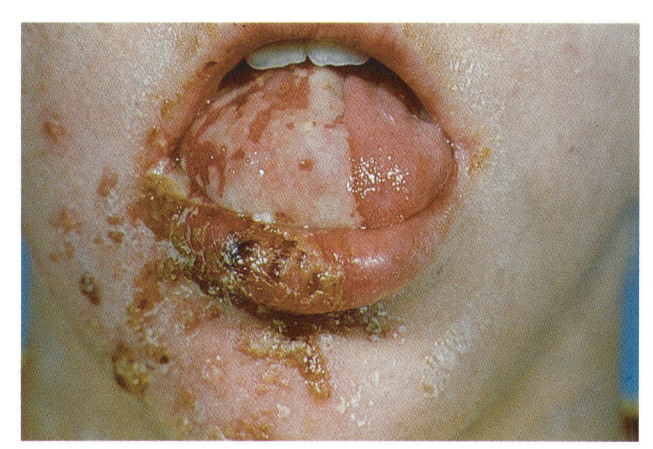

Fig. 73.4. Herpes-zóster (herpes): lesão oral dolorosa.*

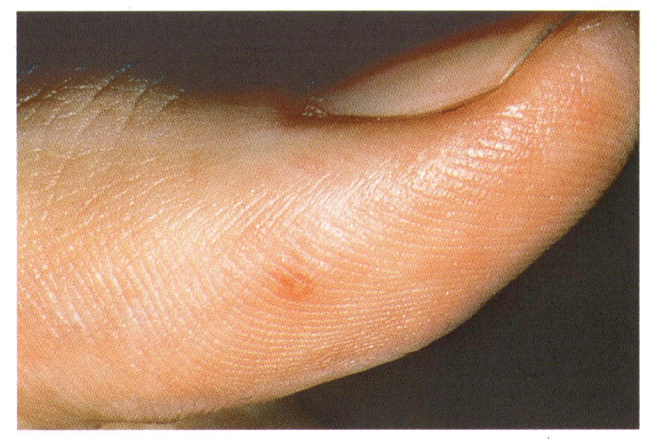

Fig. 73.5. Doença da mão-pé-e-boca: úlcera puntiforme.‡

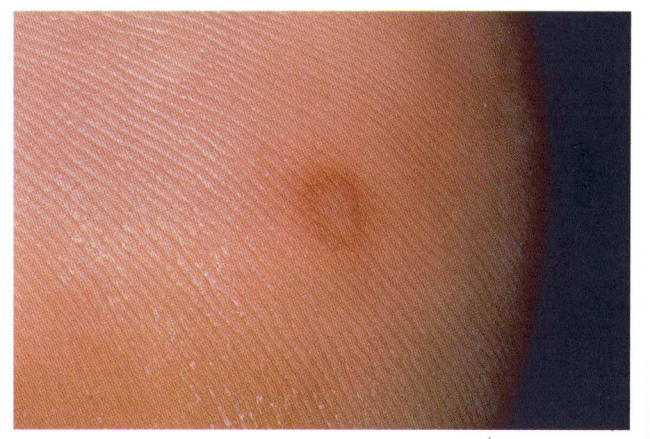

Fig. 73.6. Doença da mão-pé-e-boca: úlcera no pé.‡

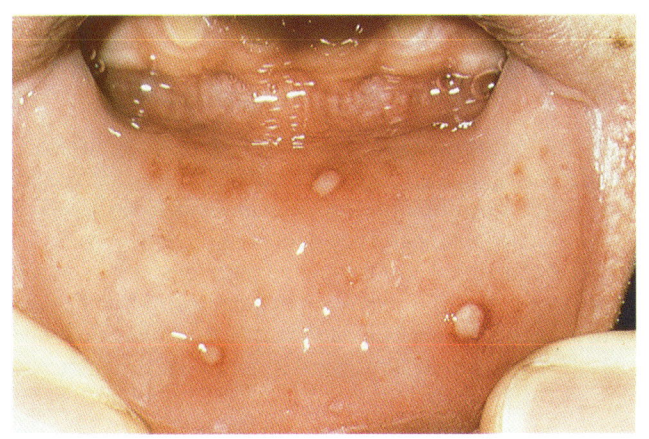

Fig. 73.7. Doença da mão-pé-e-boca: úlcera labial.¶

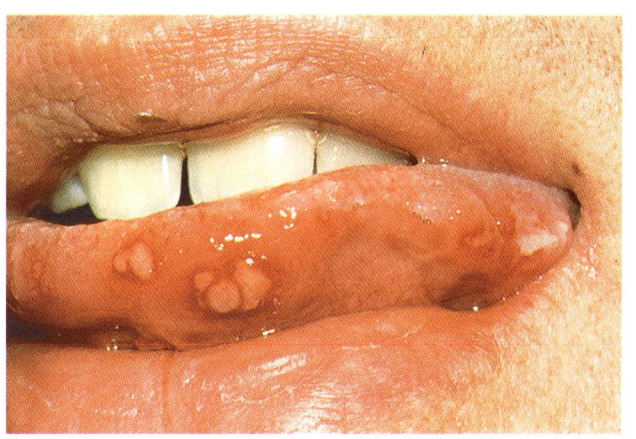

Fig. 73.8. Doença da mão-pé-e-boca: coalescente e dolorosa.¶

LESÕES VESICULOBOLHOSAS

Reações Alérgicas (Figs. 74.1-74.8) Alergia é uma resposta anormal ou de hipersensibilidade do sistema imunológico a substâncias geralmente não danosas do meio ambiente, como mofo ou pólen. Essas reações são alcançadas graças à repetida exposição a um alérgeno, o que pode resultar em dano tecidual inapropriado pela reação antígeno-anticorpo. As manifestações podem ser generalizadas ou localizadas e ocorrem em qualquer idade. Uma predisposição genética é comum.

Reações de hipersensibilidade são classificadas em vários tipos de acordo com os seguintes fatores: a velocidade com que os sintomas acontecem (imediata ou tardia); apresentação clínica e respostas celular e tecidual (**tipo I**: hipersensibilidade imediata IgE mediada; **tipo II**: hipersensibilidade citotóxica anticorpo-dependente, **tipo III**: hipersensibilidade mediada por complexo; e **tipo IV**: hipersensibilidade mediada por células, ou tardia). As reações de significância dentária incluem reações imediatas do tipo I (choque anafilático, urticária, edema angioneurótico, estomatite alérgica) e as do tipo IV tardias (alergia de contato).

Anafilaxia Localizada (Figs. 74.1-74.2) A anafilaxia localizada é a resposta alérgica imediata mediada por IgE e histamina que ocorre dentro de minutos após a exposição ao antígeno. Essa condição localizada produz vasodilatação e aumenta a permeabilidade dos vasos sanguíneos superficiais, edema tecidual e prurido. A forma localizada se manifesta como pápulas, urticária ou irritação da pele que surgem depois da ingestão de algumas comidas como frutos do mar, frutas cítricas, amendoim, chocolate ou drogas de administração sistêmica.

Anafilaxia Generalizada Uma reação alérgica rápida e potencialmente fatal é a anafilaxia generalizada (hipersensibilidade do tipo I). Essa reação sistêmica repentina causa constrição das vias aéreas, resultando em dificuldade respiratória, perda da consciência ou morte. Ela resulta de uma interação antígeno-anticorpos (IgE) que leva à desgranulação dos mastócitos e liberação de aminas vasoativas e mediadores, como a histamina. Em casos graves, um aumento generalizado da permeabilidade vascular e contração de musculatura lisa causa urticária, dispneia, hipotensão, edema de via aérea e colapso vascular. As reações de hipersensibilidade imediatas localizadas leves são tratadas com anti-histamínicos. Epinefrina 1: 1.000 (0,3-0,5 mL, subcutâneo) e manuseio de via aérea são necessários nas reações graves. O tratamento deveria sempre ter o objetivo de eliminar o alérgeno causador.

Estomatite Alérgica (Fig. 74.3) As estomatites alérgicas, também chamadas de mucosites alérgicas, são reações de hipersensibilidade tipo I na boca a uma droga de administração sistêmica ou alimento. As manifestações orais (irrupções) ocorrem rapidamente, mas têm aparência variada. Algumas lembram o eritema multiforme ou líquen plano. Na boca, geralmente aparece uma área seca, brilhante e vermelha. Áreas focais brancas podem estar adjacentes. Múltiplas vesículas se rompem e formam úlceras cobertas por fibrina. As úlceras têm bordas inflamadas e vermelhas, são dolorosas e queimam. A reação pode ser limitada à mucosa bucal/labial, gengiva, lábios ou língua ou pode envolver toda a cavidade oral. Lesões recorrentes da derme são possíveis. O tratamento requer a retirada do alérgeno e administração de anti-histamínicos.

Angioedema (veja Figs. 50.1, 50.2 e 56.1) Angioedema é um edema no interior dos tecidos geralmente ocorrendo ao redor dos olhos e lábios. O angioedema resulta da reação de hipersensibilidade desencadeada por transudação vascular mediada por histamina. Existem formas hereditárias e adquiridas. A forma hereditária, causada pela ativação do complemento, é mais grave. Ambas as formas são caracterizadas por edema que rapidamente aparecem e persistem por 24 a 36 horas. Sensação de calor, de tensão e prurido são recorrentes. Veja "Edema do Lábio" (Fig. 50.1) e "Condições Peculiares da Face" (Fig. 56.1) para discussão completa.

Hipersensibilidade Tardia (Figs. 74.4 e 74.5) Hipersensibilidade tardia ou hipersensibilidade tipo IV é a resposta do sistema imune a um alérgeno introduzido local ou sistemicamente que geralmente se desenvolve lentamente e alcança seu máximo em 24 a 48 horas depois da exposição. Os alérgenos aplicados topicamente, como luvas de látex ou desinfetantes químicos, podem produzir uma resposta de hipersensibilidade, evidenciada como comichão, lesões de pele eritematosas (dermatite de contato) que, eventualmente, tornam-se inflamadas e ulceradas no local de contato. A hipersensibilidade tardia é tratada com corticosteroides e abstenção do alérgeno.

Estomatite de Contato (Figs. 74.6 e 74.7) A estomatite de contato é uma forma de hipersensibilidade tardia causada por células T. Ela produz eritema no local do contato com o alérgeno. Reações ao batom ou protetores solares podem causar nos lábios queimação e aparência vermelha, edema, fissuras ou secura. As pastas de dentes, enxaguatórios bucais, comprimidos, antibióticos, anestésicos tópicos e preparações de eugenol podem causar reações difusas. Lesões intraorais tipicamente aparecem na mucosa alveolar, dorso da língua ou palato, como úlceras eritematosas que são cobertas por uma pseudomembrana branco-acinzentada. As restaurações de materiais de liga e estruturas de dentadura parcial contêm metais pesados (cobalto, mercúrio, níquel ou prata) e podem induzir reações de hipersensibilidade tardia na mucosa adjacente à área restaurada. O local fica hiperemiado e ulcerado, e muitas vezes com sensação de queimação. As alergias ao monômero livre em dentaduras, anteriormente consideradas comuns, são de rara ocorrência.

Gengivite Plasmocitária (Fig. 74.8) A gengivite plasmocitária afeta a gengiva, produzindo edema difuso e hiperemia em virtude de certos ingredientes aromatizantes (como a canela) em algumas pastas de dentes e gomas de mascar. Os lábios e comissuras são frequentemente envolvidos, resultando em queilite. A microscopia mostra tecido infiltrado com plasmócitos, um tipo diferenciado de célula tipo B que produz anticorpos. A cura acontece com a suspensão do uso dos agentes causais.

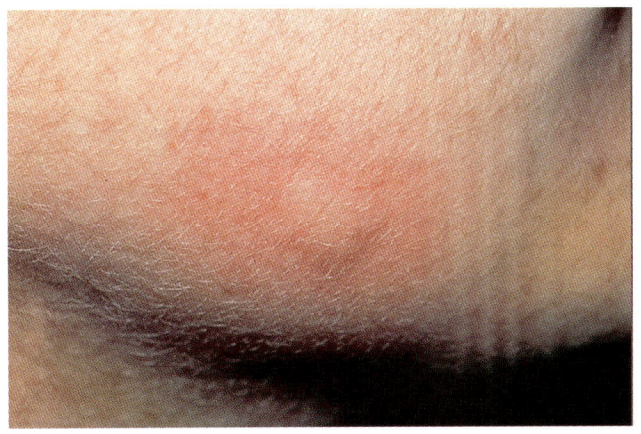

Fig. 74.1. Hipersensibilidade imediata (tipo 1): urticária facial.

Fig. 74.2. Hipersensibilidade imediata (tipo 1): picada de abelha.

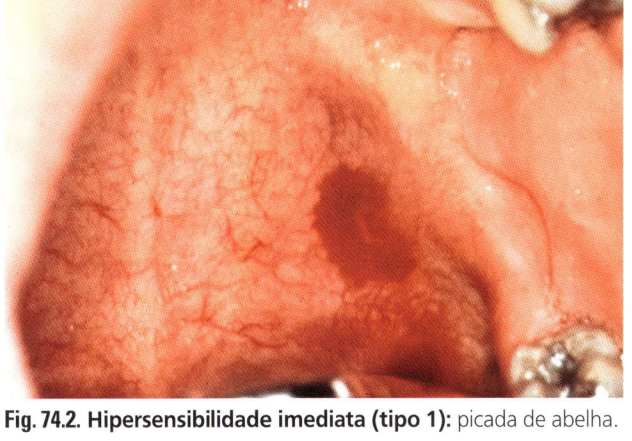

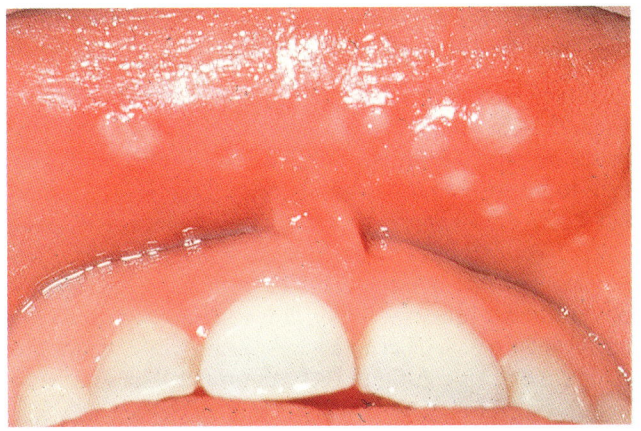

Fig. 74.3. Hipersensibilidade imediata (tipo 1): penicilina.

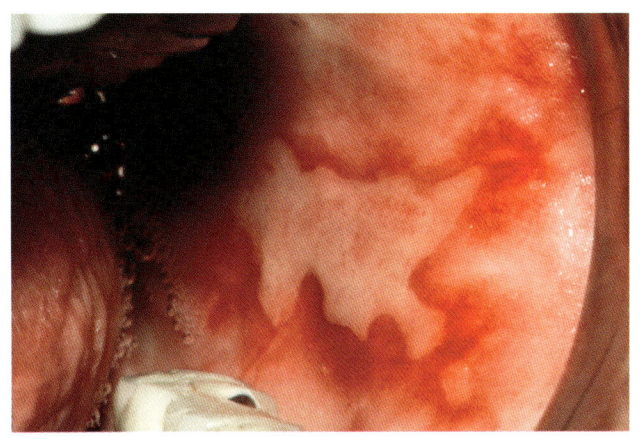

Fig. 74.4. Hipersensibilidade tardia (tipo IV): da tiazida.

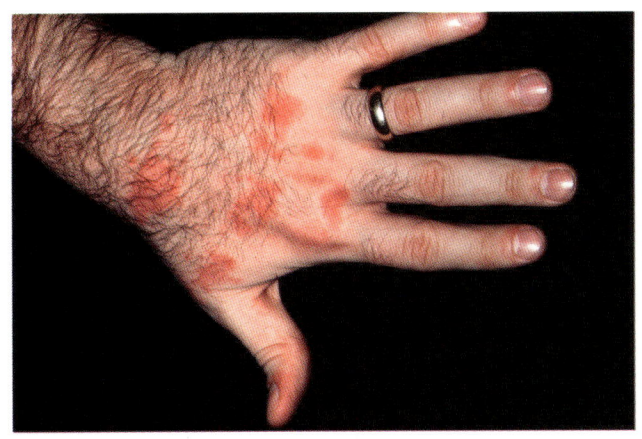

Fig. 74.5. Hipersensibilidade tardia (tipo IV): alergia ao látex.

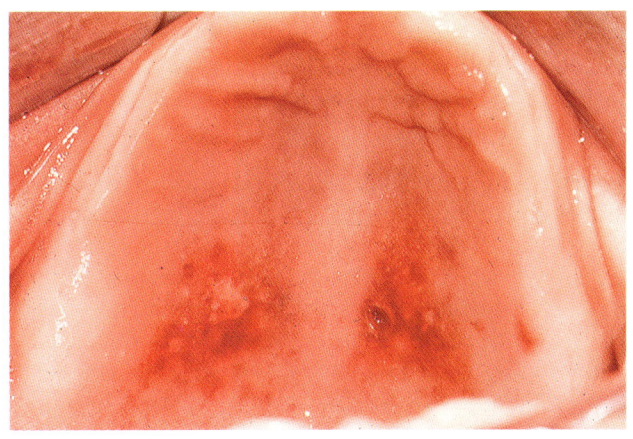

Fig. 74.6. Hipersensibilidade tardia (tipo IV): benzocaína.

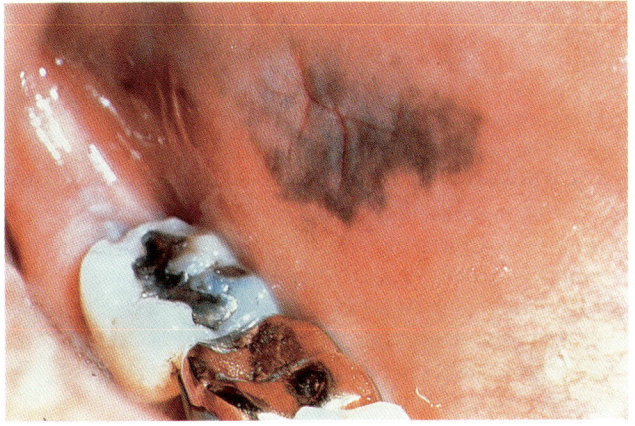

Fig. 74.7. Hipersensibilidade tardia (tipo IV): contato com liga.

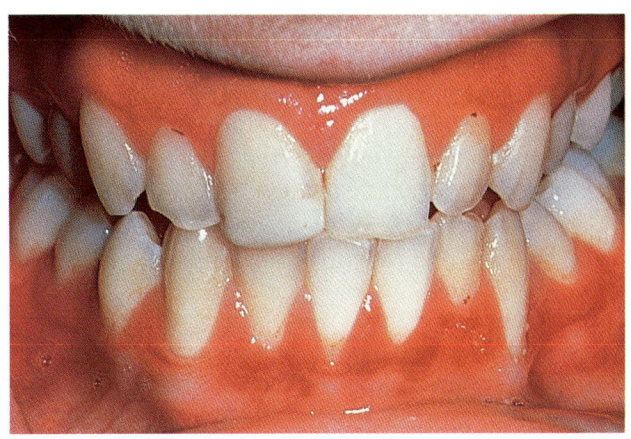

Fig. 74.8. Gengivite plasmocitária: hipersensibilidade tipo IV.

LESÕES VESICULOBOLHOSAS

Eritema Multiforme (Figs. 75.1-75.4) O eritema multiforme é uma doença inflamatória aguda com envolvimento variado de pele e/ou membrana mucosa, caracterizada por máculas em forma de alvo, vermelhas e úlceras e causadas pela hipersensibilidade a uma droga, microrganismo ou outro alérgeno. Ele geralmente afeta adultos jovens, particularmente homens, mas pode afetar crianças e idosos. Febre baixa, mal-estar e cefaleia tipicamente precedem a emergência das lesões em 3 a 7 dias. Na maioria dos casos é resultado de uma resposta imunológica à administração de drogas, especialmente drogas que contêm sulfa (antibióticos ou agentes hipoglicemiantes) ou barbitúricos. Outros casos são precipitados pela radiação, infecções pelo vírus herpes simples ou *Mycoplasma pneumoniae*, ou um alérgeno não identificado. Complexos imunes fixam-se em pequenos vasos sanguíneos, resultando em inflamação perivascular e necrose do epitélio.

Eritema multiforme pode ser classificado em quatro tipos de acordo com espectro de apresentação clínica.

Eritema Multiforme Oral (Fig. 75.1) O eritema multiforme oral é a manifestação mínima do eritema multiforme. Ele é geralmente limitado à gengiva, mas as irrupções podem também afetar a língua, lábios ou palato. É comum uma história de infecção ou terapia com drogas. Os sintomas constitucionais como anorexia, mal-estar e febre baixa podem ou não estar presentes. Como o nome multiforme sugere *(muitas formas)*, as lesões têm vários formatos. A gengiva afetada se apresenta vermelho ardente, aparência similar à da gengivite descamativa; a superfície mucosa da língua e lábios muitas vezes mostra manchas vermelhas com zonas de ulceração. As bordas das lesões são irregulares (onduladas) e vermelhas, mas raramente hemorrágicas, como são vistas no penfigoide e pênfigo.

Eritema Multiforme (Figs. 75.2-75.4) As marcas clássicas do eritema multiforme são máculas vermelho-brancas, concêntricas, em anel denominadas lesões em alvo, olho de touro ou íris que rapidamente aparecem nas extremidades (braços, pernas, joelhos e palmas das mãos). O tronco do corpo é classicamente isento de lesões, exceto nos casos mais graves. As lesões de pele são inicialmente máculas pequenas, vermelho-escuras, circulares que variam em tamanho desde 0,5 a 2,0 cm de diâmetro. As máculas então crescem e desenvolvem uma área branco-pálida ou central clara. Pouco tempo depois, as lesões elevam-se discretamente, tornando-se placas urticariformes que formam vesículas e bolhas. As vesículas podem passar despercebidas até sua ruptura e tornarem-se confluentes, úlceras grandes grosseiras e rasas com bordas eritematosas. Cascas necróticas e uma pseudomembrana e fibrina amarelada tipicamente cobrem essas úlceras.

Na boca, podem ser vistas áreas maculares vermelhas, múltiplas ulcerações e erosões com uma superfície fibrinosa branco-acinzentada. Eles são geralmente limitados à mucosa bucal, mucosa labial ou língua ou envolvem todas essas áreas. A gengiva e o palato são algumas vezes envolvidos. Crostas marrom-avermelhadas escuras, hemorrágicas (ensanguentadas) estão caracteristicamente presentes nos lábios, as quais ajudam a estabelecer o diagnóstico. As lesões são geralmente fugazes e duram cerca de 2 semanas. O eritema multiforme raramente persiste por mais de 1 mês. Cerca de 20% dos pacientes sofrem recorrência de episódios e doença crônica.

A dor é o sintoma mais comum. A higiene oral pode ser negligenciada, resultando em infecção bacteriana secundária. O tratamento consiste de enxaguatório tópico paliativo, e em algumas instâncias, corticosteroides sistêmicos. Se uma infecção viral preceder o episódio, terapia antiviral deve ser instituída. Evidência de indução por drogas determina que a administração da droga seja descontinuada. As complicações resultantes do eritema multiforme são incomuns a não ser que a doença progrida para sua forma maior, a síndrome de Stevens-Johnson.

Síndrome de Stevens-Johnson (Eritema Multiforme Major) (Figs. 75.5-75.7) A forma grave do eritema multiforme é chamada de eritema multiforme major ou síndrome de Stevens-Johnson, nomeadas assim pelos dois investigadores que descreveram primeiro a aparência da doença no início de 1920. Frequentemente afeta crianças e adultos jovens, predominantemente homens. A síndrome de Stevens-Johnson é desencadeada tipicamente por drogas e é caracterizada por envolvimento generalizado cutâneo e de estruturas estomatológicas e sinais constitucionais, como febre, mal-estar, cefaleia, dor torácica, diarreia, vômitos e artralgia.

A tríade clássica da síndrome Stevens-Johnson consiste de lesões nos olhos *(conjuntivite)*, lesões genitais *(balanite, vulvovaginite)* e *estomatite*. Outros achados são as lesões cutâneas características em alvo na face, tórax, abdome que depois se desenvolvem em bolhas exsudativas dolorosas. Como no eritema multiforme, as gengivas são menos comumente afetadas pelas bolhas descamativas do que a mucosa não queratinizada. Lesões ulcerativas extensas e lesões hemorrágicas dos lábios e áreas desnudas da mucosa oral são intensamente dolorosas e geralmente impedem que os pacientes se alimentem. Ingesta nutricional inadequada, desidratação e debilitação são sequelas comuns que necessitam reidratação e hospitalização. A cura leva cerca de 6 semanas.

Necrólise Epidérmica Tóxica (Fig. 75.8) A necrólise epidérmica tóxica é a forma mais grave do eritema multiforme. A ocorrência é rara, e na maioria dos casos está associada à terapia com drogas. Diferente das outras formas do eritema multiforme, pessoas mais idosas são as mais comumente afetadas, especialmente mulheres. Essa doença afeta primeiramente a pele, os olhos e a mucosa oral; as manifestações cutâneas são especialmente graves. Áreas maiores de pele coalescem e formam bolhas que descascam, deixando áreas imensas de pele desnuda. O manejo é similar ao do paciente queimado. Morbidade significativa ocorre se terapia de suporte não for empregada. O tratamento consiste de hidratação intravenosa, terapia nutricional, corticosteroides, lavagem com anestésicos e antissépticos e prevenção de infecção secundária por antibióticos. As áreas afetadas de pele levam semanas para cicatrizar, dano permanente nos olhos é um desfecho frequente. A síndrome de Stevens-Johnson e a necrólise epidérmica tóxica podem ser fatais.

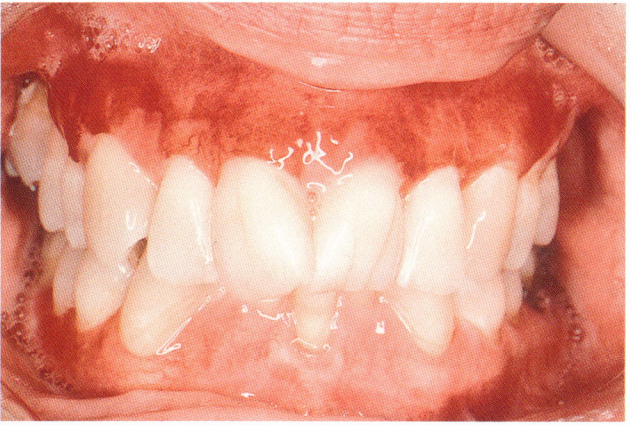

Fig. 75.1. Eritema multiforme oral: envolvimento gengival.

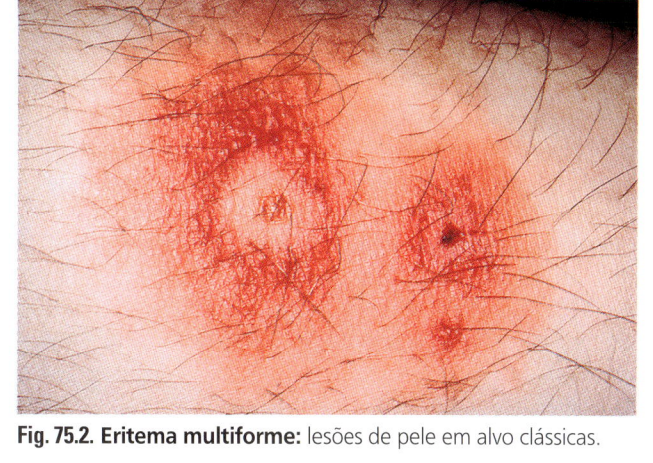

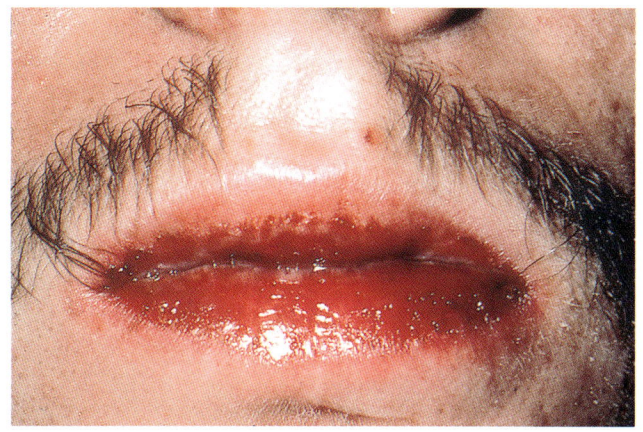

Fig. 75.2. Eritema multiforme: lesões de pele em alvo clássicas.

Fig. 75.3. Eritema multiforme: crostas hemorrágicas nos lábios.

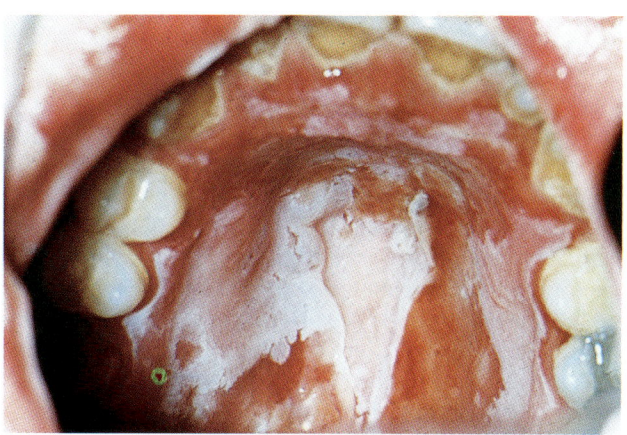

Fig. 75.4. Eritema multiforme: eritema e ulceração.

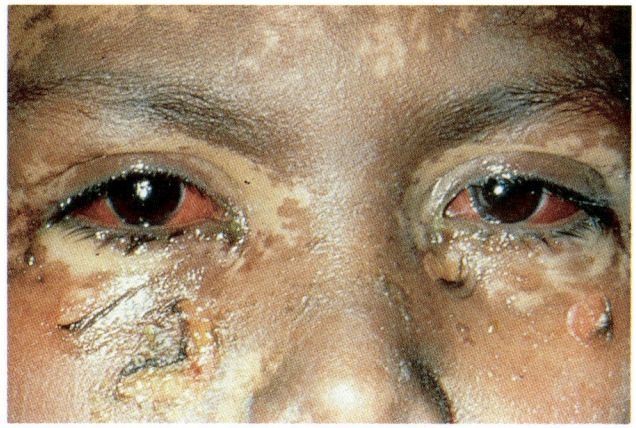

Fig. 75.5. Síndrome de Stevens-Johnson: envolvimento do olho e da pele.

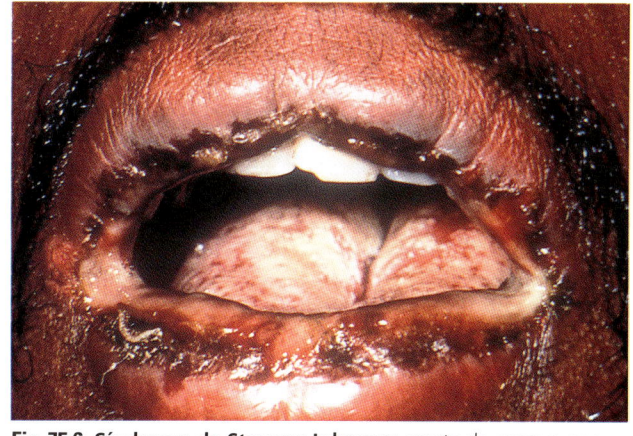

Fig. 75.6. Síndrome de Stevens-Johnson: crosta de sangue nos lábios.

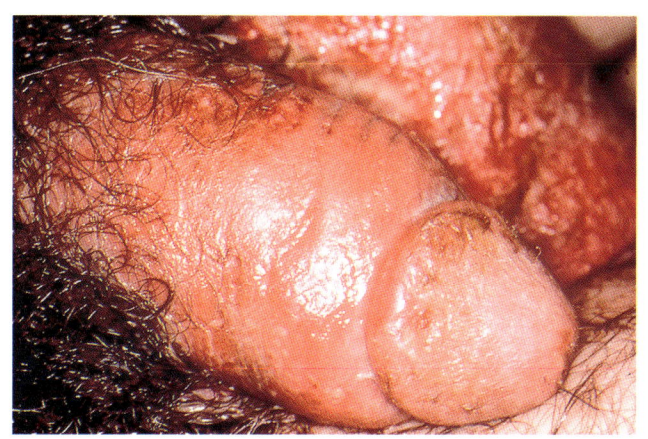

Fig. 75.7. Síndrome de Stevens-Johnson: envolvimento genital.*

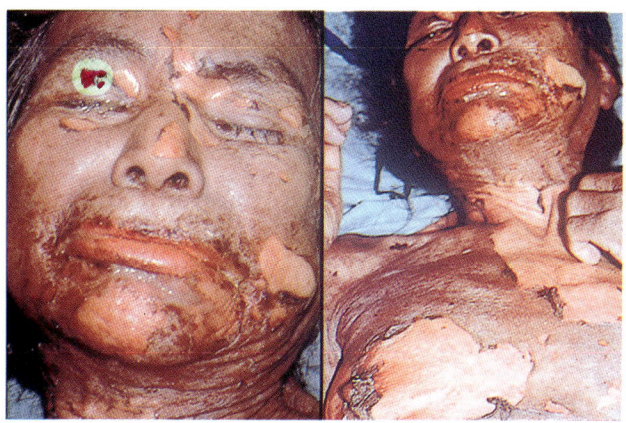

Fig. 75.8. Necrólise epidérmica tóxica: ameaça de morte.

LESÕES VESICULOBOLHOSAS

Pênfigo Vulgar (Figs. 76.1-76-4) Pênfigo é uma doença de pele potencialmente fatal e autoimune que muitas vezes ocasiona bolhas grandes "blisters" e erosões na pele e membranas mucosas. Quatro tipos foram descritos: *vulgar* e *vegetante*, os quais têm manifestação intraoral, *foliáceo* e *eritematoso*, os quais geralmente não têm manifestação oral. O pênfigo vulgar, o mais comum intraoral, se desenvolve mais frequentemente em mulheres entre 40 e 60 anos de idade, e em pacientes com pigmentação clara, de origem judia e mediterrânea. Ele é frequente em crianças e idosos. Existem as formas aguda e crônica; a forma lenta, crônica, é a mais comum.

O pênfigo vulgar é causado pela destruição por autoanticorpos das proteínas de adesão desmogleínas do epitélio que compõe os desmossomas. Os desmossomas são substâncias intercelulares parecidas com cola que mantêm as células epiteliais unidas. A destruição de desmogleínas (tipo 3 e 1) causa separação celular (acantólise), particularmente da camada celular basal do estrato espinhoso subjacente. Os eventos que induzem a produção de autoanticorpos (antidesmogleína 3 IgG) são desconhecidos, mas ocasionalmente são induzidos por drogas. A destruição das proteínas de ligação produz separação intraepitelial ou grandes bolhas "blisters" que se rompem, criando rapidamente erosões dolorosas da pele e mucosa oral. As lesões desenvolvem-se rapidamente e formam bolhas ou placas gelatinosas limpas (uma bolha colapsada). As bolhas são extremamente frágeis e rapidamente se desintegram, sangram e formam crostas. Elas tendem a ser recorrentes e se disseminar. Uma pressão leve lateral, aplicada à bolha, pode causar aumento da sua extensão (o sinal Nikolsky). Um achado característico na mucosa é a aparência esbranquiçada da cobertura superficial, que é o teto de uma bolha em colapso que pode ser facilmente retirado.

Os pênfigos podem aparecer como epitélio dobrado ou área em desnudamento, uma úlcera, ou múltiplas úlceras irregulares. Mais comumente, a mucosa bucal, gengiva, palato, assoalho da boca e lábios são envolvidos. Menos comumente, a língua e a orofaringe são afetadas. As lesões individuais têm bordas circulares, enquanto erosões extensas da mucosa bucal têm aparência vermelha e crua com bordas irregulares e difusas. Novas irrupções podem sobrepor lesões curadas, e desta maneira os períodos de remissão são indefinidos. Mau hálito (mau cheiro), crostas hemorrágicas nos lábios e dor intensa são característicos.

O diagnóstico de pênfigo é feito pelo sinal de Nikolsky, biópsia e imunofluorescência. O reconhecimento precoce de lesões orais, que precedem um envolvimento da pele em vários meses, é importante porque antecipa o tratamento e melhora o prognóstico. A remissão e o controle são adquiridos com o uso de corticosteroides e agentes imunossupressores. A desidratação e a septicemia são complicações potencialmente fatais. Uma pequena porcentagem de casos está associada à neoplasia (isto é, pênfigo paraneoplásico).

Penfigoide (Bolhoso e Cicatricial) (Figs. 76.6-76.8) O penfigoide é uma doença crônica, autolimitada e autoimune de idosos que envolve a cavidade oral em aproximadamente 90% dos casos. É achado intraoral mais comum que o pênfigo, mas com menor morbidade e mortalidade. O penfigoide é causado por separação do epitélio da membrana adjacente. Existem dois tipos de penfigoide (bolhoso e cicatricial) com diversos subgrupos. Eles produzem lesões orais idênticas que são determinadas por fatores clínicos e imuno-histológicos.

No penfigoide bolhoso, o menos comum dos dois, as lesões de pele predominam sobre as lesões orais. As dobras da axila e as regiões inguinal e abdominal são as mais comumente afetadas. O penfigoide cicatricial, também conhecido por penfigoide de membrana mucosa benigno, é comum e é caracterizado por lesões predominantemente de membranas mucosas, particularmente as membranas orais e oculares. Ocorre duas vezes mais em mulheres do que em homens normalmente após os 50 anos. Não tem predileção racial.

O penfigoide ocorre quando autoanticorpos (IgG, IgG 4, IgM ou IgA) se conectam e destroem o complexo de filamentos que ancora a membrana na junção dermoepitelial. O penfigoide bolhoso tem como alvo a proteína 230-quilodalton (BP230) e colágeno XII na camada superior da membrana (lâmina lúcida). Isso leva à desconexão do epitélio em nível da lâmina lúcida, expondo assim o tecido conectivo abaixo. A imunofluorescência revela depósitos lineares de imunoglobulinas (Ig) G e C3 ao longo da membrana.

As lesões de pele por penfigoide usualmente precedem lesões orais, tendem a ser descamativas e localizadas, e curam espontaneamente. Os lábios são raramente afetados. As bolhas intraorais são normalmente pequenas, amarelas ou hemorrágicas. Elas se formam lentamente e têm preferência pelo palato, gengiva e mucosa bucal. Como as bolhas penfigoides resultam da separação subepitelial (Nikolsky positivo), elas têm paredes mais grossas, menos frágeis e mais duráveis do que as de pênfigo. A ruptura leva a úlceras que coalescem. As úlceras são simétricas, curvilíneas e cercadas por uma borda vermelha. Quando limitadas à gengiva, o termo clínico gengivite descamativa tem sido usado para descrever o tecido vermelho queimado e desnudo. Gengivite descamativa é um termo descritivo e pode representar diversas condições vesiculobolhosas.

O penfigoide cicatricial pode afetar as mucosas anal, vaginal e parafaríngea, mas a complicação mais grave é quando há envolvimento ocular, produzindo conjuntivite, bolhas ocasionais, nevoamento da córnea e cura corneal marcada por cicatrizes e possível cegueira. Ainda que a condição seja raramente fatal, um acompanhamento próximo é sugerido, pois há raros casos de carcinoma do reto e útero associados à penfigoide. Doses moderadas de dapsona e corticosteroides, isoladamente ou em conjunto com agentes imunossupressores como azatioprina, trouxeram manejo eficaz.

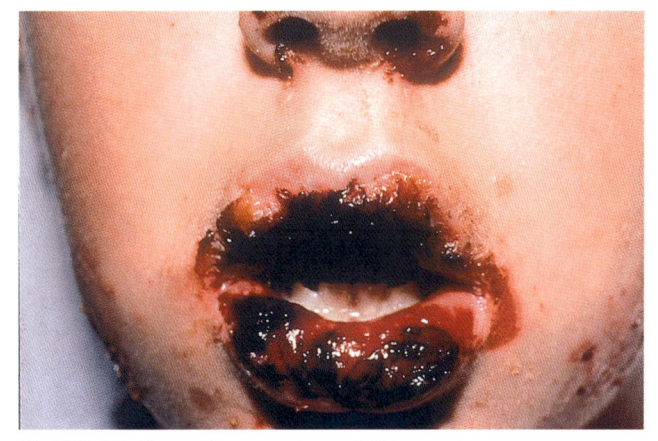

Fig. 76.1. Pênfigo vulgar: crostas no lábio e nariz.

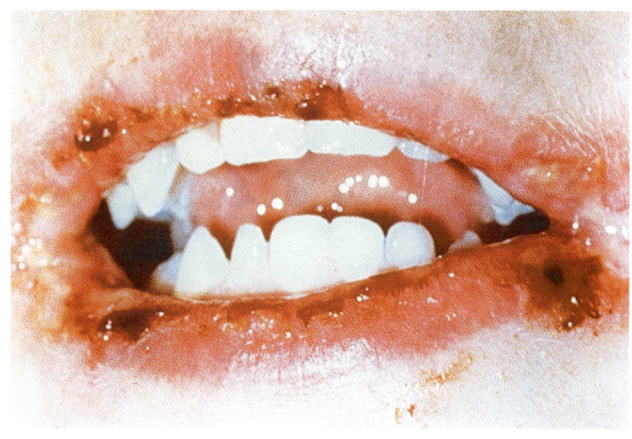

Fig. 76.2. Pênfigo vulgar: crostas hemorrágicas nos lábios.

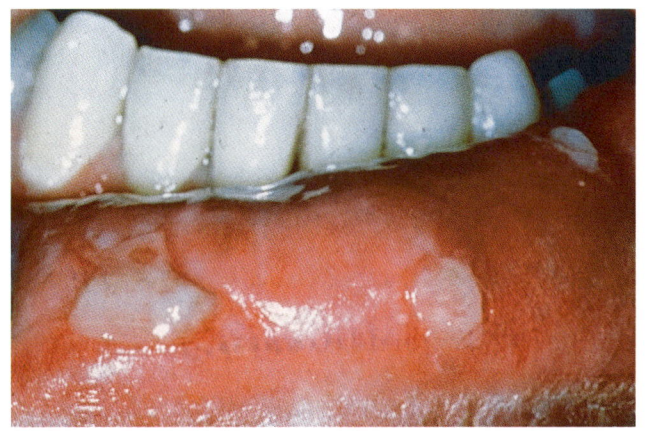

Fig. 76.3. Pênfigo vulgar: raro, bolhas intactas na mucosa.*

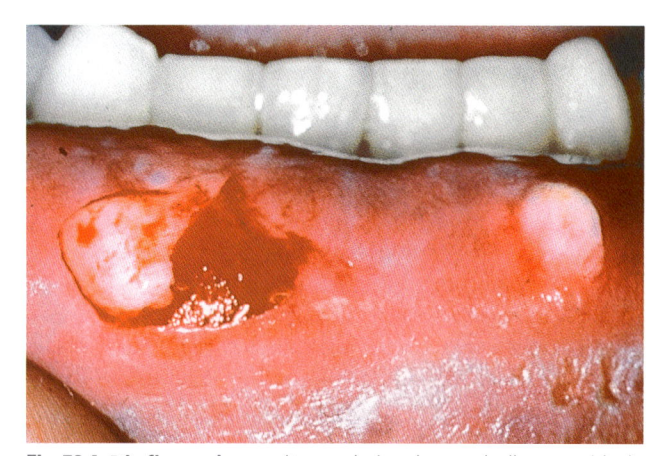

Fig. 76.4. Pênfigo vulgar: eritema abaixo de uma bolha rompida.*

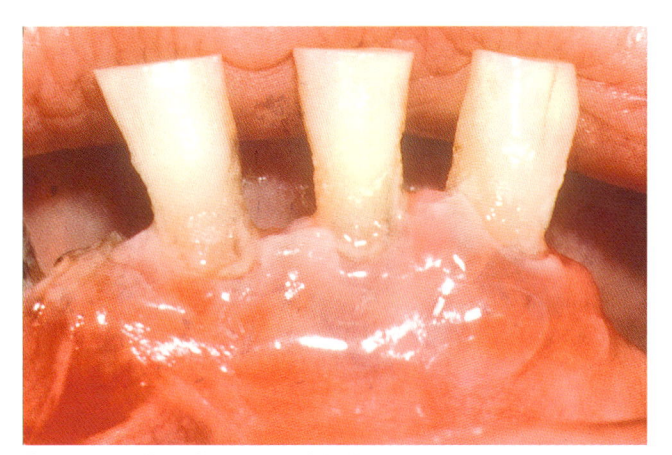

Fig. 76.5. Penfigoide cicatricial: bolha intacta.

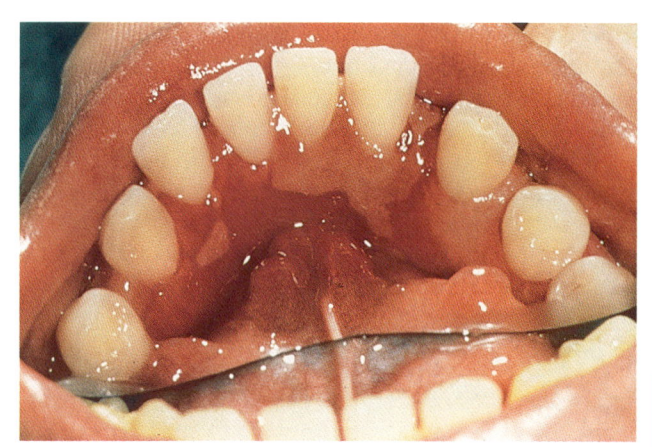

Fig. 76.6. Penfigoide cicatricial: gengiva desnuda.

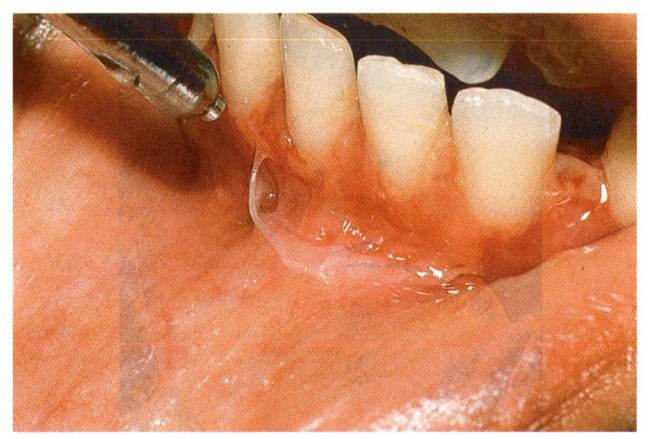

Fig. 76.7. Penfigoide cicatricial: sinal de Nikolsky positivo.

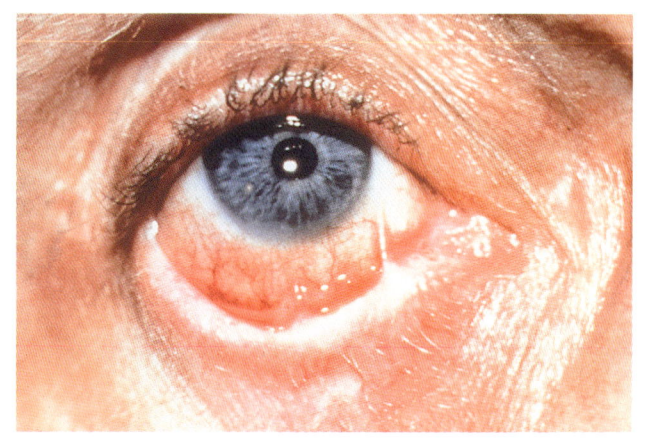

Fig. 76.8. Simbléfaro: uma adesão pálpebra-olho no pênfigo.

LESÕES ULCERATIVAS

Úlcera Traumática (Figs. 77.1-77.3) Ulceração recorrente oral é uma condição comum, causada por diversos fatores, principalmente trauma. As úlceras podem ocorrer em qualquer idade e sexo. Localizações comuns para úlceras traumáticas são a mucosa labial/bucal, palato e bordas da língua.

As úlceras traumáticas podem ser resultado de forças químicas, calor ou mecânicas e são muitas vezes classificadas de acordo com a natureza exata da lesão. A pressão da base de uma dentadura mal adaptada ou borda saliente de uma estrutura de dentadura parcial é uma fonte de uma úlcera de decúbito ou úlcera de pressão. Úlceras tróficas – ou isquêmicas – ocorrem particularmente no palato no local de uma injeção prévia. Injeções dentais foram implicadas nas ulcerações traumáticas vistas nos lábios inferiores de crianças que mastigaram seus lábios depois de tratamentos dentários. Os bebês e as crianças pequenas que chupam os dedos estão suscetíveis a lesões no palato mole, chamadas de aftas de Bednar.

As úlceras podem ser precipitadas pelo contato com dentes fraturados ou restaurados, uma dentadura parcial apertada ou mordedura inadvertida da mucosa. As úlceras de palato aparecem na mucosa queimada por ingestão de comida ou bebida quente. Outras úlceras traumáticas são causadas por lesão do uso inapropriado das unhas dos dedos ou outro objeto na mucosa oral. O diagnóstico é simples e muitas vezes estabelecido com uma história cuidadosa e exame dos achados físicos.

A aparência das úlceras traumáticas mecanicamente induzidas varia de acordo com a intensidade e o tamanho do agente. A úlcera geralmente aparece com uma depressão discreta e oval. Uma zona eritematosa é inicialmente encontrada na periferia; essa zona progressivamente clareia progressivamente quando a úlcera cura. O centro da úlcera é geralmente amarelo-acinzentado. Danos químicos à mucosa, como os vistos na lesão por aspirina, são menos definidos e contêm cascas fracamente aderida, coagulada e de superfície branca. Após a remoção da influência traumática, a úlcera deveria curar em 2 semanas. Se a cura não ocorrer, outras causas deveriam ser suspeitadas e uma biópsia ser realizada.

Estomatite Aftosa Recorrente (Afta Minor, Úlcera Aftosa) (Figs. 77.4-77.6) Estomatite aftosa recorrente é caracterizada pela recorrência e pelas úlceras dolorosas na mucosa oral. Essa enfermidade é classificada em três categorias de acordo com o tamanho: afta minor, afta major e úlceras herpetiformes. Aproximadamente 20% da população é afetada por afta minor, ("cancer sore" na literatura da língua inglesa), como ela é comumente chamada. Elas podem ser vistas em qualquer indivíduo, mas mulheres e adultos jovens são os mais suscetíveis. Padrões familiares foram demonstrados, e pessoas que fumam são menos frequentemente afetadas do que os não fumantes. No entanto, a causa é desconhecida, alguns estudos sugeriram um processo imunológico envolvendo células T citolíticas mediadoras e fator de necrose tumoral em resposta ao antígeno leucocitário humano ou antígenos externos. Fatores que promovem o adelgaçamento da mucosa (trauma, endocrinopatias, menstruação e deficiências nutricionais), disfunções imunológicas (atopia, estresse) ou exposição a antígenos (alergias alimentares) contribuem para a apresentação de antígenos às células de Langerhans e resposta anormal das células T.

As aftas minor têm predileção pela mucosa móvel, situada acima das glândulas salivares menores. As mucosas labial, bucal e vestibular são frequentemente afetadas, como as da fauces, da língua e do palato mole. Úlceras são raramente vistas na mucosa queratinizada, como gengiva e palato duro. São algumas vezes reportados sintomas de pródromo como parestesia e hiperestesia. As úlceras são rasas, amarelo-acinzentadas, bem demarcadas e pequenas (< 1 cm; geralmente cerca de 3-5 mm de diâmetro). Uma borda eritematosa proeminente está presente ao redor de uma pseudomembrana de fibrina. Nenhuma formação de vesículas é vista nessa doença – um achado diagnóstico diferencial. Úlceras que ocorrem ao longo da prega mucobucal muitas vezes aparecem mais alongadas. Ardência é o sintoma preliminar que é seguido por dor intensa durante poucos dias. Nódulos linfáticos submandibulares, cervicais anteriores e parotídeos macios são algumas vezes presentes, particularmente quando as úlceras se tornam infectadas secundariamente.

Aftas são recorrentes, e o padrão de ocorrência varia. A maioria das pessoas exibe úlceras isoladas uma ou duas vezes ao ano, iniciando na infância ou adolescência. As úlceras, ocasionalmente, aparecem em grupos, mas geralmente menos que cinco lesões ao mesmo tempo.

As aftas minor geralmente curam-se espontaneamente sem formação de cicatrizes dentro de 14 dias. Alguns pacientes têm múltiplas úlceras durante vários meses. Nesses casos, as úlceras estão em vários estágios de irrupção e cicatrização, produzindo dor constante. No entanto, nenhuma medicação se mostrou totalmente eficaz para o tratamento da estomatite aftosa; os pacientes responderam ao amlexanox 5% (Aphthasol), corticosteroides e agentes coagulantes e cauterizantes, assim como a abstenção de alimentos específica.

Pseudoafta (Figs. 77.1 e 77.8) A pseudoafta, um termo cunhado por Binney, refere-se a úlceras mucosas recorrentes na boca, semelhantes a aftas, que estão associadas a estados nutricionais deficientes. Estudos indicaram que 20% dos pacientes com estomatite aftosa recorrente têm deficiência de ácido fólico, ferro ou vitamina B12. As pseudoaftas são frequentemente vistas com doenças inflamatórias intestinais, doença de Crohn, intolerância ao glúten (doença celíaca) e anemia perniciosa.

A pseudoafta se assemelha à estomatite aftosa minor e major, mas é caracteristicamente mais persistente. Há uma ligeira predileção por mulheres entre 25 e 50 anos de idade. As úlceras são deprimidas, circulares, dolorosas e algumas vezes múltiplas. As bordas podem ser elevadas, firmes e irregulares. Ocasionalmente as lesões são acompanhadas por fissuras mucosas e nódulos. Alterações nas papilas linguais podem sugerir um estado nutricional deficitário. A cura é lenta, e os pacientes podem relatar que estão raramente livres de ulceração. A presença crônica e persistente das aftas sugere uma avaliação nutricional das deficiências, incluindo estudos hematológicos. Se os resultados laboratoriais forem anormais, encaminhar o paciente ao médico.

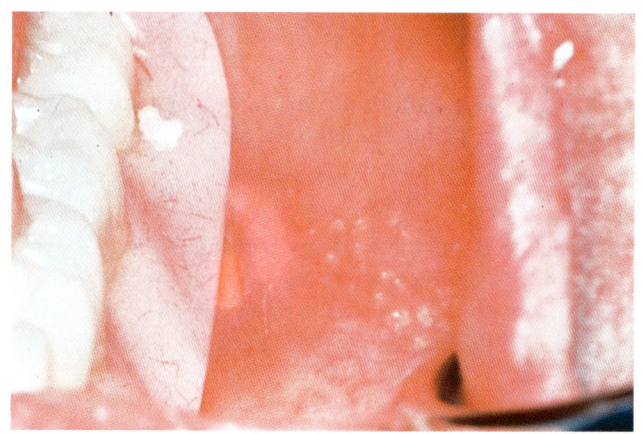

Fig. 77.1. Úlcera traumática: induzida pela borda saliente da dentadura.*

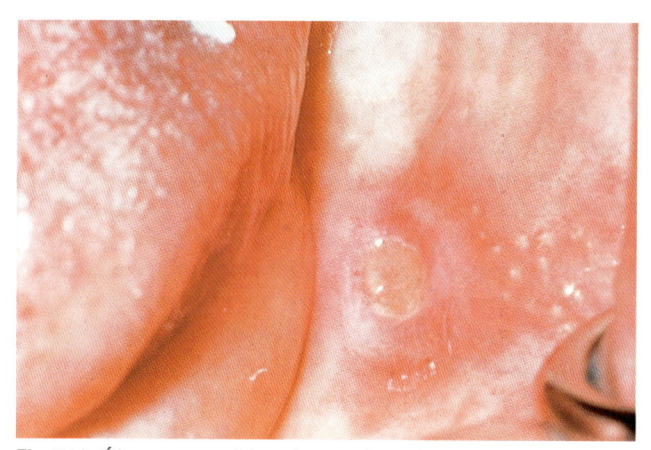

Fig. 77.2. Úlcera traumática: área molar, sob a dentadura.*

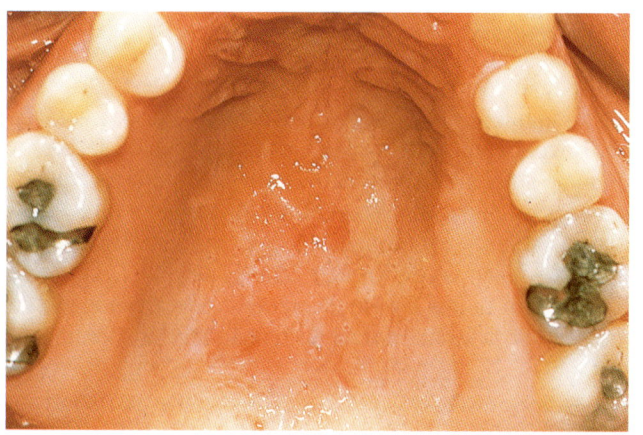

Fig. 77.3. Úlcera traumática: irregular, causada por alimento quente.

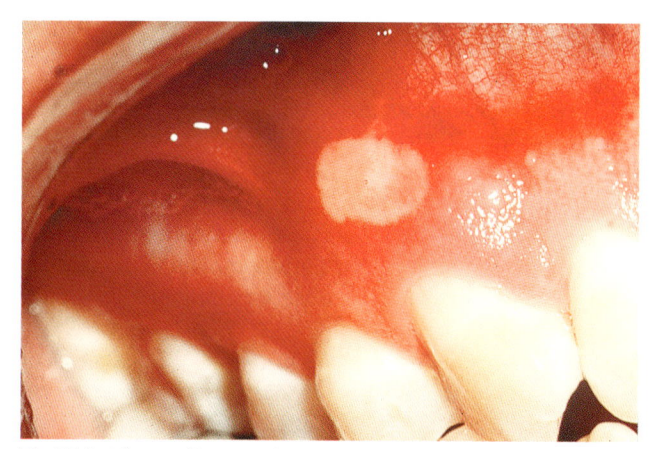

Fig. 77.4. Aftosa: úlcera oval na mucosa alveolar.

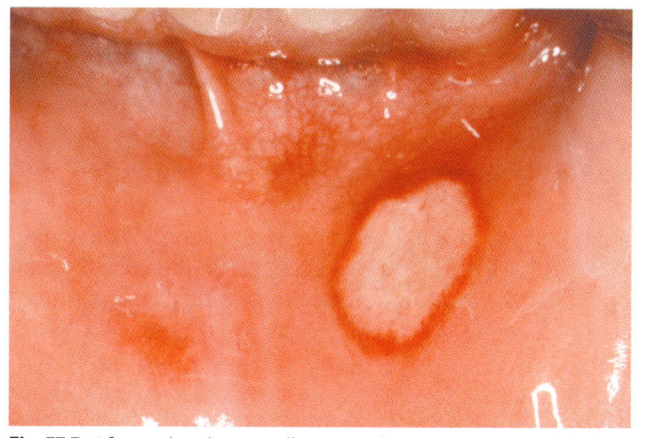

Fig. 77.5. Aftosa: borda vermelha proeminente na mucosa labial.

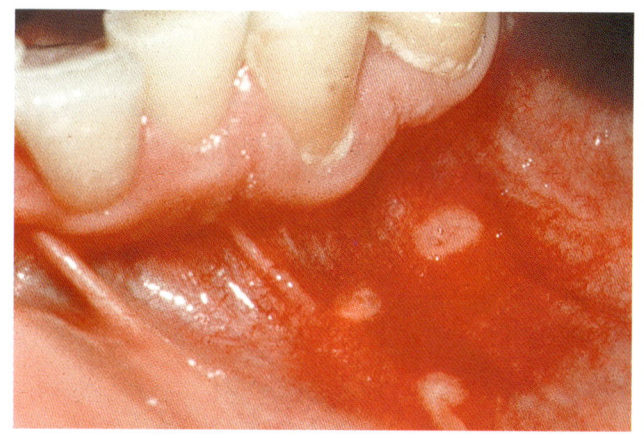

Fig. 77.6. Afta: um conjunto de úlceras de formatos típicos.

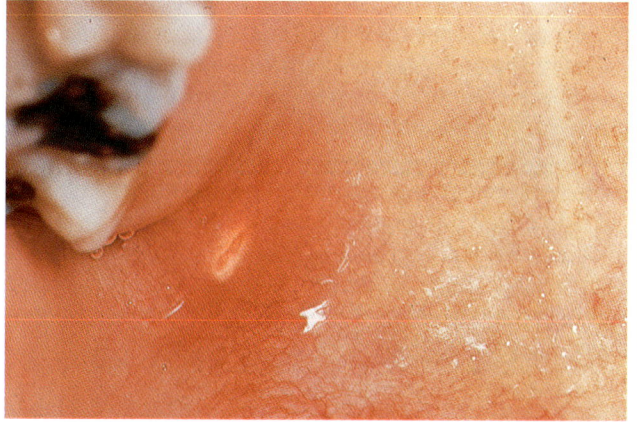

Fig. 77.7. Pseudoafta: úlcera irregular na doença de Crohn.

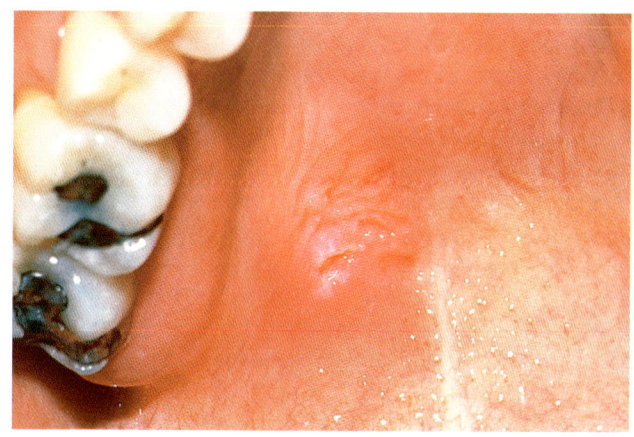

Fig. 77.8. Pseudoafta: úlceras corrugadas na doença de Crohn.

LESÕES ULCERATIVAS

Afta Major (Figs. 78.1-78.4) A afta major é a forma grave da estomatite aftosa que produz úlceras grandes (≥ 1 cm), mais destrutivas, mais profundas e mais recorrentes que as aftas minor. A causa é a mesma que a da afta minor, a saber, um defeito imune da função dos linfócitos T. As mulheres jovens com traços de personalidade ansiosa e os HIV positivos são comumente afetados. Historicamente, esse estado é conhecido por doença de Sutton ou periadenite mucosa necrótica recorrente (PMNR).

As aftas major são geralmente múltiplas. Elas envolvem o palato mole, fauces tonsilares, mucosa labial e língua, e ocasionalmente se estendem até a gengiva anexa. Caracteristicamente, as úlceras são em forma de crateras, assimétricas e unilaterais. O achado mais proeminente é o grande tamanho associado a um centro necrótico e deprimido. Uma borda inflamatória elevada é comum. Dependendo do tamanho, influências traumáticas e infecção secundária, as úlceras podem durar várias semanas a meses. Como as úlceras erodem profundamente para o tecido conectivo, elas podem curar com a formação de cicatrizes depois de repetidas recorrências. A destruição muscular pode resultar em fenestração no tecido. Se o periodonto for envolvido, o tecido anexo pode ser danificado. Dor extrema e linfadenopatia são sintomas comuns.

Uso de esteroides (tópico, intralesional ou sistêmico) pode acelerar a cicatrização e reduzir as cicatrizes. Úlceras similares às aftas major são vistas com alguma frequência em associação à neutropenia cíclica, agranulocitose e intolerância ao glúten. Úlceras localizadas na língua podem se assemelhar muito ao carcinoma. A presença de cicatrizes é de importância diagnóstica para excluir uma condição maligna.

Ulceração Herpetiforme (Figs. 78.5 e 78.6) A ulceração herpetiforme é a variante menos comum da estomatite aftosa. Clinicamente, as úlceras lembram aquelas vistas no herpes primário (por isso o nome *herpetiforme*). O achado mais proeminente da doença são as erosões numerosas, puntiformes, cinza-esbranquiçadas que aumentam e coalescem em úlceras. Inicialmente, as úlceras têm 1 a 2 mm de diâmetro e ocorrem em grupos de 10 a 100. A mucosa adjacente à úlcera é eritematosa, e dor é um sintoma previsível.

Qualquer parte da mucosa oral pode ser afetada pelas ulcerações herpetiformes, mas a ponta e as margens da língua e a mucosa labial são particularmente afetadas. O tamanho menor dessas lesões as distingue das aftas minor, e a ausência de vesículas e gengivite junto da natureza frequente e recorrente as distingue do herpes primário e outras infecções virais orais. As culturas dessas lesões são negativas para vírus, as úlceras não são contagiosas.

O primeiro episódio de ulceração herpetiforme geralmente ocorre em pacientes no final da década dos 20 e 30 anos, dez anos depois do pico de incidência das aftas minor. A duração dos ataques de recorrência é variável e imprevisível. A maioria dos pacientes tem cura dentro de 2 semanas; no entanto, muitos pacientes têm lesões constantes por meses. O gatilho para essa doença ainda não foi determinado. A ulceração herpetiforme recorrente responde especialmente bem a suspensões de tetraciclina, tópica e sistêmica, e a enfermidade muitas vezes regride espontaneamente depois de vários anos.

Síndrome de Behçet (Síndrome Óculo-Oral-Genital) (Figs. 78.7 e 78.8) A síndrome de Behçet foi nomeada assim pelo médico turco que descreveu essa enfermidade ulcerativa, envolvendo principalmente a cavidade oral, olhos e genitais. Embora essa enfermidade afete principalmente esses três locais, é considerada uma enfermidade multissistêmica. No seu estágio completo, são vistas irrupções cutâneas, artrite das articulações maiores, ulcerações gastrointestinais, doença cardiovascular, tromboflebite e manifestações neurológicas (cefaleias); no entanto raramente todos os componentes estão presentes no mesmo paciente. A síndrome parece ser o resultado de uma reação de hipersensibilidade tardia, complexos imunes e vasculite desencadeados pela apresentação de antígenos leucocitários humanos (HLA-B51) ou antígenos do meio ambiente, como vírus, bactérias, químicos, metais pesados ou pesticidas. A síndrome de Behçet é duas vezes mais prevalente em homens do que em mulheres e tipicamente se desenvolve entre 20 e 30 anos de idade. As pessoas da Ásia, dos países do Mediterrâneo oriental (ao longo da antiga Rota da Seda) e da Grã-Bretanha são mais comumente afetadas.

As manifestações oculares da síndrome de Behçet incluem fotofobia, conjuntivite e uveíte posterior. Raramente, pus na câmara anterior do olho (hipódio) ocorre e pode levar à cegueira. As lesões oculares podem ocorrer simultaneamente ou anos depois das úlceras orais e genitais. As mudanças de pele são caracterizadas por nódulos subcutâneos e irrupções papulares e maculares que formam vesículas, ulceram e formam crostas. As úlceras genitais podem envolver a mucosa ou pele e tendem a ser menores e menos habituais que as lesões orais.

As úlceras orais, as mais prevalentes na síndrome de Behçet, são o sinal inicial da doença em aproximadamente 50% dos pacientes. Embora elas possam apresentar qualquer um dos três formatos da estomatite aftosa, elas mais frequentemente aparecem em grupos de seis ou mais no palato mole e orofaringe (locais infrequentes para aftas rotineiras). Caracteristicamente, as úlceras são recorrentes, rasas, ovais e variam em tamanho. As lesões menores tendem a acontecer mais frequentemente que as lesões maiores. Um exsudato serofibrinoso cobre a superfície, e as margens são vermelhas e bem demarcadas. Os pacientes frequentemente relatam dor; são característicos os recorrentes períodos de exacerbação e remissão. Os corticosteroides tópicos e sistêmicos são usados para tratar os sintomas dos pacientes com envolvimento limitado mucocutâneo. A doença prolongada envolvendo estruturas neuro-oculares requer o cuidado de um médico. Azatioprina, ciclofosfamida, talidomida e colchicina têm sido usadas com sucesso em casos selecionados. Todos os agentes têm potencial para graves efeitos colaterais; eles são mais bem prescritos por especialistas.

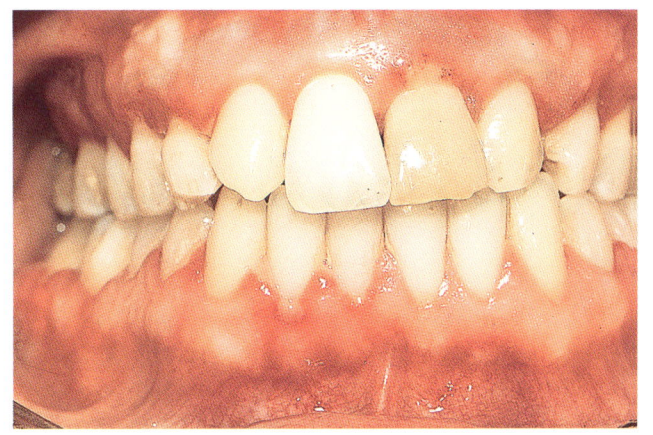

Fig. 78.1. Afta major: úlceras persistentes na gengiva.*

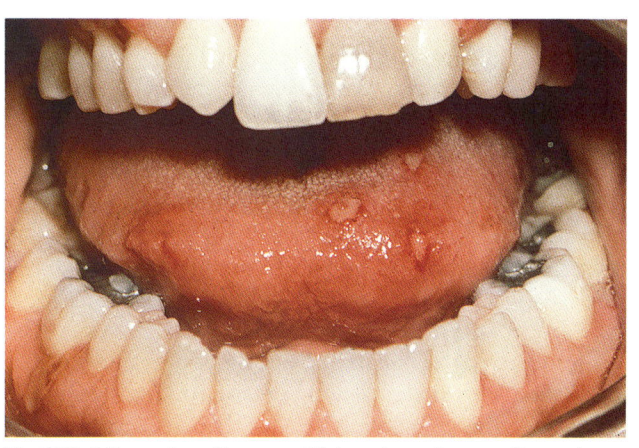

Fig. 78.2. Afta major: úlceras múltiplas e irregulares na língua.*

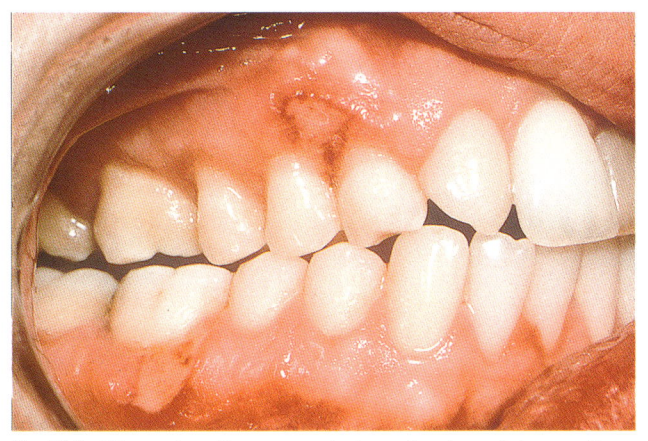

Fig. 78.3. Afta major: úlceras gengivais profundas e dolorosas.*

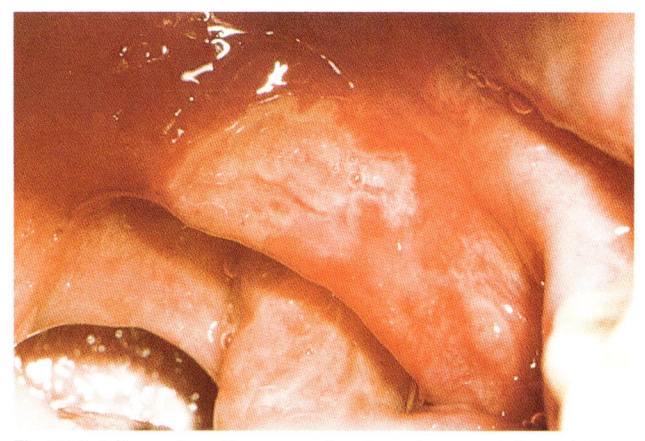

Fig. 78.4. Afta major: úlcera grande e irregular no palato mole.*

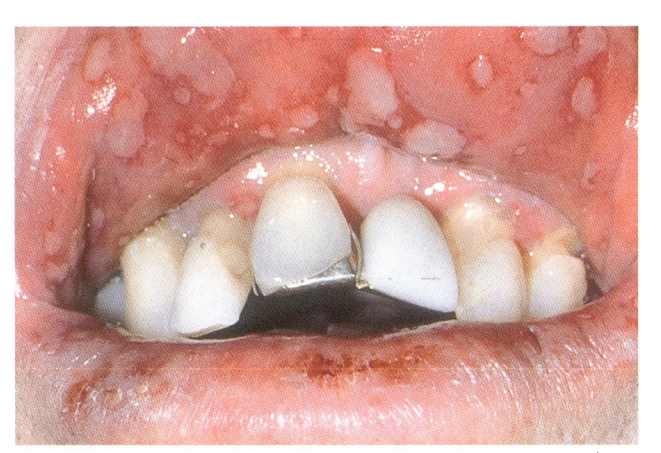

Fig. 78.5. Ulceração herpetiforme: muitas úlceras na mucosa.‡

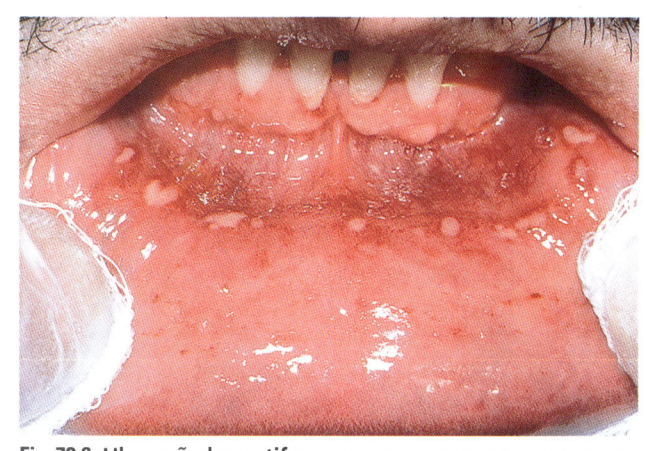

Fig. 78.6. Ulceração herpetiforme: grupos pequenos, na mucosa labial.‡

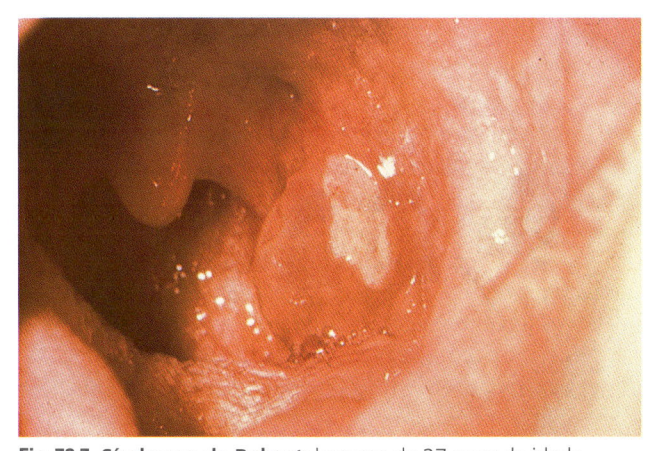

Fig. 78.7. Síndrome de Behçet: homem de 27 anos de idade, úlcera tonsilar.

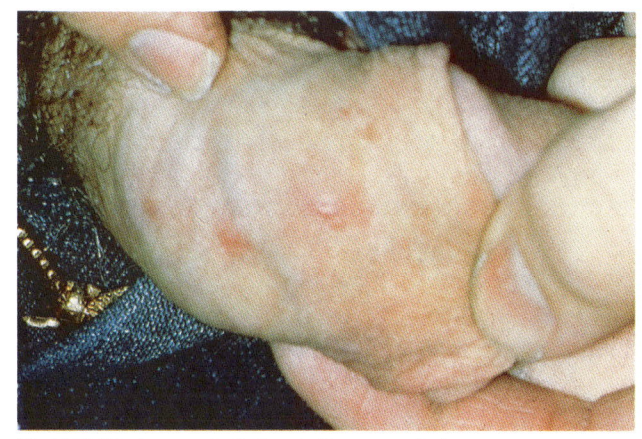

Fig. 78.8. Síndrome de Behçet: úlceras genitais.

LESÕES ULCERATIVAS

Úlcera Granulomatosa (Figs. 79.1 e 79.2) Infecções granulomatosas podem produzir úlceras orais. Duas das mais comuns infecções granulomatosas orais são tuberculose e histoplasmose. Essas duas infecções apresentam estados primários latente e reativado. Embora as lesões orais sejam relativamente incomuns, elas ocorrem com frequência quando secreções respiratórias infectadas são implantadas dentro na mucosa oral em consequência a um trauma. Os adultos com doença pulmonar avançada e pessoas que adquirem síndrome da imunodeficiência humana (AIDS) são mais afetadas. As lesões pulmonares geralmente precedem as lesões orais. Deste modo, os sintomas de tosse persistente, febre, sudorese noturna, perda de peso e dor torácica são achados importantes na historia médica.

A disseminação de microrganismos (*Mycobacterium tuberculosis* ou *Histoplasmosis capsulatum*) dos pulmões via escarro infectado é o modo primário de infecção oral. A manifestação clássica da infecção da tuberculose e histoplasmose é uma úlcera crônica que não cicatriza. A maioria das úlceras orais tuberculosas ocorre no dorso da língua, na comissura da mucosa labial, gengiva e palato. As úlceras orais da histoplasmose ocorrem na maioria das vezes na língua, palato e mucosa bucal. A apresentação clínica varia. As úlceras podem se assemelhar a úlceras traumáticas ou carcinoma epidermoide, particularmente quando a localização é na borda lateral da língua. As lesões na crista alveolar muitas vezes se parecem com um local de extração em granulação. O centro da úlcera é necrótico, amarelo-acinzentado e deprimido. A periferia da úlcera é ondulada ou grumosa e em formato "cobble stones". A margem da lesão é irregular, bem demarcada e subminada. Componentes nodulares e vegetantes são muitas vezes vistos em conjunção com as úlceras da histoplasmose. A linfadenopatia cervical é um achado comum. Muitos pacientes relatam dor; nesses pacientes, a descoberta pode ser um achado acidental. Outros pacientes vivenciam um grave e incessante desconforto ou envolvimento ósseo. As lesões de tuberculose e histoplasmose são contagiosas; os microrganismos podem ser transmitidos pela tosse e aerossol.

Uma biópsia ou cultura é requerida para confirmar o diagnóstico. Os achados histológicos e colorações especiais (Ziehl-Neelseen para tuberculose) demonstram a presença de microrganismos causadores e grupos de macrófagos organizados em granulomas. O tratamento da doença pulmonar primária é feito com antibióticos específicos por um longo tempo. Para a tuberculose, isoniazida, rifampicina, rifapentina, etambutol, estreptomicina e pirazinamida são administrados. As combinações de drogas são selecionadas com base na resistência às drogas exibidas pelo microrganismo infectante. Para a histoplasmose são administrados a anfotericina B, cetoconazol ou fluconazol. A doença pulmonar deveria ser eficazmente tratada antes de iniciar o tratamento dentário.

Carcinoma de Células Escamosas (Figs. 79.3-79.6) O carcinoma de células escamosas muitas vezes aparece como uma úlcera crônica que não cicatriza. Em estágio precoce, a lesão é geralmente pequena, indolor e não ulcerativa. No entanto, a natureza persistente dessa doença resulta em proliferação neoplásica que logo esgota o suprimento sanguíneo, resultando em telangiectasia e eventual formação de úlcera. As úlceras antigas tendem a ser grandes, crateriformes, granulares e cobertas por uma crosta central necrótica amarelo-acinzentada. São frequentes focos vermelhos e escoriados. As bordas são firmes, elevadas, irregulares e algumas vezes com odor fétido e enroladas.

Os carcinomas podem ocorrer em qualquer lugar da boca. Os locais mais comuns são o terço posterior da margem lateral da língua e assoalho da boca. O trígono retromolar, palato mole e fauces tonsilares são locais frequentemente afetados. Achados associados podem incluir dor, dormência, leucoplasia, eritroplasia, enduração, solidificação e linfadenopatia regional. A linfadenopatia metastática é caracterizada por nódulos indolores, semelhante à borracha, ou duros que são fixos na base e emaranhados. O uso excessivo de álcool e tabaco aumentam a suspeição de carcinoma oral quando uma úlcera oral persistente não cicatriza em 14 dias. Uma biópsia deveria ser realizada por um médico, o qual poderia promover tratamento definitivo. O tratamento envolve cirurgia e terapia por radiação.

Úlcera Induzida por Quimioterapia (Figs. 79.7 e 79.8) Os pacientes que recebem drogas imunossupressoras para uma variedade de doenças, incluindo transplante de órgãos, condições autoimunes e neoplasia, podem desenvolver ulceração e mucosite. Os efeitos colaterais das drogas quimioterapêuticas podem danificar direta ou indiretamente a mucosa oral. Os antimetabólicos, como o metotrexato, inibem a replicação das células de reprodução rápida, incluindo o epitélio oral, enquanto que alcaloides, como a ciclofosfamida, induzem a leucopenia e formação secundária de úlceras.

As úlceras induzidas por quimioterapia, um sinal precoce de toxicidade por drogas, aparecem durante a segunda semana de tratamento e usualmente persistem por 2 semanas. Essas úlceras podem ocorrer em qualquer local da mucosa oral, mas são mais frequentes na mucosa não queratinizada (lábios, mucosa bucal, língua, assoalho da boca e palato mole) do que na mucosa queratinizada (gengiva, palato duro e dorso da língua). A área afetada inicialmente se torna hiperemiada e arde. A superfície epitelial é perdida (mucosite), e então uma úlcera grande, profunda, necrótica e dolorosa se forma. As margens da úlcera são irregulares, e a característica borda inflamatória está hiperemiada, muitas vezes ausente pela carência de uma resposta inflamatória do hospedeiro. Se a dor tornar-se grave e a ingestão nutricional adequada e de líquidos for comprometida, a redução da dose de quimioterápicos pode ser necessária.

Uma cultura é altamente recomendada para todas as lesões orais de pacientes em quimioterapia porque há propensão à infecção por microrganismos Gram-negativos, fungos ou vírus do herpes simples recorrente. Os anestésicos tópicos e enxaguatórios orais de Benadryl são usados para minimizar os sintomas, enquanto que medidas de higiene orais, incluindo agentes antimicrobianos com clorexidina, são críticas para prevenir infecção secundária, necrose de tecidos moles e necrose óssea. Consulta e comunicação aberta entre o dentista e o médico clínico podem ajudar a reduzir complicações e promover o conforto oral.

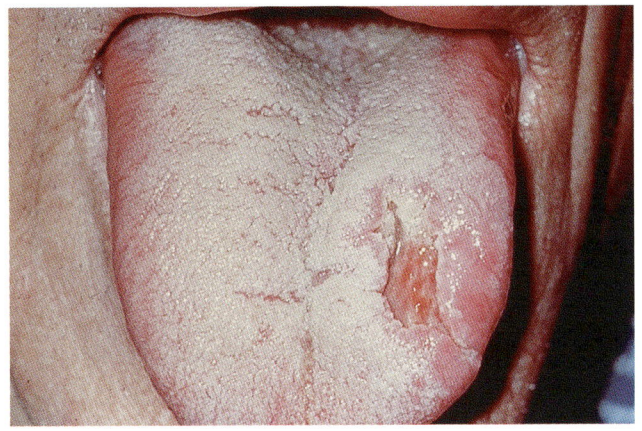

Fig. 79.1. Úlcera granulomatosa: causada por *M. tuberculosis*.

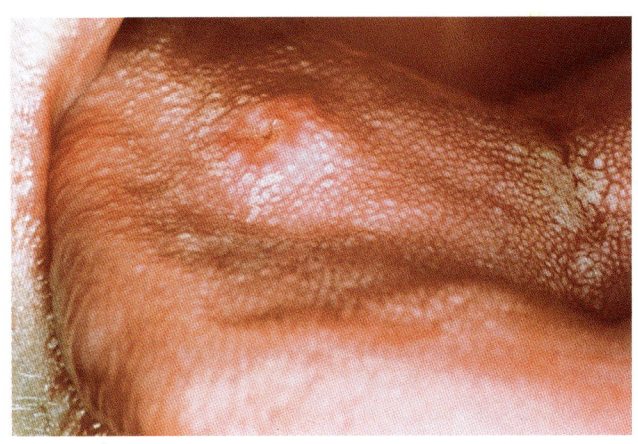

Fig. 79.2. Úlcera granulomatosa: causada por histoplasmose.

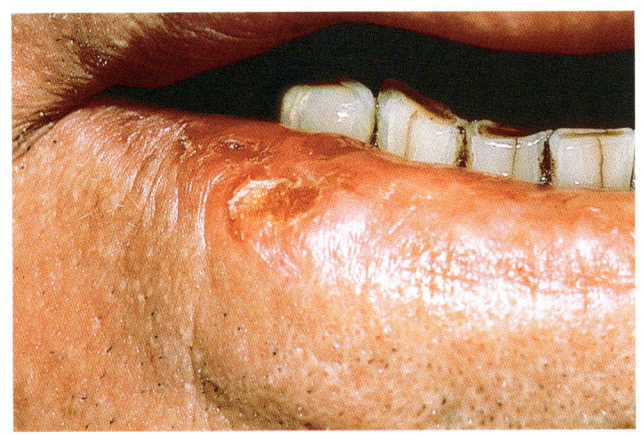

Fig. 79.3. Carcinoma de células escamosas: endurado e elevado.

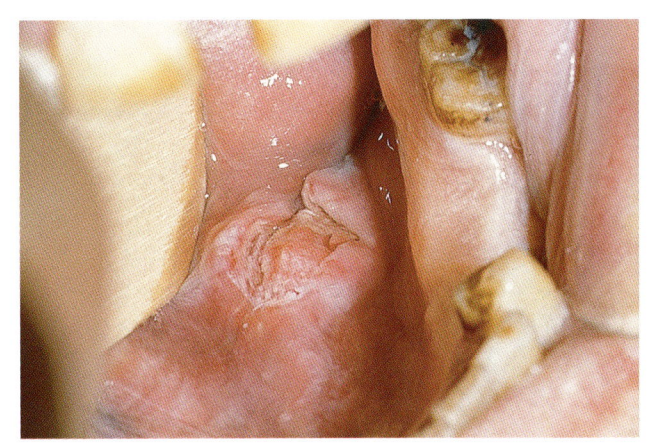

Fig. 79.4. Carcinoma de células escamosas: úlcera no assoalho da boca.

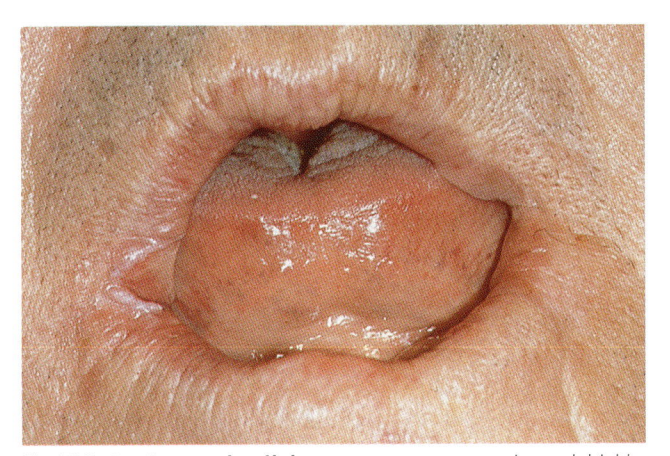

Fig. 79.5. Carcinoma de células escamosas: na comissura labial.*

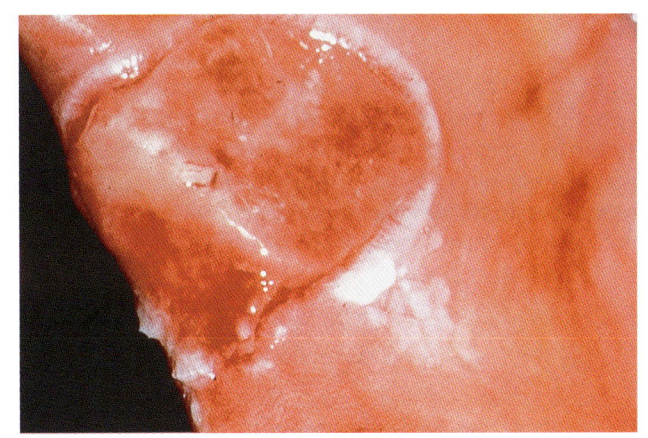

Fig. 79.6. Carcinoma de células escamosas: alastrado, na mucosa bucal.*

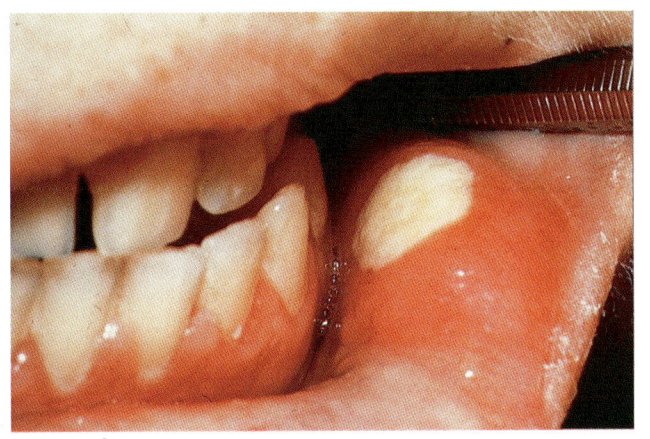

Fig. 79.7. Úlcera induzida por quimioterapia: na leucemia.

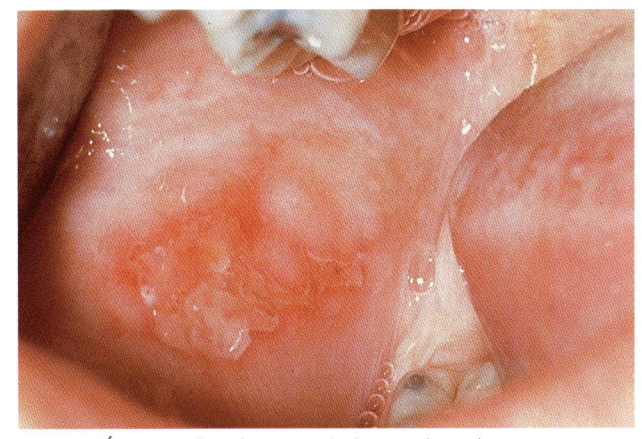

Fig. 79.8. Úlcera induzida por quimioterapia: pelo metotrexato.

ESTUDOS DE CASO

CASO 19. (Fig. 79.9) Essa mulher caucasiana, 67 anos de idade, comparece ao seu consultório pela primeira vez. Ela é edêntula e deseja adaptar uma prótese nova. Sua prótese anterior tem cerca de 11 anos, e ela não foi ao dentista nesse período. Ela não fuma mais tabaco, no entanto fumou por 35 anos. Ela parou há 4 anos atrás. Ela bebe um copo de vinho uma vez na semana. Ela é viúva e namorou alguns homens nos últimos 4 anos, os quais ela encontra à noite no Moose, uma casa de apresentação de danças. Ela está assintomática e sente-se bem.

1. Descreva os achados da fotografia clínica.
2. Qual termo descreve melhor a lesão?
   A. Leucoplasia.
   B. Eritroplasia.
   C. Eritroplasia leucoeritroplasia.
   D. Úlcera.
3. Por que é importante puxar a língua para fora durante o exame?
4. Essa lesão é um achado normal, uma variante do normal ou doença? Quais são os achados clínicos sugestivos de essa condição ser benigna ou maligna?
5. Qual é o diagnóstico mais provável dessa condição?
6. Qual desses seguintes achados *não* deveria ser esperado ocorrer nessa condição?
   A. Enduração.
   B. Aparecimento rápido.
   C. Linfadenopatia.
   D. História de tabagismo.
7. Quais os fatores de risco dessa paciente para essa condição ser uma neoplasia?

CASO 20. (Fig. 79.10) Essa mulher de 57 anos de idade apresenta dor próxima e posterior à prótese maxilar. A dor surgiu há 5 dias e gera dificuldade para ela deglutir. Ela trabalha numa fábrica local no departamento de contas. Ela teve um resfriado semana passada, mas sente-se recuperada. Nenhum outro achado médico significativo foi encontrado na história médica.

1. Descreva os achados médicos.
2. Qual é a significância da localização dessa lesão?
3. Quais são as questões você poderia perguntar em relação às informações fornecidas pela paciente que poderiam dar uma dica diagnóstica do qual é essa condição?
4. Qual a significância da borda hiperemiada da lesão?
5. Qual é o diagnóstico mais provável dessa condição?
6. Qual é a causa dessa condição?
7. Quais outras condições poderiam ser consideradas no diagnóstico diferencial?

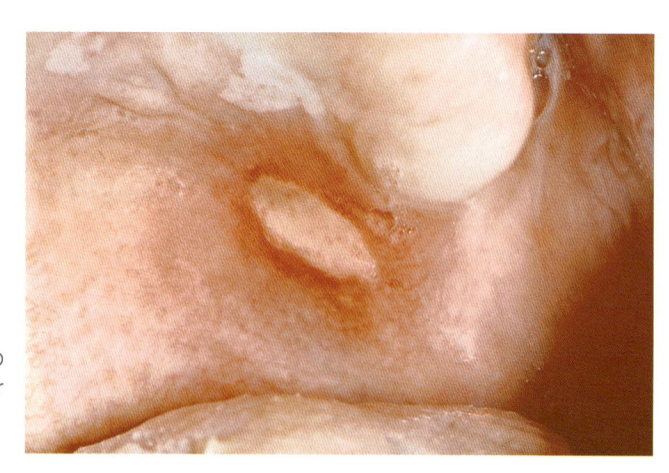

SEÇÃO **11**

Manifestações Orais das Doenças Sexuais e Tratamentos Sistêmicos

Objetivos Dentários:
- Definir as doenças orais que aparecem como consequência de atividades sexuais, infecções sexualmente transmitidas ou tratamento com uso de medicamentos.
- Identificar as causas e características clínicas dessas doenças.
- Utilizar o processo de diagnóstico para diferenciar doenças orais de aparência semelhante, causadas pela atividade sexual, infecções sexualmente transmitidas ou tratamento medicamentoso.
- Recomendar tratamentos adequados para as doenças orais causadas pela atividade sexual, infecções sexualmente transmitidas ou tratamento com uso de medicamentos.

Objetivos da Higiene Dentária:
- Definir as doenças orais que aparecem como consequência de atividades sexuais, infecções sexualmente transmitidas ou tratamento com uso de medicamentos.
- Identificar as características clínicas dessas doenças.
- No quadro clínico, documentar as características da doença oral discutida nesse capítulo, com relação a:
  a. Localização anatômica.
  b. Cor.
  c. Delimitação.
  d. Formação.
  e. Tipo.
- Identificar as condições discutidas nesse capítulo que (1) requerem atenção do dentista e/ou (2) afetam a realização de desbridamento periodontal e de medidas de higiene oral.

Nas legendas das figuras, (*‡) denota o mesmo paciente.

DOENÇAS SEXUALMENTE TRANSMITIDAS E DOENÇAS RELACIONADAS COM O SEXO

Doenças Traumáticas (Figs. 80.1 e 80.2) As lesões no freio lingual e no palato mole são as doenças orais mais comumente associadas à atividade sexual. A ulceração do freio lingual pode ocorrer quando a língua é esfregada na margem incisal dos incisivos mandibulares durante a atividade de sexo oral. A úlcera tem uma camada fibrinosa branca e cinza e uma margem eritematosa. A confirmação do diagnóstico surge com um histórico de cunilíngua, e então, recomenda-se um período de abstinência para a cicatrização. Uma irritação crônica pode causar infecção bacteriana secundária, surgimento de leucoplasia ou fibroma traumático, ou, ainda, pode permitir a entrada do vírus do papiloma humano. A felação pode traumatizar o tecido mole oral e produzir eritema e hemorragia na submucosa do palato mole. Inicialmente, observa-se o surgimento de petéquias vermelhas, que, eventualmente, podem se tornar manchas confluentes (equimose) que se comunicam através da linha palatina mediana. A mancha arroxeada é indolor e não clareia à diascopia. Clinicamente, ela se assemelha à mancha petequial produzida pela mononucleose infecciosa. No entanto, nódulos linfáticos tumefeitos e febre estão caracteristicamente ausentes. As petéquias escurecem e desaparecem em aproximadamente uma semana.

Faringite sexualmente Transmitida (Figs. 80.3 e 80.4) A faringite é um processo inflamatório na parte posterior que frequentemente tem etiologia infecciosa. Organismos venéreos, tais como os vírus herpes simples (HSV) tipo 2, *Neisseria gonorrhoeae* e *Chlamydia trachomatis*, podem causar faringite por transmissão através do contato direto com lesões ou secreções orais ou genitais. Essas infecções ocorrem com maior frequência em pessoas sexualmente ativas, com idade entre 15 e 35 anos. Quando a infecção primária do HSV-2 se manifesta na cavidade oral, ela produz inflamação da faringe e tonsilas, febre e, normalmente, uma inflamação gengival menor do que a causada pela infecção primária do HSV-1. Nos primeiros estágios, verifica-se a presença de pequenas vesículas múltiplas; as vesículas se rompem e formam úlceras que desaparecem entre 10 e 21 dias. Aconselha-se tratamento com o uso de agentes antivirais nos primeiros dias da apresentação clínica do quadro.

A *N. gonorrhoeae* infecciona o epitélio não queratinizado da mucosa, causando faringite eritematosa difusa, pequenas pústulas nas tonsilas ou mancha eritematosa e edematosa, envolvendo a faringe, áreas tonsilares e úvula. O sintoma inicial é a ardência, seguida de um aumento na viscosidade salivar e halitose. Outras manifestações orais incluem ulcerações dolorosas e discretas da mucosa oral; gengiva hiperemiada e sensível com ou sem necrose da papila interdental; ulcerações da língua e glossodinia. Uma única dose de ceftriaxona, cefixima ou espectinomicina é uma maneira eficaz de administrar essa doença. A *C. trachomatis* também pode ocasionar dor de garganta, faringite suave e tonsilite com formação de pústula. O paciente é tratado com azitromicina ou doxiciclina.

Mononucleose Infecciosa (Figs. 80.5 e 80.6) A mononucleose infecciosa é uma infecção viral aguda caracterizada por fadiga, febre, odinofagia, nódulos linfáticos tumefeitos, estomatite e hepatoesplenomegalia ocasional. É mais comumente causada pelo vírus Epstein-Barr e ocorre principalmente em adolescentes e jovens adultos. A doença é pouco contagiosa, e a transmissão ocorre através da troca de saliva contaminada durante beijos profundos ou ao compartilhar um canudinho. As primeiras manifestações da mononucleose infecciosa são as lesões orais. Durante as primeiras semanas da infecção, é comum observar o surgimento de múltiplas petéquias vermelhas localizadas na junção do palato mole com o palato duro. Essas lesões ficam amarronzadas e somem depois de alguns dias. À medida que a doença avança, fadiga, tonsilite exsudativa e linfadenopatia cervical posterior bilateral se tornam aparentes. Alguns pacientes, com menor frequência, desenvolvem *rash* cutâneo, tosse, gengivite ulcerativa necrosante (GUN) e úlceras na faringe. O exame de sangue revela uma linfocitose moderada, linfócitos atípicos, anticorpos heterófilos e níveis de transaminase ligeiramente elevados. O tratamento é o de suporte e sintomático, e inclui repouso na cama, dieta leve, analgésicos e antipiréticos. A recuperação geralmente ocorre dentro de 1 a 2 meses.

Sífilis (Figs. 80.7 e 80.8) A sífilis é uma doença venérea causada pela *Treponema pallidum*, uma espiroqueta anaeróbia. A característica da sífilis oral primária é o cancro venéreo indolor, que apresenta uma reação granulosa à obliteração vascular. O cancro pode afetar qualquer tecido mole oral. Contudo, os lábios são o local mais frequente, seguidos pela língua, palato, gengiva e tonsilas. A sífilis oral é mais comumente observada em homens jovens sexualmente ativos.

O cancro sifilítico aparece inicialmente como uma pequena pápula solitária que se eleva, aumenta de tamanho, desgasta-se e sofre ulceração. A lesão normalmente é saliente, endurecida, tem de 2 a 3 cm de diâmetro e não apresenta uma delimitação inflamatória hiperêmica. A superfície é coberta por uma descarga amarelada, altamente infecciosa. A lesão inicial pode ser um eritema palatal ou uma úlcera avermelhada assintomática, juntamente com nódulos linfáticos cervicais, anteriores, firmes, tumefeitos e indolores. Os cancros normalmente persistem por 2 a 4 semanas e curam-se espontaneamente, fazendo com que os pacientes acreditem, erroneamente, que o tratamento não é necessário. Após um período latente que varia de 4 semanas a 6 meses, o estágio secundário da sífilis aparece. Durante essa fase, o paciente pode queixar-se de cefaleia, lacrimejamento, coriza, odinofagia, dores particulares difusas, nódulos linfáticos aumentados, elevação na temperatura e apresentar perda de peso. Um *rash* cutâneo simétrico maculopapular, indolor, surge nas palmas e plantas. Lesões orais coexistentes com a sífilis secundária aparecem como manchas ovais avermelhadas, faringite ou manchas mucosas isoladas ou múltiplas (úlceras indolores, superficiais e altamente infecciosas, envoltas por uma auréola eritematosa). As delimitações normalmente são irregulares e se assemelham ao rastro de lesmas. A sífilis terciária ocorre em pessoas infectadas muitos anos após a ocorrência da sífilis secundária não tratada. Ela é caracterizada principalmente por uma perfuração palatal e sintomas neurológicos. O tratamento de todas as fases da sífilis deve ser feito com Penicilina G parenteral.

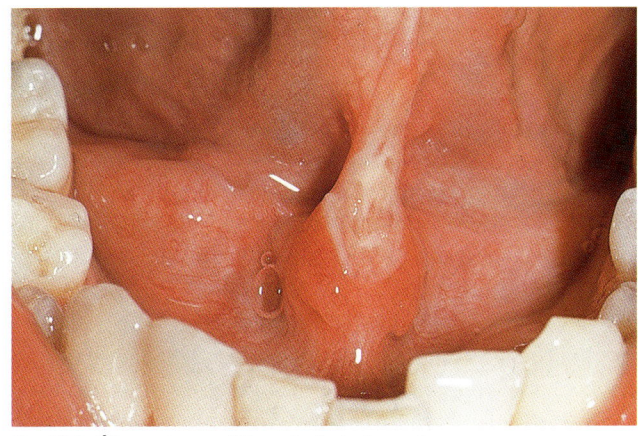

Fig. 80.1. Úlcera traumática: do freio lingual.

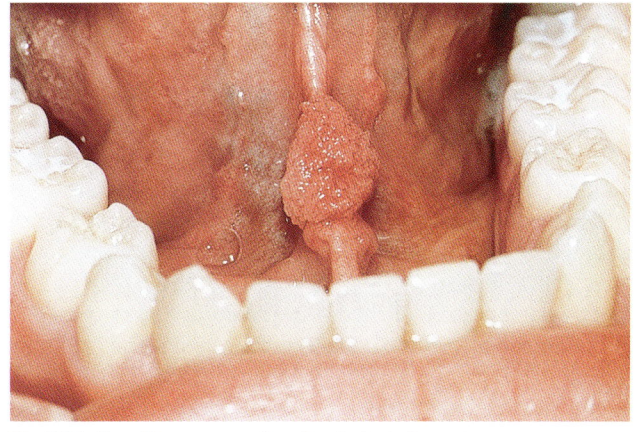

Fig. 80.2. Condiloma acuminado: do freio lingual.

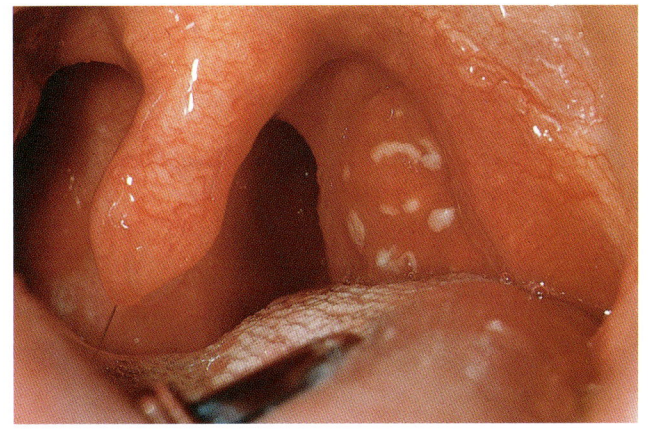

Fig. 80.3. Faringite sexualmente transmitida pelo HSV-2.*

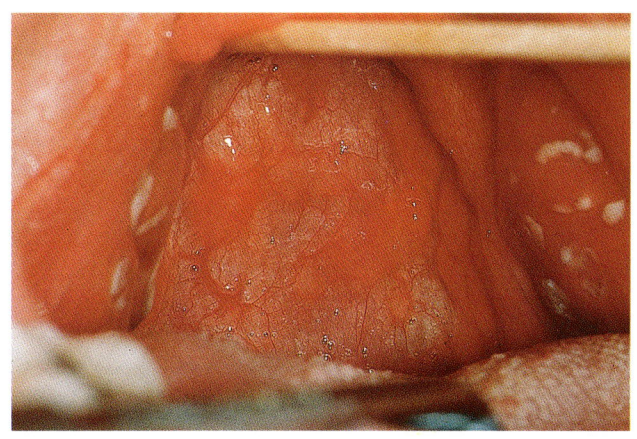

Fig. 80.4. Infecção primária causada pelo HSV-2.*

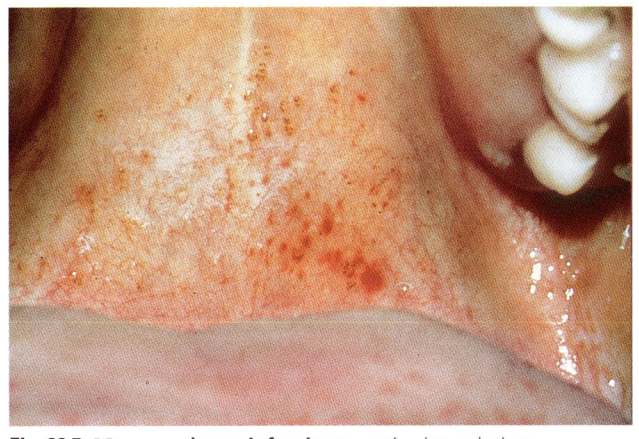

Fig. 80.5. Mononucleose infecciosa: petéquias palatinas.

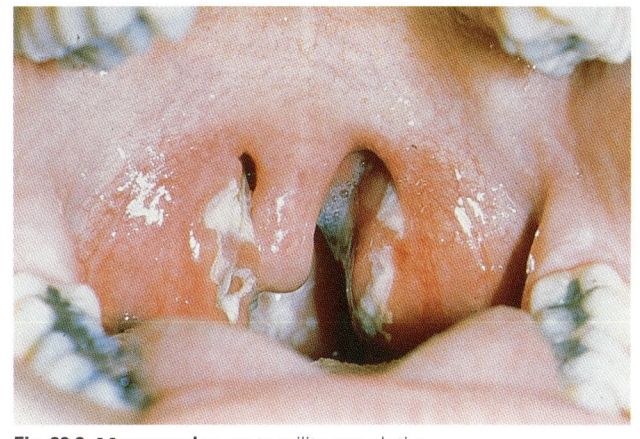

Fig. 80.6. Mononucleose: tonsilite exsudativa.

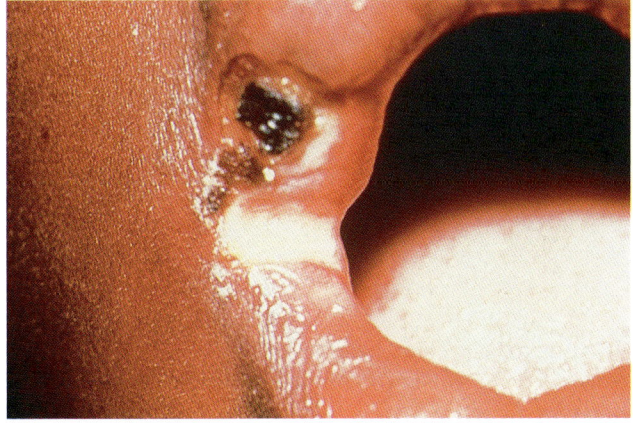

Fig. 80.7. Cancros da sífilis primária: separação da pápula.

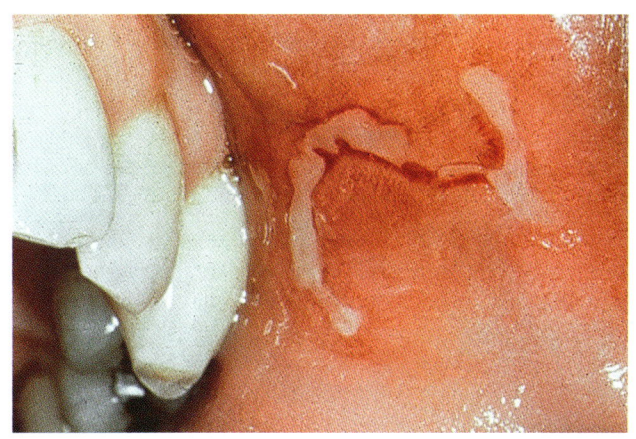

Fig. 80.8. Mancha mucosa na sífilis secundária: rastro de lesma.

INFECÇÃO POR HIV E AIDS

Síndrome da Imunodeficiência Adquirida (AIDS) A AIDS é uma doença transmissível causada pelo vírus da imunodeficiência humana (HIV), que teve seus primeiros relatos pelos Centros de Controle de Doença em 1981. O HIV é um vírus RNA que infecta os linfócitos T CD4+, as células da glia cerebral e os macrófagos. O vírus fica alojado no sangue, lágrimas, saliva, leite materno e em outros fluidos e tecidos corporais das pessoas infectadas. Na maioria dos casos, ele é disseminado através do contato sexual, sangue ou produtos relacionados com o sangue ou por transmissão perinatal. A infecção é resultado da exposição ao vírus através do compartilhamento de agulhas contaminadas durante o uso de drogas, sexo sem proteção, transfusão de sangue infectado ou exposição acidental a materiais já contaminados.

Muitas vezes, sintomas parecidos com o da gripe surgem de 2 a 6 semanas após a infecção; posteriormente, ocorre uma linfadenopatia generalizada e persistente, seguida de uma fase de latência. À princípio, a fase de latência é assintomática. Depois de um tempo, observa-se o desenvolvimento da linfadenopatia, infecções respiratórias, perda de peso, febre, diarreia crônica, fadiga, anergia cutânea, candidíase oral, leucoplasia pilosa, aumento da parótida e infecções recorrentes causadas pelo vírus da herpes. A AIDS é definida como uma imunodeficiência causada por infecção pelo HIV quando a contagem dos linfócitos T CD4+ é < 200 células/mm^3 ou quando uma de 30 infecções oportunistas ou formas específicas de câncer se desenvolve. O tratamento envolve o uso de tratamento antirretroviral, tais como análogos de nucleosídeo, inibidores de protease, inibidores de fusão e inibidores de integrase, combinados para bloquear a replicação e maturidade do vírus. Essas drogas prolongaram a expectativa de vida das pessoas infectadas em mais de 20 anos. As manifestações orais decorrentes da infecção pelo HIV são numerosas e recorrentes. O reconhecimento das características orais garante o encaminhamento do paciente a um médico.

Infecções por Bactérias Orais (Figs. 81.1-81.3) As infecções por bactérias orais em pacientes com AIDS normalmente afetam os tecidos periodontais. Isso inclui duas doenças periodontais necrosantes discutidas a seguir.

Gengivite Ulcerativa Necrosante (Figs. 81.1 e 81.2) A GUN é comum em pacientes infectados pelo HIV. Ela é caracterizada pelo surgimento de uma gengiva hiperemiada, hemorrágica, edemaciada e dolorosa e de halitose. As papilas interdentais estão rombas e salientes, ulceradas e cobertas por um tecido necrosado acinzentado, sem perda óssea. Organismos fusiformes e espiroquéticos e imunossupressão são fatores contribuintes. A gengiva afetada responde rapidamente ao desbridamento. O metronidazol é utilizado quando verifica-se a presença de sintomas constitucionais (febre, mal-estar e linfadenopatia).

Periodontite Ulcerativa Necrosante (PUN) (Fig. 81.3) Periodontite Ulcerativa Necrosante é o nome dado à perda destrutiva e progressiva da inserção periodontal e óssea. A princípio, manifesta-se nos tecidos periodontais anteriores, depois, é irradiada para as áreas posteriores e tem uma propensão distinta aos dentes incisivos e molares. Essa infecção bacteriana (causada por elementos patogênicos típicos e atípicos) está associada a uma imunossupressão evidente. Ela é caracterizada pela dor e por um sangramento espontâneo na gengiva, edema na gengiva, ulceração e necrose, rápida recessão da gengiva (geralmente interdental), perda óssea extremamente rápida e irregular, retardo na cicatrização de lesões e disseminação para a mucosa adjacente. São necessárias medidas periodontais agressivas e antibióticos para um controle eficaz.

Pacientes infectados pelo HIV também têm tendência às infecções causadas por flora bacteriana incomum nas cavidades orais. As bactérias mais comumente isoladas são da flora respiratória coliforme, *Klebsiella* e *Escherichia coli*. As infecções causadas por esses organismos normalmente produzem eritematose difusa e alterações ulceradas na língua.

Infecções Fúngicas Orais (Figs. 81.4-81.8) A candidíase é uma infecção fúngica da pele ou membrana mucosa causada por um supercrescimento da *C. albicans*. A candidíase é a infecção da mucosa oral mais comum nos pacientes com AIDS e, geralmente, é a primeira manifestação oral da doença. As infecções por *Candida* são crônicas e podem apresentar-se como lesões avermelhadas, brancas, achatadas, salientes ou nodulares. Qualquer superfície da mucosa oral pode ser infectada, mas o palato, língua e mucosa bucal são os locais mais frequentes. Os diferentes tipos de candidíase serão discutidos a seguir e nas Figuras 65.1-65.8.

Eritema Gengival Linear (Fig. 81.4) É uma infecção por *Candida* em pessoas imunossuprimidas, caracterizada por uma distinta faixa linear vermelha na gengiva marginal. Pode se apresentar em manchas, ligadas ou não à gengiva, de pequenos pontos vermelhos ou vermelho-escuro. Tipicamente, a faixa linear vermelha aparece na ausência de fatores locais aparentes, tal como a placa. A mandíbula e a maxila são afetadas de maneira semelhante. Sangramento espontâneo na gengiva e falta de resposta ao tratamento convencional são comuns, a menos que agentes antifúngicos sejam usados em combinação com a remoção da placa.

Candidíase Pseudomembranosa (Figs. 81.5-81.8) A candidíase pseudomembranosa é caracterizada por placas brancas de aparência "cremosa" que, ao serem raspadas, apresentam uma superfície mucosa vermelha, rude ou hemorrágica. Quando hidróxido de potássio é aplicado nos organismos ou quando a cultura deles é feita, eles revelam formas hifais típicas da *Candida albicans*.

A forma **eritematosa** (**atrófica**) da candidíase aparece clinicamente como uma área vermelha difusa, geralmente localizada no dorso da língua. Nessa localização, ela está associada à perda de papilas filiformes e é chamada de **glossite romboide mediana** (Fig. 81.7). Uma lesão de contato eritematosa difusa, de tamanho e formato correspondente à lesão da língua, pode ser vista no palato (Fig. 81.8). Embora geralmente não apresente sintomas, os pacientes podem relatar mal-estar, ardência ou disgeusia. A **candidíase hiperplástica crônica**, um estágio mais avançado da infecção por *Candida*, aparece como placas queratóticas brancas, difusas e indolores, na mucosa bucal (Fig. 65.4). As placas não podem ser raspadas. Os pacientes com AIDS necessitam de tratamento sistêmico com remédios antifúngicos. Frequentemente, a doença é crônica e recorrente, e pode evoluir para candidíase do esôfago.

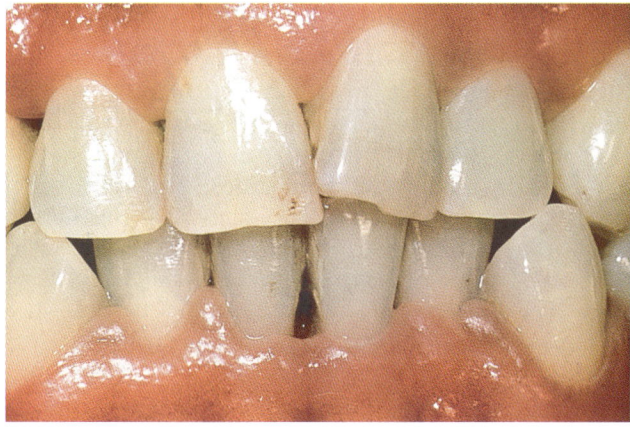

Fig. 81.1. **Gengivite ulcerativa necrosante (GUN) associada ao HIV.**

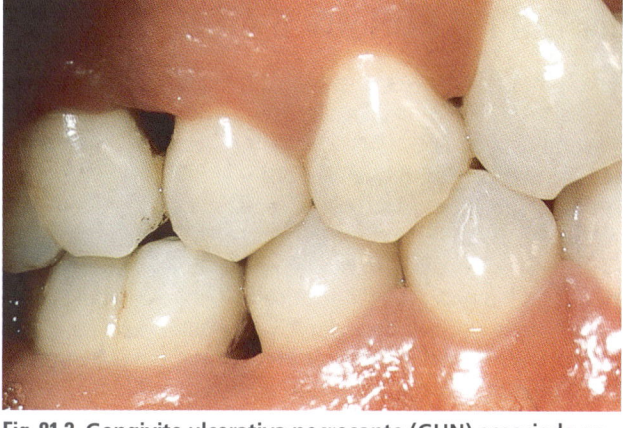

Fig. 81.2. **Gengivite ulcerativa necrosante (GUN) associada ao HIV.**

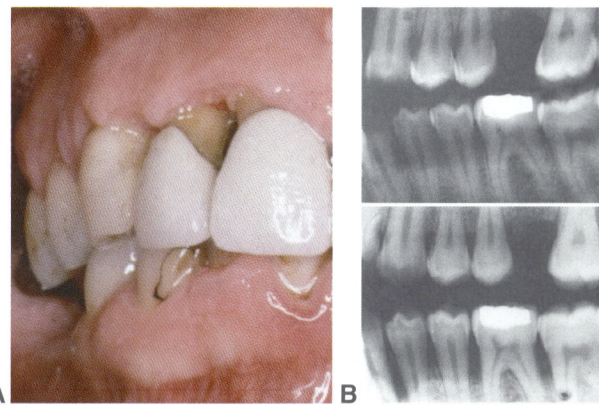

Fig. 81.3. **PUN:** perda óssea (**A**) anterior e (**B**) posterior, em 6 meses.

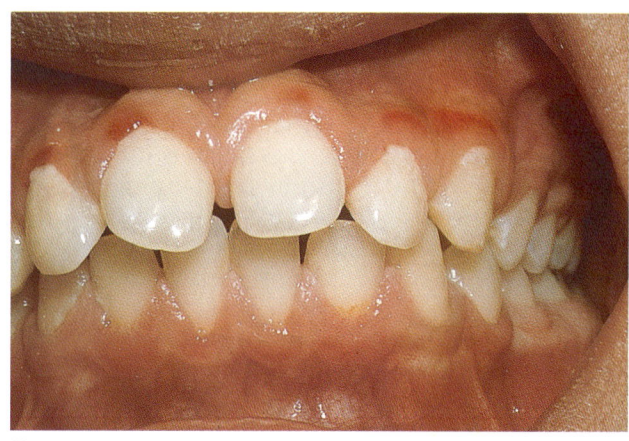

Fig. 81.4. **Eritema gengival linear:** na gengiva marginal e anexada.

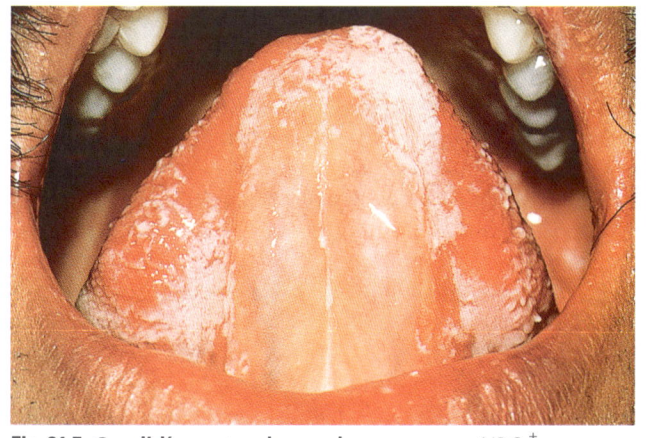

Fig. 81.5. **Candidíase pseudomembranosa:** com AIDS.‡

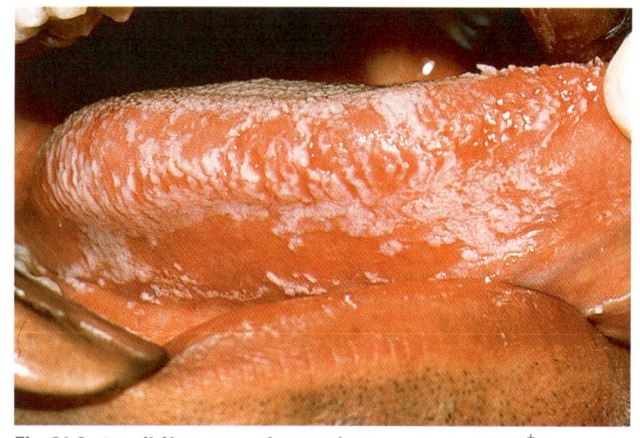

Fig. 81.6. **Candidíase pseudomembranosa:** com AIDS.‡

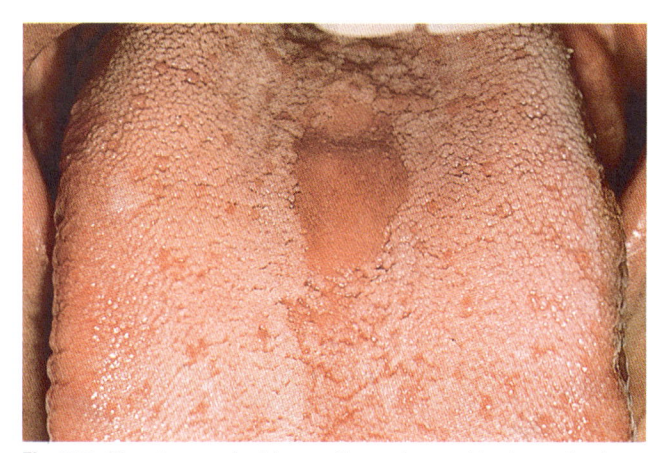

Fig. 81.7. **Glossite romboide mediana:** desprovida de papilas.*

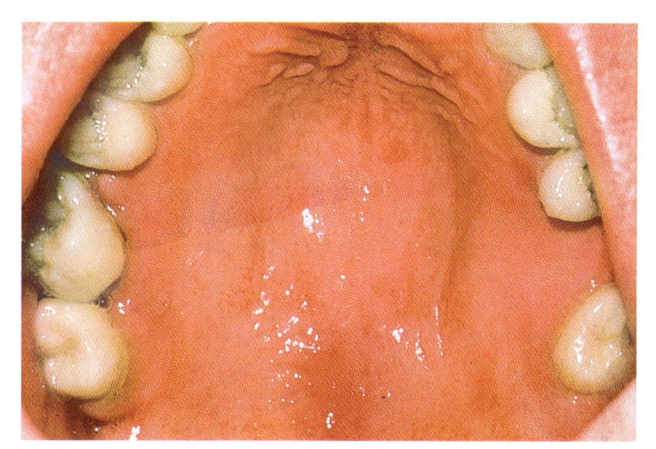

Fig. 81.8. **Candidíase atrófica:** lesão palatal em contato com a glossite romboide mediana.*

INFECÇÃO POR HIV E AIDS

Infecção Viral Oral O herpesvírus humano (HHVs), incluindo HSV-1 e HSV-2, varicela-zóster, citomegalovírus, vírus Epstein-Barr, HHV-6, HHV-7 e HHV-8, está predominantemente presente nas doenças orais agudas e crônicas na AIDS. As infecções pelo HSV (Figs. 82.1 e 82.2) geralmente aparecem no epitélio queratinizado na boca ou nos lábios. A infecção recorrente forma pequenas bolhas que se rompem rapidamente, deixando úlceras amarelas superficiais envoltas por um halo hiperêmico. É comum verificar a coexistência de bolhas adjacentes para formar uma úlcera maior. Diferente dos pacientes que apresentam função imune normal, os pacientes com AIDS podem ter infecções por herpes na superfície mucosa típica de aftas, tais como as mucosas bucal e lingual. Infecções recorrentes são mais frequentes, mais persistentes e mais graves (maiores) em pacientes imunossuprimidos.

Vírus Varicela-Zóster (VVZ; Fig. 82.3) O vírus varicela-zóster é um vírus da herpes que causa a catapora e – em adultos imunossuprimidos – pode ser reativado e causar a herpes-zóster (cobreiro). O VVZ é reativado com maior frequência em pacientes HIV positivos do que na população normal. A aparência clínica é semelhante em ambos os grupos, mas o prognóstico é pior para pacientes imunossuprimidos. O VVZ produz várias bolhas que normalmente ficam localizadas no tronco ou no rosto, e geralmente são autolimitadas e unilaterais. As bolhas são encontradas ao longo da ramificação do nervo trigeminal, dentro ou fora da boca. Rompimento das bolhas, coalescência, formação de úlceras e pústulas e a formação de crostas são características dessa condição. O sintoma inicial é uma dor profunda com sensação de queimadura e pode persistir após a cicatrização da lesão (nevralgia pós-herpética). Agentes antivirais são utilizados para acelerar a cicatrização e aliviar os sintomas.

Citomegalovírus (CMV; Fig. 82.4) A infecção por CMV ocorre em quase 100% dos homens HIV positivos que têm relações sexuais com homens e em aproximadamente 10% das crianças com AIDS. O vírus tem preferência pelo tecido secretor (glândulas salivares) e predomina na saliva de pessoas soropositivas. Alterações inflamatórias associadas ao CMV nas pessoas com AIDS incluem edema da glândula parótida, unilateral e bilateral, e xerostomia. As ulcerações orais induzidas pelo CMV não são específicas, frequentemente se assemelham à afta, e podem ocorrer em qualquer superfície mucosa. Elas são mais frequentes quando a contagem do CD4 é <100 células/mm^3.

Vírus Epstein-Barr (EBV) e Leucoplasia Pilosa (Figs. 82.5, 45.7 e 45.8) A leucoplasia pilosa é uma lesão saliente e corrugada na margem lateral da língua que está associada ao EBV e à imunossupressão. As lesões prematuras aparecem como placas discretas, brancas, em posição vertical, nas margens laterais, dos dois lados, da língua. As lesões maduras podem cobrir toda a margem lateral e a superfície dorsal da língua, e ainda se estender pela mucosa bucal e palato. As lesões são assintomáticas, não podem ser retiradas e podem causar problemas de estética para o paciente. As características histológicas são projeções hiperqueratóticas semelhante a pelos, coilocitose (células epiteliais edemaciadas), inflamação mínima e, frequentemente, coinfecção por *Candida*. Uma análise em microscópico mostra as partículas do EBV. O tratamento é feito com agentes antivirais.

Vírus do Papiloma Humano (HPV) As manifestações orais do HPV normalmente ocorrem em pessoas infectadas com HIV, mesmo apesar da ART. Até os dias de hoje, mais de 100 sorotipos de HPV já foram identificados. Uma grande variedade de lesões benignas mucocutâneas é induzida pelo vírus, incluindo o papiloma escamoso, verruga vulgar, hiperplasia epitelial focal (doença de Heck) e condiloma acuminado. Essas entidades serão discutidas a seguir e na seção 10.

Condiloma Acuminado (Fig. 82.6) O condiloma acuminado, ou verruga venérea, é um tumor benigno, induzido pelo HPV e de crescimento lento. Surge como uma pápula rosa ou acinzentada, pequena e mole, cuja superfície se assemelha à de uma couve-flor. As lesões geralmente são múltiplas, recorrentes e coalescentes para formar tumores grandes e sésseis. Eles podem ser encontrados em qualquer superfície mucosa, especialmente na parte ventral da língua, gengiva, mucosa labial e palato. A transmissão ocorre por (1) contato direto que resulta em disseminação contagiosa a partir da região anal ou dos órgãos genitais ou (2) por autoinoculação. O tratamento consiste em uma excisão local ou tratamento antiviral juntamente com erradicação simultânea de todas as lesões dos parceiros afetados.

Malignidades Orais (Figs. 82.7 e 82.8) O sarcoma de Kaposi (Fig. 82.7) é um tumor de proliferação vascular (endotelial) que afeta a pele e a mucosa. O agente causador é o HHV-8, vírus da herpes capaz de promover a angiogênese. Três tipos são conhecidos: indolente (clássico), endêmico (africano) e associado à imunossupressão. Esse tumor é a forma mais conhecida de câncer associada à infecção pelo HIV, afetando pelo menos 20% de todos os pacientes com AIDS.

O sarcoma de Kaposi é caracterizado por três estágios clínicos. Inicialmente, ele surge como uma mácula ou mancha vermelha assintomática. O tumor, então, cresce e se transforma em uma placa arroxeada. As lesões mais avançadas aparecem como nódulos lobulados e de coloração violeta, que ulceram e causam dor. As lesões orais estão limitadas à forma associada à imunossupressão. A localização mais comum é no palato duro, seguido da gengiva e da mucosa bucal. As lesões normalmente são múltiplas, desconfortáveis e de aparência estética nada agradável. Lesões de aparência semelhante, tais como eritroplasia, púrpura, hemangioma, granuloma piogênico e angiomatose bacilar, devem ser afastadas por uma biópsia. Tratamento com radiação localizada e injeção com medicamentos quimioterápicos (vimblastina) ou agentes esclerosantes tem sido muito benéfico.

Linfoma Não Hodgkin (NHL, Fig. 82.8) e Carcinoma de Células Escamosas O NHL e o carcinoma de células escamosas estão associados à infecção pelo HIV, provavelmente como resultado de uma vigília de imunidade anormal e perda de controle da apoptose. O NHL está ligado a infecções EBV e geralmente aparece como uma massa nodular roxa, de proliferação rápida, do complexo palatorretromolar. O carcinoma de células escamosas normalmente se apresenta como uma lesão branco-avermelhada ou ulcerada na margem posterior-lateral da língua, do assoalho da boca (Fig. 79.4), ou, em casos mais raros, da gengiva. Esses neoplasmas ocorrem em idade mais jovem quando associado à infecção pelo HIV e quando os cofatores usuais – abuso do álcool, idade avançada e higiene oral muito pobre – estão ausentes. O tratamento envolve quimioterapia e radiação.

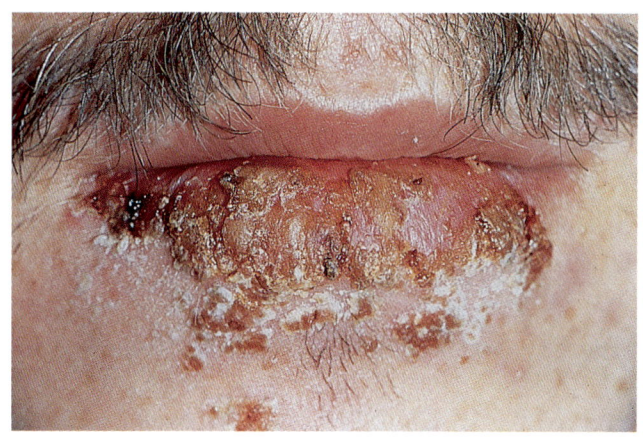

Fig. 82.1. Herpes labial recorrente: com AIDS.

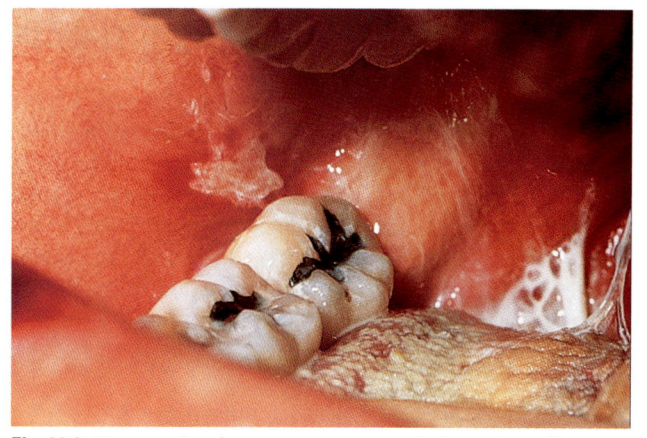

Fig. 82.2. Herpes simples recorrente associada ao HIV: úlcera.

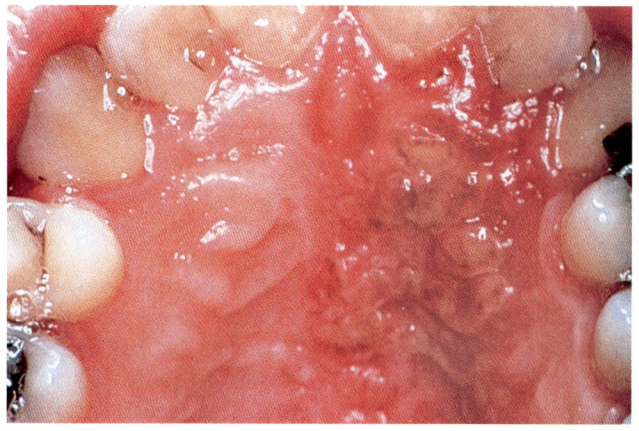

Fig. 82.3. Herpes-zóster associada ao HIV: até a linha mediana.

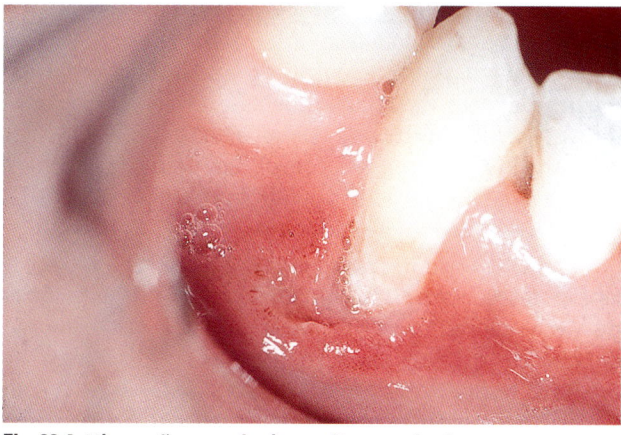

Fig. 82.4. Ulceração gengival por citomegalovírus.

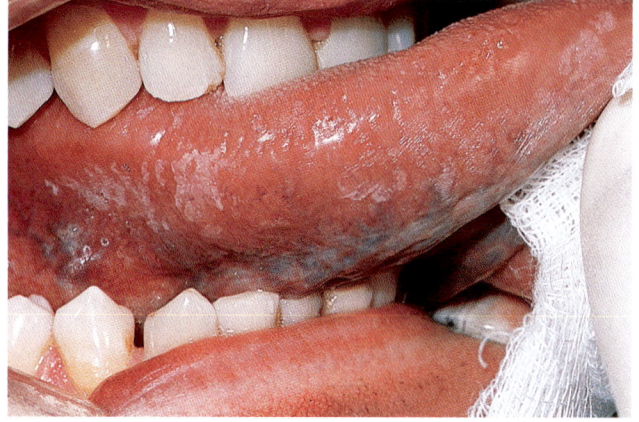

Fig. 82.5. Leucoplasia pilosa: lateral da língua.

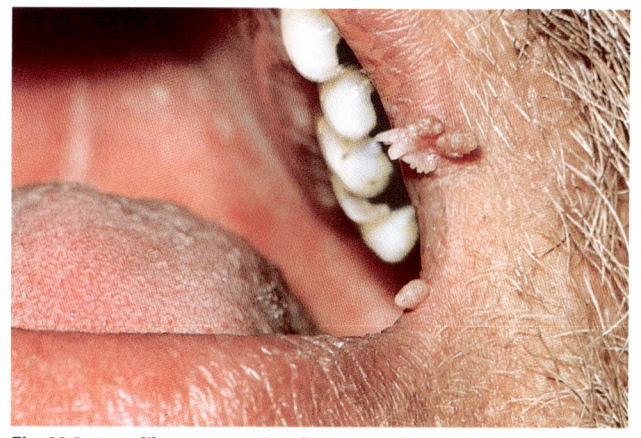

Fig. 82.6. Condiloma acuminado associado ao HIV.

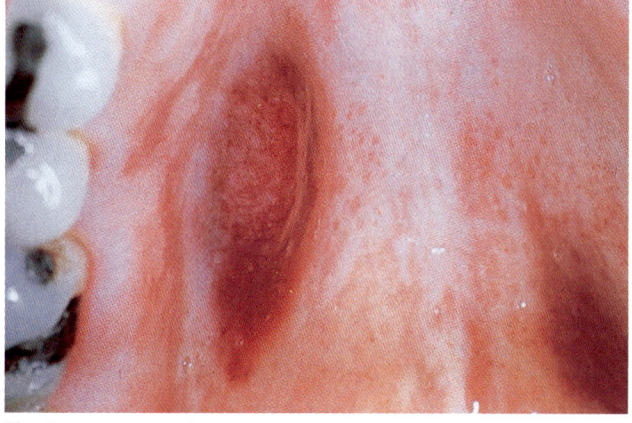

Fig. 82.7. Sarcoma de Kaposi associado ao HIV: máculas roxas.

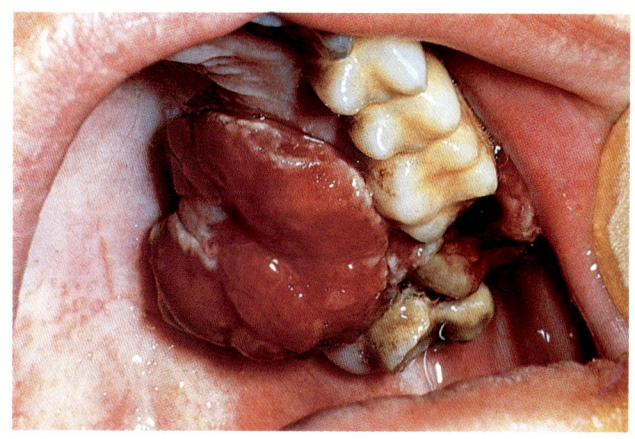

Fig. 82.8. Linfoma não hodgkin associado ao HIV.

EFEITOS ORAIS DE DROGAS E TERAPIAS

Boca de Meth (Figs. 83.1 e 83.2) A metanfetamina é uma substância altamente aditiva que afeta o sistema nervoso central, causando euforia e excitação. É um narcótico com alto potencial de adição. As formas mais comuns da droga nas ruas são pó e cristais. Os cristais (também conhecidos como "*ice*", "*crystal*" e "*grass*") têm um grau de pureza maior e um maior potencial para abuso. Os cristais normalmente são fumados, produzindo uma sensação intensa e imediata. A droga também pode ser consumida oralmente, inalada ou injetada. Os efeitos são rápidos e geralmente duram de 4 a 12 horas. Cerca de 3% dos jovens adultos (com idades entre 18-26) já relataram ter usado a metanfetamina cristal. Os usuários nessa faixa etária são desproporcionalmente brancos ou índios, e do sexo masculino. O consumo da metanfetamina está associado a comportamentos antissociais e de risco, incluindo o uso de outras drogas ilícitas, comportamento criminal e várias consequências adversas para a saúde, tais como distúrbios de humor, insônia, problemas cardiovasculares (hipertensão), convulsões, perda de peso, sintomas psicóticos que podem persistir por um longo período e risco para a doença de Parkinson.

O uso crônico de metanfetamina pode ter efeitos devastadores na boca. Está associado a cáries rampantes (**boca de Meth**), causada pela habilidade da droga em diminuir o fluxo salivar ou criar a sensação de boca seca e um desejo de consumir refrigerantes gasosos supercalóricos. A exposição crônica dos dentes às bebidas gasosas produz um padrão de cáries distintas frequentemente vistas na superfície bucal ou gengival do dente, especialmente nos dentes anteriores. Os aspectos mais importantes são inúmeras cáries e cáries aceleradas em jovens e jovens adultos, o padrão distinto da cárie e indivíduos malnutridos. Os clínicos devem aconselhar seus pacientes a procurar auxílio profissional para reabilitação e também estar cientes de que esses pacientes (típico dos usuários de drogas) podem ter uma tolerância maior a anestésicos locais e gerais.

Doença do Enxerto *versus* Hospedeiro (Figs. 83.3 e 83.4) A **doença enxerto *versus* hospedeiro (DECH)** é uma complicação séria e frequente do transplante da medula óssea alogênica. O transplante alógeno envolve a transferência de tecido (neste caso, células-tronco hematopoiéticas) entre indivíduos da mesma espécie. Os doadores são compatíveis, no maior grau possível com o paciente, quanto ao antígeno dos leucócitos humanos (HLA). A doença se desenvolve nos dois primeiros anos após o transplante, como resultado das células T citotóxicas que atingem o enxerto, bem como a pele, fígado, glândulas lacrimais e salivares e a mucosa oral.

A DECH oral é comum e, em alguns casos, pode ser a única área afetada. As apresentações são variadas e divididas em aguda (que se desenvolvem nos 100 primeiros dias) e crônica (após 100 dias). A DECH oral aguda aparece como um eritema da mucosa; atrofia; erosões ou necrose grave da língua, mucosa bucal ou lábios. A DECH oral crônica normalmente resulta em uma rede entrelaçada e linhas brancas ou placas que se assemelham ao líquen plano. Uma sensação de ardência pode acompanhar a doença. As glândulas salivares afetadas apresentam funções reduzidas, causando boca seca, podendo resultar em pequenas mucoceles superficiais dentro dos lábios ou no palato. São realizadas tentativas de prevenir a doença com a compatibilidade adequada de antígenos dos leucócitos humanos (HLA) e o uso de drogas imunossupressoras. O tratamento da doença existente necessita de terapias que reduzem a dor e o processo inflamatório, bem como umidificar a boca e aumentar o fluxo salivar.

Osteonecrose Bisfosfonada (Figs. 83.5-83.7) A **osteonecrose bisfosfonada** é uma doença de osso exposto e necrosado (morto) em pacientes que consomem, ou já consumiram, drogas bisfosfonadas, na ausência de outras causas. Os bisfosfonados inibem a função dos osteoclastos; assim, eles inibem a reabsorção do osso. Eles são usados para estabilizar a osteoporose. Também são usados no gerenciamento da osteopenia, osteogênese imperfeita, doença de Paget e cânceres envolvendo os ossos. Essas drogas são administradas oralmente (alendronato, ibandronato, risedronato) ou intravenosamente (pamidronato, zoledronato). As drogas intravenosas (IV) ajudam a diminuir a destruição de múltiplos mielomas e metástases ósseas dos cânceres de mama e de próstata. As formas intravenosas são mais potentes e associadas a maiores riscos de osteonecrose do que as formas administradas oralmente. Embora a causa exata da osteonecrose bisfosfonada não seja bem definida, a causa mais comum é o trauma oral (extração de dente, colocação de implante, cirurgia óssea). Aumento no tempo de uso da droga, tabagismo, consumo de álcool, terapias com corticosteroide, diabetes e péssima higiene oral podem aumentar o risco de desenvolvimento da doença.

As lesões na mandíbula associadas aos bisfosfonados começam com uma lentidão na cicatrização após a extração ou trauma. Clinicamente, pode-se observar uma úlcera oral que contém área de exposição embaixo do osso morto. Os estágios iniciais da doença causam pouco (ou nenhum) desconforto; no entanto, o avanço leva à dor na maioria dos casos. As lesões são caracterizadas por sua natureza persistente e baixa resposta aos tratamentos. O gerenciamento envolve a implementação de (1) medidas preventivas (realizar extrações e procedimentos invasivos) antes de iniciar o tratamento com medicamentos, (2) boas medidas de higiene oral e a realização de procedimentos endodônticos para substituir as extrações durante o tratamento com medicamentos e (3) enxágues orais antimicrobianos, medicamentos para dor e drogas que controlam a infecção e necrose do osso nos casos estabelecidos.

Hiperpigmentação Induzida por Drogas (Fig. 83.8) Muitas drogas e várias condições podem causar a hiperpigmentação da mucosa (veja **Lesões Pigmentadas**, **Figs. 66.1-68.8**, para maiores informações). Neste exemplo, a pigmentação oral está associada à administração de doxorrubicina (Adriamicina). Essa droga quimioterápica é usada no tratamento de vários tipos de câncer. A hiperpigmentação da pele e da mucosa também é relatada em pacientes infectados pelo HIV. Essas alterações são causadas por aumento na pigmentação de melanina associado aos medicamentos utilizados, tais como clofazimina, cetoconazol, pirimetamina e zidovudina (AZT). O uso crônico de minociclina, estrogênio e antimaláricos também podem causar mucosa pigmentada.

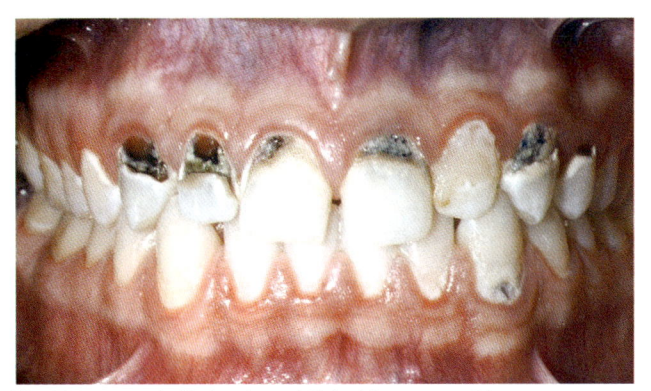

Fig. 83.1. Boca de "cristal meth": incisivos com cárie rampante.

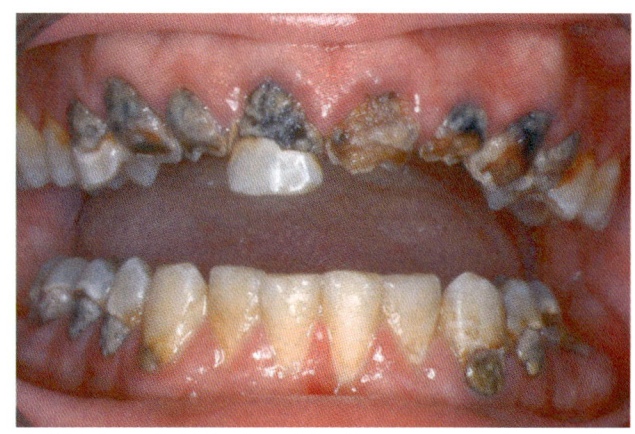

Fig. 83.2. Boca de "cristal meth": cárie rampante mais avançada.

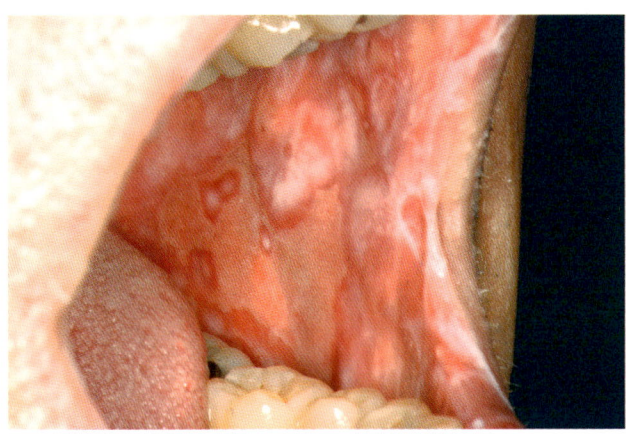

Fig. 83.3. Doença do enxerto *versus* hospedeiro: mucosa liquenoide.

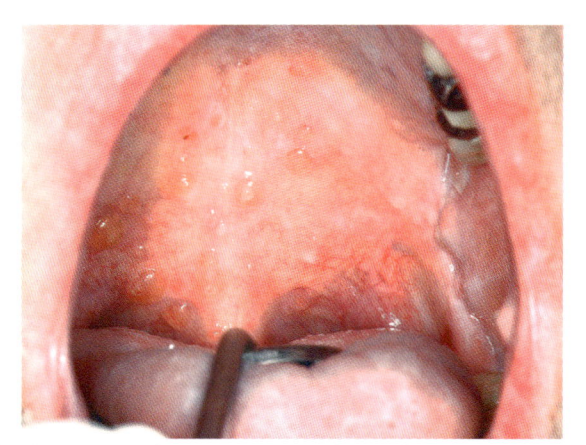

Fig. 83.4. Doença do enxerto *versus* hospedeiro: mucoceles no palato.

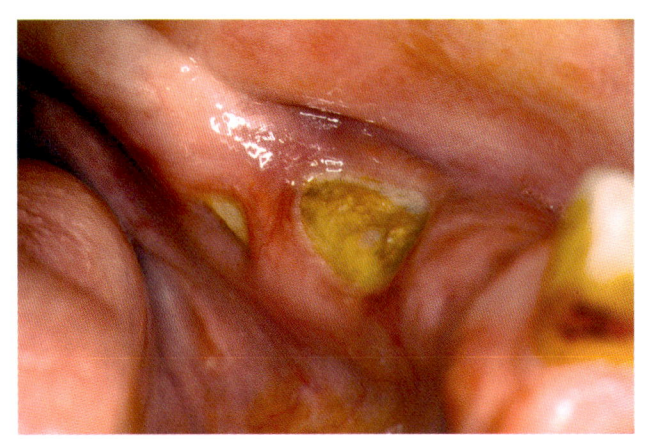

Fig. 83.5. Osteonecrose bisfosfonada: osso exposto.

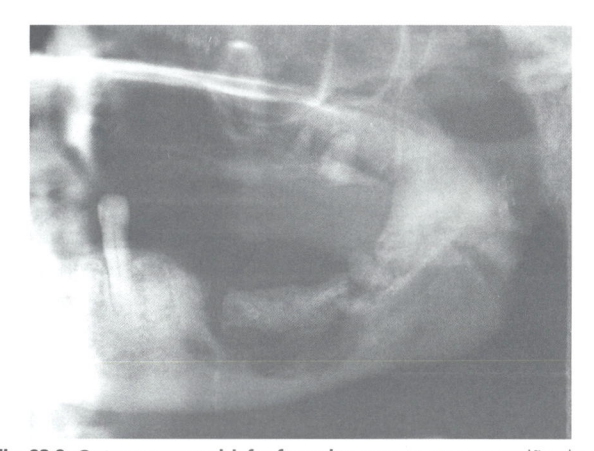

Fig. 83.6. Osteonecrose bisfosfonada: osso morto na região do molar.

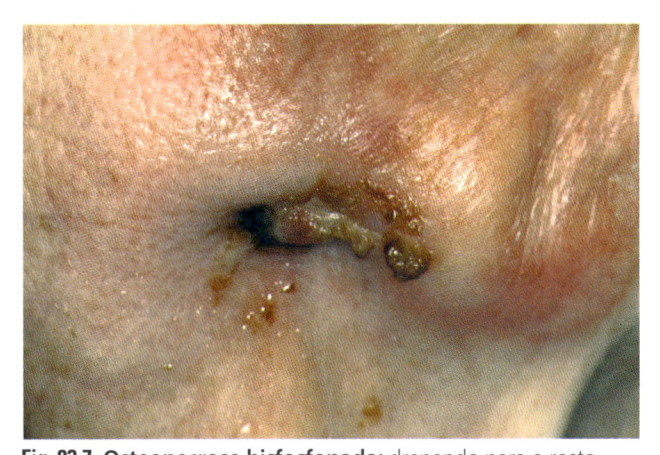

Fig. 83.7. Osteonecrose bisfosfonada: drenando para o rosto.

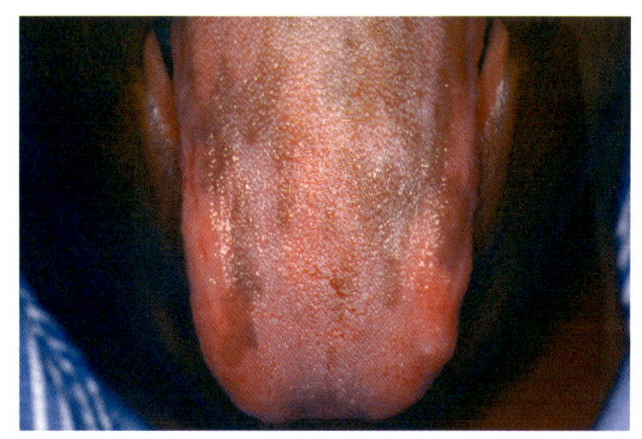

Fig. 83.8. Hiperpigmentação induzida por droga: Adriamicina.

Estudos de Caso

CASO 21. (Fig. 83.9) Essa mulher de 27 anos chega à sua clínica como uma nova paciente. Ela não relata o histórico, mas tem coroas anteriores e não apresenta cáries visíveis. Ela alega que a gengiva começou a doer recentemente, perto de vários dentes na parte da frente, e agora ela consegue ver um espaço entre alguns dentes. Ela reclama de dor. Ela fuma meio maço de cigarro por dia e diz que já participou de um programa de reabilitação para usuários de droga. Ela é divorciada e tem um filho de 3 anos.

1. Descreva o estado clínico periodontal.
2. Quais descobertas clínicas podem sugerir doença periodontal?
3. Qual termo descreve melhor a lesão?
   A. Estomatite necrosante.
   B. Gengivite ulcerativa necrosante.
   C. Periodontite ulcerativa necrosante.
   D. Periodontite progredindo rapidamente.
4. Quais fatores (ou condição) estão associados às descobertas orais?
5. Você espera que essa situação seja resolvida se fizer limpeza nos dentes dela?
6. Se você encaminhar essa paciente para um médico, quais testes eles podem solicitar e quais medicamentos eles podem prescrever?

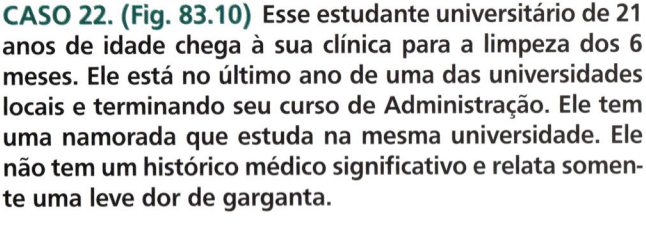

CASO 22. (Fig. 83.10) Esse estudante universitário de 21 anos de idade chega à sua clínica para a limpeza dos 6 meses. Ele está no último ano de uma das universidades locais e terminando seu curso de Administração. Ele tem uma namorada que estuda na mesma universidade. Ele não tem um histórico médico significativo e relata somente uma leve dor de garganta.

1. Descreva o quadro oral.
2. Como o histórico médico do paciente pode ser relevante à sua condição clínica?
3. Quais perguntas você poderia fazer com relação à informação fornecida, que podem ajudar a diagnosticar a condição dele?
4. A presença desse quadro oral pode sugerir todas as opções a seguir, *exceto*:
   A. Tosse.
   B. Felácio.
   C. Distúrbio de sangramento.
   D. Infecção viral.
   E. Síndrome de Sturge-Weber.
5. Qual é o diagnóstico mais provável dessa doença?
6. Qual é a causa dessa doença?
7. Por que o conhecimento sobre esse sintoma é importante?
8. Quais complicações podem ocorrer com essa doença?

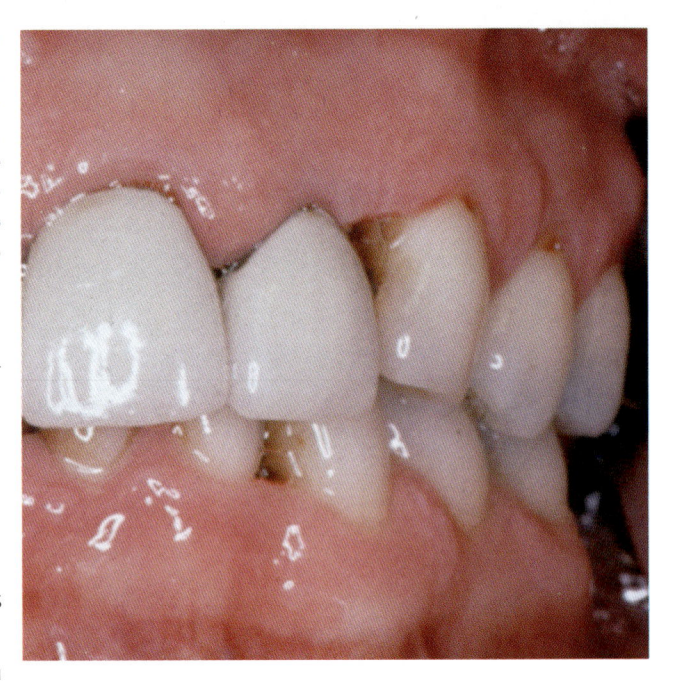

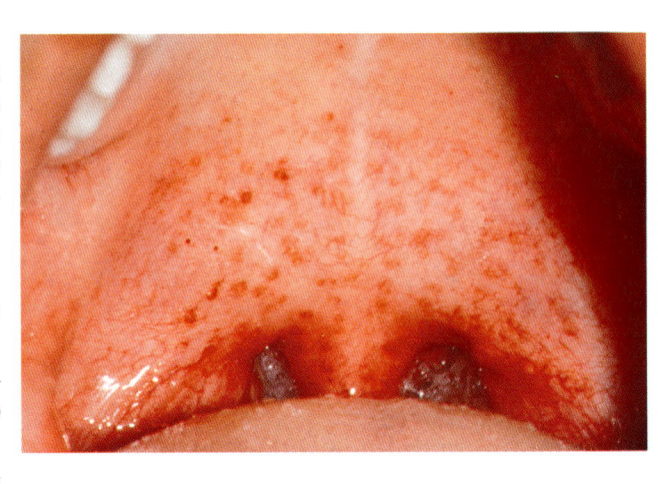

SEÇÃO 12

Aplicações Clínicas e Recursos

ABREVIATURAS

Abreviação	Português	Derivado do Latim
ad lib	à vontade	ad libitum
a.c.	antes das refeições	ante cibum
p.c.	após as refeições	post cibum
aq.	água	aqua
d.	diariamente	dies
b.i.d.	duas vezes ao dia	bis in die
t.i.d.	três vezes ao dia	ter in die
q.i.d.	quatro vezes ao dia	quater in die
h.	hora	hora
h.s.	na hora de dormir	hora somni
q.h.	a cada hora	quaque hora
q.3h.	a cada três horas	quaque tertia hora
q.4h.	a cada quatro horas	quaque quarta hora
q.6h.	a cada seis horas	quaque sexta hora
n.r.	não repetir	non repetatur
p.r.n.	conforme necessário	pro re nata
stat.	imediatamente	statim
Sig.	bula	signetur
c.	com	cum
gtt.	gotas	guttae
tab	comprimido	tabella
caps.	cápsula	capsula
q.d.	todos os dias	quaque die
p.o.	oralmente	per os

PRESCRIÇÕES E PROTOCOLOS TERAPÊUTICOS

Analgésicos

Nome Genérico e Concentração	Sig:
Para Alívio da Dor Aguda Leve à Moderada	
Acetaminofeno 325 mg. Obs., mais conhecido no Brasil como paracetamol	Tomar 2 comprimidos q.4h. p.r.n. para dor; não exceder 12 comprimidos em 24 horas.
Aspirina 325 mg	Tomar 2 comprimidos q.4h. p.r.n. para dor.
Ibuprofeno (Motrin) 400 mg	Tomar 2 comprimidos q.4h. p.r.n. para dor.
Napsilato de propoxifeno 50 mg e acetaminofeno 325 mg	Tomar 2 comprimidos q.4h. p.r.n. para dor.
Naproxeno sódico 220 mg	Tomar 2 comprimidos b.i.d p.r.n. para dor.
Naprosyn 375 mg	
Celecoxibe 200 mg	Tomar 1 comprimido q.d. para dor.
	Obs.: não prescreva para alérgicos a medicamentos com sulfa.
Diflunisal 500 mg	Tomar 1 comprimido b.i.d. para dor.
Para Alívio da Dor Aguda Moderada	
Acetaminofeno 300 mg, com codeína 30 mg	Tomar 1-2 comprimidos q.4h. p.r.n. para dor.
Aspirina 325 mg, com codeína 30 mg	Tomar 1-2 comprimidos q.4h. p.r.n. para dor.
Aspirina 325 mg, butalbital 50 mg, cafeína 40 mg	Tomar 1-2 comprimidos q.4h. p.r.n. para dor.
Aspirina 325 mg, butalbital 50 mg, cafeína 40 mg, codeína 30 mg	Tomar 1-2 comprimidos q.4h. p.r.n. para dor.
Acetaminofeno 650 mg, com codeína 30 mg	Tomar 1-2 comprimidos q.4h. p.r.n. para dor.
Bitartarato de hidrocodona 5 mg, com acetaminofeno 500 mg	Tomar 1 comprimido q.4-6h. p.r.n. para dor.
Bitartarato de diidrocodeína 16 mg, aspirina 356,4 mg, cafeína 30 mg	Tomar 1-2 comprimidos q.4h. p.r.n. para dor.
Hidrocodona 7,5 mg, ibuprofeno 200 mg	Tomar 1-2 comprimidos q.4-6h. p.r.n. para dor.
Acetaminofeno 325 mg, tramadol 37,5 mg	Tomar 2 comprimidos q.4-6h. p.r.n. para dor. (não exceder 8 comprimidos em 24 horas)
Para Alívio da Dor Aguda Moderada à Grave	
Bitartarato de hidrocodona 7,5 mg com acetaminofeno 500 mg	Tomar 1 comprimido q.6h. p.r.n. para dor.
Bitartarato de hidrocodona 7,5 mg, com acetaminofeno 650 mg	Tomar 1 comprimido q.6h. p.r.n. para dor.
Bitartarato de hidrocodona 10 mg, com acetaminofeno 650 mg	Tomar 1 comprimido q.6h. p.r.n. para dor.
Cloridato de oxicodona 5 mg, com acetaminofeno 325 mg	Tomar 1 comprimido q.6h. p.r.n. para dor.
Cloridato de oxicodona 5 mg, com acetaminofeno 500 mg	Tomar 1 comprimido q.6h. p.r.n. para dor.
Cloridato de oxicodona 4,5 mg, tereftalato de oxicodona 0,38 mg, aspirina 325 mg	Tomar 1 comprimido q.6h. p.r.n. para dor.
Cloridato de meperidina 50 mg, com cloridato de prometazina 25 mg	Tomar 1 comprimido q.4-6h. p.r.n. para dor.

PROFILAXIA ANTIBIÓTICA

Para a Prevenção da Endocardite Infecciosa – Diretrizes da Associação Cardíaca Americana
Regimentos para Procedimentos Dentários (Dose Única de 30 a 60 Minutos antes do Procedimento)

Situação	Agente	Adultos	Crianças
Dosagem oral	Amoxicilina	2 g	50 mg/kg
Não consegue tomar medicamentos orais	Ampicilina ou Cefazolina ou Ceftriaxona	2 g IM ou IV / 1 g IM ou IV	50 mg/kg IM ou IV / 50 mg/kg IM ou IV
Alérgico a penicilinas ou ampicilina – oral	Cefalexina*† ou Clindamicina ou Azitromicina ou Claritromicina	2 g / 600 mg / 500 mg	50 mg/kg / 20 mg/kg / 15 mg/kg
Alérgico a penicilinas ou ampicilinas e não consegue tomar medicamentos orais	Cefazolina ou Ceftriaxona† ou Clindamicina	1 g IM ou IV / 600 mg IM ou IV	50 mg/kg IM ou IV / 20 mg/kg IM ou IV

*Ou outra cefalosporina oral de primeira ou segunda geração, em doses adulta ou pediátrica equivalentes.
†Cefalosporinas não devem ser usadas em pacientes com histórico de hipersensibilidade imediata à penicilina (p. ex., anafilaxia, angioedema da via aérea).

Doenças Cardíacas para as quais a Profilaxia é Recomendada durante os Procedimentos Dentários

Válvula cardíaca protética

Endocardite infecciosa anterior

Doença congênita do coração
- Doença cardíaca cianótica congênita não resolvida, incluindo medidas paliativas
- Doenças do coração totalmente resolvidas com material ou equipamento protético nos primeiros 6 meses após o procedimento
- Cardiopatia congênita reparada com defeitos residuais no local ou próximo aos locais do aparelho protético
- Receptores de transplante cardíaco que desenvolvem valvulopatia cardíaca

Procedimentos Dentários para os quais a Profilaxia da Endocardite Infecciosa é Recomendada

Todos os procedimentos odontológicos que envolvem "manipulação do tecido gengival ou da região periapical (lado da raiz) dos dentes ou perfuração da mucosa oral".

Procedimentos Dentários para os quais a Profilaxia da Endocardite Infecciosa NÃO é Recomendada

Injeção anestésica de rotina através de tecido não infectado

Colocação de aparelhos removíveis

Colocação de aparelhos ortodônticos

Sangramento causado por trauma nos lábios/mucosa

Radiografias dentárias

Ajuste dos aparelhos ortodônticos

Queda dos dentes decíduos

TRATAMENTO ANTIBIÓTICO

Para a Eliminação de Bactérias que Causam Infecções Orais

Nome Genérico e Concentração	Sig:
Fenoximetil-penicilina 500 mg	Tomar 2 comprimidos imediatamente e depois 1 comprimido q.6 h. 1 hora a.c. Continuar durante 7 dias.
Penicilina V potássica líquido 125 mg/5 mL	As crianças devem tomar 1 colher de chá cheia q.6 h.
Amoxicilina 500 mg	Tomar comprimido de 500 mg t.i.d. Continuar durante 7 dias
Amoxicilina 500 mg, clavulanato de potássio	Tomar 1 comprimido 3 vezes ao dia durante 7 dias.
Cefalexina 500 mg	Tomar 1 comprimido q.6 h. Continuar durante 7 dias.
Dicloxacilina sódica 500 mg	Tomar 1 comprimido q.6 h. Continuar durante 7 dias.

Nota: para infecções resistentes à penicilina.

Eritromicina etil-succinato 400 mg	Tomar um comprimido de 400 mg q.6 h. Continuar durante 7 dias.
Trimetoprim 80 mg, com sulfametoxazol 400 mg	Tomar 1 comprimido q.12 h. Continuar durante 7 dias.

Nota: para infecções causadas pelas espécies *Escherichia coli, Haemophilus influenzae* e *Klebsiella* e *Enterobacter*.

Metronidazol 500 mg	Tomar 2 comprimidos imediatamente, depois 1 comprimido q.6 h. até a doença desaparecer.

Nota: para pacientes em estado febril com gengivite ulcerativa necrosante aguda, envolvendo bactérias anaeróbias.

Clindamicina 300 mg	Tomar 1 cápsula q.6-8 h. Continuar durante 7 dias.

Nota: para infecções ósseas, envolvendo bactérias anaeróbias.

Cloridato de tetraciclina V 250 mg	Tomar 1 comprimido q.i.d. Continuar durante 7 dias.

Nota: para infecções de tecido periodontal.

*Usar com cuidado em pacientes com funções hepáticas debilitadas ou diminuídas, e em pacientes com funções renais debilitadas ou diminuídas.

AGENTES ANTIMICROBIANOS TÓPICOS E ENXAGUATÓRIOS

Para a Redução da Flora Microbiana Patogênica Frequentemente Associada a Infecções Periodontais

Nome Genérico e Concentração	Sig:
Gluconato de clorexidina 0,12% enxágue bucal	Fazer bochechos com 1 colher de chá por 1 minuto, depois cuspir. Fazer isso b.i.d. diariamente (manhã e noite após escovar os dentes). Evitar comer e beber por 30 minutos.
Cloridato de tetraciclina 125 mg/5 mL	Enxágue com 2 colheres de chá por 3 minutos e engula. Repetir q.i.d.
Gluconato de clorexidina 2,5 mg	(A ser administrado na clínica somente) Colocar no sulco gengival nas áreas afetadas ($\geq$ 5 mm).
Metronidazol 250 mg	Tomar 1-2 comprimidos q.i.d. durante 7-10 dias

Nota: não recomendado para crianças.

TRATAMENTO ANTIFÚNGICO

Para a Eliminação de Fungos Patogênicos e o Restabelecimento da Flora Oral Normal

Nome Genérico e Concentração	*Sig:*
Nistatina comprimidos vaginais 100.000 IU	Dissolver 1-2 comprimidos como pastilha na boca 5 vezes d. durante 14 dias consecutivos.
Nistatina 500.000 U	Tomar 1 comprimido pela boca diariamente durante 14 dias consecutivos.
Clotrimazol 10 mg	Dissolver 1 comprimido como pastilha 5 vezes d. durante 14 dias consecutivos.
Cetoconazol* 200 mg	Tomar 1 comprimido q.d. durante 2 semanas.
Fluconazol** 100 mg	Tomar 2 comprimidos no primeiro dia, depois 1 comprimido q.d. por pelo menos 2 semanas.
Itraconazol* 20 mg/mL	Tomar 200 mg (20 mL)/dia p.o. durante 1-2 semanas. Fazer bochecho com a solução por alguns segundos e engolir.
Nistatina pó para uso tópico 100.000 IU	Aplicar liberadamente no lado do tecido da dentição limpa p.c. Mergulhe a dentição limpa em uma solução de 1 colher de chá de pó e 240 mL de água durante a noite.
Nistatina pomada 100.000 IU	Aplicar liberadamente na área afetada 4-6 vezes d.
Cetoconazol creme 2%	Aplicar liberadamente na área afetada após as refeições.
Dipropionato de betametasona 0,05% e clotrimazol 1%	Aplicar liberadamente na área afetada 4-5 vezes d.
Iodoquinol 10 mg e hidrocortisona 10 mg pomada	Aplicar liberadamente na área afetada 4-5 vezes d.
Nistatina 100.000 U e acetonida de triancinolona 0,1%	Aplicar liberadamente na área afetada t.i.d. para q.i.d.

Esses medicamentos são mais eficazes quando as próteses são removidas e tratadas, se necessário, e quando reduz-se a ingestão de carboidratos fermentáveis.
*Usar com cuidado em pacientes com funções hepáticas debilitadas ou diminuídas. Tome cuidado também com a interação entre vários medicamentos.
**Usar com cuidado em pacientes com funções hepáticas debilitadas ou diminuídas.

TRATAMENTO ANTIVIRAL

Para a Prevenção de Infecções Herpéticas Orais (Supressão Diária)

Nome Genérico e Concentração	*Sig:*
Protetor Solar FPS 30 ou maior	Aplicar diariamente na superfície da pele exposta ao sol, que é mais suscetível a recorrências.
Aciclovir 200 mg	Tomar 1 comprimido 5 vezes d.
Aciclovir 800 mg	Tomar 1 comprimido b.i.d.
Valaciclovir 500 mg	Tomar 1 comprimido q.d. ou b.i.d.

Para a Prevenção de Infecções Herpéticas Orais Associadas a Procedimentos Dentários

Valaciclovir 500 mg	Tomar 4 cápsulas b.i.d. no dia do tratamento dentário e 2 cápsulas b.i.d. no dia seguinte.

Para o Tratamento de Infecções Herpéticas Orais

Uso Tópico

Aciclovir creme 5%	Aplicar nas lesões orais com um cotonete 6 vezes d.
Penciclovir 1% pomada	Aplicar nas lesões com um cotonete pelo menos 5 vezes d.
Foscarnet* 3% creme	Aplicar nas lesões com um cotonete pelo menos 5 vezes d.

Nota: usado somente se as lesões são conhecidas pela resistência ao aciclovir.

Docosanol 10% creme	Aplicar nas lesões com um cotonete pelo menos 5 vezes d.
Cloreto de benzalcônio	Remova a tampa, aperte o tubo, permita que a ponta sature o cotonete e, então, aplique na lesão em desenvolvimento.

Uso Sistêmico

Aciclovir 200 mg, 400 mg, 800 mg	Tomar 800 mg no início da recorrência e 800 mg b.i.d. por pelo menos 3 dias.
Famciclovir 500 mg	Tomar 1 cápsula no início da recorrência e t.i.d. por pelo menos 3 dias.
Valaciclovir 500 mg	Tomar 4 comprimidos no início da recorrência e 2-4 comprimidos 12 horas depois.
L-Lisina 500 mg	Tomar 4 comprimidos q.4 h. até que os sintomas diminuam.

Nota: o tratamento deve ter início nos estágios iniciais da recorrência. Apresentam maior eficácia se aumentos com alto teor de arginina forem evitados.

Para o Tratamento de Infecções pelo Papilomavírus Humano	
Nome Genérico e Concentração	*Sig:*
Podofilox 0,5% gel	Aplicar nas lesões com um cotonete b.i.d. e parar pelos próximos 4 dias. Repetir o ciclo semanalmente, até 4 vezes, se necessário.
Cidofovir 1% creme ou 3% gel	Aplicar e esfregar nas lesões com um cotonete em q.o.d. por 1 semana.
Imiquimode 5% creme	Aplicar nas lesões com um cotonete uma vez ao dia durante 2 semanas.

Vacinas

Para a Prevenção da Recorrência de Infecções pelo Herpes-zóster	
Vacina do vírus varicela-zóster (VZV) vivo e atenuado	Dose única, injeção subcutânea. Para pacientes com 60 anos de idade ou mais.

Para a Prevenção de Infecções pelo Papilomavírus Humano e Doenças Relacionadas	
Vacina quadrivalente HPV (HPV de baixo risco, tipos 6 e 11, e alto risco, tipos 16 e 18)	3 doses em um ano: mês 0, mês 2 e mês 6.

AGENTES ANESTÉSICOS ORAIS DE USO TÓPICO

Para Administração e Alívio a Curto Prazo da Dor Crônica Associada a Ulcerações Mucosas

Nome Genérico e Concentração	*Sig:*
Cloridato de difenidramina 12,5 mg/5 mL elixir	Enxaguar com 1 colher de sopa a.c. e p.r.n. para dor.
Elixir de benadril 12,5 mg/5 mL e subsalicilato de bismuto 50% mistura por volume	Enxaguar com 1 colher de sopa por 2 minutos a.c. e p.r.n. para dor.
Cloridrato de lidocaína 2% solução viscosa	Enxaguar com 1 colher de sopa a.c. e p.r.n. para dor.
Orabase com benzocaína	Aplicar na área afetada a.c. e p.r.n. para dor.
Diclonina 0,5% ou 1%	Aplicar na área afetada a.c. e p.r.n. para dor.
Lidocaína 4% gel	Aplicar na área afetada a.c. e p.r.n. para dor.

AGENTES ANSIOLÍTICOS

Para Administração e Alívio a Curto Prazo dos Sintomas de Ansiedade Associados aos Procedimentos Dentários

Nome Genérico e Concentração	*Sig:*
Alprazolam 0,25 mg	Tomar 1 comprimido à noite antes de dormir e 1 comprimido 1 hora antes de ir ao dentista.*
Clordiazepóxido 10 mg	Tomar 1 comprimido à noite antes de dormir e 1 comprimido 1 hora antes de ir ao dentista.*
Triazolam 0,25 mg	Tomar 1 comprimido 1 hora antes de ir ao dentista.*
Diazepam 5 mg	Tomar 1 comprimido à noite antes de dormir e 1 comprimido 1 hora antes de ir ao dentista.*
Oxazepam 10 mg	Tomar 1 comprimido à noite antes de dormir e 1 comprimido 1 hora antes de ir ao dentista.*
Buspirona 5 mg	Tomar 1 comprimido q.d. ou b.i.d.
Lorazepam 0,5 mg	Tomar 1 comprimido q.d. ou b.i.d.
Hidroxizina 25 mg	Tomar 2 cápsulas à noite antes de dormir e 2 cápsulas 1 hora antes de ir ao dentista. *Nota*: Dose para criança (13-27 kg) é metade da dose de adulto.*
Hidroxizina xarope 10 mg/5 mL	Tomar 2 colheres de chá 1 hora antes de ir ao dentista.
Difenidramina 25 mg	Tomar 1 comprimido q.i.d.

Nota: utilize dosagem menor desses medicamentos em idosos e pacientes com insuficiência renal ou hepática.
Cuidado: os pacientes não devem dirigir após tomar esses medicamentos.

TRATAMENTO COM FLUORETO

Para Evitar Cáries Dentárias em Pacientes Suscetíveis

Nome Genérico e Concentração	*Sig:*
Fluoreto estanoso 0,4%	Aplicar 5-10 gotas em um disseminador e colocá-lo no dente diariamente por 5 minutos.
Fluoreto de sódio 0,11%	6 meses a 3 anos de idade: aplicar metade do conta-gotas (0,5 mL) diariamente na boca da criança.
3 a 6 anos: aplicar um conta-gotas cheio na boca da criança. *Tente usar quando a quantidade de fluoreto na água ingerida for menor que 0,3 ppm.*	
Fluoreto de sódio neutro 1,1% (5.000 ppm)	Aplicar 5 gotas em um molde feito especialmente para o paciente e coloque o molde nos dentes diariamente por 5 minutos.
Verniz de fluoreto (22.600 ppm)	Aplicar nas superfícies suscetíveis dos dentes usando um cotonete, na clínica dentária, a cada 6 meses.
Oxazepam 10 mg	Tomar 1 comprimido à noite antes de dormir e 1 comprimido 1 hora antes de ir ao dentista.*

MEDICAMENTOS PARA ÚLCERAS MUCOSAS

Esteroides

Para a Administração de Úlceras Mucosas e Erosões associadas a Distúrbios Imunológicos e da Pele

Nome Genérico e Concentração	Sig:
Esteroides de Média Potência	
Acetonido de triancinolona 0,1%	Aplicar na área ulcerada p.c. e h.s.
Valerato de betametasona 0,1%	Aplicar na área ulcerada p.c. e h.s.
Xarope de betametasona 0,1%	Enxaguar com 1 colher de chá q.i.d., p.c. e h.s.
Triancinolona 0,1% pomada	Misturar 1 mL de esteroide com 0,5 mL de anestésico. Injetar 0,25 mL em 4 locais em volta da margem da úlcera. Total de 1 mL injetado.
Esteroides de Alta Potência*	
Betametasona aumentada 0,05% pomada	Aplicar na área afetada p.c. e h.s.
Fluocinonida 0,05% pomada	Aplicar na boca dolorida p.c. e h.s.
Elixir de dexametasona 0,5%	Enxaguar com 1 colher de chá q.i.d. por 2 minutos e expectorar.
Esteroides de Potência Muito Alta*	
Elixir de dexametasona 0,75%	Enxaguar com 1 colher de chá q.i.d. por 2 minutos e engolir.
Clobetasol 0,05% pomada	Aplicar na área afetada q.i.d.
Propionato de halobetasol 0,05% pomada	Aplicar na área afetada q.i.d.
Metilprednisolona	Tomar dosagem diária graduada de acordo com as informações fornecidas pelo fabricante listadas na bula.
Prednisona 10 mg	Tomar 4 comprimidos no período da manhã. Continuar diariamente por 4 d.

*Esteroides de alta potência e de potência muito alta devem ser evitados em pacientes com úlceras gastrointestinais, diabetes, malignidade hematológica e hepatite, e em mulheres gestantes ou em período de amamentação.
Tratamento superior a 2 semanas com esteroides de potencial muito alto pode afetar a produção normal de cortisol e aumentar o risco de candidíase.

Medicamentos Imunomoduladores

Nome Genérico e Concentração	Sig:
Azatioprina 50 mg	Tomar 1 comprimido b.i.d.
Azatioprina pode ser prescrito para reduzir a dosagem de prednisona.	
Tracolimus 0,1%	Aplicar na área afetada q.i.d.
Dapsona 25 mg	Tomar 1 comprimido t.i.d., 2 t.i.d., 3 t.i.d., 4 diariamente daí para frente.
Dapsona exige hemograma completo e testes das funções hepáticas todos os meses durante 3 meses.	

Outros Agentes
Agentes de Revestimento da Úlcera

Ingrediente ativo: alquil-2-cianoacrilato	Pingue 2 gotas e mergulhe a ponta do aplicador na solução; aplique como uma cobertura para a úlcera.
Nota: pode ser aplicado sobre as aplicações de esteroides em pomada.	
Cloridato de difenidramina com subsalicilato de bismuto	Enxaguar 1 colher de sopa na boca por 1 minuto e cuspir. Repetir conforme necessário para aliviar a dor.

Cauterizantes (para Aftas)

Ingrediente ativo: ácido sulfúrico e solução fenólica	Quebre o tubo para abrir, encoste o cotonete saturado na úlcera por 20 segundos. Avise o paciente que vai doer (queimar).

TRATAMENTO PARA A DEFICIÊNCIA DE NUTRIENTES

Para Repor a Deficiência de Nutrientes Necessários à Homeostase

Nome Genérico e Concentração	Sig:
Sulfato ferroso 250 mg	Tomar 1 comprimido q.s. por 1 mês, depois reavalie o índice de hemoglobina do paciente.
Ácido fólico 0,4 mg	Tomar 1 comprimido q.d. por 1 mês, depois reavalie o índice de hemoglobina do paciente.
Cianocobalamina	Injetar 0,1 a 1 mL no deltoide; reavalie os sintomas do paciente e exame sanguíneo mensalmente.
Bioflavonoides solúveis em água 200 mg com ácido ascórbico 200 mg	Tomar 1 compimido t.i.d.

SUBSTITUTO DA SALIVA

Para Aliviar Boca Seca

Nome Genérico e Concentração	Sig:
Carboximetil celulose 0,5% solução aquosa	Usar como enxaguatório p.r.n.
Carboximetil celulose	Usar como enxaguatório p.r.n.
Hidroxietilcelulose, xilitol, ácido cítrico	Espirrar na boca p.r.n. para boca seca.
Glicose oxidase e lactoperoxidase	Enxaguar na boca por 1 minuto p.r.n. para boca seca.
Pilocarpina 5 mg	Tomar 1 comprimido t.i.d. ou q.i.d.

Cuidado: contraindicado em casos de glaucoma; precauções (olho, coração, doenças pulmonares obstrutivas).

Cloreto de cevimelina 30 mg	Tomar 1 comprimido t.i.d. p.r.n. para boca seca.

Cuidado: contraindicado em casos de glaucoma; precauções (olho, coração, doenças pulmonares obstrutivas).

SEDATIVOS/HIPNÓTICOS

Para Produzir Efeito de Sonolência para Administração Dental Adequada do Paciente

Nome Genérico e Concentração	Sig:
Triazolam 0,25 mg	Tomar 1 comprimido h.s.
Flurazepam 15 mg	Tomar 1 comprimido h.s.
Temazepam 15 mg	Tomar 1 comprimido h.s.
Hidrato de cloral 500 mg/5 mL	Tomar 1 colher de chá antes de dormir ou 30 minutos antes da cirurgia

Cuidado: os pacientes não devem dirigir após tomar esses medicamentos.

CESSAÇÃO DO USO DE TABACO

Para Ajudar o Paciente a Parar com o Uso do Tabaco

Primeiro: Pergunte ao paciente sobre seu consumo de tabaco
    Aconselhe-o a parar de fumar
    Avalie a disposição de parar
    Auxilie se ele estiver pronto para parar (medicamentos, substitutos e aconselhamento)
    Organize tratamento para acompanhamento

Nome Genérico e Concentração	Sig:
Vareniclina 1 mg	Tomar 1/2 comprimido por dia por 3 dias antes da data de parar de fumar, depois, tomar ½ comprimido b.i.d. (intervalo > 8 horas) durante 4 dias, e depois, tomar 1 comprimido b.i.d. (intervalo > 8 horas) por 12 semanas.
Wellbutrin SR 150 mg	Tomar 1 comprimido por dia por 3 dias antes da data de parar de fumar, depois, tomar 2 comprimidos por dia (intervalo > 8 horas) durante 8-12 semanas.

GUIA PARA DIAGNOSTICAR E ADMINISTRAR LESÕES ORAIS COMUNS

Lesões Brancas

Doença	Idade	Sexo	Raça/Etnia	Causa	Características Clínicas	Tratamento
Grânulos de Fordyce	Qualquer	M-F	Qualquer	Glândulas sebáceas ectópicas	Grânulos amarelo-esbranquiçados em placas localizadas na mucosa bucal (bilateralmente), mucosa labial, papilas retromolares, lábio, gengiva aderida, língua e freio. As lesões são incolores, são ásperas quando apalpadas e não saem com a fricção. Início após a puberdade; dura a vida toda.	Não é necessário.
Linha alba bucal	Qualquer	M-F	Qualquer	Tipo de queratose friccional causada por atrito persistente da mucosa bucal com dentes interdigitantes maxilares e mandibulares.	Linha branca ondulada de comprimento variável na mucosa bucal, bilateral. As lesões são indolores e são lisas quando apalpadas. Elas não saem com a fricção. Início variável; persiste de acordo com os hábitos orais.	Eliminar bruxismo e cerramento dos dentes.
Leucoedema	Qualquer	M-F	Melanodérmicos	Desconhecida.	Mancha branco-acinzentada de tamanho variável na mucosa bucal (bilateral), mucosa labial e palato mole. As lesões não são indolores e são lisas quando apalpadas e desaparecem quando a mucosa é esticada. Os leucoedemas se tornam mais evidentes com o avanço da idade.	Não é necessário.
Morsicatio biccarum	Qualquer	M-F	Qualquer	Irritação crônica causada pelo ato de morder a bochecha.	Placa branca assimétrica localizadas nas mucosas bucal e labial, normalmente bilateral. As lesões não são indolores, são ásperas quando apalpadas e descascam ligeiramente quando esfregadas. Início variável; persiste, enquanto as bochechas forem mordidas ou com o hábito de morder os lábios.	Eliminar o ato de morder as bochechas ou de morder os lábios.

(Continua)

Lesões Brancas (Cont.)

Doença	Idade	Sexo	Raça/Etnia	Causa	Características Clínicas	Tratamento
Nevo branco esponjoso	Qualquer	M-F	Qualquer	Doença autossômica dominante (mutação nos genes da queratina 4 ou 13), causando imperfeições na maturação epitelial e esfoliação.	Placas brancas salientes, solitárias ou confluentes, que podem aparecer na mucosa bucal, mucosa labial, margem alveolar, assoalho bucal ou palato mole. As lesões não são indolores, são ásperas, quando apalpadas, e não saem com fricção. Início no nascimento; persistem por toda a vida.	Não é necessário.
Lesões brancas traumáticas	Qualquer	M-F	Qualquer	Trauma agudo físico ou químico, causando necrose epitelial.	Necrose (escara) de superfície branca, geralmente localizada na mucosa alveolar menos queratinizada. O palato é um local comum de queimaduras por comida. As lesões são dolorosas, quando apalpadas, e saem com a fricção, deixando uma superfície cruenta e hemorrágica. Início algumas horas após o trauma; regressão em 1-2 semanas.	Eliminar a irritação; usar anestésicos e analgésicos tópicos.
Leucoplasia	45-65	2:1 (M:F)	Qualquer	Geralmente relacionada com o abuso de álcool e tabaco.	Mancha branca que varia em tamanho, homogeneidade e textura. Localizações de alto risco incluem assoalho bucal, ventre da língua, lateral da língua e complexo úvula-palato. As lesões não saem com fricção e geralmente indolores. Início acontece após contato prolongado com agente indutor; persiste enquanto o agente indutor se fizer presente.	Biópsia e análise histológica. Acompanhar de perto é essencial.
Queratose por cigarro	Idosos	M	Qualquer	Calor e fumaça decorrentes do fumo frequente de cigarros sem filtro.	Manchas brancas circulares, localizadas nos lábios inferiores e superiores (lesão em beijo). As queratoses são firmes e indolores, e não saem com fricção. Início junto com o hábito de fumar prolongado; persiste com o hábito.	Fumar cigarros com filtro ou parar de fumar. Biópsia caso a lesão mude de cor ou fique ulcerada ou enrijecida.
Estomatite nicotínica	40-70	M	Qualquer	Reação epitelial à fumaça ou calor do tabaco.	Pápulas brancas em forma de "cobblestone" localizadas no palato duro, com exceção de um terço anterior. Pápulas têm centro avermelhado, são indolores e não saem com fricção. Início varia de acordo com a intensidade do fumo; as lesões duram um longo tempo.	Parar de fumar cachimbo ou cigarro, ou inverter o hábito de fumar.

Doença	Idade	Sexo	Raça/Etnia	Causa	Características Clínicas	Tratamento
Mancha do aspirador de rapé	Adolescentes e adultos	M	Qualquer	Irritação crônica de produtos de tabaco sem fumo	Mancha enrugada amarela-esbranquiçada localizada na dobra mucobucal, normalmente unilateral. A mancha é áspera e indolor, e não sai com fricção. O hábito por um longo tempo precede a lesão; a mancha permanece durante a continuidade do hábito.	Interromper o uso de tabaco. Biópsia, caso a lesão mude de cor ou fique ulcerada ou enrijecida.
Carcinoma verrucoso	> 60	M	Qualquer	Alterações neoplásicas induzidas por longo tempo de uso de tabaco, tabaco sem fumo e infecção pelo papilomavírus humano.	Massa papulonodular vermelha-esbranquiçada localizada na mucosa bucal, margem alveolar e gengiva. A lesão é firme, indolor, é áspera quando apalpada e não sai com fricção. Uso de tabaco por períodos longos precede o início; papilomavírus humano está presente em 30% dos casos; a lesão aumenta se não for tratada.	Biópsia para confirmar o diagnóstico, depois, excisão cirúrgica. EVITE RADIOTERAPIA.
Carcinoma das células escamosas (veja "Lesões Vermelhas e Vermelho-Brancas")						

Lesões Vermelhas

Doença	Idade	Sexo	Raça/Etnia	Causa	Características Clínicas	Tratamento
Púrpura	Qualquer	M-F	Qualquer	Ruptura de vasos sanguíneos causada por trauma ou anormalidade vascular	Pontos ou manchas vermelhas que consistem em sangue extravasado que se desenvolve logo após o trauma. As lesões não branqueiam com a diascopia, e o tamanho varia (petéquias < equimose < hematoma). As petéquias são comuns no palato mole; as outras púrpuras ocorrem tipicamente na mucosa bucal ou labial, dependendo do local em que o sangue se acumula. As lesões desaparecem.	Eliminar a causa subjacente.

(Continua)

Lesões Vermelhas (Cont.)

Doença	Idade	Sexo	Raça/Etnia	Causa	Características Clínicas	Tratamento
Varicosidade	> 55	F	Qualquer	Veias dilatadas causadas pela perda de elasticidade.	Pápula ou nódulo roxo localizado na parte ventral da língua, lábios ou mucosa labial. As lesões são assintomáticas e branqueiam com a diascopia. A varicosidade aumenta em tamanho e número com o avanço da idade e é persistente.	Não é necessário. Recomenda-se cirurgia para resolver problemas estéticos.
Coágulo	> 30	M-F	Qualquer	Coágulo sanguíneo causado pelo sangue estagnado ou anormalidade na coagulação.	Nódulos vermelhos ou roxos localizados na mucosa labial, lábios ou língua. As lesões são firmes e podem ser dolorosas quando apalpadas. Início após sangramento traumático; a lesão é negativa na diascopia e persiste até o tratamento. Às vezes, os coágulos regridem espontaneamente.	Remoção cirúrgica e análise histológica, se for persistente ou sintomático.
Hemangioma	Criança – adolescente	F	Qualquer	Anormalidade congênita, resultando em uma rede de vasos sanguíneos no osso ou tecido mole.	Dois tipos descritos: capilar e cavernoso. Superfície vermelha ou roxa, macia e lisa ou massa multinodular exofítica, localizada no dorso da língua, mucosa bucal ou gengiva. As lesões são positivas na diascopia. Aparecem nos estágios iniciais da vida e persistem até serem tratadas. Às vezes, o hemangioma regride espontaneamente.	Não é necessário tratar se estiver presente desde cedo e não apresentar deficiências funcionais, alterações de tamanho, forma ou cor. Caso contrário, cirurgia ou análise histológica.
Telangiectasia hemorrágica hereditária	Pós-puberdade	M-F	Qualquer	Doença autossômica dominante associada a capilares dilatados resultantes de um defeito em uma proteína transmembrana (endoglina) – componente do complexo receptor do fator de crescimento de transformação beta (TGF-β).	Máculas vermelhas multifocais localizadas na palma da mão, dedos, unhas, face, pescoço, conjuntiva, septo nasal, lábios, língua, palato duro e gengiva. As lesões estão presentes no nascimento, tornam-se mais visíveis na puberdade e aumentam de tamanho com a idade. A telangiectasia carece de pulsação central e branqueia com a diascopia; se romper, pode causar sangramento grave".	Evitar traumas e intubação. Monitorar para verificar hemorragias e anemia.

Doença	Idade	Sexo	Raça/Etnia	Causa	Características Clínicas	Tratamento
Síndrome de Sturge-Weber	Nascimento	M-F	Qualquer	Distúrbio congênito não hereditário que resulta em múltiplos angiomas venosos em vários locais anatômicos.	Síndrome associada a ataques de epilepsia, deficiência mental, calcificações cerebrais giriformes e hemangioma facial ligeiramente saliente ou plano, arroxeado. A lesão vascular normalmente afeta os lábios, mucosa labial ou bucal e a gengiva, nas ramificações do nervo trigeminal, e para na linha mediana. Crescimentos orais anormais podem ocorrer simultaneamente.	Não é necessário. Cirurgia eletiva para questões estéticas.
Sarcoma de Kaposi	20-45* e >60	M	Judeus, Mediterrâneos ou infectados pelo HIV	Associada a herpesvírus humano tipo 8, vírus capaz de estimular a angiogênese.	Mácula vermelha assintomática nas estruturas mucocutâneas que crescem e ficam salientes, depois escurecem. As lesões avançadas são nódulos roxos que ulceram e causam dor. As localizações orais mais comuns são o palato duro, gengiva e mucosa bucal.	Paliativo, consiste de radioterapia, cirurgia com *laser*, quimioterapia, agentes esclerosantes ou uma combinação desses itens.
Eritroplasia	>50	M > F	Qualquer	Aumento na vascularidade associado a alterações epiteliais induzidas por carcinógenos e inflamação. Processos inflamatórios.	Mancha vermelha de tamanho variável localizada em qualquer ponto da mucosa oral. As áreas de alto risco são: assoalho da boca, palato mole – triângulo retromolar e margem lateral da língua. As eritroplasias saem com a fricção e geralmente são assintomáticas. As lesões se desenvolvem após contato prolongado com carcinógenos ou papilomavírus humano; a duração varia. A regressão é rara.	Biópsia e análise histológica. Acompanhar de perto.

Lesões Vermelhas e Vermelho-Brancas

Doença	Idade	Sexo	Raça/Etnia	Causa	Características Clínicas	Tratamento
Eritroleucoplasia e eritroplasia salpicada	>50	M > F	Qualquer	Aumento na vascularidade; associado a alterações epiteliais induzidas por carcinógenos e induzidas pela *Candida*, e processos inflamatórios.	Mancha vermelha com múltiplos focos brancos. Elas não são dolorosas, não saem com a fricção, geralmente são infectadas superficialmente com organismos *Candida*. As localizações comuns são: lateral da língua, mucosa bucal, palato mole e assoalho da boca. Início após exposição prolongada a carcinógenos ou papilomavírus humano. A regressão é pouco provável, mesmo se o agente indutor for removido.	Biópsia e análise histológica. Exame para detecção de candidíase. Acompanhar de perto.

(Continua)

Lesões Vermelhas e Vermelho-Brancas (Cont.)

Doença	Idade	Sexo	Raça/Etnia	Causa	Características Clínicas	
Carcinoma das células escamosas	> 50	2:1 M:F	Qualquer	Exposição prolongada a carcinógenos (tabaco, álcool ou vírus do papiloma humano) e diminuição da imunidade.	Lesão vermelha ou vermelha e branca, ou úlcera localizada na lateral da língua, parte ventral da língua, orofaringe, assoalho da boca, gengiva, mucosa bucal ou lábios. O carcinoma normalmente é assintomático até ficar grande, enrijecido ou ulcerado. Início após exposição prolongada a carcinógenos. A persistência leva à metástase, geralmente aparentando como nódulos linfáticos indolores, firmes, foscos e rígidos.	Biópsia e análise histológica. Remoção cirúrgica completa, radio ou quimioterapia. Acompanhar de perto.
Líquen plano	> 40	F	Qualquer	Infiltração por célula T e alterações no epitélio induzidas pela citocina; indutor desconhecido.	Pápulas roxas, poligonais, pruriginosas nas superfícies flexoras da pele; unhas das mãos, às vezes, são afetadas. As lesões intraorais geralmente são assintomáticas e consistem de pápulas lineares brancas, manchas vermelhas e regiões ulceradas na mucosa. As superfícies afetadas frequentemente são bilaterais. Localizações mais comuns: mucosa bucal, língua, lábios, palato, gengiva e assoalho da boca. As lesões se desenvolvem com o estresse e doenças hepáticas; elas persistem por muitos anos com períodos de remissão e exacerbação.	Repouso, agentes ansiolíticos, corticosteroide tópico. Avaliar doenças hepáticas; acompanhar de perto para verificar transformações malignas ocasionais no tipo erosivo.
Lesão branca eletrogalvânica	> 30	F	Qualquer	Antígeno do metal de uma restauração dentária que induz a uma resposta hiperimune de células T.	Manchas branco-avermelhadas que se assemelham ao líquen plano localizadas na mucosa bucal adjacente às restaurações metálicas. As lesões não saem com a fricção e geralmente são dolorosas ou causam sensação de queimação. Início após exposição às semanas ou anos de restaurações metálicas; a duração varia de acordo com a persistência do alérgeno.	Substituir a restauração metálica ou a parte que está causando a hipersensibilidade.

Doença	Idade	Sexo	Raça/Etnia	Causa	Características Clínicas	Tratamento
Lúpus eritematoso	> 35	F	Qualquer	Autoanticorpos (antinuclear) que atacam as células normais causando inflamação perivascular.	Brotoeja avermelhada no dorso nasal. Erupções maculopapulares com periferia hiperqueratótica e centro atrofiado. As áreas afetadas podem envolver os lábios inferiores, mucosa bucal, língua e palato. As lesões intraorais apresentam linhas radiantes vermelhas e brancas, originadas a partir da lesão. As lesões não saem com a fricção, mas são dolorosas, quando apalpadas. As lesões normalmente se desenvolvem após exposição ao sol por pouco tempo. As lesões persistem e necessitam de tratamento com medicamentos.	Esteroides tópicos e sistêmicos; agentes antimaláricos em conjunto com tratamento médico adequado.
Liquenoide e irrupção por droga semelhante ao lúpus	Adulto	M-F	Qualquer	Moléculas de droga atuam como alérgenos ou haptenos que estimulam a reação imune.	Manchas branco-avermelhadas que se assemelham ao líquen plano e lúpus. As lesões normalmente são atróficas ou ulceradas no centro. O local mais comum é na mucosa bucal, bilateralmente. Início varia e pode ser de semanas ou anos após tratamento com medicamentos alergênicos. A regressão ocorre, quando a droga é eliminada.	Retirar o medicamento que causa o problema e substituir a medicação.
Candidíase	Recém-nascidos, adultos	M-F	Qualquer	Infecção oportunista com espécie da *Candida* (mais comumente a *C. albicans*).	Aparência variável; manchas brancas com borda vermelha, manchas vermelhas. Qualquer ponto do tecido mole oral é suscetível, mas a gengiva aderida raramente é afetada. Início normalmente coincide com neutropenia, imunossupressão e uso frequente de esteroides ou antibióticos. As lesões persistem, até que tratamento com antifúngico seja realizado.	Tratamento antifúngico. Eliminar a sucrose da dieta. Controle médico da diabetes, endocrinopatia e imunossupressão.

Lesões Pigmentadas

Doença	Idade	Sexo	Raça/Etnia	Causa	Características Clínicas	Tratamento
Melanoplaquia	Qualquer	M-F	Melanodérmicos	Deposição de melanina na camada basal da mucosa e lâmina própria.	Manchas escuras generalizadas, localizadas na gengiva aderida e na mucosa bucal. A pigmentação varia de marrom-clara à marrom-escura e, geralmente, é difusa, curvilínea e assintomática, e não saem com a fricção.	Não é necessário.

(Continua)

Lesões Pigmentadas (Cont.)

Doença	Idade	Sexo	Raça/Etnia	Causa	Características Clínicas	Tratamento
Tatuagem	Adolescentes, adultos	M-F	Qualquer	Implantação de corante ou metal na mucosa.	Tatuagem por amálgama é o tipo mais comum de tatuagem intraoral. Ela aparece como uma mácula roxa na gengiva, margem edentulosa, vestíbulo, palato ou mucosa bucal. As radiografias podem exibir os focos radiopacos. As lesões são assintomáticas, não branqueiam e persistem a vida toda.	Não é necessário.
Efélides	Qualquer	M-F	Pessoas de pele clara	Deposição de melanina desencadeada pela exposição à luz do sol.	Mácula marrom-clara à escura, que aparece na pele do rosto, extremidades ou lábios após a exposição ao sol. Efélides são inicialmente pequenas, mas podem crescer e coalescer. As lesões são indolores e não branqueiam ou saem com a fricção.	Não é necessário.
Melanose do fumante	Adultos mais velhos	M-F	Qualquer	Acúmulo de melanócitos e deposição de melanina no epitélio associados ao consumo de tabaco.	Mancha marrom, difusa, com vários centímetros de diâmetro, geralmente na mucosa bucal posterior e palato mole. Um histórico de intenso consumo de tabaco precede o desenvolvimento da lesão. As características podem diminuir com a descontinuidade do hábito. A melanose é assintomática e não palpável.	Diminuição ou cessação do tabagismo.
Mácula melanótica oral	24-45	Ligeira predileção pelo sexo masculino	Qualquer	Deposição focal de melanina na camada basal, geralmente após um trauma.	Máculas marrons ou pretas, assintomáticas, geralmente, localizadas no lábio inferior perto da linha mediana; também ocorre no palato, mucosa bucal e gengiva. Início é pós-inflamatório, e a lesão persiste até o tratamento.	Biópsia e análise histológica para eliminar outras lesões pigmentadas de aparência semelhante.
Nevos	Qualquer	F	Qualquer	Acúmulo de células névicas em uma localização distinta, provavelmente controlada por fatores genéticos.	Os nevos têm aparência bem variada. Eles podem ser rosa, azul, marrom ou preto, mas não branqueiam com a diascopia. Eles geralmente aparecem como uma pápula de superfície lisa, azul ou marrom, localizada no palato. Outros locais comuns são: mucosa bucal, rosto, pescoço e tronco. Muitas lesões estão presentes ao nascimento. Elas aumentam em tamanho e número com o avanço da idade.	Biópsia excisional e análise histológica.

Melanoma	25-60	M	Pessoas brancas, principalmente de pele muito clara	Neoplasma maligno de melanócitos associado à exposição crônica à luz ultravioleta; desconhecida para melanomas orais.	Placa ou mancha indolor, ligeiramente saliente, que tem muitas cores, principalmente marrom, preta, cinza ou vermelha. As características são: margens mal definidas, lesões satélites e margens inflamatórias. Geralmente localizadas na margem alveolar maxilar, palato, gengiva anterior e mucosa labial. Trinta por cento surgem de pigmentações preexistentes. Alterações recentes no tamanho, forma ou cor são preocupantes.	Biópsia excisional, remoção cirúrgica e encaminhamento para uma avaliação médica completa para eliminar a possibilidade de metástase.
Síndrome de Peutz-Jeghers	Crianças, jovens adultos	M-F	Qualquer	Doença autossômica dominante provavelmente causada por uma mutação na linha dos germes no gene *LKB1* (19p13.3).	Máculas ovais melanóticas, múltiplas e assintomáticas, localizadas prominentemente na pele das superfícies palmar e plantar das mãos e pés, ao redor dos olhos, nariz, boca, lábios e períneo. Na boca, alterações de coloração marrons ocorrem na mucosa bucal, mucosa labial e gengiva. As lesões não aumentam em tamanho, mas as lesões cutâneas normalmente desaparecem com a idade; a pigmentação mucosa dura a vida toda. Sintomas de cólicas intestinais também podem estar presentes.	Oral: não é necessário. Avaliação gastrointestinal e aconselhamento genético.
Doença de Addison	Adultos	M-F	Qualquer	- Hipofunção suprarrenal.	Manchas hipermelanóticas intraorais difusas, que ocorrem em conjunto com o bronzeamento da pele, principalmente das articulações dos dedos, cotovelos e dobras palmares. As manchas não são dolorosas ou salientes e têm formas variadas. A gengiva e a mucosa bucal são os locais mais comumente afetados. Início do distúrbio é insidioso e associado à hipofunção da glândula suprarrenal. O paciente pode relatar sintomas gastrointestinais e fadiga.	Corticosteroides sistêmicos e mineralocorticoides.

(Continua)

Lesões Pigmentadas (Cont.)

Doença	Idade	Sexo	Raça/Etnia	Causa	Características Clínicas	Tratamento
Pigmentação por metais pesados	Adultos	M-F	Qualquer	Exposição prolongada (vapor ou ingestão) aos metais (arsênico, bismuto, mercúrio, prata ou chumbo).	Pigmentação linear roxa da gengiva marginal, prominentemente visualizada na gengiva anterior. Máculas de pontos acinzentados podem estar aparentes na mucosa bucal. Sintomas neurálgicos, dor de cabeça e hipersalivação são comuns. Argiria: pigmentação azul-cinza da pele, principalmente em áreas expostas ao sol.	Cessar a exposição ao metal pesado; providenciar encaminhamento médico. As lesões orais não necessitam de tratamento, mas podem ser permanentes.

Pápulas e Nódulos

Doença	Idade	Sexo	Raça/Etnia	Causa	Características Clínicas	Tratamento
Papila retrocúspide	Crianças, jovens adultos	M-F	Qualquer	Anomalia no desenvolvimento do tecido conectivo.	Pápula de superfície lisa e rosa, de 1-4 mm de diâmetro, localizada na gengival lingual aderida apical até a margem gengival da cúspide mandibular. Essas pápulas aparecem precocemente, geralmente são bilaterais e regridem com o crescimento. A papila retrocúspide é firme, quando apalpada, assintomática e não hemorrágica.	Não é necessário.
Cisto linfoepitelial	Crianças, jovens adultos	M-F	Qualquer	Epitélio aprisionado em tecido linfóide que passa por transformação cística.	Tumefação bem circunscrita, macia, flutuante e amarelada, que varia em tamanho de poucos milímetros até 1 cm. As localizações mais comuns desse cisto indolor são: lateral do pescoço anterior ao músculo esternoclidomastóideo, assoalho da boca, freio lingual e parte ventral da língua. As lesões se desenvolvem na infância ou adolescência e persistem até o tratamento.	Biópsia excisional e análise histológica.

Toro, exostose e osteoma	Adultos	F	Fatores hereditários desconhecidos.	Toro: nódulo ósseo duro ou massa multinodular, localizado no palato na linha mediana ou na margem alveolar lingual mandibular. Exostose: nódulo ósseo duro, geralmente múltiplo, localizado na margem alveolar bucal ou labial. Osteoma: nódulo ósseo, duro, localizado adjacente às mandíbulas, geralmente embutido no tecido macio. Todos os três tipos são firmes, indolores (a menos que estejam traumatizados), de crescimento lento e longa duração. Os osteomas apresentam o maior potencial de crescimento.	Toro e exostose: não é necessário a menos que problemas funcionais apareçam. Osteomas mais associados a dentes supranumerários impactados: avaliação gastrointestinal para eliminar síndrome de Gardner (defeito no gene no cromossoma 5). Se o resultado do teste for positivo, então, recomendam-se cirurgia gastrointestinal e aconselhamento genético.
Fibroma	Adultos	M-F	Geralmente uma irritação crônica que produz hiperplasia reativa do tecido conectivo.	Fibroma de irritação é uma pápula ou nódulo simétrico, firme, de superfície lisa e rosa que aparece em um local de irritação crônica, tais como a mucosa bucal, mucosa labial e língua. A gengiva é o local mais comum do fibroma odontogênico periférico. Ambas as lesões têm bases sésseis indolores e não hemorrágicas.	Biópsia excisional e análise histológica.
Lipoma	> 30	M-F	Mutação genética desconhecida, provavelmente envolvendo proteínas disfuncionais que regulam a estrutura e função da cromatina.	Nódulo bem circunscrito, de superfície lisa e amarelada e forma arredondada, comumente localizado na mucosa bucal, lábios, língua, assoalho da boca, palato mole ou na dobra mucobucal. A lesão é um pouco pastosa ao apalpar e cresce lentamente.	Biópsia excisional e análise histológica.
Lipofibroma	> 30	M-F	Mutação genética desconhecida.	Nódulo bem circunscrito, de superfície lisa e rosa e forma arredondada, comumente localizado na mucosa labial ou bucal. A lesão é indolor, móvel e bem firme. Crescimento lento e persistência são características.	Biópsia excisional e análise histológica.

(Continua)

Pápulas e Nódulos (Cont.)

Doença	Idade	Sexo	Raça/Etnia	Causa	Características Clínicas	Tratamento
Neuroma traumático	> 25	M-F	Qualquer	Trauma em nervos calibrosos que resulta em cicatrização anormal e condução neural aberrante.	Pápula pequena, ligeiramente saliente, firme, sensível à pressão, que normalmente está localizada na dobra mucobucal mandibular perto do forame mental, face para os incisivos mandibulares, regiões retromolares linguais e parte ventral da língua. A visualização da lesão pode ser difícil se o neuroma estiver subjacente à mucosa. Apalpar causa uma sensação de choque elétrico. Início ocorre após o trauma; as lesões persistem até serem tratadas.	Biópsia excisional e análise histológica; se a lesão reaparecer, injeções de corticosteroides podem ser eficazes.
Neurofibroma	Infância	M-F	Qualquer	Desregulação do gene causando crescimento descontrolado dos nervos periféricos e bainhas neurais.	Nódulos rosas, firmes e normalmente profundos. Esses tumores estão localizados na pele, ossos, mucosa bucal, língua ou lábios. As lesões não são dolorosas, mas são móveis. Crescimento contínuo pode levar à deformidade. Lesões múltiplas e pigmentações da pele estão associadas à doença de Von Recklinghausen (neurofibromatose).	Biópsia excisional, análise histológica e acompanhamento para verificar possíveis transformações malignas nos casos de neurofibromatose.
Papiloma	20-40	M	Qualquer	Crescimento epitelial induzido por infecção crônica pelo vírus do papiloma humano (principalmente os tipos 6 e 11).	Pápulas pequenas, rosas, e de crescimento lento, localizadas na úvula, palato mole, língua, freio, lábios, mucosa bucal ou gengiva. A base é pedunculada e bem circunscrita, enquanto a superfície normalmente é áspera quando apalpada.	Biópsia excisional e análise histológica.
Verruga vulgar	Crianças, jovens adultos	M-F	Qualquer	Crescimento epitelial induzido por infecção crônica pelo papilomavírus humano (principalmente os tipos 2 e 4).	Pápulas ásperas e rosas, localizadas na pele da mão e perilabialmente nos lábios, mucosa bucal e labial e gengiva anexada. As lesões crescem lentamente e têm base séssil. As verrugas podem regredir espontaneamente ou disseminar para as superfícies mucocutâneas adjacentes.	Biópsia excisional e análise histológica.

Doença	Idade	Sexo	Raça/Etnia	Causa	Características Clínicas	Tratamento
Condiloma acuminado	20-45	M	Qualquer	Crescimento epitelial induzido por infecção crônica pelo vírus do papiloma humano (principalmente os tipos 6 e 11).	Pápulas pequenas, rosa-acinzentadas com superfície áspera e papilar, que se assemelham à couve-flor. A base do condiloma é séssil, e as margens são elevadas e arredondadas. As lesões são múltiplas, e o início ocorre rapidamente após a inoculação a partir de parceiros sexuais infectados. As localizações mais comuns são: órgãos sexuais, mucosa labial, comissura labial, gengiva aderida e palato mole.	Biópsia excisional e análise histológica.
Linfangioma	Crianças, adolescentes	M-F	Qualquer	Hamartoma congênito dos canais linfáticos.	Tumefação macia, branco-rosada, compressível que pode ser superficial ou profunda. As lesões superficiais se assemelham aos papilomas; as lesões profundas ocasionam crescimento difuso. O linfangioma pode ocorrer no pescoço (higroma cístico), na parte dorsal ou lateral da língua, lábios ou mucosa labial. As lesões mais antigas podem causar problemas funcionais ou regredir espontaneamente.	Excisão cirúrgica; dependendo do tamanho e localização, a cirurgia pode requerer anestesia geral.

Doenças Vesiculobolhosas

Doença	Idade	Sexo	Raça/Etnia	Causa	Características Clínicas	Tratamento
Gengivoestomatite herpética primária	Infantes, crianças, jovens adultos	M-F	Qualquer	Infecção primária do epitélio oral pelo vírus da herpes simples (tipo 1); infecção pelo tipo 2 é menos provável.	Pequenos e múltiplas vesículas que se rompem, juntam-se e formam úlceras nos lábios, mucosa bucal e labial, gengiva, palato e língua. As úlceras são dolorosas e inicialmente são pequenas e amarelas e têm margens inflamatórias vermelhas. Início é rápido, vários dias após o contato com a pessoa que tem o vírus. As lesões persistem de 12 a 20 dias.	Líquidos, antivirais, antipiréticos; antibióticos para evitar infecção secundária, enxágues com anestésicos orais, analgésicos.

(Continua)

Doenças Vesiculobolhosas (Cont.)

Doença	Idade	Sexo	Raça/Etnia	Causa	Características Clínicas	Tratamento
Herpes simples recorrente	Adolescentes e adultos	M-F	Qualquer	Reativação do vírus da herpes simples a partir de neurônios sensoriais, causando infecção do epitélio orofacial, associados a trauma e estresse.	Vesículas pequens e múltiplas que se rompem e ulceram. As lesões ocorrem repetidamente no mesmo local: geralmente nos lábios, palato duro e gengiva aderida. Início é rápido e precedido de queimação ou formigamento. As lesões duram 5-12 dias e cicatrizam espontaneamente.	Antivirais (aciclovir, famciclovir, valaciclovir), bioflavonoides, protetores solares (lábios), lisina.
Herpangina	Crianças, jovens adultos	M-F	Qualquer	Vírus Coxsáckie (tipos A1-6, A8, A10, A22 e B3) e infecção por ecovírus da orofaringe.	Pequenas vesículas cinzas que se rompem e formam várias úlceras superficiais discretas. As lesões têm margens eritematosas e estão limitadas aos pilares anteriores, palato mole, úvula e tonsilas. Normalmente apresentam faringite, cefaleia, febre e linfadenite concomitantes. As lesões cicatrizam espontaneamente em 1-2 semanas.	Paliativo; as vesículas cicatrizam espontaneamente.
Catapora (varicela)	Crianças	M-F	Qualquer	Infecção primária pelo vírus varicela-zóster.	Pequenas vesículas na pele e face que, após romperem, se assemelham a uma gota de orvalho. As úlceras podem ser vistas no palato mole, mucosa bucal e dobra mucobucal. As lesões na pele formam crostas e cicatrizam sem formar cicatrizes. A doença normalmente vem acompanhada de calafrios, febre, nasofaringite e mal-estar. A cicatrização espontânea ocorre em 7-10 dias.	Vacinação; paliativo; vesículas cicatrizam espontaneamente. Evite coçar para não formar cicatrizes.
Herpes-zóster	> 55, > 35 em HIV positivos	M-F	Qualquer	Reativação do vírus varicela-zóster a partir de neurônios sensoriais, causando infecção do epitélio.	Irrupções vesiculares e pustulares unilaterais que se desenvolvem em 1-3 dias. As lesões ocorrem no dermátomo e especialmente no trato do nervo trigêmeo. As lesões são vesiculares, ulcerativas e intensamente dolorosas; commumente afetam os lábios, língua e mucosa bucal, se estendendo até a linha mediana. A neuralgia pode persistir após a cicatrização.	Vacinação; paliativo; lesões cicatrizam espontaneamente. Antivirais (como famciclovir) em casos mais graves ou para pacientes imunossuprimidos.

Doença da mão-pé-e-boca	Crianças, jovens adultos	M-F	Qualquer	Infecção pelo vírus de Coxsackie (tipos A5, A9, A10, B2 e B5).	Formação de pequenas úlceras amareladas que ocorrem nas palmas e plantas das mãos e pés. A língua, o palato duro e as mucosa bucal e labial também são afetados. O número total de lesões pode chegar a 100. A cicatrização ocorre espontaneamente em cerca de 10 dias.	Paliativo; úlceras cicatrizam espontaneamente.
Reações alérgicas imediatas	Qualquer	M-F	Qualquer	Reação imunológica imediata envolvendo um alérgeno, IgE e a liberação de histamina a partir de células e mastócitos.	Edema vermelho que ocorre perioralmente ou nos lábios, mucosa bucal, gengiva e língua. O contato com alérgeno alguns minutos ou horas antes normalmente precede a reação. Sintomas que também estão presentes incluem: calor, tensão e coceira. As lesões regridem se o alérgeno for removido.	Remover o alérgeno, anti-histamínicos.
Reações alérgicas tardias	Qualquer	M-F	Qualquer	Reação imunológica após 24 a 48 horas de contato com alérgeno, células T e reação citotóxica.	Pápulas ou pequenas vesículas eritematosas, que coçam e, eventualmente, ulceram. Podem ocorrer em qualquer superfície cutânea ou mucocutânea. Os lábios, gengiva, mucosa alveolar, língua e palato também são afetados. O eritema se desenvolve lentamente em 24-48 horas. Ulceração e fissuras podem surgir.	Remover o alérgeno; corticosteroides.
Eritema multiforme	Jovens adultos	M	Qualquer	Efeitos citopáticos mediados por células brancas ou mediados por complemento, provocados por patógenos ou medicamentos alergênicos	Pele: lesões-alvo. Oral: crosta hemorrágica nos lábios, ulcerações dolorosas na língua, mucosa bucal e palato. A gengiva aderida raramente é afetada. Cefaleia, febre baixa e infecções respiratórias prévias geralmente precedem as lesões.	Analgésicos tópicos, antivirais, agentes antipiréticos, líquidos, corticosteroides, antibióticos para evitar infecções secundárias.
Síndrome de Stevens-Johnson	Crianças, jovens adultos	Ligeira preferência pelo sexo masculino	Qualquer	Efeitos citopáticos mediados por células brancas ou mediados por complementos, provocados por patógenos ou medicamentos alergênicos, que ocorrem em mais de um local.	Pele: lesões-alvo. Olho: conjuntivite. Órgãos genitais: balanite. Oral: crosta hemorrágica dos lábios, ulcerações dolorosas e bolhas na língua e mucosa bucal. A gengiva aderida raramente é afetada. A síndrome de Stevens-Johnson é a forma fulminante do eritema multiforme. Geralmente há uma dificuldade para comer e engolir.	Analgésicos tópicos, agentes antipiréticos, líquidos, corticosteroides, antibióticos para evitar infecções secundárias; hospitalização.

(Continua)

Doenças Vesiculobolhosas (Cont.)

Doença	Idade	Sexo	Raça/Etnia	Causa	Características Clínicas	Tratamento
Necrólise epidérmica tóxica	Adultos mais velhos	F	Qualquer	Efeitos citopáticos graves mediados por células brancas ou mediados por complemento, provocados por drogas.	Bolhas intensas de grande tamanho, coalescentes.	Fluidos IV, corticosteroides, hospitalização.
Pênfigo vulgar	46-60	2:1 F:M	Pessoas de pele clara, Judeus e Mediterrâneos	Anticorpos autoimunes direcionados contra a desmogleína 3 e 1 (componente do desmossoma).	Bolhas múltiplas na pele e mucosa que se rompem, causam hemorragia e formam crostas. As lesões tendem a reaparecer na mesma região, possuem margens circulares ou serpiginosas, e tendem a se disseminar para as áreas adjacentes. O sinal de Nikolsky é positivo. As bolhas que coalescem são brancas, necróticas e produzem odor. Pode ocorrer desidratação se as lesões forem extensas.	Avaliação médica (e oftalmológica), esteroides sistêmicos, esteroides tópicos orais e agentes poupadores de esteroides e imunossupressivos.
Penfigoide mucomembranoso benigno	> 50	2:1 F:M	Qualquer	Anticorpos autoimunes direcionados contra os antígenos de membrana base (laminina 5 e BP 180).	O tipo bolhoso produz bolhas e úlceras nas dobras da pele e nas áreas inguinais e abdominais. O tipo cicatricial produz bolhas e úlceras que afetam a mucosa dos olhos, boca e órgãos genitais, que pode levar a marcas de cicatrização. As bolhas normalmente são hemorrágicas e persistem por dias, depois descamam-se. As lesões orais que ocorrem na gengiva, palato e mucosa bucal são dolorosas e limitam a higiene oral.	Esteroides tópicos, esteroides tópicos oclusivos, dapsona ou tetraciclina e niacinamida. Avaliação médica e esteroides sistêmicos se for grave; afastar envolvimento da córnea e malignidade interna.

Lesões Ulcerativas

Doença	Idade	Sexo	Raça/Etnia	Causa	Características Clínicas	Tratamento
Úlceras traumáticas	Qualquer	M-F	Qualquer	Lesão traumática do epitélio e camadas subjacentes	Úlcera sintomática, cinza-amarela de tamanho e forma variáveis, dependendo do agente indutor. As úlceras geralmente são deprimidas e têm forma oval, com margem eritematosa. Comumente localizada na mucosa labial ou bucal, margens da língua e palato duro. A úlcera dura 1-2 semanas.	Paliativo; remover influência traumática.

Doença	Idade	Sexo	Raça/Etnia	Causa	Características Clínicas	Tratamento
Estomatite aftosa recorrente	Jovens adultos	F	Qualquer	Fator desencadeador, normalmente desconhecido; relacionado com a deficiência na resposta das células T; estresse, trauma e redução epitelial.	Úlceras ovais, pequenas e amareladas com margem vermelha, localizadas na mucosa livre não queratinizada. Os locais mais comuns são: mucosa labial, mucosa bucal, assoalho da boca, língua, e, ocasionalmente, palato mole. As úlceras são dolorosas e podem estar associadas a nódulos linfáticos. As lesões se desenvolvem rapidamente e desaparecem em 10-14 dias sem deixar cicatriz.	Cicatrização espontânea em 10-14 dias. Se os sintomas forem agudos ou recorrentes e sintomáticos, usar anestésicos tópicos, agentes coagulantes ou esteroides tópicos.
Pseudoaftose	25-50	F	Qualquer	Deficiência imune, desconhecida, associada ao ácido fólico, ferro ou deficiência de vitamina B_{12}, doença inflamatória intestinal, doença de Crohn, intolerância ao glúten.	Úlcera deprimida, amarelada, redonda ou oval, localizada na mucosa livre não queratinizada. Os locais mais comuns são: mucosa labial, mucosa bucal, assoalho da boca, língua, e, ocasionalmente, palato mole. A língua pode apresentar papilas atrofiadas. As úlceras são dolorosas, desenvolvem-se durante o estado de deficiência e desaparecem com tratamento de reposição em 20 dias.	Avaliar o estado de deficiência. Se o paciente estiver deficiente, então, recomenda-se o uso de suplementos nutricionais (p. ex., ferro, vitamina B_{12}, ácido fólico). Abstinência de glúten pode ser necessária.

Lesões Brancas

Doença	Idade	Sexo	Raça/Etnia	Causa	Características Clínicas	Tratamento
Estomatite aftosa maior	Jovens adultos	F	Qualquer	Fatores desencadeantes normalmente desconhecidos; relacionado com deficiência na resposta da célula T.	Úlcera grande, assimétrica, unilateral, com centro necrótico e deprimido. As úlceras têm uma margem vermelha inflamatória e são extremamente dolorosas. Estão localizadas no palato mole, fauces tonsilares, mucosa labial, mucosa bucal e língua; podem se estender até a gengiva aderida. Início rápido. O tecido subjacente normalmente é destruído. As lesões cicatrizam em 15-30 dias com formação de cicatriz. As recorrências são comuns.	Cicatrização espontânea, às vezes com formação de cicatriz. Anestésicos tópico, esteroides tópicos, controle do estresse; identificar alérgenos.

(Continua)

Lesões Brancas (Cont.)

Doença	Idade	Sexo	Raça/Etnia	Causa	Características Clínicas	Tratamento
Ulceração herpetiforme	Entre 20-30 anos	M	Qualquer	Forma variante da estomatite aftosa recorrente; causa desconhecida.	Úlceras múltiplas, do tamanho da cabeça de um alfinete, amareladas, localizadas na mucosa móvel não queratinizada. Os locais mais comuns são: ponta anterior da língua, mucosa labial e assoalho da boca. Não há formação de vesículas. As úlceras são dolorosas e podem estar associadas a vários nódulos linfáticos. As lesões se desenvolvem rapidamente e desaparecem em 10-14 dias sem deixar cicatriz.	Enxágues com tetraciclina.
Síndrome de Behçet	20-30	3:1 M:F	Asiáticos, Mediterrâneos, Anglo	Reação hipersensível tardia e vasculite desencadeada pela apresentação de antígenos de leucócitos humanos (HLA-B51) ou antígenos ambientais, tais como vírus, bactérias, produtos químicos e metais pesados.	Olho: conjuntivite, irite. Órgãos genitais: úlceras. Oral: úlceras dolorosas semelhantes a aftas nas mucosas labial e bucal. Pele: rash maculopapular e irrupções nodulares. As úlceras orais são geralmente o sintoma inicial do começo da doença. Artrite e sintomas gastrointestinais podem ocorrer. Recorrências, exacerbações e remissões são prováveis.	Esteroides tópicos e sistêmicos.
Úlcera granulomatosa (tuberculose, histoplasmose)	Adultos mais velhos	M-F	Qualquer	Infecção pela *Mycobacterium tuberculosis* ou *Histoplasmosis capsulatum*.	Úlceras assintomáticas que geralmente ocorrem no dorso da língua ou na comissura labial. Linfadenopatia cervical e sintomas respiratórios primários também ocorrem. Início da doença oral segue infecção pulmonar, que dura algumas semanas ou meses. As úlceras orais podem persistir por meses ou anos se a doença subjacente não for tratada.	Biópsia, análise histológica. Tuberculose: combinação de medicamentos de isoniazida, rifampicina, rifapentina, etambutol, estreptomicina e pirazinamida. Histoplasmose: anfotericina B.
Carcinoma de células escamosas	> 50	2:1 M:F	Qualquer	Mutagênese dos genes que regulam o crescimento celular e apoptose causada por carcinógenos (tabaco, álcool e papilomavírus humano).	Úlcera indolor e amarelada, com margens avermelhadas, salientes e enrijecidas, comumente localizadas no terço posterior da margem lateral da língua, parte ventral da língua, lábios e assoalho da boca. Características associadas incluem fraqueza, leucoplasia, eritroplasia, induração, fixação, ulceração e linfadenopatia. O carcinoma tem um início lento, normalmente só é percebido aumento no tamanho.	Cirurgia, terapia de radiação ou quimioterapia. Parar o consumo de tabaco e álcool.

Úlcera **quimioterápica**	15-30 e adultos mais velhos	M-F	Qualquer	Inibição de células de reprodução rápida através de medicamentos quimioterápicos.	Ulcerações irregulares nos lábios, mucosas labial e bucal, língua e palato. Normalmente não há presença de margem inflamatória vermelha. A hemorragia é bem provável quando as úlceras são profundas. As lesões são extremamente dolorosas e geralmente limitam a mastigação. Elas se desenvolvem durante a segunda semana de quimioterapia. Infecção secundária com microrganismos orais também é provável.	Enxágues antimicrobiais para evitar infecções secundárias. Anestésicos tópicos, elixir paliativo e fluidos intravenosos.

Glossário

Abdome: parte do corpo situada entre o tórax (peito) e a pelve.

Abfração: termo usado em odontologia para definir a perda de estrutura dental na junção esmaltodentinária (ou abaixo dela) causada por inclinação anormal do dente. Esse quadro é controverso, e as evidências atuais sugerem que ele exista somente como um elemento hipotético do desgaste cervical.

Abrasão: desgaste causado por fricção.

Abscesso periapical: abscesso localizado no ápice (lado da raiz) de um dente, geralmente como consequência de infecções.

Abscesso periodontal: abscesso da gengiva ou tecido periodontal decorrente de uma infecção periodontal.

Acantólise: perda de coerência entre as células epidermais ou epiteliais.

Aconselhamento genético: tipo de aconselhamento dado ao paciente onde se discute a transmissão de traços hereditários.

Adrenalectomia: retirada cirúrgica da glândula suprarrenal.

Agenesia: ausência total de alguma estrutura (ou parte dela) causada por falhas no desenvolvimento do tecido.

Agudo: sintomas graves de curta duração.

AIDS: acrônimo para *Síndrome da Imunodeficiência Adquirida* (da sigla em inglês *Acquired Immune Deficiency Syndrome*), que se refere aos pacientes infectados pelo HIV (vírus da imunodeficiência humana). Também se refere ao estágio terminal da doença.

Alérgeno: substância que induz a hipersensibilidade ou uma reação alérgica.

Amálgama: liga utilizada na restauração de dentes, composta principalmente por prata e mercúrio.

Amelogênese: processo de formação do esmalte dentário.

Amelogênese imperfeita: doença autossômica dominante ou doença ligada ao cromossoma X que leva a um desenvolvimento imperfeito do esmalte do dente. O esmalte pode estar ausente, ou pode ser hipoplásico ou hipocalcificado. Nesta situação, o esmalte é muito fino e friável e geralmente possui várias manchas em tons marrons.

Amputação: esse termo refere-se exatamente à remoção de um membro, como um braço, ou de um apêndice, como um dedo. No entanto, com referência ao neuroma, amputação significa um tumor no tecido nervoso resultante de uma secção do nervo.

Anaeróbio: sem presença de oxigênio.

Analgésico: medicamento ou substância utilizada para aliviar a dor.

Análogo: que tem propriedades semelhantes.

Anaplásico: relacionado com células adultas que sofreram alterações irreversíveis para tipos de células mais primitivas. Essas alterações geralmente são malignas.

Anergia: situação de ausência de resposta. Em testes de alergia, essa situação ocorre quando a pele não responde a um alérgeno.

Angiogênese: processo de formação de novos vasos sanguíneos.

Angioma: tumor constituído por vasos sanguíneos ou linfáticos.

Anodontia: doença congênita em que todos os dentes apresentam falhas de desenvolvimento.

Anomalia: diferente do normal.

Anorexia: falta ou perda do apetite por comida.

Anquilose: condição marcada pela fusão de ossos, normalmente como resultado de ferimentos ou inflamações, que leva à perda da função. Em odontologia, o termo é usado quando a raiz de um dente está fundida ao osso alveolar.

Anterior: localizado na frente (oposto de *posterior*).

Antibiótico: composto químico que inibe o crescimento ou reprodução de certas formas de vida, principalmente de organismos patogênicos, tais como bactérias ou fungos. Os antibióticos são classificados como bioestáticos ou biocidas.

Anticorpo: proteína produzida pelo corpo em resposta a um estímulo dos antígenos. Os anticorpos reagem especificamente aos antígenos na tentativa de neutralizar essas substâncias estranhas.

Antígeno: substância, geralmente uma proteína, que é vista como estranha pelo sistema imunológico do corpo e estimula a formação de anticorpos específicos para combatê-los.

Antipirético: medicação ou substância utilizada para aliviar a febre.

Aplasia: ausência de um órgão ou parte dele, causada por falhas no desenvolvimento do tecido embrionário que o originou.

Arco lateral: região do palato adjacente aos dentes posteriores.

Arterioesclerose: doença que causa a degeneração ou o endurecimento das paredes das artérias em virtude da deposição de gordura.

Artralgia: dor em uma ou mais articulações.

Aspiração: a retirada de fluido (líquido), geralmente com uma seringa.

Assintomático: paciente que não apresenta sintomas.

Atípico: relacionado com um desvio do estado normal ou típico.

Atopia: hipersensibilidade ou alergia causada por fatores hereditários.

Atrito: perda da estrutura dentária (desgaste) causada por forças mecânicas de oclusões frequentes dos dentes opostos.

Atrófico: tecido de desenvolvimento normal que teve seu tamanho diminuído.

Autoinoculação: inocular com um elemento patogênico, tal como um vírus, do próprio corpo. Por exemplo, espalhar o vírus da herpes da boca ou lábios para os dedos.

Autossômica dominante: uma das várias maneiras pela qual os traços de uma doença podem ser passados através das gerações de uma família. Ocorre quando um gene anormal (de um dos 22 pares de cromossomas não sexuais) de um dos pais é passado para o(a) filho(a), fazendo com que a criança herde a doença, e o gene é, posteriormente, passado para seus filhos.

Bactéria cromogênica: bactérias que produzem colorações diferentes durante o crescimento.

Bacteriostático: propriedade de inibir o crescimento da bactéria.

Benigno: tumor que não se transforma em metástase; geralmente não é prejudicial à saúde, e a doença é curada através de tratamento.

Bilateral: em ambos os lados do corpo ou da boca.

Biofilme: comunidade de bactérias que se aderem a superfícies e estão embutidas em uma camada extracelular da secreção salivar.

Biópsia: retirada de tecido vivo com a finalidade de ser examinado patologicamente.

Biópsia excisional: remoção completa de uma massa de tecido com a finalidade de realizar uma análise científica (histológica).

Biópsia incisional: remoção de uma parte do tecido com suspeita de anormalidade para realizar estudos através da microscopia.

Bocelado: coberto com protuberâncias (saliências).

Bolha: lesão circunscrita, elevada, cheia de líquido, que ocorre na pele e tem diâmetro > 1 cm.

Botão dentário: tecido embrionário de origem do dente; desenvolve-se de tecidos mais primitivos da lâmina dentária.

Bruxismo: hábito relacionado com o estresse ou distúrbio do sono, caracterizado pelo ranger de dentes.

Bulimia: distúrbio alimentar caracterizado por períodos frequentes de ingestão excessiva de alimentos seguida pela eliminação da comida ingerida, através do vômito ou do uso de laxantes.

Caderina: família de proteínas de adesão que constituem a estrutura dos desmossomas, dentre outras.

Cálculo angular: tecido mole com tamanho ligeiramente maior que o normal, envolvendo a mucosa bucal, próximo ao canto da boca.

Camada celular basal: camada mais inferior da epiderme composta por *células divisórias,* que ligam o epitélio à *derme* mais profunda.

Campo de cancerização: lesões malignas ocorrendo em vários locais da cavidade oral. Neste caso, é comum que os tecidos orais tenham sofrido exposição frequente a carcinógenos por um longo período de tempo.

Canal incisivo: canal ósseo localizado no interior do osso palatal, que sustenta o nervo nasopalatino e vasos sanguíneos, e que sai pela abertura incisiva atrás dos incisivos centrais maxilares.

Canal medular: espaço no osso trabecular composto de medula vermelha ou amarela. A medula vermelha é onde ocorre a hematopoiese. A medula amarela é composta, em sua maioria, de gordura. O tamanho do canal medular pode indicar processo patológico (p. ex., anemia, talassemia, trauma, infecção ou tumores).

Cancro: ulceração indolor formada nos estágios iniciais da *sífilis.*

Candida albicans: fungo diploide (tipo de levedura) que causa infecções orais e genitais oportunistas.

Candidíase: infecção, tipicamente da mucosa ou da pele, causada pela *Candida albicans*.

Carcinógeno: agente que induz ao câncer.

Carcinoma: crescimento maligno constituído de células epiteliais que conseguem infiltrar e levar à metástase. O carcinoma é uma forma específica de câncer.

Cárie de fissura: cárie dentária da superfície oclusal de um dente posterior nas fissuras do esmalte.

Cárie de mamadeira: cárie dentária que afeta os dentes primários como resultado do uso prolongado de mamadeira que contenham leite, suco ou bebidas gasosas. Os dentes maxilares anteriores são mais comumente afetados e podem sê-lo gravemente.

Cárie rampante: forma de cárie que progride rapidamente afetando os dentes.

Cárie recorrente: cárie que afeta os dentes adjacentes às superfícies que já apresentaram cáries anteriormente, e onde uma restauração foi feita. Cáries adjacentes à margem de uma restauração.

Cáries classe I: cárie que afeta a superfície da fissura da parte oclusal de um dente posterior.

Cáries classe II: cárie que afeta a superfície interproximal de um dente posterior abaixo do ponto de contato entre os dentes.

Cáries classe III: cárie que afeta a superfície interproximal de um dente anterior abaixo do ponto de contato entre os dentes.

Cáries classe IV: cárie que afeta a superfície interproximal de um dente, incluindo o ângulo da linha incisal.

Cáries classe V: cárie que afeta a superfície facial ou lingual de um dente, geralmente na margem da gengiva, onde a placa se acumula.

Cáries de amputação: cáries graves que causam a perda total da coroa do dente, geralmente em nível de gengiva.

Cáries de superfícies lisas: cárie que afeta a superfície lisa (interproximal, bucal ou lingual) do dente.

Cáries dentárias: destruição progressiva das estruturas mineralizadas (esmalte e dentina) do dente causada por infecção bacteriana. As bactérias são encontradas na placa e utilizam carboidratos fermentáveis como forma de se alimentarem, e o produto derivado é a formação de ácido.

Cáries na raiz: cáries que afetam a superfície da raiz do dente, geralmente, na margem gengival. Isso só ocorre quando as superfícies da raiz estão expostas, normalmente associadas a uma recessão gengival.

Caseum: processo degenerativo do tecido que forma uma massa seca e sem formato, de aparência semelhante a um queijo.

Célula da crista neural: células que se originam da crista neural (tecido ectodérmico transitório encontrado entre o tubo neural e a epiderme, durante o desenvolvimento embriológico). As células da crista neural migram dessa região e se diferenciam em uma grande variedade de tipos de células por todo o corpo, formando os neurônios sensoriais e simpáticos, células gliais, melanócitos, células de Schwann, células adrenomedulares e componentes do sistema nervoso entérico.

Celulite: inflamação edematosa, difusa, de fácil expansão e às vezes, supurativa (formação de pus) que ocorre nos tecidos celulares.

Ceratinização: formação de fibrilas microscópicas de queratina nos queratinócitos (células que produzem queratina). Na cavidade oral, o termo é usado para descrever alterações na camada mais externa do epitélio.

Cicatricial: relativo à cicatriz.

Cicatriz: marca ou cicatriz que permanece após a cura de uma ferida ou outro processo mórbido.

Cicatriz: tecido fibroso que é formado após uma ferida estar curada.

Circunscrito: cercado; margens curvadas de uma lesão.

Cirrose: doença crônica do fígado, caracterizada por mudanças degenerativas nas células do fígado, deposição de tecido conectivo e outras alterações. Como resultado, as células do fígado param de funcionar, e o fluxo sanguíneo no fígado diminui. Há muitas causas para a cirrose, incluindo infecção, substâncias tóxicas e abuso de álcool por um longo tempo.

Cisto: cavidade patológica no epitélio que geralmente contém fluido ou material semissólido.

Cisto de irrupção: cisto fluídico flutuante que pode aparecer de 2 a 3 semanas antes da irrupção de um dente. Normalmente são azuis, macios, associados à irrupção de dentes primários e desaparecem com a irrupção do dente em si.

Cisto de lâmina dentária: cistos que se desenvolvem a partir do tecido embrionário que forma o dente. Normalmente, a lâmina dentária se desintegra em pequenos aglomerados de epitélio e é reabsorvida, mas neste caso, ela se torna um cisto.

Citocinas: grupo de proteínas sinalizadoras envolvidas na inflamação e na comunicação célula a célula.

Citológico: relativo ao estudo científico das células.

Citopático: relativo ou caracterizado por alterações patológicas nas células.

Clavícula: ossos da clavícula, que conectam o osso do ombro (escápula) ao osso do peito (esterno).

Coagulação: processo de formação de coágulos, geralmente do sangue. A coagulação é o meio natural pelo qual um sangramento cessa quando um vaso é rompido.

Coexistente: uma ou mais doenças, eventos ou acontecimentos que ocorrem ao mesmo tempo.

Colágeno: proteína presente no tecido conectivo do corpo.

Coloboma: defeito no desenvolvimento que pode afetar várias partes dos olhos, caracterizado pela falta de alguma parte da estrutura afetada. Por exemplo, um coloboma da pálpebra inferior acarreta falta de alguma parte da pálpebra inferior.

Comissura: a junção dos lábios inferiores e superiores no canto da boca.

Complemento: série de proteínas enzimáticas em soro normal que, na presença de um sensibilizador específico, consegue destruir bactérias e outras células. O complemento tem nove componentes (C1 a C9) que se combinam com o complexo antígeno – anticorpos para produzir lise.

Concreção: massa endurecida, tal como um cálculo.

Concrescência: doença em que o cemento de dois dentes adjacentes se une.

Congênita: presente ou existente desde o nascimento.

Contato aberto: termo que descreve o contato interproximal entre os dentes que normalmente se tocam. Neste caso, o espaço interproximal entre os dentes não entra em contato.

Coristoma: lesão que contém tecidos histologicamente normais em uma localização ectópica (anormal).

Cornificado: processo pelo qual um tecido, geralmente o epitélio, endurece e engrossa sua camada externa.

Crônica: que persiste por um longo período de tempo; quando aplicada a uma doença, *crônica* significa que houve pouca alteração ou um progresso extremamente lento em um longo período de tempo.

Cultura: propagação de um organismo em um meio que o leva ao crescimento.

Cunilíngua: sexo oral nos órgãos genitais femininos.

Cúspide de Carabelli: pequena cúspide adicional na superfície mesiolingual dos *molares* maxilares.

Cúspide talão: cúspide extra em um dente anterior que se assemelha à unha de águia.

Debilitação: processo de enfraquecimento.

Deglutição: processo de ingestão de substância através da boca e faringe, até chegar o esôfago. A deglutição é uma das etapas do processo de engolir.

Deiscência: abertura em um órgão. Em odontologia, o termo é utilizado para se referir à perda de osso alveolar no aspecto bucal ou lingual da raiz, que deixa um defeito oval de exposição da raiz.

Dente decíduo: dentição primária, ou dente de leite. O número normal é 20.

Dente em concha: dentes com ausência de dentina normal, resultando em uma aparência de concha, que normalmente está associada à dentinogenese imperfeita.

Dente evaginado: anomalia no desenvolvimento que se apresenta como uma pequena cúspide adicional que se forma na superfície oclusal de um dente posterior.

Dente invaginado: anomalia no desenvolvimento resultante do esmalte e da dentina, que são invaginados em direção à polpa. Há formas coronais e radiculares.

Dente não vital: dente com tecido de polpa morta que não consegue transmitir sinais nervosos com eficácia.

Dente natal: dentes que estão presentes no nascimento.

Dente rotacionado: dente que tem o posicionamento rotacionado em relação ao normal.

Dentes primários: dentes de leite; há 20 dentes de leite.

Dentes rosa de Mummery: dente rosado, descolorido, sem vida, que obtém essa coloração a partir da absorção de produtos sanguíneos na dentina.

Dentição permanente: dentes sucedâneos (adultos), que seguem os dentes primários. Visto que não há reposição dos dentes permanentes, eles devem ser muito bem cuidados, já que devem durar a vida toda. Há 32 dentes permanentes.

Derme: camada do tecido conectivo abaixo da epiderme (pele) que contém as terminações nervosas, glândulas sebáceas e sudoríparas, vasos sanguíneos e vasos linfáticos.

Desenvolvimento: relativo ao crescimento até chegar ao tamanho normal ou atingir maturidade.

Desgaste: desgaste dos dentes através do uso de substâncias químicas, ou desnudação do epitélio acima da camada de células basais.

Desidratação: remoção de água de uma substância. Febre e diarreia prolongadas causam desidratação.

Deslocamento distal: dente que se move distalmente, normalmente em virtude da disponibilidade de espaço resultante da ausência de um dente adjacente.

Desmossoma: ponte intercelular entre as células epiteliais. A ponte é constituída de proteínas e tonofilamentos.

Diascopia: análise do tecido sob pressão através de um meio transparente. Por exemplo, suspeitas de lesões vasculares são examinadas pressionando um vidro escorregadio sobre a anormalidade para verificar se o tecido avermelhado fica branco. Considerando que o sangue flui através das lesões vasculares, a pressão faz com que elas fiquem brancas e ajuda a confirmar o diagnóstico.

Dilaceração: raiz torta, que geralmente afeta a metade ou terço da ponta da raiz.

Disfagia: dificuldade na deglutição.

Disfonia: dificuldade na fala.

Displasia: anormalidade no desenvolvimento e maturação caracterizada pela perda da arquitetura normal da célula.

Displasia cleidocraniana: distúrbio envolvendo o desenvolvimento anormal dos ossos da clavícula (cleido = ossos da clavícula) e do crânio (craniana).

Displasia dentinária: doença genética (autossômica dominante) que envolve o desenvolvimento anormal da dentina dos dentes primários e permanentes. Dois tipos são descritos: Tipo I é o tipo radicular, e o Tipo II é o tipo coronal. No tipo radicular, as raízes do dente são curtas, as *câmaras pulpares* são constringidas, e pode-se observar radiotransparência periapical espontânea. No tipo coronal, as polpas têm aparência da "corola de cardo" (*"thistletube"*).

Displasia ectodérmica: doença hereditária caracterizada pelo desenvolvimento anormal da pele, cabelo, unhas, dentes e glândulas sudoríparas.

Displásico: relativo à anormalidade no desenvolvimento. Esse termo é utilizado para descrever o aparecimento de células pré-malignas anormais, sob o microscópio. As células começam a perder o padrão de maturidade normal e desenvolvem um núcleo hipercromático, de formato anormal.

Dispneia: dificuldade de respiração ou respiração forçada.

Distal: mais distante de um ponto de referência. Em odontologia, *distal* descreve a superfície mais distante da linha mediana do paciente.

Doença autoimune: doença que ocorre quando o sistema de imunidade ataca ou destrói, por engano, tecidos saudáveis. Atualmente, existem mais de 80 tipos de doenças autoimunes.

Dorsal: direcionado para, ou situado na, superfície posterior (aposto de ventral).

Ductos de Ravini: ductos que ficam embaixo da língua e permitem a entrada da saliva na boca a partir das glândulas sublinguais.

Duplicação: organizar ou ocorrer em pares. O dente que se separa em dois durante o desenvolvimento embriológico, e que ainda permanece conectado.

Ecossistema: interação entre organismos vivos e os elementos sem vida em uma área definida.

Ectodérmico: relativo à camada mais exterior das três camadas germinativas de um embrião. A camada do meio é o mesoderma, e a mais interior é o endoderma. As estruturas ectodérmicas incluem a pele, cabelo, unhas, membrana mucosa oral e o esmalte do dente.

Ectópico: localizado em um lugar anormal. O tecido ou estrutura ectópica pode ou não ser normal.

Edema: quantidade anormal de fluido nos espaços intercelulares, causando um inchaço visível.

Edematoso: acúmulo excessivo de fluido seroso nos espaços dos tecidos ou cavidade do corpo que produz tecidos moles inchados.

Edentulismo: situação de ausência de dentes. A perda total de todos os dentes naturais.

Emanar: desprender (expulsar) ou fluir para fora de.

Embrionário: relativo ao estágio inicial de desenvolvimento de um organismo.

Encefalite: inflamação do encéfalo.

Endocrinopatia: doença ou condição anormal de uma glândula endócrina.

Endodérmico: relativo à camada mais interior das três camadas germinativas do embrião. As estruturas endodérmicas englobam o epitélio da faringe, trato respiratório (exceto o nariz) e o trato digestório.

Enrijecimento: caracterizado por endurecer; porção dura anormal de um tecido com relação ao tecido semelhante ao seu redor, geralmente usado para descrever a sensação de tecido maligno localmente invasivo ao apalpar.

Epiderme: a camada mais externa composta por um epitélio escamoso estratificado que protege a superfície do corpo.

Epistaxe: sangramento do nariz.

Epitélio: a constituição celular da pele e membranas mucosas.

Epitélio escamoso: camada de epitélio ininterrupta caracterizada pela camada superior, consistindo de células achatadas, em forma de escama. O epitélio escamoso se estende à mucosa oral e pele.

Epitélio odontogênico: epitélio que se desenvolve nos dentes. Após o desenvolvimento dos dentes, esse epitélio pode permanecer dentro das mandíbulas e se tornar cístico.

Epitélio paraqueratótico: ceratinização incompleta caracterizada pela retenção dos núcleos das células na camada mais superior do epitélio (*stratum corneum*).

Epitélio reduzido do esmalte: epitélio (epitélio sulcular) que permanece no tecido periodontal ao redor da coroa do dente após a formação do esmalte estar completa. Degeneração cística desse tecido causa cisto dentígero.

Epítope: alvo antigênico dos anticorpos (IgG, IgM, IgA).

Epúlide congênita: proliferação de células que resultam em uma massa de tecido macio na crista alveolar, palato ou língua.

Epulis: termo genérico usado para descrever qualquer aumento nodular ou tumoroso da gengiva ou mucosa alveolar.

Equimose: grandes áreas roxas na pele, causadas pela fuga do sangue para os tecidos, normalmente chamada de mancha roxa. A equimose não empalidece com a diascopia.

Eritema: vermelhidão na área de um tecido.

Eritematoso: caracterizado pela vermelhidão do tecido, em virtude da congestão da rede de capilares na região. As lesões eritematosas empalidecem na diascopia.

Eritroplásico: caracterizado por uma aparência avermelhada. Esse termo implica na proliferação de tecido anormal na área avermelhada.

Escara: degradação do epitélio causada por doença, trauma ou queimadura química.

Esclera: revestimento forte e externo do olho, ou o branco dos olhos. Quando a esclera fica azul ou amarela, é sinal de anormalidade sistêmica.

Esôfago: tubo muscular flexível, que conecta a boca ao estômago.

Esplênico: relacionado com o baço, que é uma estrutura na parte superior esquerda do abdome logo atrás e abaixo do estômago. O baço contém a maior coleção de células reticuloendoteliais de todo o corpo; sua função inclui a formação de sangue, armazenamento de sangue e filtração do sangue.

Espontâneo: ocorre desassistido ou sem causa aparente; voluntário.

Estética: relacionada com a aparência das estruturas orais ou dentárias ou com o fator agradável das restaurações e procedimentos dentários.

Evertido: dobrado ou virado para fora.

Exacerbação: aumento na gravidade.

Exantemático: caracterizado pelo desenvolvimento de uma irrupção ou brotoeja.

Exofítica: lesão que cresce para fora.

Exostose: crescimento ósseo benigno na superfície do osso.

Extensões cervicais do esmalte: espículas de esmalte que se projetam além da junção esmaltodentinária.

Extirpar: remover ou erradicar completamente.

Extremidade: membro do corpo, tal como um braço ou perna.

Factício: autoinduzido, assim como no ferimento factício.

Faringite: inflamação da faringe, que normalmente é dolorosa.

Felácio: estimulação oral do pênis.

Fenda submucosa: fissura incompleta do palato onde o epitélio cobre um defeito no tecido conectivo subjacente.

Fendas da comissura dos lábios: depressões pequenas, semelhantes à covinha do rosto, ou fendas encontradas no canto dos lábios. Embora seja rara, é uma das malformações que ocorrem mais comumente no lábio inferior. A doença pode ser herdada.

Fendas labiais paramedianas: pequenas depressões bilaterais na mucosa do lábio inferior, adjacente à linha mediana. Essa doença é geralmente herdada como um trato autossômico dominante associado à síndrome de van der Woude.

Fenestração: perfuração ou abertura em um tecido.

Fetor oris: odor desagradável ou anormal que provém da cavidade oral.

Fibroma: tumor benigno do tecido fibroso (colágeno).

Fisiológico: referente às funções normais do corpo (oposto de *patológico*).

Fissura: fenda estreita.

Fluido crevicular gengival: fluido do soro emitido a partir das bolsas periodontais. Ele contém proteínas inflamatórias (citocinas). A quantidade de fluido aumenta durante a doença periodontal.

Fluorose: situação anormal causada pela ingestão excessiva de flúor ou fluoreto, caracterizada por manchas e alterações de coloração dos dentes.

Flutuação: estritamente, esse termo descreve o movimento em forma de ondas, palpável, que pode ser sentido em uma lesão contendo fluido. Nesse texto, o termo é empregado para descrever uma massa mole ao ser apalpada.

Focal: de localização ou foco específico.

Fontanela: um de vários pontos amolecidos no crânio de infantes e crianças, nos quais os ossos do crânio não se uniram completamente. Nessas áreas, o cérebro é coberto somente por uma membrana abaixo da pele.

Fóveas palatinas: pequenas aberturas nas glândulas salivares próximas à junção dos palatos mole e duro.

Freio: dobra de membrana mucosa que limita o movimento de um órgão ou parte dele. Por exemplo, o freio lingual limita o movimento da língua, e o freio labial limita os movimentos do lábio.

Furcal: relativo ou associado à parte de um dente multienraizado, onde as raízes se juntam à coroa.

Fusão: anormalidade causada pela junção de dois dentes durante o desenvolvimento embriológico, resultando em um dente grande.

Gânglio: coleção de corpos celulares de neurônios fora do sistema nervoso central. O gânglio é um terminal pelo qual vários circuitos periféricos se conectam ao sistema nervoso central.

Gastroenterologista: médico especializado na atuação de distúrbios do estômago e intestinos.

Gastrointestinal: relativo ao estômago e intestino.

Gengivectomia: remoção cirúrgica do tecido gengival.

Gengivite: inflamação na gengiva, geralmente causada por acúmulo de placa dentária.

Genodermatose: doença hereditária da pele.

Gestante: grávida.

Glândula suprarrenal: pequena glândula endócrina, localizada acima do rim, que secreta (a) glicocorticosteroides endógenos, que controlam o metabolismo digestivo; (b) mineralocorticoides, que controlam o balanço de sódio e potássio; (c) hormônios sexuais; e (d) catecolaminas (epinefrina e norepinefrina), que alteram a pressão sanguínea e a função cardíaca.

Glaucoma: doença do olho caracterizada pelo aumento da pressão intraocular. Essa doença geralmente não apresenta sintomas e, se não for diagnosticada e tratada, pode causar cegueira.

Glicose: forma de açúcar, é o carboidrato mais importante no metabolismo do corpo.

Glicosúria: presença de quantidade anormal de glicose na urina. Sinal da diabetes melito.

Glossodinia: sensação de queimação na língua.

Glucano: substância colante (polissacarídeo) secretada pelas bactérias na placa dentária, composta por cadeias de monômeros D-glicose conectados por ligações glicosídicas.

Granuloma: coleção de macrófagos epitelioides cercados por um anel de linfócitos. Eles podem formar pequenos nódulos e são resultado de uma polpa necrótica.

Granuloma piogênico: massa de tecido de granulação vascular, produzida em resposta à irritação crônica ou traumas menores.

Granulomatosa: relativo a uma área bem definida que se desenvolveu como uma reação à presença de organismos vivos ou corpo estranho. O tecido consiste principalmente de histiócitos.

Halitose: odor desagradável do ar respirado ou expirado.

Hamartoma: nódulo semelhante a um tumor que consiste em uma mistura de tecido normal, geralmente presente em um órgão, mas existente de maneira diferente ou presente em local não comum.

Hapteno: alérgeno incompleto. Quando combinado com outra substância para formar uma molécula, o hapteno pode estimular uma reação hipersensível ou alérgica.

Hematoma: equimose (ou mancha roxa) de grande tamanho, causada pelo extravasamento de sangue para dentro dos tecidos. Os hematomas são azulados na pele e avermelhados nas membranas mucosas. À medida que vão amadurecendo, eles podem ficar marrom, verde e até amarelo.

Hematopoiético: relacionado com a produção de sangue ou seus elementos constituintes. Hematopoiese é a principal função da medula óssea.

Hematúria: presença de sangue na urina.

Hemidesmossoma: ponte intercelular entre as células epiteliais e a membrana base.

Hemi-hipertrofia: presença de hipertrofia em somente um lado de um tecido ou órgão. Na hemi-hipertrofia facial, por exemplo, metade do rosto é visivelmente maior que a outra metade.

Hemoglobina: pigmento ferroso dos eritrócitos. Sua função é levar oxigênio para os tecidos. Uma das causas da anemia é justamente uma deficiência de ferro, o que cria uma aparência pálida e de cansaço nos pacientes.

Hemólise: de modo geral, esse termo se refere à desintegração de elementos do sangue. Uma forma comum da hemólise ocorre durante a anemia e envolve a lise ou a dissolução de eritrócitos.

Hemorragia: sangramento; extravasamento de sangue de um vaso sanguíneo danificado.

Hemostasia: ação de parar o fluxo sanguíneo. Isso pode ocorrer naturalmente através da coagulação, ou artificialmente, através da aplicação de pressão ou da colocação de suturas.

Hepatoesplenomegalia: aumento que ocorre simultaneamente no fígado e no baço.

Herança ligada ao cromossoma X: modo de transmissão de um gene pertencente ao cromossoma X dos pais para a prole.

Herança recessiva: modo de passar um gene que os dois pais têm, e que não causa manifestações clínicas até que seja passado para a prole.

Hereditário: transmitido ou transmissível dos pais para a prole; é determinado geneticamente.

Hérnia de hiato: protuberância de qualquer estrutura através do hiato do diafragma. Os pacientes afetados têm maior tendência à indigestão.

Hipercementose: doença caracterizada por um aumento na deposição de cemento nas raízes dos dentes. Qualquer parte da raiz pode ser afetada; no entanto, os dois terços da ponta são afetados mais comumente. Fatores locais ou sistêmicos podem causar essa doença.

Hiperdontia: doença ou circunstância caracterizada por um ou mais dentes extras (ou supranumerário).

Hiperemia: presença de sangue em excesso na área de um tecido.

Hiperglicemia: excesso de açúcar ou glicose na corrente sanguínea.

Hipermenorreia: sangramento uterino excessivo, de duração não comum, em intervalos de tempo regulares.

Hiperortoceratose: a queratina é a camada mais externa de epitélio, conforme visto sob o microscópio, e é vista de duas maneiras: ortoqueratina e paraqueratina. A ortoqueratina não apresenta núcleos visíveis dentro da camada exterior, ao passo que os núcleos estão presentes na paraqueratina. Hiperortoceratose é o excesso de ortoqueratina.

Hiperplasia: aumento no tamanho de um tecido ou órgão, causado por um aumento no número de células constituintes.

Hiperplástico: relativo à hiperplasia; tecido que apresenta as características da hiperplasia.

Hipersensibilidade: geralmente, esse termo se refere a uma sensibilidade anormal a um estímulo de qualquer tipo; contudo, ele também é usado com referência específica a alguma forma de resposta alérgica.

Hipertensão: pressão sanguínea alta.

Hipertrofia: aumento no tamanho de um tecido ou órgão, causado por um aumento no tamanho das células constituintes.

Hipocalcificação: quantidade de calcificação menor que a normal.

Hipodontia: ausência congênita de um ou vários dentes, como resultado da agenesia.

Hipodontia adquirida: ausência de um ou mais dentes, como resultado de traumas, cáries, doenças periodontais, extrações ou outros fatores que ocorrem após o nascimento.

Hipópio: pus na câmara anterior do olho.

Hipoplasia: desenvolvimento incompleto de um tecido ou órgão; tecido com tamanho reduzido em virtude de uma diminuição no número de células constituintes.

Hipoplasia do esmalte: distúrbio no desenvolvimento do esmalte, marcado por uma deficiência ou defeito na formação da matriz do esmalte, resultando em um esmalte fino e hipocalcificado.

Hipotensão: pressão sanguínea baixa.

Hipotricose: doença que acarreta na falta de crescimento de cabelo.

Histiócito: grande célula fagocítica do sistema reticuloendotelial. O sistema reticuloendotelial é uma rede composta de células fagocíticas no corpo, que inclui macrófagos, células de Kupffer no fígado e a micróglia do cérebro.

Histologia: estudo microscópico da estrutura e forma dos vários tecidos que constituem um organismo vivo.

Histoplasmose: doença causada pelo fungo *Histoplasma capsulatum* que afeta, primeiramente, o pulmão, mas também afeta os olhos e, em casos mais raros, a língua.

Iatrogênica: doença ou distúrbio resultante da complicação de um tratamento médico.

Idiopático: que surge de uma causa obscura ou desconhecida.

Íleo: parte distal ou terminal do intestino delgado, que termina no ceco, uma bolsa cega que forma a primeira parte (ou parte proximal) do intestino grosso.

Ilíaco: parte lateral ou achatada do osso pélvico, também conhecida como quadril.

Imunofluorescência: exame de laboratório usado por patologistas e pesquisadores, que aplica anticorpos conhecidos nos tecidos para identificar a presença e localização de proteínas e antígenos específicos.

Incisivos em forma de pá: síndrome observada em índios americanos, canadenses, esquimós e hispânicos, associada a bordas marginais prominentes dos incisivos maxilares.

Inclinação axial: inclinação que o eixo longo da raiz do dente tem na mandíbula no plano anteroposterior.

Infante: bebê humano desde o nascimento até completar 2 anos de idade.

Infarto: área localizada de necrose isquêmica resultante de um bloqueio do fornecimento arterial ou da drenagem venosa dos tecidos. A necrose isquêmica é o tecido morto causado por um fornecimento de sangue inadequado. Um exemplo é o ataque cardíaco, que é um infarto do músculo do coração.

Inflamação: processo corporal envolvendo os glóbulos brancos e substâncias químicas resultantes de infecções, irritações ou ferimentos, que produz vermelhidão nos tecidos, elevação da temperatura, edema e dor.

Inflamação periapical (periodontite apical): inflamação localizada no ápice (lado da raiz) de um dente.

Insuficiência renal: rins impossibilitados de funcionarem corretamente. O paciente que apresenta uma insuficiência renal completa morre se não fizer diálise ou transplante de rim. Uma das causas de insuficiência renal é a hipertensão (pressão alta) prolongada.

Insulina: hormônio de proteína secretado pelas ilhotas de Langerhans do pâncreas, que ajuda a transportar a glicose do sangue para os tecidos. A deficiência de insulina leva à hiperglicemia, também conhecida como diabetes melito.

Integrina: grande grupo de proteínas transmembranas heterodiméricas que servem de receptoras para as proteínas de matriz extracelular e a superfície da célula.

Invaginar: dobrar e crescer para dentro, semelhante a uma bolsa.

Íris: parte do olho que é azul, cinza, verde ou marrom. É um tecido muscular, e sua função é contrair e dilatar a pupila. A pupila é a parte preta no meio da íris que permite a entrada de luz nos olhos.

Irite: inflamação da íris, normalmente causada por infecção viral ou doença reumática. O sintoma principal da irite é a fotofobia (aversão à luz).

Irrupção: emergência de uma superfície inferior. Com relação aos dentes, *irrupção* significa crescimento dentro da cavidade oral; também pode ser referente ao surgimento de lesões na pele.

Irrupção ectópica: localização anormal da irrupção de um dente.

Irrupção parcial: doença na qual o dente erupciona através do tecido da gengiva, mas não em oclusão total.

Isquemia: deficiência de sangue em uma parte do corpo, geralmente causada pela constrição ou bloqueio de um vaso sanguíneo.

Junção esmaltodentinária: a linha ou junção entre a dentina e o esmalte.

Justaposição: crescimento de células que ocorre quando camadas de células novas são depositadas sobre camadas já existentes.

Lábio fendido: anormalidade no desenvolvimento que causa uma partição no lábio, evidente no momento do nascimento. A ingestão de certos medicamentos e o tabagismo durante a gravidez, bem como fatores genéticos, contribuem para a doença.

Lábio fendido completo: doença congênita que se caracteriza por uma grande separação do lábio, e que envolve as estruturas no nariz e geralmente o palato fendido.

Lâmina dentária: tecido embrionário de origem do dente.

Lâmina dura: osso fino e compacto que cerca o alvéolo do dente.

Lâmina própria: camada de tecido conectivo imediatamente abaixo do epitélio da mucosa oral.

Laríngea: relativo à laringe, que é parte da via respiratória. Está localizada entre a faringe, no fundo da cavidade oral, e a traqueia, no início dos pulmões. A laringe contém as pregas vocais, que formam sons audíveis.

Lateral: relativo ou situado ao lado.

Leptomeninges: os dois componentes mais delicados das meninges: pia-máter e aracnoide.

Lesão: local de alterações funcionais ou estruturais nos tecidos corporais, causadas por doenças ou ferimentos.

Lesão incipiente: lesão iniciante; em um estágio inicial.

Leucemia mieloide: leucemia é o câncer dos leucócitos; neste caso, os leucócitos predominantes são mieloides ou granulares (leucócitos polimorfonucleares).

Leucemia monocítica: leucemia é o câncer dos leucócitos; nessa doença, os leucócitos predominantes são monócitos.

Leucoplasia: mancha branca que não se espalha e que não representa clinicamente nenhuma outra condição.

Linfadenite: inflamação dos gânglios linfáticos, geralmente causando um aumento de tamanho e sensibilidade.

Linfadenopatia: nódulos linfáticos em tamanho maior, que podem ou não ser sensíveis. O aumento de tamanho é resultante de um aumento no número de linfócitos presentes no nódulo.

Linfadenopatia cervical: nódulos linfáticos anormalmente grandes no pescoço, geralmente causados pela replicação de linfócitos em resposta a um alérgeno ou organismo infeccioso.

Linfangioma congênito: um aumento benigno que consiste em uma massa de vasos linfáticos que está presente no nascimento.

Linfoblástico: relativo à célula linfocítica; o termo implica em proliferação. Linfoblástica é uma das formas do câncer leucêmico dos leucócitos, caracterizada pela presença de linfoblastos malignos ou linfócitos imaturos.

Linfócito: variedade de leucócito, importante para a imunorresposta, que surge nos nódulos linfáticos. Os linfócitos podem ser grandes ou pequenos; eles são redondos e não granulares, e são classificados como linfócitos T ou B.

Lingual: relativo ou associado à língua.

Lipídeo: gordura ou gorduroso; substância que é produzida naturalmente, composta de ácidos graxos.

Lipoma: tumor benigno do tecido mole composto de células adiposas (adipócitos).

Lobulado: constituído por lóbulos, que são as menores divisões do lobo. Muitas estruturas são divididas em lobos e lóbulos, tais como o cérebro, pulmão e glândulas salivares. Algumas lesões patológicas são descritas como lobuladas quando são divididas em partes menores.

Macrodontia: dentes que são consideravelmente maiores que o normal.

Macroqueilia: lábios excessivamente grandes.

Mácula: ponto ou mancha na pele ou na membrana mucosa que não é nem saliente nem rebaixado. Alguns exemplos de máculas incluem marcas de nascença, hiperemia, eritema, petéquia, equimose, púrpura, máculas melanóticas orais, dentre outras ilustradas neste atlas.

Mal-estar: sintoma constitucional que descreve uma sensação de desconforto ou indisposição.

Maligno: crescimento neoplásico que normalmente não é encapsulado, cresce rapidamente, e pode se transformar em metástase a qualquer momento.

Mancha: parecida com uma mácula, só que maior; grande mancha ou ponto, geralmente não é saliente nem rebaixada, podendo ser texturizada.

Mancha intrínseca: termo usado em odontologia para indicar a descoloração de manchas que ocorrem dentro do dente.

Manchas extrínsecas: manchas decorrentes de fontes externas.

Margem do Vermelhão: margem mucocutânea do lábio.

Mastigação: ato de mastigar.

Medial: situado em direção à linha mediana (oposto de lateral).

Melena: fezes escuras ou pretas, causadas pela presença de pigmentos de sangue; sinal de sangramento intestinal.

Meningite: inflamação das meninges, que são as três membranas que cobrem o cérebro e a medula espinal (dura-máter, aracnoide e pia-máter). A meningite apresenta sintomas motores e mentais, tais como dificuldade de locomoção e estado confusional.

Mesênquima: rede de tecido conectivo embrionário no mesoderma, que origina o tecido conectivo do corpo, vasos sanguíneos e vasos linfáticos.

Mesial: em direção à frente, anterior ou linha mediana. A superfície mesial dos dentes é o lado do dente que está mais próximo da linha mediana. As cinco superfícies dos dentes são mesial, distal, oclusal ou incisal, labial ou facial e lingual ou palatal.

Mesiodente: dente supranumerário da linha mediana, comumente visto no arco maxilar.

Metastizar: espalhar ou mover de uma parte do corpo para outra; termo geralmente usado para descrever a propagação de tumores malignos.

Microdontia: dentes que são consideravelmente menores que o normal.

Micrognatia: mandíbulas que apresentam um tamanho menor que o normal.

Microrganismo oportunista: microrganismos que normalmente não são patogênicos, mas se tornam patogênicos sob certas circunstâncias, tais como um ambiente alterado pela ação de antibióticos ou uso prolongado de esteroides. Os microrganismos oportunistas causam infecções oportunistas.

Migração: movimentar-se de um local para outro.

Mineralizado: caracterizado pela deposição de minerais, frequentemente cálcio e outros sais orgânicos, em um tecido. O termo *calcificado* é usado quando o conteúdo mineral presente é o cálcio, ao passo que o termo *mineralizado* é mais genérico e não especifica a natureza exata do mineral.

Morfologia: descrição de aspecto, forma ou estrutura, ou da ciência deles.

Movimento ortodôntico do dente: reposicionamento dos dentes usando aparelhos móveis ou fixos, tais como pontes, para reforçar o alinhamento dos dentes e melhorar a aparência e função dos dentes.

Mucopurulento: que consiste de muco e pus.

Mucosa: revestimento epitelial úmido das estruturas endodérmicas, tais como boca, olhos, trato gastrointestinal e órgãos sexuais.

Mutagênese: indução à mutação genética.

Não cornificado: as camadas inferiores do epitélio (células intermediárias, parabasais e basilares) que não possuem superfície queratinizada.

Não funcional: sem funcionamento ou operação.

Nasofaringite: inflamação da nasofaringe (parte posterior do complexo nasal e superior da garganta). Os sinais comuns são dor de garganta, nariz escorrendo e febre.

Necrose: morte de uma célula em decorrência de doença ou lesão.

Neocapilar: novo crescimento de capilares, que são os menores vasos sanguíneos e conectam pequenas arteríolas a pequenas vênulas.

Neoplasia: caracterizada pela presença de crescimento celular novo e descontrolado.

Neoplásico: tecido com características de neoplasia.

Neoplasma: massa de tecido recentemente formado; tumor.

Neurogênico: originado no, ou a partir do, tecido nervoso.

Neuroma: tumor do tecido nervoso que normalmente é benigno e associado a enfraquecimento e dor.

Neuropatia: qualquer anormalidade no tecido nervoso.

Neutrófilo: leucócito de tamanho médio com um núcleo que contém de três a cinco lobos e um citoplasma com pequenos grânulos; um grupo de leucócitos é chamado de *granulócitos,* e os outros são *eosinófilos* e *basófilos*. Os neutrófilos são cerca de 65% dos leucócitos no sangue normal. Também conhecido como leucócito polimorfonuclear ou PMN.

Nevo: pequeno tumor na pele que contém agregados de células névicas; um sinal. Pode ser achatado ou saliente, e pigmentado ou não pigmentado; pode ou não conter pelo.

Nódulo: lesão circunscrita, geralmente sólida, que tem a dimensão da profundidade. Os nódulos são <1cm em diâmetro.

Odontodisplasia regional: anomalia de desenvolvimento dos dentes que resulta em dentina e esmalte com defeito (mais finos). Nas radiografias, os dentes apresentam radiodensidade reduzida, produzindo uma aparência fantasma ("ghostlike").

Oligodontia: poucos dentes; presença de um número de dentes menor que o normal.

Oncogênico: capaz de causar a formação de um tumor.

Opérculo: porção gengival de tecido ao redor da coroa de um dente parcialmente irrompido.

Organismo: qualquer forma viável de vida, tais como animais, plantas e microrganismos, incluindo bactérias, fungos e vírus.

Orofaringe: área da faringe situada no fundo posteriormente à boca.

Orogenital: referente ao contato da boca com os órgãos sexuais.

Osso frontal: osso do crânio que forma a fronte. O osso frontal contém um espaço com ar, chamado de seio frontal.

Osso occipital: um dos ossos que constituem o crânio; osso espesso na porção posterior da cabeça.

Osso parietal: um dos ossos que compõe o crânio; há um osso parietal em cada lado do crânio, formando o topo e as partes superiores do crânio.

Osteogênese imperfeita: doença genética caracterizada por um defeito no colágeno que resulta em ossos que se quebram facilmente e defeitos na dentina dos dentes.

Osteoma: tumor benigno nos ossos.

Otorrinolaringologista: médico especializado em orelha, nariz e garganta.

Padrão trabecular em escada: padrão de osso medular que aparece, radiograficamente, como incrementos lineares sucessivos, ou degraus. Esse padrão sugere a hematopoiese extramedular, que ocorre com certos tipos de anemia.

Palato fendido: anormalidade no desenvolvimento que causa uma partição no palato, evidente no momento do nascimento. A falta de alguns dentes e a demora no surgimento de outros normalmente acompanham essa doença.

Palato fendido completo: doença congênita que se caracteriza por uma grande separação no palato, que possibilita a comunicação entre as cavidades orais e nasais, e tipicamente envolve a abertura incisiva.

Paliativo: tratamento para aliviar sintomas, não a causa da doença.

Palidez: palidez da pele ou membrana mucosa; ausência de coloração saudável. Esse sinal geralmente acompanha sintomas constitucionais e anemia.

Palpar: sentir com os dedos ou mão.

Papila incisiva: pápula ligeiramente elevada de tecido normal, localizada na linha mediana do palato imediatamente posterior aos incisivos centrais. O canal incisivo fica imediatamente abaixo dessa estrutura.

Papiloma: tumoração benigna causada pela infecção pelo papilomavírus humano.

Papilomatoso: relacionado com um crescimento benigno.

Papilomavírus humano (HPV): vírus de DNA transmissível que causa a doença humana. Já foram identificados mais de 100 HPVs diferentes. Os tipos de "baixo risco" causam crescimentos benignos, tais como verrugas e papilomas; os de "alto risco" podem causar câncer.

Pápula: pequena massa, sem a dimensão da profundidade, que é < 1cm em diâmetro. Quando descrita como sendo pedunculada, a pápula está em um pedículo quando descrita como sendo séssil, a pápula está anexada à sua própria base e não tem pedículo.

Papulonodular: tipo de lesão elevada acima da superfície da pele, que tem características tanto de pápula quanto de nódulo.

Paramolar: um quarto molar, ou molar supranumerário, posicionado distalmente ao terceiro molar.

Paraqueratina: tipo de epitélio que consiste na camada mais externa (stratum corneum) que apresenta queratina e pequenos núcleos residuais.

Parto: quando a mãe dá à luz o feto.

Parúlia: abscesso dentário; abscesso subperiosteal que se desenvolve a partir das estruturas dentárias que saem para a mucosa alveolar ou gengival.

Patente: situação de estar aberto; esse termo normalmente se refere aos ductos, vasos e passagens, para indicar que não estão bloqueados.

Patognomônico: exclusivo de uma situação ou doença específica; geralmente consiste de sinais ou descobertas que, quando presentes e reconhecidas, possibilitam que o diagnóstico seja feito.

Patológico: relativo ou causado por uma doença.

Patose: situação ou condição anormal.

Pedunculado: massa de tecido originada por um pedículo em sua base.

Película adquirida: camada fina, derivada principalmente de glicoproteínas salivares, que se forma na superfície da coroa de um dente quando exposta à saliva.

Periapical: relativo ou localizado no ápice (lado da raiz) de um dente.

Pericoronite: inflamação do tecido sobreposto a um dente parcialmente exposto.

Periférico: relacionado com a parte mais externa, tal como a margem.

Perifurcal: relacionado ou localizado na furca do dente, abaixo da junção esmaltodentinária onde as raízes se unem.

Perilabial: relacionado com a região ao redor, ou próxima, dos lábios.

Perinatal: relacionado com o período de tempo próximo ao nascimento da criança.

Períneo: superfície mais baixa do tronco; quando um paciente está deitado com as pernas abertas, períneo é a área que vai da base da espinha até a região do ânus e órgãos genitais e finalmente, até a crista do monte púbico.

Periodontite: inflamação resultante de infecção microbiana das estruturas de apoio dos dentes.

Perioral: nas proximidades, ou ao redor, da cavidade oral.

Periorbital: nas proximidades, ou ao redor, da órbita, que é a cavidade óssea do olho.

Periósteo: fina camada de membrana do tecido conectivo, densa e irregular, que cobre a superfície mais externa do osso, com exceção das articulações.

Pérola do esmalte: solidificação de esmalte que normalmente tem formato de abóbada, em uma localização anormal. As pérolas podem aparecer na junção esmaltodentinária ou na superfície da raiz e contribuir para uma doença periodontal; elas raramente aparecem dentro da dentina.

Petéquia: pequenos pontos vermelhos, variando do tamanho da ponta de uma agulha até vários milímetros de diâmetro. As petéquias são sangue capilar extravasado.

Pilar tonsilar (fauces): dobra do tecido mole derivada do segundo e terceiro arcos branquiais, que delimita e aloja as tonsilas (manchas aglomeradas de tecido linfoide na orofaringe).

Pilocarpina: droga usada para estimular o fluxo salivar ou produzir uma constrição da pupila do olho.

Placa: área com superfície lisa e cantos salientes.

Placa bacteriana: acúmulo de bactérias que cresce no material depositado na superfície do dente, que pode causar doenças.

Planos faciais: espaços entre camadas adjacentes da fáscia que cobre os músculos. A infecção normalmente se espalha por esses planos.

Plaqueta: um dos elementos encontrados no sangue que circula no corpo. A plaqueta tem formato circular e é pequena, daí o nome *plaqueta*. As plaquetas auxiliam a coagulação sanguínea e a retração do coágulo.

Plica fimbriata: dobras pequenas do tecido da membrana mucosa, localizadas bilateralmente na superfície ventral da língua.

Polidipsia: sede exagerada; sinal de doença.

Polipoide: protuberância semelhante a um pólipo, com uma base que é igual ao diâmetro até a superfície da lesão na mucosa.

Pólipo pulpar: aumento de tamanho no tecido da polpa, mais adiante da coroa quebrada de um dente, em resposta à infecção e inflamação bacteriana. A doença é mais comum em crianças, nos molares primários ou permanentes.

Poliúria: quantidade excessiva de urina; sinal de doença.

Pontas guta-percha: látex natural não elástico produzido a partir da seiva das árvores, que é, então, moldado em forma de pontas cilíndricas e usado na endodontia para preencher um canal de raiz.

Pontuado: cheio de pontos; caracterizado por pequenos pontos ou picadas.

Posterior: direcionado, ou situado, para a parte de trás (oposto de *anterior*).

Prognatismo: deformidade no desenvolvimento da mandíbula que faz com que ela seja anormalmente protuberante.

Protoestiloide: cúspide extra, encontrada na superfície bucal de um molar.

Protuberância: defeito em uma restauração que se estende além da superfície interproximal do dente.

Prurido: coceira.

Pseudo-hifa: formas filamentosas compridas que podem ser vistas sob o microscópio quando a *Candida albicans*, um fungo, assume sua forma patogênica.

Pulpite irreversível: inflamação da polpa que não pode ser revertida, e que eventualmente leva à morte da polpa. A dor é a principal característica dessa doença.

Pulpite reversível: inflamação da polpa que causa dor, mas é reversível se a causa da inflamação for removida.

Pulso: batimento cardíaco do paciente, conforme pode ser sentido ao apalpar um vaso sanguíneo.

Purpúrico: relacionado com a púrpura, que são escoriações grandes, formadas pelo sangue extravasado para dentro dos tecidos. As escoriações têm cor arroxeada.

Purulento: que contém pus.

Pústula: lesão bem circunscrita, que contém pus, geralmente <1cm de diâmetro.

Qualitativo: relacionado com com a qualidade; informação que descreve a aparência e sensação de alguma coisa.

Quantitativo: relacionado com a quantidade; informação que descreve quanto existe determinada coisa ou o tamanho dessa coisa.

Queratina: proteína forte e principal componente da pele, cabelo, unhas e dentes.

Queratótico: doença da pele caracterizada pela presença de crescimentos cornificados. Na membrana da mucosa oral, o tecido queratótico geralmente tem aparência branca; o termo implica em um espessamento da camada mais externa do epitélio oral.

Quilodálton: unidade de massa que é mil vezes a unidade de um Dálton. Um Dálton é 1/16 da massa de um átomo de oxigênio.

Quimiotaxia: taxia ou movimento de células em resposta a um estímulo químico.

Quimiotaxia de neutrófilos: taxia ou movimento dos neutrófilos em resposta a substâncias ou agentes químicos.

Quimioterapia: tratamento realizado com substâncias químicas que têm efeito específico nos microrganismos que causam a doença. Esse termo normalmente é reservado para o tratamento de câncer com o uso de drogas que inibem as células que se reproduzem rapidamente. Efeitos colaterais podem ocorrer.

Radiação: em odontologia, energia eletromagnética ou raios X transmitidos através do espaço. Radiação também significa divergir de um centro comum; uma das propriedades dos raios X é que, assim como um feixe de luz, ele diverge de sua fonte.

Radiopaco: termo usado para descrever estruturas anatômicas que não possibilitam a passagem de raios X ou outras radiações para um filme ou sensor. As estruturas radiopacas aparecem claras no filme.

Radioterapia: terapia de radiação; uso de radiação de várias fontes para tratar ou curar doenças malignas.

Radiotransparente: termo usado para descrever estruturas anatômicas que possibilitam a passagem de raios X ou outras radiações para um filme ou sensor. As estruturas radiotransparentes aparecem escuras no filme.

Rafe palatina mediana: faixa fibrosa de tecido mole encontrada na linha mediana do palato.

Raiz bulbosa: raiz arredondada em tamanho maior que o normal.

Raiz supranumerária: número excessivo de raízes.

Recrudescência: recorrência de sinais e sintomas de uma doença após uma anulação temporária.

Refratário: não responde imediatamente ao tratamento.

Remissão: melhoria ou redução nos sintomas de uma doença; período em que os sintomas diminuem.

Retinopatia: doença ou anormalidade da retina do olho. A retina não pode ser vista sem o uso de equipamentos especiais; ela é a parte do olho que recebe e transmite a informação visual que vem da pupila e lentes para o cérebro através do nervo óptico.

Retrognatia: mandíbula retraída.

Saliva mucinosa: saliva que contém mucina, uma grande proteína glicosilada produzida pelas glândulas salivares (principalmente pela glândula submandibular).

Sarcoma: crescimento maligno de células de origem no tecido conectivo embrionário. Essa situação é altamente capaz de causar infiltração e metástase.

Sarcoma de Kaposi: tumor maligno do tecido vascular. Já foi raro nas Américas, mas agora é observado com certa frequência em pacientes com AIDS. As lesões têm aparência vermelho-roxa e podem ser encontradas em qualquer lugar na pele, principalmente no rosto e na cavidade oral.

Sarcomatoso: relativo ao sarcoma, que é um tumor maligno de origem no tecido mesenquimal.

Sebácea: relacionado com as glândulas que produzem sebo e que normalmente estão associadas aos folículos dos pelos.

Secreção: material que escapou dos vasos sanguíneos para dentro dos tecidos ou para a superfície de um tecido, geralmente em função de uma inflamação.

Seio: espaço de ar dentro do crânio, tal como o seio maxilar; canal, fístula ou trato anormal que possibilita a vazão de pus.

Sensibilidade a antibióticos: testar um organismo suspeito quanto à sensibilidade a um ou mais antibióticos específicos.

Sepsia: estado mórbido resultante da presença de microrganismos patogênicos, geralmente na corrente sanguínea.

Septicemia: presença de bactéria patogênica no sangue.

Sequestro: separação anormal de uma parte do seu todo, tal como quando um pedaço de osso se separa da mandíbula em virtude da osteomielite; o ato de isolar um paciente.

Seropápula-urticária: área localizada de edema na pele. A área geralmente é saliente e tem a superfície lisa, e frequentemente apresenta intenso prurido.

Seroso: relacionado com o revestimento dos órgãos internos, tais como os intestinos.

Serpiginoso: caracterizado por uma margem ondulada.

Séssil: anexado a uma superfície em uma base ampla; não tem pedículo.

Sífilis congênita: doença infecciosa causada por uma espiroqueta *(Treponema pallidum)* que é transmitida da mãe para o feto durante a gestação. Se não tratada, a criança nasce com a infecção que pode danificar vários órgãos e tecidos.

Sinal: descoberta objetiva ou observação feita pelo examinador, a qual o paciente pode não estar ciente ou não relatou ainda.

Síndrome: combinação de sinais e sintomas que ocorrem comumente e constituem uma entidade clínica distinta.

Síndrome de Gardner: doença autossômica dominante herdada, que tem as características de osteomas e pólipos intestinais. Os pólipos são propensos a se tornarem malignos durante os estágios iniciais da fase adulta.

Síndrome de Treacher Collins: doença autossômica dominante que resulta em anormalidades características no rosto e na cabeça, incluindo malformações, perda de audição, mandíbulas pequenas, maloclusão e mordida aberta.

Síndrome de van der Woude: síndrome autossômica dominante, caracterizada por lábio fendido ou palato fendido e fendas distintas dos lábios inferiores ou ambos os lábios.

Síndrome do carcinoma das células basais nevoides (síndrome Gorlin-Goltz): síndrome autossômica dominante causada pela mutação de um gene conhecido como PTCH, gene supressor de tumor localizado no cromossoma 9q. Essa síndrome é caracterizada por cistos odontogênicos mandibulares múltiplos, verrugas de células basais na pele, anomalia no esqueleto (bífidas e outras anomalias nas costelas), e anomalias no tecido macio, como na polpa dos dedos e nas palmas das mãos.

Sintoma: manifestação da doença, a qual o paciente normalmente tem ciência e relata com frequência.

Sintomas constitucionais: sintomas que afetam o corpo todo, tais como febre, mal-estar, anorexia, náusea e letargia.

Soro: fluido aquoso que permanece após a coagulação do sangue. Se o sangue coagulado for deixado por tempo suficiente, o coágulo se encolhe, e o fibrinogênio é esvaziado; o fluido remanescente é o soro.

Subcutâneo: abaixo da camada cutânea (epiderme).

Sulco palatogengival: defeito na formação do cimento que causa um sulco linear na superfície lingual da raiz de um dente, mais comumente nos incisivos maxilares.

Sulco terminal: canal raso em forma de V, no dorso da língua, atrás da papila circunvalada.

Superficial: localizado próximo ou na superfície.

Superfície extensora: visto que os braços e pernas podem ser estendidos ou tensionados pelos músculos tensores ou extensores apropriados, a superfície anterior é denominada de superfície extensora, e a superfície posterior é denominada de superfície tensora.

Suprairrupção: situação em que a raiz irrompe além do plano normal de oclusão. Essa condição pode ocorrer quando o dente oposto está faltando.

Supranumerário: quantidade excessiva em relação à quantidade normal.

Supurativo: escape de pus do tecido infectado.

Taurodontia: dente malformado, com múltiplas raízes, caracterizado por uma proporção alterada raiz-coroa: a coroa tem tamanho normal, as raízes são extremamente curtas, e a câmara da polpa é anormalmente grande.

Taurodontismo: relacionado com a condição em que existem dentes que apresentam taurodontia.

Tecido conectivo: tecido que abrange a derme e as camadas abaixo do epitélio, caracterizado por fibras de colágeno, elásticas e reticulares, tecido adiposo, vasos sanguíneos, cartilagem e ossos. Ele forma a estrutura de suporte e conexão do corpo.

Telangiectasia: formação de capilares perto da superfície de um tecido. A telangiectasia pode ser sinal de doença hereditária, abuso de álcool ou tumores malignos na região.

Tempo de sangramento: tempo necessário para que o sangramento cesse após uma incisão na pele de tamanho e profundidade consideráveis.

Terapêutico: relacionado com a terapia ou tratamento; benéfico. Terapia tem como objetivo a eliminação ou controle de uma doença ou de um estado anormal.

Teste de torniquete: quando aplica-se pressão nos vasos sanguíneos da parte superior do braço, usando um tecido, a tendência de sangramento é detectada quando petéquias se desenvolvem na região.

Textura: relacionado com as características da superfície de uma área ou lesão. Algumas descrições de textura incluem: lisa, áspera, irregular e vegetativa. As pequenas saliências na superfície de uma verruga causam uma textura vegetativa.

Tórax: parte do corpo situada entre o pescoço e o abdome, delimitada pela coluna, costelas e esterno. Na linguagem popular, o tórax é chamado de peito. Os principais componentes do tórax são o coração e os pulmões.

Toro: nódulo ósseo no palato duro ou no aspecto lingual dos pré-molares.

Trabécula: fio fino anastomótico de tecido ou osso.

Transiente: temporário; de curta duração.

Translocação: reorganização das partes. Em odontologia, o termo é usado quando um dente cresce em uma localização anormal, mas permanece dentro do arco dentário.

Transparente: penetrável, de alguma maneira, por raios de luz.

Transposição: dois dentes que trocam de lugar.

Trauma: ferida ou ferimento; dano causado por uma força externa.

Tríade de Hutchinson: padrão de apresentação da sífilis congênita que consiste de dentes anormais (incisivos de Hutchinson e molares de Moon), queratite intersticial e surdez, como resultado de danos ao oitavo nervo craniano.

Trismo: contração tônica dos músculos da mastigação; comumente chamada de "queixo preso". O trismo é causado por infecções orais, infecções nas glândulas salivares, tétano, trauma e encefalite.

Trombocitopatia: doença em que existe uma anormalidade na função das plaquetas.

Trombocitopenia: doença em que o número de plaquetas é menor que o normal.

Tromboflebite: desenvolvimento de coágulo venoso na presença de alterações inflamatórias na parede dos vasos.

Trombose: formação de coágulo dentro do lúmen do coração ou de um vaso sanguíneo. Lúmen é o espaço dentro de uma passagem; o coágulo é uma massa sólida que pode se formar no coração ou vasos sanguíneos a partir dos elementos que constituem o sangue. Os pacientes com maior disposição para a formação de coágulos devem receber tratamento anticoagulante.

Tronco: parte principal do corpo, à qual os membros estão conectados. O tronco consiste no tórax e abdome e contém todos os órgãos internos. Esse termo também é usado para descrever a parte principal de um nervo ou vaso sanguíneo.

Tubérculo genial: espinhas ósseas localizadas na parte lingual da mandíbula, na linha mediana, abaixo da raiz dos incisivos, e que servem de anexo aos músculos gênio-glosso e gênio-hioide.

Tumor: massa sólida que é >1cm de diâmetro e tem a dimensão da profundidade. Esse termo também descreve a massa constituída por células neoplásicas.

Twinning: divisão completa de um único botão dentário resultando em um dente dividido.

Úlcera: perda de superfície de tecido causada por necrose do tecido inflamatório; o defeito se estende até a lâmina própria abaixo dele.

Umbilicado: que tem uma marca ou depressão central.

Unilateral: que afeta somente um lado do corpo.

Uremia: condição tóxica causada pelo acúmulo de substâncias nitrogenosas no sangue, que não são normalmente eliminadas pela urina.

Urticária: reação vascular da pele, caracterizada pelo surgimento por manchas ligeiramente salientes que são mais avermelhadas ou mais pálidas do que a pele ao redor. A urticária pode ser causada por alergia, excitação ou exercícios. Às vezes, verifica-se prurido intenso nessas manchas.

Úvula bífida: fissura (pequena ou grande) na úvula (massa de partes moles que pende do palato mole).

Vasoconstrição: diminuir o diâmetro ou calibre de um vaso sanguíneo.

Ventral: direcionado para ou situado na superfície do abdome (oposto de *dorsal*).

Vermelhão: parte do lábio que tem uma cor naturalmente rosada e que está exposta ao ambiente extraoral. O vermelhão não contém glândulas sudoríparas nem glândulas salivares acessórias.

Vermilionectomia: remoção cirúrgica da margem do vermelhão do lábio.

Vertigem: sensação desagradável, caracterizada principalmente por tontura, com a impressão de que o ambiente ao redor está girando ou se movendo.

Vesícula: lesão bem definida da pele e membranas mucosas, parecida com uma bolsa, contém fluido e é < 1cm de diâmetro.

Vírus do herpes simples (HSV): vírus de DNA transmissível, pertencente à família do herpesvírus humano, que causa gengivostomatite, úlceras na mucosa e doença perioral. Esse vírus estabelece-se de forma latente nos neurônios e é reativado para causar úlceras recorrentes (bolhas de febre).

Visceral: relacionado com os órgãos do corpo.

Viscoso: grosso ou grudento.

Xerostomia: boca seca.

Índice Remissivo

Os números em *itálico* referem-se às Figuras.

A

Abfração, 56
Abrasão, 56, *57*
 pela escova de dente, *57*
Abreviatura(s), 190
Abscesso, 34, *69*
 gengival, 94
 periapical, 68, 118, *119*
 periodontal, 86, *87*, 94, 118
Achado(s)
 intraorais, 129-178
 por mudanças, 129-154
 da superfície, 155-178
 de coloração, 129-154
Ackeman
 carcinoma de, 134
Addison
 doença de, 152, *153*
Adenoma
 canalicular, *113*
 celular, *121*
 basal, *121*
 pleomórfico, *113*, *121*
Afta
 major, 174, *175*
 minor, 172
Agente(s)
 anestésicos, 198
 orais, 198
 de uso tópico, 198
 ansiolíticos, 199
 antimicrobianos, 194
 enxaguatórios, 194
 tópicos, 194
Agranulocitose, 100
AIDS
 infecção por HIV e, 182
 candidíase pseudomembranosa, 182
 carcinoma, 184
 de células escamosas, 184
 CMV, 184
 condiloma acuminado, 184
 EBV, 184
 eritema gengival, 182
 linear, 182
 GUN, 182
 HPV, 184
 infecções, 182, 184
 fúngicas orais, 182
 por bactérias orais, 182
 viral oral, 184
 leucoplasia pilosa, 184
 malignidades orais, 184
 NHL, 184
 PUN, 182
 VVZ, 184
Alteração(ões)
 dental, 38-43
 na cor do dente, 48-53

DD, 50
dentes não vitais, 52
dentina opalescente hereditária, 50
descoloração intrínseca, 52
DI, 50
esmalte mosquitado, 48
fluorose, 48, 52
manchas, 52
 de tetraciclina, 52
 extrínsecas, 52
odontodisplasia regional, 50
na estrutura, 48-51, 58-61
 da raiz, 58-61
 do dente, 48-51
na morfologia, 38-43
 concrescência, 40
 cúspides acessórias, 38
 dentes, 38
 evaginados, 38
 invaginados, 38
 dilaceração, 42
 duplicação, 40
 esmalte, 42
 ectópico, 42
 extensões cervicais do esmalte, 42
 fusão, 40
 germinação, 40
 hipercementose, 42
 macrodontia, 38
 microdontia, 38
 pérola de esmalte, 42
 protoestiloide, 38
 raízes, 42
 bulbosa, 42
 supranumerárias, 42
 síndrome do incisivo, 42
 em forma de pá, 42
 sulco palatogengival, 40
 taurodontismo, 42
 tubérculo de Leong, 38
na posição do dente, 54,55
 dente rotacional, 54
 deslocamento distal, 54
 extrusão, 54
 inclinação axial, 54
 irrupção, 54
 atrasada, 54
 ectópica, 54
 parcial, 54
 migração, 54
 suprairrupção, 54
 translocação, 54
 transposição, 54
no número de dentes, 44-47
 anquilose, 44
 displasia cleidocranial, 46
 displasia ectodérmica, 44
 hiperdontia, 46
 hipodontia, 44
 adquirida, 44

 síndrome de Gardner, 46
Ameloblastoma
 mural, 74
 unicístico, 74, *75*
Amelogenesis
 imperfecta, 48, *49*
 hipocalcificada, 48
 hipomaturada/hipoplástica, 48
 hipoplástica, 48
 hipomaturada, 48
Anafilaxia
 generalizada, 166
 localizada, 166
Analgésico(s)
 prescrições terapêuticas, 191
 protocolos terapêuticos, 191
Anemia, 106
 por deficiência de ferro, *107*
Angina
 de Ludwig, 122, *123*
Angioedema, 114, 115, 126, *127*, 166
Angiomatose
 de Sturge-Weber, 138, *139*
Ângulo
 classe, *8, 9*
 I, *8, 9*
 II, *8, 9*
 divisão 1, *8, 9*
 divisão 2, *8, 9*
 III, *8, 9*
Anomalia(s)
 dentais, 37-62
 alterações, 38-54, 58-61
 na cor do dente, 48-53
 na estrutura da raiz, 58-61
 na estrutura do dente, 48-51
 na morfologia dental, 38-43
 na posição do dente, 54
 no número de dentes, 44-47
 defeitos adquiridos, 56
 perda da estrutura do dente, 56
 erupção dental, 54
Anormalidade(s)
 por localização, 103-128
 condições peculiares, 104-111, 126, 127
 à face, 126,127
 à língua, 104-109
 aos lábios, 110, 111
 edemas da face, 122, 123
 inchaços, 116, 117
 do assoalho da boca, 116,117
 lesões edematosas, 114,115
 dos lábios, 114, 115
 nódulos, 112,113
 nos lábios, 112, 113
 tumefações, 118-122, 124, 125
 da face, 124, 125
 do palato, 118-121

239

Anquiloglossia, 4, *5*
Anquilose, 44, *45*, 90, *91*
Aplicação(ões)
  clínicas, 189-225
  e recursos, 189-225
    abreviaturas, 190
    agentes
      anestésicos orais, 198
        de uso tópico, 198
      ansiolíticos, 199
      antimicrobianos, 194
      enxaguatórios, 194
      tópicos, 194
    cessação do uso de tabaco, 206
    hipnóticos, 205
    lesões orais comuns, 207-225
      guia
        para administrar, 207-225
        para diagnosticar, 207-225
    medicamentos para úlceras mucosas, 201
    prescrições terapêuticas, 191
    profilaxia antibiótica, 192
    protocolos terapêuticos, 191
    sedativos, 205
    substituto da saliva, 204
    tratamento, 193, 195, 196, 200, 203
      antibiótico, 193
      antifúngico, 195
      antiviral, 196
      com fluoreto, 200
      para deficiência de nutrientes, 203
Areata
  erythema, 106
    migrans, 106
Argiria, *153*
Argirose
  focal, *149*
Assoalho
  da boca, 2, *3*, 116, 117
    inchaços do, 116, 117
      cálculos salivares, 116
      cisto dermoide, 116
      ducto salivar, 116
      fenômeno de retenção de muco, 116
      mucocele, 116
        de glândula sublingual, 116
      rânula, 116
      sialólitos, 116
ATM (Articulação Temporomandibular), *15*
  abertura, 14
    desvio na, 14
    normal, 14
  anatomia normal, 14
  desvio, 14
    da linha média, 14
  mordida, 14
    aberta, 14
      anterior, 14
      posterior, 14
      cruzada, 14
Atrição, 56, *57*
Atrofia, 26, *27*

B

Bebê(s)
  condições orais que afetam os, 31-36
    abscesso, 34
    bolha na gengiva, 34
    candidíase, 34
    cistos, 34
      da lâmina dental, 34
      de irrupção, 34
    dentes natais, 34
    epúlide congênita, 34
    fenda palatina, 32
    fissuras, 32
      labiais paramediais, 32
      nas comissuras labiais, 32
    hematona de irrupção, 34
    irrupção gengival, 34
      de cisto, 34
    lábio fissurado, 32
    linfangioma congênito, 34
    monilíase, 34
    thrush, 34
    úvula bífida, 32
Behçet
  síndrome de, 174, *175*
Bell
  paralisia de, 126, *127*
Bifurcação
  bucal, 72, *73*
  cisto de, 72, *73*
  de classe, II, *87*
  de classe, III, *87*
Bijuteria(s)
  orais, 108
Blandin-Nuhn
  cisto de, 108, *109*
Boca
  assoalho da, 2, *3*, 116, 117
    inchaços do, 116, 117
      cálculos salivares, 116
      cisto dermoide, 116
      ducto salivar, 116
      fenômeno de retenção de muco, 116
      mucocele, 116
        de glândula sublingual, 116
      rânula, 116
      sialólitos, 116
  de cristal meth, *187*
  de meth, 186
  respiração pela, 84
    gengivite por, 84
Bolha, 24, *25*
  na gengiva, 34

C

Cálculo(s), 82, *83*
  ponte de, *83*
  e perda óssea, *83*
  salivares, 116
Canal
  incisivo, 72, 118
  cisto no, 72, 118
Cancro(s)
  da sífilis primária, *181*
Candida
  queilite por, 110, *111*
Candidíase, 34, *35*, 146
  abscesso, 34
  atrófica, 146, *147*, 183
    aguda, 146, *147*
    crônica, 146, *147*
  bolha na gengiva, 34
  eritematosa, 146
  hiperplásica crônica, 146, *147*
  monilíase, 34
  pseudomembranosa, 146, *147*, 182, *183*
    aguda, *147*
Canino
  deslocamento distal do, *55*
  lateral, *55*
    transposição de, *55*
  maxilar, *55*
    transposição de, *55*
  permanente, *55*
    translocação de, *55*
Carabelli
  cúspide de, 38
Carcinoma, 28, *29*
  adenocístico, *121*
  celular basal, 72, *73*
    nevoide, 72
      síndrome de, 72
    verrucoso, *73*
  de Ackeman, 134
  de células escamosas, 140, *141*, 176, 184
  gengival, 94, *95*
  mucoepidérmico, *121*
  verrucoso, 134, *135*

Cárie
  dentária, 63-70
    classe I, 64, *65*
    classe II, 64, *65*
      evidência radiográfica de, *65*
    classe III, 64, *65*
    classe IV, 66, *67*
    classe V, 66, *67*
    classe VI, 66, *67*
    e sequelas, 68
      abscesso periapical, 68
      inflamação periapical, 68
      periodontite apical, 68
      pólipo pulpar, 66
      progressão da cárie, 68
    radicular, 66, *67*
    recorrente, 66, *67*
    secundária, 66
    devastadora, *69*
    extensa, *69*
Catapora, 164, *165*
Cavidade
  oral, 2
    marcos da, 2
Célula(s)
  escamosas, 140, *141*, 176, 184
    carcinoma de, 140, *141*, 176, 184
  gigante, 158
    fibroma de, 158
Celulite
  no lábio, 114, 115
Cementoblastoma, 78, *79*
Cementoma, 78
Ceratose
  do rapé, 134
  do tabagista, 134, *135*
Chumbo
  linha de, *153*
Cicatriz, 20, *21*
Ciclosporina
  crescimento por, *97*
  gengival, *97*
Cisto(s), 24, *25*
  da lâmina dental, 34, *35*
  de bifurcação, 72, *73*
    bucal, 72, *73*
  de Blandin-Nuhn, 108, *109*
  de implantação, 112, *113*
  de inclusão epitelial, 112
  de irrupção, 34, *35*
  dentígero, 72
  dermoide, 116, *117*
  do ducto, 72, 118, *119*
    nasopalatino, 72, 118, *119*
  irrupção de, 34
    gengival, 34
  linfoepitelial, 156, *157*
    oral, 156, *157*
  mandibulares, 72
  nas papilas, *73*
    incisivas, *73*
  nasoalveolar, 112
  nasolabial, 112, *113*
  no canal, 72, 118
    incisivo, 72, 118
  no ducto salivar, *117*
  ósseo, 72, *73*
    simples, 72
    traumático, 72, *73*
  paradental, 72
  periodontal, 72, *73*
    lateral, 72, *73*
      botrioide, 72, *73*
CMV (Citomegalovírus), 184
  ulceração gengival por, *185*
Coated
  tongue, 104

Coloração
  mudanças de, 129-154
    achados intraorais por, 129-154
      lesões, 130-153
        brancas, 130-135
        pigmentadas, 148-153
        vermelhas, 136-147
Concrescência, 40, *41*
Condição(ões) Oral(is)
  que afetam bebês, 31-36
    abscesso, 34
    bolha na gengiva, 34
    candidíase, 34
    cistos, 34
      da lâmina dental, 34
      de irrupção, 34
    dentes natais, 34
    epúlide congênita, 34
    fenda palatina, 32
    fissuras, 32
      labiais paramediais, 32
      nas comissuras labiais, 32
    hematoma de irrupção, 34
    irrupção gengival, 34
      de cisto, 34
    lábio fissurado, 32
    linfangioma congênito, 34
    moniliáse, 34
    thrush, 34
    úvula bífida, 32
  que afetam crianças, 31-36
    abscesso, 34
    bolha na gengiva, 34
    candidíase, 34
    cistos, 34
      da lâmina dental, 34
      de irrupção, 34
    dentes natais, 34
    epúlide congênita, 34
    fenda palatina, 32
    fissuras, 32
      labiais paramediais, 32
      nas comissuras labiais, 32
    hematoma de irrupção, 34
    irrupção gengival, 34
      de cisto, 34
    lábio fissurado, 32
    linfangioma congênito, 34
    moniliáse, 34
    thrush, 34
    tumor melanócito, 34
      neuroectodérmico, 34
    úvula bífida, 32
Condição(ões)
  peculiares, 104-111, 126-127
    à face, 126-127
      angioedema, 126
      enfisema, 126
      paralisia de Bell, 126
      sangramento pós-operatório, 126
    à língua, 104-109
      anemia, 106
      areata erythema migrans, 106
      bijuterias orais, 108
      cisto de Blandin-Nuhn, 108
      coated tongue, 104
      crenated tongue, 104
      erythema migrans, 106
      estomatite geográfica, 106
      fenômeno de retenção de muco, 108
      fissurada, 106
      geográfica, 106
      glossite, 106, 108
        benigna migratória, 106
        romboide mediana, 108
      leucoplasia pilosa, 104

macroglossia, 104
piercing corporal, 108
pilosa, 104
scaloped, 104
tireoide lingual, 108
tumor celular granular, 108
villosa, 104
aos lábios, 110-111
  perlèche, 110
  queilite, 110
    actínica, 110
    angular, 110
    esfoliativa, 110
    por *Candida*, 110
  queilose actínica, 110
Condiloma
  acuminado, 160, *161*, *181*, 184, *185*
  e HIV, 185
Contato
  aberto, 88, *89*
    doença por, 88, *89*
      periodontal, 88, *89*
  lesão de, *109*
    palatina, *109*
Contorno
  de restauração, 88, *89*
    ruim, 88, *89*
      doença periodontal por, 88, *89*
Cor
  do dente, 48-53
    alterações na, 48-53
      DD, 50
      dentes não vitais, 52
      dentina opalescente hereditária, 50
      descoloração intrínseca, 52
      DI, 50
      esmalte mosqueado, 48
      fluorose, 48, 52
      manchas, 52
        de tetraciclina, 52
        extrínsecas, 52
      odontodisplasia regional, 50
Corpo Estranho
  gengivite por, 84
Crenated
  tongue, 104
Crescimento
  gengival, 96, *97*
    excessivo, *97*
      por Ciclosporina, *97*
      por Dilantina, *97*
      por Nifedipina, *97*
    por drogas, 96
Criança(s)
  condições orais que afetam as, 31-36
    abscesso, 34
    bolha na gengiva, 34
    candidíase, 34
    cistos, 34
      da lâmina dental, 34
      de irrupção, 34
    dentes natais, 34
    epúlide congênita, 34
    fenda palatina, 32
    fissuras, 32
      labiais paramediais, 32
      nas comissuras labiais, 32
    hematoma de irrupção, 34
    irrupção gengival, 34
      de cisto, 34
    lábio fissurado, 32
    linfangioma congênito, 34
    moniliáse, 34
    thrush, 34
    tumor melanócito, 34
      neuroectodérmico, 34
    úvula bífida, 32

Cura
  de edema, *127*
  pós-cirúrgico, *127*
Cushing
  doença de, 124
  síndrome de, 124, *125*
Cúspide(s)
  acessórias, 38, *39*
  de Carabelli, 38
  talão, 38, *39*

D

DD (Displasia da Dentina), 50, *51*
  características da, *51*
DECH (Doença do Enxerto *versus* Hospedeiro), 186, *187*
Defeito(s)
  circunferencial, *89*
  infraósseo, 88
    de duas paredes, 88, *89*
      tipo cratera, *89*
    de três paredes, 88, *89*
    de uma parede, 88, *89*
  na fossa oval, 88
  ósseos, 88, *89*
  periodontal, 90
    com doença maligna, 90
Deficiência
  de ferro, *107*
    anemia por, *107*
  de nutrientes, 203
    tratamento para, 203
Deiscência(s), 82, *83*
Dens
  in dente, 38
  invaginatus, *39*
Dente(s)
  cor do, 48-53
    alterações na, 48-53
  de Turner, 48, *49*
  defeitos de, 56, *57*
    adquiridos, 56, *57*
      perda da estrutura, 56, *57*
  estrutura do, 48-51
    alterações na, 48-51
  evaginado, 38
  fantasmas, 50, *51*
  invaginados, 38
  movimento do, 54, *55*, 90
    ortodôntico, 54, *55*, 90
    resultados do, *55*
  não vitais, 52, *89*
  natais, 34, *35*
  número de, 44-47
    alterações no, 44-47
      hiperdontia, 46, *47*
      hipodontia, 44, *45*
  posição do, 54, *55*
    alterações na, 54, *55*
  rotacionado, 54, *55*
Dentina
  opalescente, 50
    hereditária, 50
Descoloração
  intrínseca, 52
Deslocamento
  distal, 54, *55*
  do canino, *55*
  do pré-molar, *55*
  mandibular, *55*
Desordem(ns)
  na gengiva, 81-102
    dilatações, 96, *98*
      causas endócrinas, *98*
      generalizadas, 96
    gengivite, 84
    lesões localizadas, 92-94
    sangramento espontâneo, 100

periodontais, 81-102
  alterações radiográficas, 90
    de lâmina dura, 90
    de ligamento periodontal, 90
  doenças, 82
    cálculos, 82
    características radiográficas da, 88
    mudanças regressivas, 82
    placa, 82
    periodontite, 86
DI (Dentinogênese Imperfeita), 50, *51*
Diagnóstico
  e terminologia descritiva, 17-30
  mácula, 18
    atrofia, 26
    bolha, 24
    carcinoma, 28
    cicatriz, 20
    cisto, 24
    displasia, 28
    erosão, 18
    fissura, 20
    hiperplasia, 28
    hipertrofia, 26
    hipoplasia, 26
    hipotrofia, 26
    mancha, 18
    metaplasia, 28
    nódulo, 22
    normal, 26
    pápula, 22
    placa, 22
    pústula, 24
    seio, 20
    seropápula, 20
      urticariana, 20
    tumor, 22
    úlcera, 18
    vesícula, 24
Dilaceração, 42
  no terceiro molar, *43*
Dilantina
  crescimento por, 97
    gengival, 97
Dilatação(ões)
  gengivais, 96-99
    com causas endócrinas, 98, 99
      edema gengival, 98
        de hipotireoidismo, 98
      gengivite, 98
        diabética, 98
        hormonal, 98
    generalizadas, 96, 97
      crescimento por drogas, 96
        fibromatose, 96
        gengivostomatite herpética primária, 96
Displasia(s), 28, *29*
  cementária, 78
    periapical, 78
  cemento-ósseas, 78, *79*
    florida, 78, *79*
    focal, 78, *79*
    periapical, 78, *79*
  cleidocranial, 46, *47*
  ectodérmica, 44, *45*
    hipoidrótica, *45*
  familiar, 132
    branca, 132
      preguada, 132
  fibrosa, 90, *91*
Doença(s)
  da mão-pé-e-boca, 164, *165*
  de Addison, 152, *153*
  de Cushing, 124
  de Heck, 160
  de Paget, 90
  de von Recklinghaussen, 124

maligna, 90, *91*
  defeito periodontal com, 90
periodontais, 82, 88
  cálculos, 82, *83*
  características radiográficas da, 88, *89*
    defeitos, 88, *89*
      circunferencial, *89*
      de uma parede, *89*
      intraósseos, 88
      na fossa oval, 88
      ósseos, 88, *89*
      tipo cratera, *89*
    dente não vital, *89*
    fatores locais, 88, *89*
    perda óssea, 88, *89*
  mudanças regressivas, 82
    deiscência, 82, *83*
    fenestração, 82, *83*
    recessão gengival, 82, *83*
  placa, 82, *83*
sexuais, 179-188
  manifestações orais das, 179-188
  tratamentos sistêmicos, 179-188
sexualmente transmitidas, 180
  faringite, 180
  mononucleose infecciosa, 180
  sífilis, 180
  traumáticas, 180
Droga(s)
  crescimento por, 96
    gengival, 96
  efeitos orais de, 186
    boca de meth, 186
    DECH, 186
    hiperpigmentação por, 186
    osteonecrose, 186
    bifosfonada, 186
Ducto
  nasopalatino, 72, 118, *119*
    cisto do, 72, 118, *119*
  parotídeo, 2, *3*
    papila do, 2, *3*
  salivar, 116, *117*
    cisto no, *117*
Duplicação, 40

E

EBV (Vírus Epstein-Barr), 184
Edema(s)
  da face, 122, 123
    angina de Ludwig, 122
    infecção, 122
      do espaço bucal, 122
      no espaço, 122
        infraorbital, 122
        mastigador, 122
        mesentérico, 122
      odontogênica, 122
  gengival, 98
    de hipotireoidismo, 98
  pós-cirúrgico, *127*
    cura de, *127*
Efélides, 148, *149*
Encefalotrigeminal, 138
Enfisema, 126
  aéreo, *127*
Enostose, 76
Epúlide
  congênita, 34, *35*
    do recém-nascido, *35*
  fissurada, 94, *95*
Equimose, 136, *137*
Eritema
  gengival, 182, *183*
  linear, 182, *183*
    na infecção por HIV, 182
  multiforme, 168, *169*
    maior, 168
    oral, 168, *169*

Eritroleucoplasia, 140, *141*
Eritroplasia, 140, *141*
  salpicada, 140, *141*
Erosão, 18, *19*, 56, *57*
Erupção
  dental, 54, 55
  dente rotacional, 54
  deslocamento distal, 54
  extrusão, 54
  inclinação axial, 54
  irrupção, 54
    atrasada, 54
    ectópica, 54
    parcial, 54
  migração, 54
  suprairrupção, 54
  translocação, 54
  transposição, 54
Erythema
  migrans, 106
Esclerodermia, 90, *91*
Esclerose
  alveolar, 76, *77*
Esmalte
  ectópico, 42, *43*
  extensões do, 42, *43*
    cervicais, 42, *43*
  hipoplasia do, 48, *49*
    tipos ambientais, 48
  mosquitado, 48
  pérola de, 42, *43*
Espaço
  bucal, 122, *123*
    infecção do, 122, *123*
  da lâmina dura, 90
  do ligamento, 90
    periodontal, 90
  infecção no, 122, *123*
    infraorbital, 122, *123*
    massentérico, 122, *123*
    mastigador, 122
Esptein
  pérola de, *35*
Estomatite
  aftosa, 172
    recorrente, 172
  alérgica, 166
  de contato, 166
  e prótese, 146
  geográfica, 106, *107*
  nicotínica, 134, *135*
Estrutura
  da raiz, 58-61
    alterações na, 58-61
      reabsorção, 58, 60
      substituição, 60
  do dente, 48-51, 56, *57*
    alterações na, 48-51
      dente de Turner, 48
      hipoplasia do esmalte, 48
    não cariado, 56, *57*
    perda da, 56, *57*
Ewing
  sarcoma de, 124, *125*
Excesso
  periodontal, 88
  doença por, 88
Exostose, 76, 156, *157*
  subpontina, 76
  reativa, 76
Extensão(ões)
  cervicais, 42, *43*
  do esmalte, 42, *43*
Extravasamento
  de muco, 112
    fenômeno de, 112

F

Face
  condições peculiares à, 126, 127

angioedema, 126
  enfisema, 126
  paralisia de Bell, 126
  sangramento, 126
    pós-operatório, 126
  edemas da, 122, 123
  angina de Ludwig, 122
  infecção, 122
    do espaço bucal, 122
    no espaço, 122
      infraorbital, 122
      mastigador, 122
      mesentérico, 122
      odontogênica, 122
  tumefações da, 124, 125
    Cushing, 124
      doença de, 124
      síndrome de, 124
    doença de von Recklinghaussen, 124
    higroma cístico, 124
    hipertrofia do masseter, 124
    linfoangioma, 124
    neurofibromatose, 124
    sarcoma de Ewing, 124
    sialadenose, 124
    síndrome de Sjögren, 124
    tumor de Warthin, 124
Faringite
  sexualmente transmitida, 180, *181*
    pelo HSV-2, *181*
Fenda
  no lábio, *33*
  no palato, *33*
    mole, *33*
    palatina, 32
Fenestração(ões), 82, *83*
Fenômeno
  de retenção, 108, 116
  de muco, 108, 116
    lingual, 108
Ferro
  deficiência de, *107*
  anemia por, *107*
Fibrolipoma, 158, *159*
Fibroma
  de célula gigante, 158, *159*
  desmoplásico, 92, *93*
  irritativo, 92, 158, *159*
  odontogênico, 92, *93*, 158
    periférico, 92, *93*, 158
  ossificante, 78, *79*, 92, *93*
    periférico, 92, *93*
Fibromatose
  gengival, 96
Fibro-odontoma
  ameloblástico, 74, *75*
Fissura(s), 20, *21*
  gengival, *83*
  labiais, 32, *33*
    bilateral, *33*
    incompleta, *33*
    paramediais, 32, *33*
    nas comissuras labiais, 32, *33*
Flebectasia, 4
Fluoreto
  tratamento com, 200
Fluorose, 48, 52
Fossa
  oval, 88
    defeito na, 88
Freio
  bucal, *7*
  labial, *7*
  ligamentos do, 6
Fumante
  palato do, 134
Fusão, 40, *41*

G

Gardner
  síndrome de, 46, *47*

Gengiva
  bolha na, 34
  desordens na, 81-102
    dilatações, 96, 98
      causas endócrinas, 98
      generalizadas, 96
      gengivite, 84
      lesões localizadas, 92-94
      sangramento espontâneo, 100
  inserida, 6, *7*
  marginal, 6, *7*
  livre, 6
Gengivite, 84, *85*
  actinomicótica, 84, *85*
  crônica, *85*
  da gravidez, 98
  de irrupção, 84, *85*
  focal, 84, *85*
  diabética, 98, *99*
  herpética, *163*
    primária, *163*
  hormonal, 98, *99*
  leucêmica, 100, *101*
  marginal, *85*
  plasmocitária, 166, *167*
  por corpo estranho, 84
  por pasta profilática, 84, *85*
  por respiração, 84
    pela boca, 84
Gengivo-Estomatite
  herpética primária, 162, *163*
Gengivostomatite
  herpética, 96, *97*
  primária, 96, *97*
Germinação, 40, *41*
  variantes de, *41*
Glândula
  salivar, 120
    acessória, 120
      neoplasma maligno da, 120
  sublingual, 116
    mucocele de, 116
Glossário, 227-238
Glossite
  benigna, 106
  migratória, 106
  romboide, 108, *109*, *183*
  mediana, 108, *109*, *183*
Grânulo(s)
  de Fordyce, 130, *131*
Granuloma
  celular, 74, *75*, 92, *93*
    gigante, 74, *75*, 92, *93*
      central, 74, *75*
      periférico, 92, *93*
  piogênico, 92, *93*
Granulomatose
  orofacial, 114, 115
Gravidez
  tumor de, *93*
GUN (Gengivite Ulcerativa Necrosante), 84
  aguda, *85*
  associada ao HIV, *183*
  na infecção por HIV, 182
  e AIDS, 182

H

Heck
  doença de, 160
Hemangioma, 136, *137*
Hematoma, *127*, 136, *137*
  de irrupção, 34
Herpangina, 162, *163*
Herpes, 164, *165*
  labial, *163*, *185*
  recorrente, *163*, *185*
  simples, 162, *163*, *185*
    infecção recorrente de, 162
    recorrente, *163*, *185*
    e HIV, *185*

Herpes-Zóster, 164, *165*
  e HIV, *185*
Higroma
  cístico, 124, *125*
Hipercementose, 42, *43*
Hiperdontia, 46, *47*
  adquirida, *47*
Hiperostose, 76
Hiperparatireoidismo, 90, *91*
Hiperpigmentação
  por, 186, *187*
Hiperplasia, 28, *29*
  epitelial, 160, *161*
    focal, 160, *161*
  linfoide, 118, *119*
  papilar, 147
Hipersensibilidade
  imediata, *167*
  tardia, 166, *167*
Hipertrofia, 26, *27*
  do masseter, 124
  massetéria, *125*
Hipnótico(s), 205
Hipodontia, 44, *45*
  adquirida, 44, *45*
Hipoplasia, 26, *27*
  do esmalte, 48, *49*
    tipos ambientais, 48
Hipotireoidismo, *99*
  edema de, 98
  gengival, 98
Hipotrofia, 26
HIV
  AIDS e infecção por, 182
    candidíase pseudomembranosa, 182
    carcinoma, 184
      de células escamosas, 184
    CMV, 184
    condiloma acuminado, 184
    EBV, 184
    eritema gengival, 182
      linear, 182
    GUN, 182
    HPV, 184
    infecções, 182, 184
      fúngicas orais, 182
      por bactérias orais, 182
      viral oral, 184
    leucoplasia pilosa, 184
    malignidades orais, 184
    NHL, 184
    PUN, 182
    VVZ, 184
HPV (Vírus do Papiloma Humano), 184

I

Implantação
  cisto de, 112, *113*
Inchaço(s)
  do assoalho da boca, 116, 117
    cálculos salivares, 116
    cisto dermoide, 116
    ducto salivar, 116
    fenômeno de retenção de muco, 116
    mucocele, 116
      de glândula sublingual, 116
    rânula, 116
    sialólitos, 116
Incisivo
  canal do, 118
  cisto do, 118
  em forma de pá, 42, *43*
  síndrome do, 42, *43*
Inclinação
  axial, 54, *55*
Inclusão
  epitelial, 112
    cisto de, 112

Infecção
    do espaço bucal, 122, *123*
    fúngicas, 182
        orais, 182
    no espaço, 122, *123*
        infraorbital, 122, *123*
        massentérico, 122, *123*
        mastigador, 122
        odontogênica, 122
    por bactérias, 182
        orais, 182
    por HIV, 182
    e AIDS, 182
    recorrente, 162
        de herpes simples, 162
    viral, 184
        oral, 184
Inflamação
    periapical, 68, *69*
        crônica, *69*
Insuficiência
    suprarrenal, 152
        cortical, 152
Irrupção
    atrasada, 54, *55*
    cisto de, 34, *35*
    ectópica, 54, *55*
    focal, 84, *85*
        gengivite de, 84, *85*
    gengival, 34
        de cisto, 34
        hematoma de, 34
    liquenoide à droga, 142, 144, *145*
        similares ao lúpus, 144, *145*
    parcial, 54

J

JAC (Junção Esmaltodentinária), 6
Junção
    mucogengival, 6, *7*

K

Kaposi
    sarcoma de, *185*
    e HIV, *185*

L

Lábio(s), 2, *3*
    condições peculiares aos, 110, *111*
        perlèche, 110
        queilite, 110
            actínica, 110
            angular, 110
            esfoliativa, 110
            por *Candida*, 110
        queilose actínica, 110
    fenda no, *33*
    fissurado, 32
    lesões dos, 114, *115*
        edematosas, 114, *115*
            angioedema, 114
            celulite, 114
            granulomatose orofacial, 114
            queilite, 114
                glandular, 114
                granulomatosa, 114
                trauma, 114
    nódulos no, 112
        cisto, 112
            de implantação, 112
            de inclusão epitelial, 112
            nasoalveolar, 112
            nasolabial, 112
            extravasamento de muco, 112
                fenômeno de, 112
            mesenquimais, 112
            mucocele, 112
        tumor, 112
            mesenquimais, 112
            nas glândulas salivares acessórias, 112

Lâmina
    dura, 90
        alterações da, 90
            radiográficas, 90
        espaço da, 90
Leong
    tubérculo de, 38
Lesão(ões)
    brancas, 130
        associadas ao tabaco, 134
            carcinoma, 134
                de Ackeman, 134
                verrucoso, 134
            ceratose, 134
                do rapé, 134
                do tabagista, 134
            estomatite nicotínica, 134
            lesão do mastigador de tabaco, 134
            mancha do aspirador de rapé, 134
            palato do fumante, 134
        displasia familiar banca, 132
            pregueada, 132
        grânulos de Fordyce, 130
        leucoedema, 130
        leucoplasia, 132
        linha alba, 130
        morsicatio buccarum, 130
        nevo branco, 132
            esponjoso, 132
        traumática, *133*
    do mastigador, 134
        de tabaco, 134
    edematosas, 114, 115
        dos lábios, 114, 115
            angioedema, 114
            celulite, 114
            granulomatose orofacial, 114
            queilite, 114
                glandular, 114
                granulomatosa, 114
                trauma, 114
    gengivais localizadas, 92-95
        abscesso, 94
            gengival, 94
            periodontal, 94
        carcinoma gengival, 94
        epúlide fissurada, 94
        fibroma, 92
            desmoplásico, 92
            irritativo, 92
            odontogênico periférico, 92
            ossificante periférico, 92
        granuloma, 92
            celular gigante periférico, 92
            piogênico, 92
        operculite, 94
        parúlia, 94
        pericoronite, 94
    glandulares, 120, 121
        neoplasma da glândula salivar acessória, 120
            benigno, 120
            maligno, 120
    mandibulares, 71-80
        eradiopacas, 71-80
            da raiz, 76
            periapicais, 76
        radiotransparentes, 71-80
            cistos, 72
            ósseas, 76
            tumores, 74
        radiotransparentes-radiopacas, 78
    orais comuns, 207-225
        guia, 207-225
            para administrar, 207-225
            para diagnosticar, 207-225
    palatina, *109*
        de contato, *109*
    pigmentadas, 148-153

        doença de Addison, 152
        efélides, 148
        insuficiência suprarrenal, 152
            cortical, 152
        mácula melanótica, 150
            oral, 150
        melanoma, 150
        melanoplasia, 148
        melanose, 148, 150
            do tabagista, 148
            focal, 150
        nevus, 150
        pigmentação
            fisiológica, 148
            tabagismo e, 148
            por metais pesados, 152
        sardas, 148
        síndrome, 152
            de Peutz-Jeghers, 152
        tatuagem, 148
    salivares, 120, 121
        sialadenite, 120
        sialometaplasia, 120
            necrosante, 120
    ulcerativas, 174-177
        afta, 172, 173
            major, 174
            minor, 172
        carcinoma, 176
            de células escamosas, 176
        estomatite aftosa, 172
            recorrente, 172
        pseudoafta, 172
        síndrome, 174
            de Behçet, 174
            óculo-oral-genital, 174
        úlcera, 172, 176
            aftosa, 172
            granulomatosa, 176
            por quimioterapia, 176
            traumática, 172
        ulceração herpetiforme, 174
    vermelhas, 136, 140-147
        angiomatose de Sturge-Weber, 138
        e branco-avermelhadas, 140-147
            candidíase, 146
                atrófica aguda, 146
                atrófica crônica, 146
                eritematosa, 146
                hiperplásica crônica, 146
                pseudomembranosa, 146
            carcinoma de células escamosas, 140
            eritroleucoplasia, 140
            eritroplasia, 140
                salpicada, 140
            estomatite e prótese, 146
            irrupção liquenoide à droga, 142, 144
                similares ao lúpus, 144
            líquen plano, 142
            lúpus eritematoso, 144
            mucosite liquenoide, 142
            queilite angular, 146
            reação liquenoide à droga, 142
            sapinho, 146
        equimose, 136
        hemangioma, 136
        hematoma, 136
        petéquia, 136
        púrpura, 136
        síndrome, 138
            de Osler-Weber-Rendu, 138
            de Sturge-Weber, 138
            encefalotrigeminal, 138
        telangiectasia hemorrágica, 138
            hereditária, 138
        trombo, 136
        varicosidade, 136

varizes, 136
vesiculobolhosas, 162-171
  anafilaxia, 166
    generalizada, 166
    localizada, 166
  angioedema, 166
  catapora, 164
  doença, 164
    da mão-pé-e-boca, 164
  eritema multiforme, 168
    maior, 168
    oral, 168
  estomatite, 166
    alérgica, 166
    de contato, 166
  gengivite plasmocitária, 166
  gengivo-estomatite, 162
    herpética primária, 162
  herpangina, 162
  herpes, 164
  herpes-zóster, 164
  hipersensibilidade tardia, 166
  infecção recorrente, 162
    de herpes simples, 162
  necrólise epidérmica, 168
    tóxica, 168
  pênfigo vulgar, 170
  penfigoide, 170
    bolhoso, 170
    cicatricial, 170
  reações alérgicas, 166
  síndrome de Stevens-Johnson, 168
  varicela, 164
Leucoedema, 130, *131*
Leucoplaquia
  cabeluda, *105*
Leucoplasia, 132, *133*
  pilosa, 104, *105*, 184, *185*
Ligamento(s)
  do freio, 6
  periodontal, 90
    alterações de, 90
      radiográficas, 90
    espaço do, 90
Linfoangioma, 124, 160, *161*
  congênito, 34, *35*
Linfoma, 118
  do palato, *119*
Língua
  condições peculiares à, 104-109
    anemia, 106
    areata erythema migrans, 106
    bijuterias orais, 108
    cisto de Blandin-Nuhn, 108
    coated tongue, 104
    crenated tongue, 104
    erythema migrans, 106
    estomatite geográfica, 106
    fenômeno de retenção de muco, 108
    fissurada, 106
    geográfica, 106
    glossite, 106, 108
      benigna migratória, 106
      romboide mediana, 108
    leucoplasia pilosa, 104
    macroglossia, 104
    piercing corporal, 108
    pilosa, 104
    scaloped, 104
    tireoide lingual, 108
    tumor celular granular, 108
    villosa, 104
  denteada, *105*
  escrotal, 4
  fissurada, 4, *5*
  geográfica, *107*
  marcos da, 4
  e variantes do normal, 4
  normal, 4

  anatomia da, 4
  papilas da, *5*
    circunvaladas, *5*
    filiformes, *5*
    foliada, *5*
    fungiformes, *5*
  peluda, *105*
    marrom, *105*
  pilosa, *105*
    branca, *105*
  preguegada, 4
  recortada, *105*
Linha
  alba, 130, *131*
    proeminente, *131*
  de chumbo, 153
Lipoma, 118, *119*, 158, *159*
Líquen
  plano, 142, *143*
    atrófico, *143*
    em forma de placa, 143
    erosivo, *143*
    reticular, *143*
Ludwig
  angina de, 122, *123*
Lúpus
  eritematoso, 144, *145*
    discoide, *145*

M

Macrodontia, 38, *39*
Macroglossia, 104, *105*
Mácula, 18, *19*
  melanótica, *19*, 150, *151*
  oral, *19*, 150, *151*
Malignidade(s)
  orais, 184
Maloclusão, 8
  à direita, *8*
  à esquerda, *9*
  no centro, *9*
Mancha(s), 18, *19*, 52
  de tetraciclina, 52
  do aspirador de rapé, 134, *135*
  extrínseca, 52, *53*
  intrínseca, *53*
  tumor com, *75*
    odontogênico, *75*
      adenomatoide, *75*
Mandíbula, 13
  marcos radiográficos, 12
    aspecto da região molar, 12
      bucal, 12
      interno, 12
      lingual, 12
    região, 12
      do incisivo canino, 12
      molar, 12
      pré-molar, 12
Manifestação(ões)
  orais, 179-188
    das doenças sexuais, 179-188
    tratamentos sistêmicos, 179-188
Marco(s)
  anatômicos, 1-16
    ATM, 14
    da cavidade oral, 2
    da língua, 4
      variantes do normal, 4
    do periodonto, 6
    maloclusão, 8
    oclusão, 8
    radiográficos, 10, 12
      mandíbula, 12
      maxila, 10
Masseter
  hipertrofia do, 124
Mastigador
  de tabaco, 134
  lesão do, 134

Maxila, *11*
  marcos radiográficos, 10
    região, 10
      canina, 10
      da tuberosidade, 10
      lateral anterior, 10
      média anterior, 10
      pré-molar, 10
Medicamento(s)
  para úlceras, 201
  mucosas, 201
Melanoma, 150, *151*
Melanoplasia, 148, *149*
Melanose
  do tabagista, 148, *149*
  focal, 150
Metal(is)
  pesados, 152
    pigmentação por, 152
Metaplasia, 28, *29*
Microdontia, 38, *39*
Migração, 54
  de pré-molar, *55*
Mixoma, 74, *75*
Molar
  primeiro, *43*, *55*
    maxilar, *55*
      suprairrupção do, *55*
    raiz bulbosa no, *43*
  segundo, *55*
    mandibular, *55*
      suprairrupção do, *55*
  terceiro, *43*
    dilaceração no, *43*
Moníliase, 34
Mononucleose
  infecciosa, 180, *181*
Morsicatio
  buccarum, 130, *131*
Movimento
  ortodôntico, 54, 90
  do dente, 54, 90
Muco
  extravasamento de, 112
    fenômeno de, 112
  lingual, 108
    retenção de, 108
      fenômeno de, 108
  retenção de, 116
    fenômeno de, 116
Mucocele, 112, *113*, 117
  de glândula, 116
  sublingual, 116
Mucosa
  alveolar, 6, *7*
    vermelha, *7*
  bucal, 2, *3*
  labial, 2, *3*
Mucosite
  liquenoide, 142, *143*
Mudança(s)
  da superfície, 155-178
    achados intraorais pelas, 155-178
      lesões vesiculobolhosas, 162-171
      nódulos, 156-159
      papulonódulos, 160
      ulcerativas, 172-177
  de coloração, 129-154
    achados intraorais por, 129-154
    lesões, 130-153
      brancas, 130-135
      pigmentadas, 148-153
      vermelhas, 136-147
  regressivas, 82
    deiscência, 82, *83*
    fenestração, 82, *83*
    recessão gengival, 82, *83*

N

Necrólise
  epidérmica, 168, *169*
  tóxica, 168
Neoplasma
  glandular salivar, 120
    acessório, 120
      benigno, 120
      maligno, 120
    da glândula salivar, 120
      acessória, 120
Neurofibroma, *113*, *159*, 158
Neurofibromatose, 124, *125*, *159*
Neuroma(s)
  de neoplasia endócrina, *159*
    múltipla, 159
  traumático, 158, *159*
Neutropenia
  cíclica, 100, *101*
Nevo
  azul, *151*
  branco, 132, *133*
    esponjoso, 132, *133*
  composto, *151*
  intramucoso, *151*
Nevus, 150
NHL (Linfoma não Hodgkin), 184
  e HIV, *185*
Nifedipina
  crescimento por, 97
  gengival, 97
Nódulo(s), 22, *23*
  cisto oral, 156
    linfoepitelial, 156
  exostose, 156
  fibrolipoma, 158
  fibroma, 158
    de célula gigante, 158
    irritativo, 158
    odontogênico, 158
      periférico, 158
  lipoma, 158
  neurofibroma, 158
  neuroma traumático, 158
  nos lábios, 112-113
    cisto, 112
      de implantação, 112
      de inclusão epitelial, 112
        nasoalveolar, 112
        nasolabial, 112
      extravasamento de muco, 112
        fenômeno de, 112
      mesenquimais, 112
      mucocele, 112
      tumor, 112
        mesenquimais, 112
        nas glândulas salivares acessórias, 112
  osteoma, 156
  papila, 156
    retrocúspide, 156
  toro, 156
Nutriente(s)
  deficiência de, 203
    tratamento para, 203

O

Oclusão, 8
  de classe, 8
    I, 8
    II, 8
    III, 8
      overjet, 8
      sobremordida, 8
      subdivisão, 8
  normal, *8*, *9*
    à direita, *8*, 9
    no centro, 9
  traumática, 90, *91*

Odontodisplasia
  regional, 50, *51*
Odontoma, 78
  ameloblástico, 74
  complexo, 78, *79*
  composto, 78, *79*
Odontomeloblastoma, 74, *75*
Operculite, 94
Orofaringe, 2, *3*
Osler-Weber-Rendu
  síndrome de, 138
Osteíte
  condensante, 76, *77*
Osteoesclerose
  idiopática, 76, *77*
Osteoma, 76, *77*, 156, *157*
Osteonecrose
  bifosfonada, 186, *187*

P

Paget, *91*
  doença de, 90
Palato
  do fumante, 134
  duro, 2, *3*
  mole, 2, *3*, *33*
  fenda no, *33*
  tumefações do, 118-121
    abscesso, 118
      periapical, 118
      periodontal, 118
    cisto, 118
      do canal do incisivo, 118
      do ducto nasopalatino, 118
      hiperplasia linfóide, 118
    lesões, 120-121
      glandulares, 120-121
      salivares, 120-121
    linfoma, 118
    lipoma, 118
    toro palatino, 118
    torus palatinus, 118
Papila(s)
  da língua, 5
    circunvaladas, 5
    filiformes, 5
    foliada, 5
    fungiformes, 5
  do ducto parotídeo, 2, *3*
  retrocúspide, 156, *157*
Papiloma
  escamoso, 160, *161*
  oral, 160, *161*
Pápula, 22, *23*
  urticariana, *21*
Papulonódulo(s)
  condiloma acuminado, 160
  doença de Heck, 160
  hiperplasia epitelial, 160
    focal, 160
  linfangioma, 160
  papiloma escamoso, 160
  oral, 160
  verruga, 160
    venérea, 160
    vulgar, 160
Paralisia
  de Bell, 126, *127*
Parúlia, 94, *95*
Pasta
  profilática, 84, *85*
  gengivite por, 84, *85*
Pautz-Jeghers
  síndrome de, 152, *153*
Pênfigo
  vulgar, 170, *171*
Penfigoide
  bolhoso, 170
  cicatricial, 170, *171*

Perda
  da estrutura, 56
  do dente, 56
  óssea, *83*, *87*, 88, *89*
    características radiográficas da, 88
      generalizada, 88
      localizada, 88
    horizontal, *87*
    ponte de cálculo e, *83*
Pericoronite, 94, *95*
Periodontite, 86
  apical, 68, 90, *91*
    aguda, 90, *91*
  avançada, 86
  leve, 86, *87*
  moderada, 86, *87*
Periodonto
  marcos do, 6
  saudável, *7*
Perlèche, 110
Pérola
  de esmalte, 42, *43*
  de Esptein, *35*
Petéquia, 136, *137*
Piercing, 109
  corporal, 108
Pigmentação
  fisiológica, 148
  por metais pesados, 152, *153*
  tabagismo e, 148
Pilar(es)
  tonsilares, *3*
Pindborg, 74, *75*
Placa, 22, *23*, 82, *83*
Plica
  fimbriata, *5*
Pólipo
  pulpar, 68, *69*
Ponte
  de cálculo, *83*
Posição
  do dente, 54, 55
    alterações na, 54, 55
      dente rotacional, 54
      deslocamento distal, 54
      extrusão, 54
      inclinação axial, 54
      irrupção, 54
        atrasada, 54
        ectópica, 54
        parcial, 54
      migração, 54
      suprairrupção, 54
      translocação, 54
      transposição, 54
Pré-Molar
  mandibular, *55*
    deslocamento distal do, *55*
    migração de, *55*
Prescrição(ões)
  terapêuticas, 191
  analgésicos, 191
Profilaxia
  antibiótica, 192
Progressão
  da cárie, 68
Protocolo(s)
  terapêuticos, 191
  analgésicos, 191
Protoestiloide, 38
Pseudoafta, 172, *173*
PUN (Periodontite Ulcerativa Necrosante), 183
  na infecção por HIV, 182
  e AIDS, 182
Púrpura, 136
  trombocitopática, 100
  trombocitopênica, 100
Pústula, 24, *25*

Q

Queilite
　actínica, 110
　angular, 110, *111*, 146, *147*
　esfoliativa, 110, *111*
　glandular, 114, 115
　granulomatosa, 114
　por *Candida*, 110, *111*
Queilose
　actínica, 110, *111*
Queratocisto
　odontogênico, 72, *73*
Quimioterapia
　úlcera por, 176, *177*

R

Radiopacidade(s)
　da raiz, 76
　periapicais, 76
Raiz(es)
　bulbosa, 42, *43*
　　no primeiro molar, *43*
　estrutura da, 58-61
　　alterações na, 58-61
　　　reabsorção, 58, 60
　　　substituição, 60
　radiopacidades da, 76
　supranumerárias, 42, *43*
Rânula, 116, *117*
Rapé
　aspirador de, 134, *135*
　mancha do, 134, *135*
　ceratose do, 134
Reabsorção, 58
　cervical, 60, *61*
　　múltipla, 60
　　　de hiperparatireoidismo, 60
　coronal, 60, *61*
　　externa, 60, *61*
　　interna, 60
　de raiz, 58, 60
　　externa, 58, 60
　　　com irrupção, 58
　　　em reimplantados, 60
　　　em transplantados, 60
　　interna, 60
　　　inflamatória, 60
　　　metaplásica, 60
　externa, 58, *59*, *61*
　　inflamatória, 58
　falsa, 58, *59*
　interna, *61*
　radicular, 60
　　externa, 60
　　　ortodôntica, 60
Reação(ões)
　alérgicas, 166
　liquenoide à droga, 142
Recessão
　gengival, 82, *83*
　　generalizada, *83*
Região
　canina, 10
　da tuberosidade, 10
　lateral anterior, 10
　média anterior, 10
　pré-molar, 10
Respiração
　pela boca, 84
　　gengivite por, 84
Restauração
　ruim, 88, *89*
　　contorno de, 88, *89*
　　doença periodontal por, 88, *89*
Retenção
　de muco, 108, 116
　　fenômeno de, 116
　lingual, 108
　　fenômeno de, 108

S

Saliva
　substituto da, 204
Sangramento
　gengival, 100, 101
　　espontâneo, 100, 101
　　　agranulocitose, 100
　　　gengivite leucêmica, 100
　　　neutropenia, 100
　　　　cíclica, 100
　　　púrpura, 100
　　　　trombocitopática, 100
　　　　trombocitopênica, 100
　pós-operatório, 126
Sapinho, 146
Sarcoma
　de Ewing, 124, *125*
　de Kaposi, *185*
　　e HIV, *185*
Sardas, 148
Scaloped, 104
Sedativo(s), 205
Seio, 20, *21*
　trato de, *21*
Seropápula
　uriticariana, 20
Sexo
　doenças relacionadas com, 180
　　faringite, 180
　　mononucleose infecciosa, 180
　　sífilis, 180
　　traumáticas, 180
Sialadenite, 120
　subaguda, *121*
Sialadenose, 124, *125*
Sialólito(s), 116, *117*
Sialometaplasia
　necrosante, 120, *121*
Sífilis, 180
　primária, *181*
　　cancros da, *181*
　secundária, *181*
　　mancha mucosa na, *181*
Simbléfaro, *171*
Síndrome
　de Behçet, 174, *175*
　de carcinoma celular, 72
　　basal, 72
　　　nevoide, 72
　de Cushing, 124, *125*
　de Gardner, 46, *47*
　de Gorlin-Goltz, 72
　de Osler-Weber-Rendu, 138
　de Peutz-Jeghers, 152, *153*
　de Sjögren, 124, *125*
　de Stevens-Johnson, 168, *169*
　de Sturge-Weber, 138
　do incisivo, 42, *43*
　　em forma de pá, 42, *43*
　óculo-oral-genital, 174
Sjögren
　síndrome de, 124, *125*
Stevens-Johnson
　síndrome de, 168, *169*
Sturge-Weber
　angiomatose de, 138, *139*
　síndrome de, 138
Substituição
　da raiz interna, 60
　metaplásica, 60
Substituto
　da saliva, 204
Sulco(s)
　gengivais, 7
　palatogengival, 40, *41*
Superfície
　mudanças da, 155-178
　　achados intraorais pelas, 155-178
　　lesões vesiculobolhosas, 162-171

nódulos, 156-159
　papulonódulos, 160
　ulcerativas, 172-177
Suprairrupção, 54
　do primeiro molar, *55*
　maxilar, *55*
　do segundo molar, *55*
　mandibular, *55*

T

Tabaco
　cessação do uso de, 206
　mastigador de, 134
　lesão do, 134
Tabagista
　ceratose do, 134, *135*
　melanose do, 148, *149*
Tatuagem, 148
　de amálgama, *149*
　　evidência radiológica, *149*
　Índia *ink*, *149*
Taurodontismo, 42, *43*
Telangiectasia
　hemorrágica, 138, *139*
　hereditária, 138, *139*
Terapia(s)
　efeitos orais de, 186
　boca de meth, 186
　DECH, 186
　hiperpigmentação por, 186
　osteonecrose, 186
　　bifosfonada, 186
Terminologia
　diagnóstica, 17-30
　e descritiva, 17-30
　　atrofia, 26
　　bolha, 24
　　carcinoma, 28
　　cicatriz, 20
　　cisto, 24
　　　normal, 26
　　displasia, 28
　　erosão, 18
　　fissura, 20
　　hiperplasia, 28
　　hipertrofia, 26
　　hipoplasia, 26
　　hipotrofia, 26
　　mácula, 18
　　mancha, 18
　　metaplasia, 28
　　nódulo, 22
　　pápula, 22
　　placa, 22
　　pústula, 24
　　seio, 20
　　seropápula urticariana, 20
　　tumor, 22
　　úlcera, 18
　　vesícula, 24
Thrush, 34
Tireoide
　lingual, 108, *109*
Tonsila(s)
　lingual, *5*
　palatinas, 2
Toro(s), 156
　mandibulares, 76, *77*, *157*
　palatais, 76, *77*
　palatino, 118, *119*
Torus
　palatinus, 118
Transiluminação, *65*
Translocação, 54
　de canino, *55*
　permanente, *55*

247

Transposição, 54
　de canino, *55*
　　lateral, *55*
　　maxilar, *55*
Tratamento
　antibiótico, 193
　antifúngico, 195
　antiviral, 196
　com fluoreto, 200
　para deficiência de nutrientes, 203
Trauma
　cirúrgico, *127*
　no lábio, 114, *115*
Trombo, 136
Trombocitopatia, *101*
Trombocitopenia, *101*
Trombose, *137*
Tubérculo
　de Leong, 38
Tuberosidade
　região da, 10
Tumefação(ões)
　da face, 124, *125*
　　Cushing, 124
　　　doença de, 124
　　　síndrome de, 124
　　doença de von Recklinghaussen, 124
　　higroma cístico, 124
　　hipertrofia do masseter, 124
　　linfoangioma, 124
　　neurofibromatose, 124
　　sarcoma de Ewing, 124
　　sialadenose, 124
　　síndrome de Sjögren, 124
　　tumor de Warthin, 124
　do palato, 118-121
　　abscesso, 118
　　　periapical, 118
　　　periodontal, 118
　　cisto, 118
　　　do canal do incisivo, 118

　　　do ducto nasopalatino, 118
　　hiperplasia linfoide, 118
　　lesões, 120, *121*
　　　glandulares, 120, *121*
　　　salivares, 120-121
　　linfoma, 118
　　lipoma, 118
　　toro palatino, 118
　　torus palatinus, 118
Tumor(es), 22, *23*, *25*
　celular, 108, *109*
　　granular, 108, *109*
　de gravidez, *93*
　de Warthin, 124, *125*
　mandibulares, 74-75
　　ameloblastoma, 74, *75*
　　　mural, 74
　　　unicístico, 74, *75*
　　fibro-odontoma, 74, *75*
　　　ameloblástico, 74, *75*
　　granuloma celular gigante, 74, *75*
　　　central, 74, *75*
　　mixoma, 74, *75*
　　odontogênico, 74, *75*
　　　adenomatoide, 74, *75*
　　　epitelial calcificante, 74, *75*
　　odontoma, 74
　　　ameloblástico, 74
　　odontomeloblastoma, 74, *75*
　melanócito, 34, *35*
　neuroectodérmico, 34, *35*
　　da infância, *35*
　mesenquimais, 112
　misto, *121*
　maligno, *121*
　nas glândulas salivares, 112
　　acessórias, 112
Turner
　dente de, 48, *49*
Twinning, 40, *41*

U

Úlcera, 18, *19*
　aftosa, 172, *173*
　granulomatosa, 176, *177*
　mucosas, 201
　　medicamentos para, 201
　por quimioterapia, 176
　traumática, *19*, 172, *173*, *181*
Ulceração
　gengival, *185*
　　por CMV, *185*
　herpetiforme, 174, *175*
Unheiro
　herpético, *163*
Úvula
　bífida, 32, *33*

V

Varicela, 164, *165*
Varicosidade, 136
　lingual, 4, *5*
Variz(es), 136, *137*
Verruga
　venérea, 160
　vulgar, 160, *161*
Vesícula, 24, *25*
von Recklinghaussen
　doença de, 124
VVZ (Vírus Vasricela-Zóster), 184

W

Warthin
　tumor de, 124, *125*